国家卫生健康委员会"十四五"规划教材

全国中医药高职高专教育教材

供中药学、中药制药等专业用

中药药剂学

第5版

主　编　杨守娟　王小平
副主编　胡志华　蒋媛媛　罗红梅　夏　清　刘丽敏

编　者　（按姓氏笔画排序）

王小平（漳州卫生职业学院）　　　　　陈玲玲（保山中医药高等专科学校）

刘丽敏（安徽中医药高等专科学校）　　罗红梅（湖南中医药高等专科学校）

刘舜慧（漳州卫生职业学院）　　　　　胡志华（江西中医药高等专科学校）

李　卿（湖北中医药高等专科学校）　　夏　清（四川中医药高等专科学校）

杨守娟（山东中医药高等专科学校）　　梁丽丽（山东中医药高等专科学校）

吴　飞（亳州职业技术学院）　　　　　蒋媛媛（广东江门中医药职业学院）

吴　杰（南阳医学高等专科学校）　　　臧婧蕾（长沙卫生职业学院）

邹　毅（赣南卫生健康职业学院）　　　燕雪花（新疆医科大学）

张立庆（山东药品食品职业学院）

学术秘书　姜仁禹（山东中医药高等专科学校）

U0207901

人民卫生出版社

·北　京·

图书在版编目（CIP）数据

中药药剂学 / 杨守娟，王小平主编. —5 版. —北京：人民卫生出版社，2023.6（2024.1重印）
ISBN 978-7-117-34915-4

Ⅰ. ①中… Ⅱ. ①杨…②王… Ⅲ. ①中药制剂学－高等职业教育－教材 Ⅳ. ①R283

中国国家版本馆 CIP 数据核字（2023）第 109474 号

| 人卫智网 | www.ipmph.com | 医学教育、学术、考试、健康，购书智慧智能综合服务平台 |
| 人卫官网 | www.pmph.com | 人卫官方资讯发布平台 |

中药药剂学
Zhongyao Yaojixue
第 5 版

主　　编：杨守娟　王小平
出版发行：人民卫生出版社（中继线 010-59780011）
地　　址：北京市朝阳区潘家园南里 19 号
邮　　编：100021
E - mail：pmph @ pmph.com
购书热线：010-59787592　010-59787584　010-65264830
印　　刷：人卫印务（北京）有限公司
经　　销：新华书店
开　　本：850×1168　1/16　印张：24
字　　数：677 千字
版　　次：2005 年 6 月第 1 版　　2023 年 6 月第 5 版
印　　次：2024 年 1 月第 2 次印刷
标准书号：ISBN 978-7-117-34915-4
定　　价：79.00 元
打击盗版举报电话：010-59787491　E-mail：WQ @ pmph.com
质量问题联系电话：010-59787234　E-mail：zhiliang @ pmph.com
数字融合服务电话：4001118166　E-mail：zengzhi @ pmph.com

《中药药剂学》
数字增值服务编委会

主　编　杨守娟　王小平

副主编　胡志华　蒋媛媛　罗红梅　夏　清　刘丽敏

编　者（按姓氏笔画排序）

王小平（漳州卫生职业学院）

刘丽敏（安徽中医药高等专科学校）

刘舜慧（漳州卫生职业学院）

李　卿（湖北中医药高等专科学校）

杨守娟（山东中医药高等专科学校）

吴　飞（亳州职业技术学院）

吴　杰（南阳医学高等专科学校）

邹　毅（赣南卫生健康职业学院）

张立庆（山东药品食品职业学院）

陈玲玲（保山中医药高等专科学校）

罗红梅（湖南中医药高等专科学校）

胡志华（江西中医药高等专科学校）

夏　清（四川中医药高等专科学校）

梁丽丽（山东中医药高等专科学校）

蒋媛媛（广东江门中医药职业学院）

臧婧蕾（长沙卫生职业学院）

燕雪花（新疆医科大学）

学术秘书　姜仁禹（山东中医药高等专科学校）

修订说明

为了做好新一轮中医药职业教育教材建设工作,贯彻落实党的二十大精神和《中医药发展战略规划纲要(2016—2030 年)》《教育部 国家卫生健康委 国家中医药管理局关于深化医教协同进一步推动中医药教育改革与高质量发展的实施意见》《教育部等八部门关于加快构建高校思想政治工作体系的意见》《职业教育提质培优行动计划(2020—2023 年)》《职业院校教材管理办法》的要求,适应当前我国中医药职业教育教学改革发展的形势与中医药健康服务技术技能人才培养的需要,人民卫生出版社在教育部、国家卫生健康委员会、国家中医药管理局的领导下,组织和规划了第五轮全国中医药高职高专教育教材、国家卫生健康委员会"十四五"规划教材的编写和修订工作。

为做好第五轮教材的出版工作,我们成立了第五届全国中医药高职高专教育教材建设指导委员会和各专业教材评审委员会,以指导和组织教材的编写与评审工作;按照公开、公平、公正的原则,在全国 1 800 余位专家和学者申报的基础上,经中医药高职高专教育教材建设指导委员会审定批准,聘任了教材主编、副主编和编委;确立了本轮教材的指导思想和编写要求,全面修订全国中医药高职高专教育第四轮规划教材,即中医学、中药学、针灸推拿、护理、医疗美容技术、康复治疗技术 6 个专业共 89 种教材。

党的二十大报告指出,统筹职业教育、高等教育、继续教育协同创新,推进职普融通、产教融合、科教融汇,优化职业教育类型定位,再次明确了职业教育的发展方向。在二十大精神指引下,我们明确了教材修订编写的指导思想和基本原则,并及时推出了本轮教材。

第五轮全国中医药高职高专教育教材具有以下特色:

1.立德树人,课程思政 教材以习近平新时代中国特色社会主义思想为引领,坚守"为党育人、为国育才"的初心和使命,培根铸魂、启智增慧,深化"三全育人"综合改革,落实"五育并举"的要求,充分发挥思想政治理论课立德树人的关键作用。根据不同专业人才培养特点和专业能力素质要求,科学合理地设计思政教育内容。教材中有机融入中医药文化元素和思想政治教育元素,形成专业课教学与思政理论教育、课程思政与专业思政紧密结合的教材建设格局。

2.传承创新,突出特色 教材建设遵循中医药发展规律,传承精华,守正创新。本套教材是在中西医结合、中西药并用抗击新型冠状病毒感染疫情取得决定性胜利的时候,党的二十大报告指出促进中医药传承创新发展要求的背景下启动编写的,所以本套教材充分体现了中医药特色,将中医药领域成熟的新理论、新知识、新技术、新成果根据需要吸收到教材中来,在传承的基础上发展,在守正的基础上创新。

3.目标明确,注重三基 教材的深度和广度符合各专业培养目标的要求和特定学制、特定对象、特定层次的培养目标,力求体现"专科特色、技能特点、时代特征",强调各教材编写大纲一定要符合高职高专相关专业的培养目标与要求,注重基本理论、基本知识和基本技能的培养和全面素质的提高。

4.能力为先,需求为本　教材编写以学生为中心,一方面提高学生的岗位适应能力,培养发展型、复合型、创新型技术技能人才;另一方面,培养支撑学生发展、适应时代需求的认知能力、合作能力、创新能力和职业能力,使学生得到全面、可持续发展。同时,以职业技能的培养为根本,满足岗位需要、学教需要、社会需要。

5.规划科学,详略得当　全套教材严格界定职业教育教材与本科教育教材、毕业后教育教材的知识范畴,严格把握教材内容的深度、广度和侧重点,既体现职业性,又体现其高等教育性,突出应用型、技能型教育内容。基础课教材内容服务于专业课教材,以"必需、够用"为原则,强调基本技能的培养;专业课教材紧密围绕专业培养目标的需要进行选材。

6.强调实用,避免脱节　教材贯彻现代职业教育理念,体现"以就业为导向,以能力为本位,以职业素养为核心"的职业教育理念。突出技能培养,提倡"做中学、学中做"的"理实一体化"思想,突出应用型、技能型教育内容。避免理论与实际脱节、教育与实践脱节、人才培养与社会需求脱节的倾向。

7.针对岗位,学考结合　本套教材编写按照职业教育培养目标,将国家职业技能的相关标准和要求融入教材中,充分考虑学生考取相关职业资格证书、岗位证书的需要。与职业岗位证书相关的教材,其内容和实训项目的选取涵盖相关的考试内容,做到学考结合、教考融合,体现了职业教育的特点。

8.纸数融合,坚持创新　新版教材进一步丰富了纸质教材和数字增值服务融合的教材服务体系。书中设有自主学习二维码,通过扫码,学生可对本套教材的数字增值服务内容进行自主学习,实现与教学要求匹配、与岗位需求对接、与执业考试接轨,打造优质、生动、立体的学习内容。教材编写充分体现与时代融合、与现代科技融合、与西医学融合的特色和理念,适度增加新进展、新技术、新方法,充分培养学生的探索精神、创新精神、人文素养;同时,将移动互联、网络增值、慕课、翻转课堂等新的教学理念、教学技术和学习方式融入教材建设之中,开发多媒体教材、数字教材等新媒体形式教材。

人民卫生出版社成立70年来,构建了中国特色的教材建设机制和模式,其规范的出版流程,成熟的出版经验和优良传统在本轮修订中得到了很好的传承。我们在中医药高职高专教育教材建设指导委员会和各专业教材评审委员会指导下,通过召开调研会议、论证会议、主编人会议、编写会议、审定稿会议等,确保了教材的科学性、先进性和适用性。参编本套教材的1 000余位专家来自全国50余所院校,希望在大家的共同努力下,本套教材能够担当全面推进中医药高职高专教育教材建设,切实服务于提升中医药教育质量、服务于中医药卫生人才培养的使命。谨此,向有关单位和个人表示衷心的感谢!为了保持教材内容的先进性,在本版教材使用过程中,我们力争做到教材纸质版内容不断勘误,数字内容与时俱进,实时更新。希望各院校在教材使用中及时提出宝贵意见或建议,以便不断修订和完善,为下一轮教材的修订工作奠定坚实的基础。

人民卫生出版社有限公司

2023年4月

前　言

　　中药药剂学是一门专门研究中药药剂的配制理论、生产工艺、质量控制与合理应用等内容的综合性应用技术学科,是中药、中药制药等专业的核心专业课程,是衔接中医与中药的纽带。本教材供高职高专中药学、中药制药等专业使用。

　　全国中医药高职高专卫生部规划教材《中药药剂学》于2005年出版,《中药药剂学》第2版、第3版、第4版相继修订,《中药药剂学(第4版)》被评为"十三五"职业教育国家规划教材。随着2020年版《中华人民共和国药典》的发布实施,其中制剂通则、检测方法等已重新整合,部分剂型名称、质量要求等有新的规范与调整。因此,本教材的相关教学内容有待修订与更新。

　　本版教材的修订以习近平新时代中国特色社会主义思想为指导,加强社会主义核心价值观和中华优秀传统文化教育,把抗疫精神融入教材当中,并严格遵循教育部颁布的《普通高等学校高等职业教育(专科)专业目录》以及第五轮全国中医药高职高专教育规划教材编写会议精神,参照《国家职业标准》所确定的工作岗位职责,确定课程设计理念:课程目标为职业能力培养;课程结构基于工作过程;课程内容体现岗位需求;课程顺序遵循学生能力成长规律,学生成绩评价基于工作全过程。坚持"三基、六性、三特定"原则,按照中药剂型的生产工艺规程诠释各相关知识点,精简理论知识讲述,满足中药调剂工、中药制剂工岗位(群)的能力、素质培养及国家执业药师资格考试要求。在保留第4版教材体例层次,突出解决问题的实践能力培养基础上,本版教材修订重点如下:①章节编排按照一定规律进行整合,由第4版的31章合并为22章,便于讲授与学习;②根据2020年版《中华人民共和国药典》四部,对各剂型名称、质量要求进行规范化修订;③增加思政元素模块,加强立德树人、培根铸魂、启智增慧的效果。

　　参与本次教材修订的编者们高度负责,数易其稿,按时完成了编写任务。参编人员及编写任务安排如下(以章为序):王小平(第一章),梁丽丽(第二章),吴飞(第三章),杨守娟(第四章、第十一章),陈玲玲(第五章、第六章),罗红梅(第七章),李卿(第八章),刘舜慧(第九章),邹毅(第十章、第十六章),刘丽敏(第十二章、第十三章),张立庆(第十四章),夏清(第十五章),胡志华(第十七章),藏婧蕾(第十八章),吴杰(第十九章、第二十一章),燕雪花(第二十章),蒋媛媛(第二十二章)。

　　本教材在修订过程中参阅了部分专家、学者的研究成果和论著,在此一并致谢!

　　虽几经易稿,但因编者水平有限,疏忽谬误之处在所难免,恳请广大师生及读者不吝指正。

《中药药剂学》编委会

2023年4月

目　录

第一章 绪 论

PPT 课件

知识导览

第一节 概 述

一、中药药剂学的含义与简介

中药药剂学是以中医药理论为指导，运用现代科学技术，研究中药药剂的配制理论、生产技术、质量控制及合理应用等内容的一门综合性应用技术科学，包括中药调剂学和中药制剂学。其中，中药调剂学是指研究中药饮片或中成药调配、服用及相关理论和技术的科学，而中药制剂学是指研究中药剂型、制剂的配制理论、生产技术、质量控制和临床药效学的科学。中药药剂学课程为中药类专业主干课程，不仅与本专业的各相关课程及现代制药理论和技术密切相关，而且与生产实践和临床用药联系紧密，是连接中医与中药的纽带，为技能型中药人才必备的专业知识内容。

近年来，在继承传统剂型理论和经验的基础上，中药药剂学借鉴了工业药剂学、物理药剂学、生物药剂学、药动学等现代药剂学分支学科的新理论、新技术，逐渐发展成为一门既具有中医药特色，又能兼容现代药剂学水平的综合性应用学科。其理论体系有如下特点：①中药制剂的处方是在中医药理论指导下组成的；②中药制剂工艺过程的设计和实施是以"君、臣、佐、使"为指导思想，充分注意多成分的相互协同作用，以确保原方特有的疗效；③制定中药制剂质量标准，不仅进行制剂通则检查、选定处方中君臣药中有效成分和／或指标成分作为制剂的含量控制指标，而且探索中药制剂的指纹图谱，以保证全面控制制剂质量；④中药制剂的药效学研究，不仅运用现代药理学方法及模型，而且还尽可能建立符合中医辨证要求的动物模型来进行；⑤中药制剂的药动学研究，不仅借鉴现代药剂学中药动学的研究方法，而且建立符合中医药理论和中药复方配伍特点的新的研究方法，如药理效应法和毒理效应法等；⑥中药的临床应用是在中医药理论指导下因病、因人、因时辨证用药。

在传统中药理论与经验的基础上，中药药剂学吸收、借鉴了现代药剂学与调剂学的相关理论与技术，逐渐形成了工业药剂学、物理药剂学、生物药剂学、临床药学及药动学、中药调剂学等分支学科。

二、中药药剂学的任务

中药药剂学的基本任务是根据临床用药和处方中药味的性质以及生产、贮藏、运输、携带、服用等方面的要求，将中药制成适宜的剂型，以满足医疗卫生保健需要，并产生较好的社会效益和经济效益。通过学习本课程，不仅可继承和整理中医药学中有关药剂学的理论、技术和经验，而且能够结合现代药剂学的理论与技术，运用新辅料制备中药新剂型、新制剂，为临床提供更多安全、有效、稳定的现代中药制剂。

三、中药药剂学的常用术语

1. 药物与药品 药物是指用于预防、治疗和诊断疾病的物质，包括原料药与药品。一般可分为天然药物和人工合成药物两大类。药品通常是指原料药物经过加工制成的具有一定剂型、可直接应用的成品。而《中华人民共和国药品管理法》（以下简称《药品管理法》）将药品定义为："用于预防、治疗、诊断人的疾病，有目的地调节人的生理机能并规定有适应症或者功能主治、用法和用量的物质，包括中药、化学药和生物制品等。"

2. 剂型 是指将原料药加工制成适合于临床直接应用的形式，又称药物剂型。如祛风止痛片、冠心丹参片、通窍鼻炎片等具有同种药物应用形式——"片剂"剂型；黄连上清丸、梅花点舌丸、通宣理肺丸等具有同种药物应用形式——"丸剂"剂型等。一个药物处方可以有多种剂型，如藿香正气系列制剂有口服液剂、胶囊剂、软胶囊剂、水丸、滴丸、片剂、颗粒剂等剂型。剂型是施予机体前的最后形式，可以影响药物的有效性与安全性、改变药物的作用性质、影响药物的作用速度、决定给药途径等。目前国家正式批准生产的剂型有汤剂、煎膏剂、散剂、丸剂、片剂、胶囊剂、注射剂、气雾剂等50余种。

3. 制剂 是指根据国家药品标准、制剂规范等规定的处方，将原料药物加工制成具有一定规格，可直接用于临床的药物制品，如益元散、益气灵颗粒、消栓通络片等。制剂的生产一般在符合《药品生产质量管理规范》（Good Manufacturing Practice，GMP）要求的中药制药企业或医院制剂室进行。医院制剂批量小，主要是为适应本院临床和科研需要而制备一些医疗上必需而市场未能供应的制剂，其使用范围只限于本单位，其品种也必须经省级药品监督管理部门批准和定期申报注册。研究制剂的生产工艺和理论的学科，称为制剂学。

4. 调剂 是指按照医师处方专为某一患者配制，注明用法及用量的药剂调配操作。调剂一般在药店或医院药房的调剂室中进行。研究药剂调配、服用等有关理论、原则和技术的学科，称为调剂学。以中药饮片或中成药为研究对象的调剂操作称为中药调剂。

5. 中成药 是指在中医药理论指导下，以中药饮片为原料，按规定的处方和标准制成具有一定规格的剂型，可直接用于防治疾病的制剂。可分为处方药和非处方药。

6. 新药 是指未曾在中国境内上市销售的药品。根据《中药注册分类及申报资料要求》，中药新药分为中药创新药与中药改良型新药两类。中药创新药是指处方未在国家药品标准、药品注册标准及国家中医药主管部门发布的《古代经典名方目录》中收载，具有临床价值，且未在境外上市的中药新处方制剂。中药改良型新药指改变已上市中药的给药途径、剂型，且具有临床应用优势和特点，或增加功能主治等的制剂。

第二节　中药药剂学的发展

一、古代中药药剂学简介

（一）中药药剂的起源

中药药剂的起源可追溯至公元前 2140 年的夏禹时期，那时已经能酿酒，并有多种药物浸制而成的药酒。在公元前 1766 年的商汤时期，伊尹首创汤剂，并总结了《汤液经》，为我国最早的方剂与制药技术专著。这就充分说明在商汤时期，汤剂已经应用得很普遍了，其创用应该在此前更早的年代。由此看来，中药药剂的创用远在希波克拉底（公元前 460—前 377）之前。汤剂至今仍是中医用药的常用剂型。

（二）中药药剂的发展

1. 商汤时期至梁代　从商汤时期的《汤液经》问世到战国时期上千年的历史进程中，人们已经积累了一定的中药药剂经验技术。中药药剂进入自由发展时期，虽然医学家各行其道，根据临床需要自主生产，没有规范，甚至没有一个可效仿的模式，但有力促进了中药药剂的发展，创造了 10 余种剂型，提出了根据药性、病情选择剂型和给药途径的理论。

公元前 221 年以前的战国时期，我国现存的第一部医药经典著作《黄帝内经》中提出了"君、臣、佐、使"的组方原则，同时还在《汤液醪醴论》中论述了汤液醪醴的制法和作用，并记载了汤、丸、散、膏、药酒等不同剂型，且各种剂型均有较明确的制法、用法、用量与适应证。

公元前 221—220 年的秦汉时期，是我国药剂学理论与技术显著发展的时期。这可从长沙马王堆汉墓出土的医书《五十二病方》中得到证实，书中记载了饼、曲、酒、油、丸、散、膏、丹、胶等中成药剂型，并对各剂型的制作方法进行了描述。

东汉时期，现存最早的本草学专著《神农本草经》问世，该书对中药剂型的运用做了具体阐述："药性有宜丸者，宜散者，宜水煎者，宜酒渍者，宜膏煎者，亦有一物兼宜者，亦有不可入汤酒者，并随药性，不可违越。"提出了根据药性选择剂型的理论。这应该是中药药剂学最终发展成为完整学科的第一块基石。

东汉末年张仲景（约 150—219）所著的《伤寒杂病论》收载成方 269 首（去除重复），其中中药制剂 61 种，包括丸、散、酒、醋、饮、栓、软膏、煎膏、灌肠、熏烟、滴耳、滴鼻等 10 余种剂型。散剂又分吹鼻散剂、外用散剂和舌下散剂。该书还对许多剂型的制作方法做了较为详尽的论述，如丸剂的制备有炼蜜为丸、枣肉和丸、姜汁泛丸、鳖甲煎取胶汁制炼成丸等。

晋代葛洪（281—341）撰写的《肘后备急方》收载了很多中成药方剂，包括铅硬膏、干浸膏、蜡丸、浓缩丸、锭、灸、熨、尿道栓、饼、丹等剂型；并第一次使用了"成药"的术语，主张批量生产贮备，供急需之用，也对中成药做了专门论述。

梁代陶弘景（456—536）所著的《本草经集注》中，有"疾有宜服丸者，宜服散者，宜服汤者，宜服酒者，宜服膏煎者，亦兼服参用所病之源以为其制耳"的论述，总结提出了按病情需要来确定用药剂型和给药途径的理论。书中还考证了古今度量衡，并规定了丸、散、膏、药酒的制作常规，从而塑造了近代中药制剂工艺规程的雏形。

2. 唐代至清代　这一时期中药药剂的发展主要表现在中成药生产工艺过程趋向规范，中药剂型逐渐改进、完善和创制，新工艺、进口药材的大胆引进，中药制剂质量不断提高。

唐显庆四年（659）由政府组织编纂并颁布的《新修本草》，是我国历史上第一部官修本草，具有药典的性质。孙思邈（581—682）著《备急千金要方》和《千金翼方》，分别收载成方 5 300 余首和 2 000 余首，有汤剂、丸剂、散剂、膏剂、丹剂、烟熏、煮散、酒剂等剂型。其中著名的成药磁朱丸、紫雪、定志丸等至今沿用不衰；《备急千金要方》中新剂型的出现及对老剂型的创新用法促进了中药药剂学的发展。王焘《外台秘要》等收载中药制剂很多，不仅对中药制剂生产工艺进行了完善，而且使用了进口药材，如苏合香丸等。

宋代太医局颁布、陈师文等校正的《太平惠民和剂局方》（1151），共收载中药制剂 788 种，附"指南总论"三卷，列有"论处方法""论合和法""论服饵法""论炮炙三品药石类例"等专论，为我国历史上由官方颁发的第一部制剂规范。在此时期，涌现了一批中医药经典著作，如《小儿药证直诀》《济生方》《普济本事方》等，收载了抱龙丸、七味白术散、六味地黄丸等经典名方。

元代忽思慧所著的《饮膳正要》（1330）中收载用蒸馏法制酒的工艺，使酒中含醇量大为提高，含酒制剂的质量因此产生了质的飞跃。

明代由朱橚、滕硕、刘醇等编著的《普济方》（1390），对外用的膏药、丹药及药酒列专篇介绍。李时珍《本草纲目》中载药 1 892 种，附方剂 13 000 余首，剂型近 40 种，附图 1 100 多幅，是对我国 16 世纪以前本草学的全面总结，对方剂学、药剂学等学科都有重大贡献。另外，王肯堂所著《证治准绳》中的二至丸、水陆二仙丹，陈实功《外科正宗》中的冰硼散、如意金黄散等一直沿用至今。

清代赵学敏著《本草纲目拾遗》（1765），对民间草药做了广泛收集与整理，全书共载药物 921 种，新增的就有 716 种之多，丰富了我国药学宝库。吴师机《理瀹骈文》系统论述了中药外用膏剂的制备与应用，对后世中医外治法的发展产生了重要影响。

但 1840 年鸦片战争后的百年间，由于外敌入侵，大量洋药、伪药流入我国，严重摧残了国内制药工业，束缚了中医药学的发展。19 世纪初至 20 世纪中叶，现代药中的片剂、注射剂、胶囊剂等引入了我国，但是由于帝国主义的掠夺，我国的国力衰竭，民族垂危，中药药剂的发展也受到了极大的影响，发展速度缓慢。

二、现代中药药剂学的发展简介及发展方向

（一）现代中药药剂学的发展简介

中华人民共和国成立以后，政府对中药药剂事业的发展十分重视，制定了一系列卫生工作的方针和政策，极大地促进了医药事业的发展。1955 年在北京成立了中国中医研究院，设有中药剂型研究室，此后很多省、自治区、直辖市也都先后成立了中药研究机构。不少高校设置了中药专业。国家相继建立了各级药品监督管理及检验机构，国务院先后颁布了多版《中华人民共和国药典》和各种有关中药制剂的管理条例及规定，各省、自治区、直辖市陆续制定了中成药制剂规范和中药制剂质量标准，以及《药品管理法》《新药审批办法》《中药材生产质量管理规范》（Good Agricultural Practice for Chinese Crude Drugs，GAP）、《药品生产质量管理规范》（Good Manufacturing Practice，GMP）、《药品非临床研究质量管理规范》（Good Laboratory Practice of Drug，GLP）、《药品临床试验质量管理规范》（Good Clinical Practice of Drug，GCP）和《药品经营质量管理规范》（Good Supplying Practice of Drug，GSP）的施行，从法律意义上对中药的研制、生产、经营和使用进行了规范，在很大程度上保证了中药质量；加之现代科学技术的引入，中药药剂学有了飞速发展，形成了一门独立学科。1986 年全国高等医药院校试用教材《中药药剂学》首次出版；1997 年普通高等教育中医药类规划教材《中药药剂学》出版；此后各类《中药药剂学》高等教育教材的陆续出版，对中药药剂学的发展起到了积极的推动作用。

近年来，国家先后出台《中华人民共和国中医药法》《中共中央　国务院关于促进中医药传承创新发展的意见》《中药注册分类及申报资料要求》《关于加快中医药特色发展的若干政策措施》等相关法规政策等，相继建立了一批国家工程中心、技术中心和国家重点实验室，国家中药创新体系初步形成，中药产业创新活力日益提高，为中药药剂学的发展提供了坚实政策与平台保障。

目前我国能生产的各种中药剂型有50余种，中药制剂品种8 000余种。

（二）现代中药药剂学的发展方向

中药药剂学作为主干学科，在中药事业发展过程中已经取得了令人瞩目的成就，今后也将在中药规范化、标准化、科学化和现代化方面做出更大的贡献。中药药剂学的宗旨是将中药制成安全、有效、稳定、使用方便的中药制剂，以提高人们的生存质量，其将具体在以下几方面有所发展并实现突破。

1. 新技术的研究

（1）粉碎技术：细胞级粉碎（中位粒径5～10μm），有95%以上的细胞壁被破坏，细胞内的成分直接暴露出来，利于药效物质的提取；药物粒径越小，表面积越大，溶解速率和吸附性也越大，生物利用度就明显提高。所以提高粉碎技术，一方面可增加药效物质的提取速度和提取量，另一方面可提高药物的生物利用度，从而获得高效制剂。

（2）提取与精制技术：提取与精制的目的是缩小体积、浓集药效物质，以改变传统中药制剂"粗、大、黑"面貌和满足制备临床特需剂型（靶向制剂与缓、控释制剂等都需要药效物质的高纯度）的要求。中药制剂的原料是一种或多种饮片，不同于现代药的单一成分，所以中药制剂工艺过程，除与现代药制剂一样外，还要进行药效物质的提取与精制。显然，提取与精制技术先进与否涉及生产速度、资源的利用率及药效物质的纯度，而这些因素又与制剂质量密切相关。因此，近年来出现了既符合药物经胃肠道转运过程，适合工业化生产，体现中医治病综合成分作用的特点，又有利于用单体成分控制制剂质量的半仿生提取法（SBE法）；集提取、分离于一体的超临界流体提取法（SFE法）；利用超声波的空化作用、机械作用、热效应等增大物质分子运动频率和速度，增加溶剂穿透力，从而提高药物有效成分浸出率的超声波提取法；根据体系中分子的大小与形状，通过膜孔筛分作用进行分离的膜分离法；在中药水提取液中加入絮凝剂，通过架桥吸附与电中和方式使药液中的蛋白质、果胶、黏液质等与其产生凝聚体而沉降除去，以达到澄清药液目的的絮凝沉降法；利用成分间吸附能力不同使不同化合物相互分离的大孔树脂吸附法；通过离心机高速运转，使离心加速度大大超过重力加速度，可使药液中杂质加速沉降，以得到澄清药液的高速离心分离法等新方法与新技术。

（3）浓缩干燥技术：浓缩干燥是除去提取液中溶剂，提高制剂质量的重要手段。其技术关键是提高浓缩干燥效率的同时，保护有效成分。目前解决这一问题效果较好的技术设备有由外循环式蒸发器改进而成的组合式药液浓缩锅、喷雾干燥法、旋转闪蒸干燥机、热喷射气流干燥机、惰性载体干燥机等。

（4）中药制粒技术：制粒是颗粒剂、某些胶囊剂、片剂成形的关键技术。目前采用的有靠压力将物料挤过筛网而成颗粒的挤压制粒法；将物料切割成小块，再令小块互相摩擦形成球状颗粒的快速搅拌制粒；在热空气吹动下，处于沸腾状态的辅料微粒表面，以雾状间歇喷入药液，使其凝结成为多孔状颗粒的沸腾制粒；经喷雾干燥直接制得球状粒子的喷雾干燥制粒等。

（5）中药包衣技术：不同的衣料结合相应技术的包衣可掩盖不良气味、提高药物的稳定性，还可使药物在体内定位释放、控制药物释放时间，达到靶向、恒释、缓释、速释目的。

（6）固体分散技术：采用增加难溶性药物的溶解度和溶解速率的水溶性或亲水性很强的物质作为固态分散物载体，以达到速释目的；用水不溶性或难溶性固体材料作为药物载体阻止药物的释放，以达到缓释或控释目的的分散技术。药物则以低共熔混合物、固溶体、偏晶体、玻璃态固溶体、分子复合物等分散状态存在于载体中。

（7）脂质体技术：脂质体是药物包封于类脂质双分子层内而形成的微型泡囊体，亦称类脂小球。脂质体主要制备原料是磷脂、胆固醇，对水溶性和脂溶性药物均有较好的包埋率。20世纪60年代末，Rahman等首先将脂质体用作药物载体。目前国内外对脂质体的研究主要集中在其靶向与长效控、缓释特性，以及利用其达到保护药物，提高药物的细胞亲和性、组织相容性等目的。20世纪80年代，中药制剂研发引入脂质体技术，尤其是近年来脂质体载体功能的发现，有关中药脂质体的探索已然成为中药领域的热门，如紫杉醇脂质体、羟喜树碱脂质体、甘草酸单铵脂质体、长春新碱脂质体等。

（8）环糊精包合技术：环糊精（CD）分子为筒状结构，药物分子被包合或嵌入其中可形成超微粒分散的包合药物，从而增加药物溶解度、提高稳定性、防止挥发性成分逸散、掩盖不良气味、使液体成分固化。环糊精有几种类型，最常用的是β环糊精，多用于包合挥发性成分或油状液体。

（9）微型包囊技术：微型包囊是指用适宜的高分子材料将药物包裹制成的直径为1～5 000μm的微小胶囊。微囊可延长药物疗效，提高药物稳定性，掩盖药物不良气味，降低药物对胃肠道的刺激作用，减少药物复方配伍禁忌，改进药物流动性和可压性，还可将液体药物固态化。

2. 新剂型的研究　药剂学的发展证明了决定药物疗效的因素除了药物本身的化学结构外，剂型也起着至关重要的作用。剂型的发展经过了常规剂型、缓释剂型、控释剂型、靶向剂型4个发展阶段。常规剂型之外的3个剂型又属于药物传递系统（DDS）。药物传递系统的研究目的是以适宜的剂型和给药方式，用最小的剂量达到最好的治疗效果。目前，DDS已成为中药剂型研究的重要发展方向。

药物传递系统的研究结果可为新剂型的开发研究提供科学依据，它的内容包括：①对药物治疗作用与血药浓度之间关系的研究，可为合理设计出缓、控释制剂，使血药浓度保持平缓提供科学依据；②使药物浓集于病灶部位，尽量减少其他部位的药物浓度，提高药物的治疗作用，减少毒副作用的研究，可为合理设计靶向剂型提供科学依据；③对依赖于生物体信息反馈，自动调节药物释放量的自调式释药系统的研究，可衍生出针对特种疾病治疗的控释制剂，如根据血糖浓度的变化控制胰岛素释放的DDS，对1型糖尿病患者的治疗无疑是较好的选择；④对具有安全、无肝脏首过作用等特点的药物经皮传递系统（TDDS）的研究，也已有十分理想的剂型，如东莨菪碱透皮给药制剂；⑤对避免药物首过作用，避免胃肠道对药物的破坏，避免某些药物对胃肠道刺激的黏膜给药系统的研究，作为全身吸收药物途径也日益受到重视等。

3. 新辅料的研究　中药制剂是由具有药效的原料和辅料所组成，没有辅料也就没有制剂。辅料在促进制剂制备过程顺利进行、赋予制剂形态、提高药物的稳定性和调节药效物质的作用或改善生理要求等方面均有不可或缺的作用。辅料是中药各种剂型研制的物质基础。

中药制剂新辅料的研究主要向两个方向发展：一是"药辅合一"，注重"辅料与药效相结合"，如粉性强的中药白芷、葛根在固体制剂中常兼做稀释剂；又如蜂蜜在丸剂中常用作黏合剂，同时兼有镇咳、缓下、润燥、解毒的功效。二是寻找、改造、研制与利用大分子化合物，如天然大分子化合物、淀粉衍生物、纤维素衍生物、半合成或合成的油脂、磷脂、合成的表面活性剂、乙烯聚合物、丙烯酸聚合物、能进行生物降解的聚合物等的使用，已经给各类给药系统的生产和研究提供了物质基础。

4. 中药质量评价的完善　随着如气相色谱法、高效液相色谱法、色谱-质谱联用、特征与指纹图谱技术等现代检测技术和方法在中药制剂质量控制中的应用，中药制剂不同剂型的质量检查、化学成分鉴别、含量测定及安全卫生标准等项目评价指标逐步完善，中药质量的可控性、有效性与安全性逐渐提升。

5. 中药制剂生产的现代化　随着一大批符合GMP要求的创新中药制剂生产企业的涌现，具有中医药特色的中药提取、纯化、浓缩、干燥、制粒、包衣等的新技术、新工艺、新方法、新设备在中药制剂生产与研究中得到普及应用；智能信息处理技术与控制科学的引入，有效促进了中成药工业生产的单元操作系统、物料与热量平衡、原材料与中间体质量控制等中药制剂生产的现代化水平。

第三节　药　物　剂　型

一、药物制成剂型的目的

良好的药物剂型可以发挥良好的药效,具体体现在以下几方面。

1.改变药物作用性质　如硫酸镁口服用作泻下药,但静脉滴注能抑制大脑中枢神经,有镇静、解痉作用。

2.调节药物作用速度　如注射剂、吸入剂等属速效剂型,可迅速发挥药效,用于抢救危重患者;丸剂、缓释制剂、植入剂等属慢效或长效剂型。因此,在临床上可根据疾病治疗需要选用不同作用速度的剂型。

3.降低或消除药物的毒副作用　如氨茶碱治疗咳喘病效果好,但有引起心率加快的毒副作用,制成栓剂则可消除这种毒副作用。缓控释制剂能控制药物释放速度并保持稳定的血药浓度,在一定程度上可降低药物毒副作用。

4.产生靶向作用　如含药的静脉注射乳剂、静脉注射脂质体等制剂,在体内能被单核-巨噬细胞系统的巨噬细胞所巨噬,使药物在肝、脾等器官分布较多,能发挥药物剂型的靶向作用。

二、药物剂型的分类

中药剂型种类较多,为了便于学习、研究和应用,需要对剂型进行分类。剂型分类方法通常采用以下几种。

(一)按物态分类

本法依据制剂在常态(常温、常压)下的存在状态进行分类。

1.固体剂型　此类制剂均为固体,如丸剂、散剂、颗粒剂、片剂、胶剂等。

2.半固体剂型　此类制剂均为膏状的半固体,如软膏剂、内服膏滋等。

3.液体剂型　此类制剂均为易流动的液体,如汤剂、口服液、糖浆剂、酒剂、酊剂、注射液等。

4.气体剂型　此类制剂均为常态易扩散的气体,如气雾剂、烟熏剂等。

同一剂型物态相同,其制备特点、药效发挥速度和贮藏、运输条件多有相似之处。如制备方面,固体剂型多需经粉碎和混合;半固体剂型多需熔化和研匀;液体剂型多需经过提取、精制、配液、灌封等。起效方面,液体、气体剂型比固体剂型起效要快。固体剂型贮藏、运输均较方便,液体剂型贮藏时易出现沉淀等。

这种分类方法在制备、贮藏和运输上较有意义,但是过于简单,缺乏剂型间的内在联系,实用价值不大。

(二)按成品形状分类

本法依据制剂成品的形状进行分类,形状相似的列为一类。

1.丸剂　此类制剂成品均为大小不等的类球形,形似肉丸,因而得名。如蜜丸、水丸、滴丸等。

2.片剂　此类制剂成品均为大小不等的板片状,因而得名。如素片、糖衣片、异形片等。

3.胶囊剂　此类制剂成品均为胶质囊状物,因而得名。如硬胶囊、软胶囊、微型胶囊等。

4.栓剂　此类制剂成品均为楔栓状,因而得名。如肛门栓、阴道栓等。

5.膏剂　此类制剂成品均为膏状物,因而得名。如煎膏剂、软膏剂、硬膏剂等。

（三）按制备方法分类

本法依据制备制剂时主要工序所采用的方法进行分类,方法相同者列为一类。

1. 浸出制剂 此类制剂制备的主要工序都采用了浸出(溶剂提取)法,因而得名。如汤剂、口服液、酒剂、酊剂、流浸膏及浸膏剂等均属浸出制剂。

2. 无菌制剂 此类制剂制备时均采用了灭菌法或无菌操作法。如注射剂、滴眼剂等。

这种分类方法有利于研究制备的共同规律,但归纳不全,而且某些剂型随着科学技术的发展会改变其制备方法,所以有较大的局限性。

（四）按分散系统分类

本法依据制剂分散特性分类,便于应用物理化学原理来阐明各类制剂的特征。

1. 溶液剂型 又称低分子溶液,是药物以分子或离子状态分散在液体分散介质中所形成的均匀分散体系,如芳香水剂、溶液剂、糖浆剂、甘油剂、醋剂、注射液等。

2. 胶体溶液剂型 又称高分子溶液,是药物主要以高分子(质点直径 $1 \sim 100nm$)分散在液体分散介质中所形成的均匀分散体系,如胶浆剂、火棉胶剂、涂膜剂等。

3. 乳浊液剂型 又称乳剂型制剂,是油类药物或药物的油溶液以小液滴状态分散在液体分散介质中所形成的非均匀分散体系,如口服乳剂、静脉乳剂、部分搽剂等。

4. 混悬液剂型 又称混悬型制剂,是药物以固体微粒状态分散在液体分散介质中所形成的非均匀分散体系,如合剂、洗剂、混悬剂等。

5. 气体分散剂型 又称气体分散体型制剂,是药物以液体或固体微粒状态分散在气体分散介质中所形成的分散体系,如气雾剂等。

6. 微粒分散剂型 药物以微粒呈液体或固体状态分散,如微球制剂、微囊制剂、纳米囊制剂等。

7. 固体分散剂型 是固体药物以聚集体状态存在的分散体系,如片剂、散剂、颗粒剂、丸剂、滴丸剂等。

这种分类方法不能反映用药部位与用药方法对剂型的要求,甚至一种剂型可以分到几个分散体系中,如汤剂包含溶液、胶体溶液、乳浊液和混悬液,注射剂包含溶液、乳浊液、混悬液等。

（五）按给药途径与方法分类

本法依据制剂的给药途径与方法分类,将给药途径与方法相同的制剂列为一类,与临床应用关系密切。

1. 经胃肠道给药剂型 此类剂型是指制剂经口服后进入胃肠道,起局部或经吸收后发挥全身作用的剂型,如散剂、颗粒剂、胶囊剂、片剂、合剂(含口服液)、煎膏剂、糖浆剂、乳剂、混悬剂、酒剂、流浸膏剂等,还包括经直肠给药的灌肠剂、栓剂等。药物在消化道中容易被酸或酶破坏的,含有易被酸或酶破坏的有效成分者不宜采用此类剂型。

2. 非经胃肠道给药剂型 此类剂型是指制剂不经口服而采用其他给药途径的所有剂型,这些剂型可以在用药部位起局部作用或被吸收入血后发挥全身作用。

（1）注射给药剂型:给药时需要专业人员用注射器完成,如注射剂,包括静脉注射、肌内注射、皮下注射、皮内注射、腔内注射和穴位注射等。

（2）呼吸道给药剂型:通过呼吸道给予药物,如喷雾剂、气雾剂、吸入剂、烟熏剂等。

（3）皮肤给药剂型:又称外用药剂型,如软膏剂、膏药、橡胶膏剂、糊剂、搽剂、洗剂、涂膜剂、离子透入剂和贴剂等。

（4）黏膜给药剂型:通过眼、鼻腔、口腔、耳道、直肠、阴道和尿道等黏膜给药的剂型,如滴眼剂、滴鼻剂、滴耳剂、含漱剂、舌下片、膜剂、含化丸、吹入剂等。

鉴于上述分类方法各有利弊,目前中药调剂、制剂、经营、检验、使用及教学过程中采用综合分类法。

三、中药剂型选择的基本原则

制剂疗效主要取决于药物本身,但是在一定条件下,剂型对药物疗效的发挥也起重要作用,尤其对药物释放、吸收的影响。同一种药物由于剂型不同,往往药物起效与持续时间、作用强度、作用部位以及毒副作用等出现明显差异。因此,剂型的选择是中药制剂研究、生产与使用的主要内容之一。通常按下述基本原则选择剂型。

1. 根据防治疾病需要选择 由于病有缓急、证有表里,须因病施治、对症下药,因此对剂型的要求也各不相同。例如对急症患者,宜用汤剂、注射剂、气雾剂、舌下片及口服液等药效发挥迅速的剂型;对于慢性病患者,则可用丸剂、膏药、混悬型注射剂或其他长效制剂等药效发挥持久、延缓的剂型;皮肤病患者,一般可用软膏、膏药、涂膜剂及糊剂等;腔道疾病如痔、溃疡等,则可用栓剂、条剂、线剂或钉剂等;为增加药物在某些器官或组织的分布,可选择靶向制剂等。

2. 根据药物本身性质选择 中药药性、药效成分理化性质、药动学特性及量效关系等特点往往会影响剂型的选择。如以米糊、面糊制丸,缓慢溶散、释放,可减弱毒性或刺激性药物的毒副反应;八味丸治疗糖尿病时用药材粉末丸剂有效,而水浸膏无效,与该丸中主要药味之一山茱萸所含的齐墩果酸、熊果酸在水中不能溶出有关;天花粉蛋白只有肌内注射才显效,口服并无引产的药效。

3. 根据便于服用、携带、生产、运输、贮藏等要求来选择 如汤剂味苦量大、服用不便,将部分汤剂处方改制成颗粒剂、口服液、胶囊剂等。在选择剂型时,除了满足医疗、预防和诊断的需要外,同时对制剂稳定性以及服用、生产、运输是否方便等均应全面考虑,确保中药药剂的安全、有效、方便。

第四节 中药药剂的工作依据

中药药剂工作是围绕配制中药而展开的,中药不同于一般物质,它的质量优劣与人类的健康和生命息息相关。因此,为了保证中药在临床应用时安全、有效,中药药剂工作必须以一定的法律条文为依据进行,以杜绝中药药剂工作中的个体或集团的任何主观随意。

中药药剂的工作依据主要有药品标准和药事法规两类,均由政府颁布实施。

一、药 品 标 准

我国的药品标准在 2000 年以前分为两级,即国家药品标准和地方药品标准。国家药品标准是指《中华人民共和国药典》(简称《中国药典》)和《中华人民共和国卫生部药品标准》(简称《部颁药品标准》)。地方药品标准是指省、自治区、直辖市药品标准,如《黑龙江省中药材标准》《北京市中药饮片标准》等。2001 年 12 月 1 日施行的《药品管理法》(修订)取消了地方药品标准。

1998 年国务院批准组建了国家药品监督管理局(SDA),2003 年更名为国家食品药品监督管理局(SFDA),实施对药品的研究、生产、经营、使用进行统一行政监督和技术监督的权力。该局颁布施行《国家食品药品监督管理局药品标准》(简称《局颁药品标准》),卫生部不再颁布药品标准。2013 年国家食品药品监督管理局和国务院食品安全委员会办公室组建为国家食品药品监督管理总局(CFDA)。2018 年 3 月,根据《中共中央关于深化党和国家机构改革的决定》和《深化党和国家机构改革方案》,组建国家市场监督管理总局,由国家市场监督管理总局管理。不再保留国家食品药品监督管理总局。

（一）药典

1. 药典的性质与作用　药典是一个国家记载药品质量规格、标准的法典。它由国家组织的药典委员会编纂，政府颁布施行，具有法律约束力，作为药品生产、检验、经营与使用的主要依据。世界卫生组织（WHO）也编有《国际药典》，但仅作为各国在编纂药典时的参考，对各国的药品管理没有直接的法律约束。药典所收载的药物均为疗效确切、毒副作用小、质量稳定的常用药物及其制剂，并规定其质量标准、制备要求、检验方法、功能主治及用法用量等。药典在一定程度上反映了一个国家的药物生产、医疗和科技水平，也体现出医药卫生工作的特点和服务方向。药典在保证人民用药安全、有效，促进药物研究和生产方面有不可替代的作用。

随着生产力发展水平的提高，医药科技也在不断地进步，药物的新品种、新剂型、新工艺、新方法应运而生。为使新的成果及时应用于生产实践，早日造福于人类，各国药典均每隔几年重新修订一次，甚至在新药典修订出版前往往还要出版发行前一版药典的补充本。现阶段《中国药典》一般是每 5 年修订一次，经国务院药品监督管理部门批准后颁布实施。

2. 中国药典简介　世界上第一部全国性药典——《新修本草》，又称《唐修本草》或《唐本草》于唐显庆四年（659）在中国颁布施行。其比欧洲第一部全国性药典《法国药典》早 1 100 多年，比欧洲地方性药典《佛罗伦萨药典》（1498）早 839 年。《新修本草》的特点是图文并茂。在编写过程中，朝廷曾通令在全国各地征集道地药材，描绘实物图形，并对有关产地、形态、性味、功能和主治等进行详细说明。该书的学术水平和科学价值极高，而且对民间正确识别、采集、加工和使用中药均有重大的指导意义。所以，中国是世界上最早颁布施行全国性药典的国家。这也是我国古代文明领先世界的一个重要标志。

宋绍兴二十一年（1151）《太平惠民和剂局方》颁布发行，为"太平惠民和剂局"用的"成方配本"，是我国第一部中药成方制剂规范，具有药典的性质。

然而，由于封建制度的束缚，外敌的掠夺与践踏，近代我国的医药事业发展缓慢，在相当长的一段历史时期内，各大型药店只能依据各自的"成方配本"进行中药药剂工作。直到 1930 年才由当时的国民党政府卫生署编纂了《中华药典》。其内容几乎全部来自美、英等国的药典，规定的药品标准极不适合我国的实际情况，而且发行后 20 年未作修订。

中华人民共和国成立后，党和政府对保证人民用药安全有效方面十分重视。原卫生部成立了中华人民共和国药典委员会，该委员会按照党的卫生工作方针和政策，结合我国国情编纂了中华人民共和国的第一版药典，即《中华人民共和国药典》1953 年版，于 1953 年 8 月颁布施行。本版药典对统一我国药品标准，提高药品质量和保障人民用药安全有效起到了空前的积极作用。后因我国医药事业的发展，1957 年又颁布了《中国药典》1953 年版第一增补本。

1963 年，药典委员会又编纂出版了《中国药典》1963 年版。该版药典分为一、二两部，均由凡例、正文和附录三部分组成。"一部"为中药部分，收载中药材 446 种，中药成药制剂 197 种；"二部"为现代药部分，收载化学药品、抗生素、生物制品及其制剂共 667 种。直到 2000 年，我国颁布的药典均采用了《中国药典》1963 年版的基本编写体例，即分为一部和二部，各部分别由凡例、正文和附录等组成。

1978 年 12 月，药典委员会颁布了《中国药典》1977 年版。一部收载中药材和各类制剂 1 152 种，在剂型方面增加了汤剂（中药合剂）、颗粒剂（冲剂）、滴丸、糖丸、气雾剂、滴眼剂和滴耳液等；二部收载化学药品、抗生素、生物制品及其制剂 773 种。

1985 年版《中国药典》，一部收载中药材、植物油脂、中药复方和单方制剂 713 种；二部收载化学药品、生物制品、抗生素、放射性药品、生化药品及各类制剂 776 种。并于 1987 年出版了《中国药典》1985 年版增补本。

《中国药典》1990 年版中一部收载中药材、植物油脂、中药复方和单方制剂 784 种；二部收载化学药品、生物制品、抗生素、放射性药品、生化药品及各类制剂 967 种。并于 1992 年出版了

《中国药典》1990 年版第一增补本，1993 年出版了《中国药典》1990 年版第二增补本。

《中国药典》1995 年版中一部收载中药材、植物油脂、中药复方和单方制剂 920 种；二部收载化学药品、生物制品、抗生素、放射性药品、生化药品及各类制剂 1 455 种。

《中国药典》2000 年版共收载药品 2 691 种，其中一部收载 992 种，二部收载 1 699 种，一、二两部共新增品种 399 种，修订品种 562 种。

《中国药典》2005 年版根据中药、化学药、生物制品的特点和实际情况，首次分为一部、二部与三部，共收载药品 3 214 种。一部收载中药材及饮片、植物油脂和提取物、成方制剂和单味制剂等品种 1 146 种，其中中药材、中药饮片、油脂及提取物 582 个，中成药 564 个；二部收载化学药品、抗生素、生化药品、放射性药品以及药用辅料等 1 967 种；三部收载生物药品 101 种，并将《中国生物制品规程》并入药典。

《中国药典》2010 年版同样分为三部，一部为中药，二部为化学药，三部为生物制品。在 2005 年版的基础上，该版药典做了大幅度的增修订和新增品种的工作，共收载品种 4 598 种，新增 1 462 种。其中一部收载品种 2 136 种；二部收载品种 2 220 种；三部收载品种 131 种；药用辅料、标准新增 130 多种。同时附录内容得到较大幅度的改进与提高，其中一部新增 14 个、修订 54 个；二部新增 15 个、修订 70 个；三部新增 18 个、修订 38 个。

《中国药典》2015 年版首次分为一部、二部、三部和四部，收载品种总计 5 608 种，其中新增 1 082 种。一部收载药材和饮片、植物油脂和提取物、成方制剂和单味制剂等，品种共计 2 598 种。二部收载化学药品、抗生素、生化药品以及放射性药品等，品种共计 2 603 种。三部收载生物制品 137 种。本版药典对各部药典共性附录进行整合，将原附录更名为通则，包括制剂通则、检定方法、标准物质、试剂试药和指导原则。重新建立规范的编码体系，并首次将通则、药用辅料单独作为《中国药典》四部。四部收载通则总计 317 个，其中制剂通则 38 个、检验方法 240 个、指导原则 30 个、标准物质和对照品相关通则 9 个；药用辅料 270 种，其中新增 137 种、修订 97 种。

《中国药典》2020 年版仍然分为四部编制，采用以凡例为基本要求、通则为总体规定、指导原则为技术引导、品种正文为具体要求的药典架构，不断健全以《中国药典》为核心的国家药品标准体系，是我国迄今颁布的第十一版药典。相比 2015 年版《中国药典》，2020 年版《中国药典》进一步扩大药品品种和药用辅料标准的收载，其收载品种达 5 911 种，新增 319 种，修订 3 177 种，不再收载 10 种，因品种合并减少 6 种。其中，一部中药收载 2 711 种，包括新增 117 种、修订 452 种；二部化学药收载 2 712 种，包括新增 117 种、修订 2 387 种；三部生物制品收载 153 种，包括新增 20 种、修订 126 种；新增生物制品通则 2 个、总论 4 个；四部收载通用技术要求 361 个及药用辅料收载 335 种（新增 65 种、修订 212 种），其中通用技术要求包括制剂通则 38 个（修订 35 个）、检测方法及其他通则 281 个（新增 35 个、修订 51 个）、指导原则 42 个（新增 12 个、修订 12 个）。

3. 其他国家药典简介　目前，全世界约有 38 个国家颁布了自己的药典，影响较大的如《美国药典》(*Pharmacopoeia of the United States*，USP)，第 1 版颁布于 1820 年，1950 年以后每 5 年出一次修订版，一直到 2002 年的第 25 版。从 2002 年开始，以后每一年出版，到 2022 年已出至第 45 版。《欧洲药典》(*European Pharmacopoeia*，EP) 为欧洲药品质量控制的标准，所有药品和药用物质的生产厂家在欧洲范围内推销和使用的过程中，必须遵循《欧洲药典》的质量标准。1977 年出版第 1 版《欧洲药典》，从 2002 年第 4 版开始，以后每 3 年出一个版本，每年出 3 个增补本，目前最新版为第 11 版，即 EP11.0。《英国药典》(*British Pharmacopoeia*，BP) 第 1 版颁布于 1864 年，1864—1953 年每隔数年修订一次，共颁布了 8 版，其后改为每隔 5 年修订颁布一次新版，1980 年起又改为根据需要不定期修订出版，现在《英国药典》每年更新一次，以 BP 加年份的形式命名，目前最新版本为 BP2023。《日本药局方》(*Japanese Pharmacopoeia*，JP) 第 1 版颁布于 1886 年，现行版为《日本药局方》第 18 版，分 2 部出版，其中第一部收载原料药及其基础制剂，第二部主要收载生药、家庭药制剂和制剂原料。《国际药典》(*The International Pharmacopoeia*，Ph.Int) 是世界卫生组织（WHO）为了统一世界各国药品质量标准和质量控制方法而编写出版的药品标准，无法律约束力，仅供各国编纂药典时参考。第1版《国际药典》于1951年出版；第2版于1967年出版，并更名为《药品质量控制规格》，副名为《国际药典（第二版）》；第3版共分5卷，1979年、1981年、1988年分别出版了1、2、3卷。现行版为第十版。

（二）局颁药品标准

《国家食品药品监督管理局药品标准》（简称《局颁药品标准》），是由国家药典委员会编纂，原国家食品药品监督管理局颁布施行，性质与《中国药典》相似，也具有法律约束力。《局颁药品标准》收载的品种为：不便或未能列入《中国药典》的品种，如原国家食品药品监督管理局批准生产的新药、放射性药品、麻醉药品、中药人工合成品、避孕药品等新品种；旧版《中国药典》收载过，但现行《中国药典》未采纳的，疗效确切，部分地区仍在生产、使用并需要修订质量标准的品种；疗效确切，但质量标准尚需改进的新药等。

根据现行《药品标准管理办法》，除《中国药典》外，由国务院药品监督管理部门颁布的其他药品标准也称为国家药品标准。

二、药 事 法 规

（一）《中华人民共和国药品管理法》

《中华人民共和国药品管理法》由第六届全国人民代表大会常务委员会第七次会议于1984年9月20日审议通过，简称《药品管理法》，1985年7月1日开始施行，至今先后历经2001年、2013年、2015年、2019年修订。该法的实施，对加强药品监督管理，打击制售伪劣药品行为，保证人们用药安全有效等方面起到了重要作用，为在我国境内依法治药提供了法律依据。

（二）《药品生产质量管理规范》

《药品生产质量管理规范》（GMP），是指在药品生产全过程中运用科学、合理、规范化的条件和方法，以确保生产优良药品的一整套系统、科学的管理办法。实施GMP的主导思想是强调药品的质量是生产出来的，不是检验出来的。

中国医药工业公司在1982年公布了GMP试行本，在全行业试行。后经修订，于1985年作为行业GMP正式颁布，并要求全行业执行。中国政府于1984年开始对药品生产状况进行调查、分析，着手制定中国的GMP。先后经过5次修改，中国的第一部GMP于1988年3月由中华人民共和国卫生部正式颁布；第二部GMP于1992年颁布；第三部GMP于1998年颁布；第四部GMP为现行版，即《药品生产质量管理规范（2010年修订）》，于2010年颁布。

现行版GMP共14章、313条，于2010年10月19日经卫生部部务会议审议通过，较第三部GMP篇幅大量增加，自2011年3月1日起施行。该版GMP吸收国际先进经验，结合我国国情，按照"软件硬件并重"的原则，贯彻质量风险管理和药品生产全过程管理的理念，更加注重科学性，强调指导性和可操作性，以达到与世界卫生组织药品GMP的一致性。该规范主要特点是加强药品生产质量管理体系建设，大幅提高对企业质量管理软件方面的要求；全面强化从业人员的素质要求；细化操作规程、生产记录等文件管理规定，增加指导性和可操作性；引入质量风险管理，进一步完善药品安全保障措施，尤其是提高无菌制剂生产环境标准，增加其生产环境在线监测要求，提高无菌药品的质量保证水平。

我国政府多次颁布实施GMP，《药品管理法》（2019年修订）第四十三条明确规定："从事药品生产活动，应当遵守药品生产质量管理规范，建立健全药品生产质量管理体系，保证药品生产全过程持续符合法定要求。"

（三）《药品经营质量管理规范》

《药品经营质量管理规范》（GSP），是指在药品流通过程中，针对计划采购、购进验收、储存、销售及售后服务等环节而制定的保证药品符合质量标准的一项管理制度。其核心是通过严格的管理制度来约束企业的行为,对药品经营全过程进行质量控制,保证向用户提供优质的药品。

我国《药品经营质量管理规范》于 2000 年 4 月 30 日以国家药品监督管理局局令第 20 号公布,2012 年 11 月 6 日卫生部部务会议第 1 次修订,2015 年 5 月 18 日国家食品药品监督管理总局局务会议第 2 次修订。2016 年 7 月 13 日国家食品药品监督管理总局令第 28 号公布《关于修改〈药品经营质量管理规范〉的决定》予以修正。该规范分总则、药品批发的质量管理、药品零售的质量管理、附则共 4 章 184 条,自发布之日起施行。

(四)《中药材生产质量管理规范》

自 2002 年 6 月 1 日起施行的《中药材生产质量管理规范(试行)》(GAP),将中药材生产质量管理规范定义为中药材生产和质量管理的基本准则,适用于生产中药材的全过程。实施 GAP 的目的是规范中药材生产,保证中药材质量,促进中药标准化、现代化。但在 GAP 试行实施过程中逐步显现出一些不适应行业发展的问题,实施操作难度较大,2016 年按《国务院关于取消 13 项国务院部门行政许可事项的决定》(国发〔2016〕10 号),取消 GAP 认证行政许可事项。2022 年,国家药品监督管理局、农业农村部、国家林业和草原局、国家中医药管理局研究制定并发布实施新版《中药材生产质量管理规范》。新版 GAP 共 14 章 144 条,较试行版 GAP 增加了 4 章 87 条,对中药材质量管理、基地选址、种子种苗或其他繁殖材料、种植与养殖、采收与产地加工、质量检验提出了系统要求,是中药材生产企业规范化生产的技术指导原则、中药生产企业供应商质量审核的技术标准及药品监督管理部门延伸检查的技术依据。对于使用符合新规范要求的中药材,相关中药生产企业可以参照药品标签管理的相关规定,在药品标签中适当位置标示"药材符合 GAP 要求",可以依法进行宣传。

(王小平)

? 复习思考题

1. 简述中药药剂学的含义。
2. 正确解释中药药剂学常用术语的含义。
3. 按物态不同,中药剂型可分为几类?
4. 简述中药剂型选择的基本原则。
5. 什么是 GMP?

ER-1-3

扫一扫,测一测

PPT课件

第二章 中药调剂

知识导览

中药调剂学是中医药学的重要组成部分,也是药物应用于临床实践的重要一环。在疾病治疗过程中,不仅要求医师诊断准确、处方合理,而且要求调剂人员按照中医处方内容要求及药品标准等有关规定,准确无误地将中药饮片或成方制剂调配成供患者使用的药物,才能保证中医理、法、方、药的一致性。因此,中药调剂是一项具有多学科理论知识和综合性应用技术的工作。不仅要有扎实过硬的中医学、临床中药学、中药鉴定学、中药炮制学、方剂学、中药药剂学等相关的专业知识,而且还需熟悉《药品管理法》《药品经营质量管理规范》《国家中药饮片炮制规范》《处方管理办法》等的有关规定,注重理论和实践的结合,掌握调剂操作技能,熟悉中医处方常用术语、处方应付、中药名称、毒麻中药的特殊管理等内容,才能保证调剂的质量。

第一节 中药调剂认知

一、中药调剂的含义

中药调剂系以中医药理论为基础,调剂人员根据医师处方和患者要求,按照配方程序和原则,及时准确地将中药饮片或制剂调配成药剂供给患者使用的操作过程,是一项负有法律责任的专业操作技术。古籍中有关中药调剂的名称很多,晋代"合药分剂"、唐代"合和"、宋代"合剂"等均属中药调剂的范畴。

二、中药调剂的任务

中医临床强调辨证施治,中药饮片运用的主要形式为汤剂,故中药调剂主要针对调配汤剂处方。另外,根据中医师处方要求进行临床炮制、临床制剂以及中成药的调剂等也属于中药调剂的范畴。

中药调剂是紧紧围绕临床需要并直接为患者服务的工作。中药调剂质量的好坏不仅影响临床疗效的发挥,而且会影响患者的身体健康,甚至危及生命安全。调剂人员不仅要对调配的药物品种和数量负责,而且对药品的真伪优劣、炮制是否得法,以及中医师处方中有无配伍禁忌、毒剧药剂量和煎服方法正确与否等均负有监督检查责任。

第二节　中药处方

一、处方的含义

处方是医疗和药剂配制的重要书面文件。狭义地讲,处方是医师为患者预防、诊断、治疗疾病而开写的有关配制和发出药剂的书面文件。广义地讲,凡制备任何一种药剂的书面文件均可称为处方。处方是医师辨证论治的书面记录和凭证,反映了医师的用药要求,又是中药调剂的工作依据。

二、处方类型

处方,又称"药方",根据不同时期或处方正义内容的来源不同,处方分为古方、经方、时方、验方(偏方)、秘方、法定处方、协定处方和医师处方 8 类。

1. 医师处方　《处方管理办法》规定,处方是由注册的执业医师或执业助理医师在诊疗活动中为患者开具的、由取得药学专业技术职务任职资格的药学专业技术人员审核、调配、核对,并作为患者用药凭证的医疗文书。处方具有法律上、技术上和经济上的重要意义。

(1)法律性:因开写处方或调配处方而造成的医疗差错或事故,医师或调剂人员分别负有相应的法律责任。

(2)技术性:处方中写明了药品名称、剂型、规格、数量及用法用量,为调剂人员配发药品和指导患者用药提供依据,为安全有效用药起到技术保证作用。

(3)经济性:处方是患者已交药费的凭据,也是调剂人员检查和统计药品消耗及药品经济收入结账、预算采购药品的依据。

2. 古方　泛指古医籍中所记载的处方,如古代房中秘方、古方八阵等。

3. 经方　是指《伤寒论》《金匮要略》《黄帝内经》《神农本草经》等经典著作中所记载的处方。

4. 时方　泛指从清代至今出现的处方。

5. 法定处方　指《中国药典》《局颁药品标准》所收载的处方,具有法律约束力。

6. 协定处方　指医院药剂科与临床医师根据医院日常医疗用药的需要,共同协商制定的处方。协定处方药剂的制备须经上级主管部门批准,并只限于在本单位使用,可大量配制成制剂,既可缩短患者取药等候的时间,提高工作效率,又可保证配方质量。

7. 单方、验方(偏方)　单方是配伍比较简单的处方,往往只有 1～2 味药。验方是指民间和医师积累的经验处方,简单有效。

8. 秘方　秘而不传的处方,有一定的独特疗效。

知识链接

常用处方拉丁术语缩写表

处方标注	服药次数	给药途径
Rp.: 取	q.d.: 每日 1 次	i.h.: 皮下注射
Sig.: 用法	b.i.d.: 每日 2 次	i.m.: 肌内注射

续表

处方标注	服药次数	给药途径
q.s.: 适量	t.i.d.: 每日3次	i.v.: 静脉注射
	q.i.d.: 每日4次	i.v.gtt.: 静脉滴注
	q.o.d.: 隔日1次	p.o.: 口服
	q.w.: 每周1次	O.D.: 右眼
	s.o.s.: 必要时	O.L.: 左眼
	p.r.n.: 必要时	O.S.: 左眼
	h.s.: 临睡前	O.U.: 双眼
	st.: 立即	p.c.: 饭后
		a.c.: 饭前

三、处 方 格 式

《处方管理办法》规定，处方格式由省、自治区、直辖市卫生行政部门统一制定，处方由医疗机构按照规定的标准和格式印制。因此，各省市的处方样式并不相同，但依据国家中医药管理局2010年制定的《中药处方格式及书写规范》要求，完整的处方一般由三部分组成：处方前记、处方正文和处方后记。

1. 处方前记　处方前记主要包括一般项目和临床诊断两方面的内容。一般项目包括医疗、预防、保健机构名称，处方编号，科别，病历号，患者姓名、年龄（或出生日期）、性别、婚否、住址（或单位名称），开具日期等，并可添加特殊要求的项目；临床诊断应填写清晰、完整，并与病历记载相一致。

2. 处方正文　处方正文是处方的主要部分，以Rp或R（拉丁文Recipe"请取"的缩写）标识。汤剂的处方正文包括饮片名称、剂量、剂数、用法用量及脚注。中成药的处方正文包括药品的名称、剂型、规格、数量和用法用量。

3. 处方后记　处方后记包括医师签名、调剂人员签名及复核人员签名（包括审核、计价、调配、复核及发药5栏）、药价及现金收讫印戳。

四、处 方 管 理

《处方管理办法》有关中药饮片、中成药处方调剂与管理的内容主要有：

1. 处方标准由卫生部统一规定，处方格式由省、自治区、直辖市卫生行政部门统一制定，处方由医疗机构按照规定的标准和格式印制。

2. 有处方权的执业医师和执业助理医师，其处方权由各科主任提出，经医院批准后登记备案，并将医师的本人签字或印模留于中药房。

3. 处方一律用钢笔或毛笔书写，不得有涂改，必要时，医师应在涂改处签字或盖章以明确职责。

4. 药品名称以《中国药典》收载或《中国药品通用名称》或经国家批准的专利药品为准。如无收载，可采用通用名或商品名，药品简写或缩写必须为国内通用写法。中成药和医院制剂品名的书写必须与正式批准的名称一致。

5．药品剂量和数量一般用阿拉伯数字书写。用药必须超过剂量时，医师应在剂量旁重新签字以示负责。

6．除处方医师外，其他人员不得擅自修改处方，如遇缺药或特殊情况需要修改处方时，要交处方医师修改，并在修改处盖章后方可调配。

7．处方开具当日有效，特殊情况需要延长有效期的，由开方医师注明有效期限，但最长不得超过3天，过期须经医师更改日期，重新签字后方可调配。

8．处方一般不得超过7日用量；急诊处方一般不得超过3日用量；对某些慢性病或特殊情况，处方用量可酌情延长，但医师应当注明理由。

9．含毒、麻中药处方，除写清一般处方内容外，必须注明病历及简要病情。麻醉中药处方的有关内容应登记造册。应遵照国家有关规定办理，防止差错事故发生。

10．中成药处方，每张处方不得超过5种药品，每一种药品应当分行顶格书写，药性峻烈的或含毒性成分的药物应当避免重复使用，功能相同或基本相同的中成药不宜叠加使用。

11．中药注射剂应单独开具处方。

12．处方由调剂、出售处方药品的医疗、预防、保健机构或药品零售企业妥善保存。普通处方、急诊处方、儿科处方保存1年，医疗用毒性药品、第二类精神药品及戒毒药品处方保留2年，麻醉药品和第一类精神药品处方保留3年。处方保留期满后，经医疗、预防、保健机构或药品零售企业主管领导批准、登记备案，方可销毁。

13．贵重中药处方应每天按不同品种分类登记统计销量，以便掌握库存。

14．医师利用计算机开具、传递普通处方时，应当同时打印出纸质处方，其格式与手写处方一致；打印的纸质处方经签名或盖章后有效。药师核发药品时，应当核对打印的纸质处方，无误后发给药品，并将纸质处方与计算机传递的处方同时收存备查。

15．麻醉药品处方、急诊处方、儿科处方、普通处方的印刷用纸应分别为淡红色、淡黄色、淡绿色、白色。并在处方右上角以文字注明。

第三节 中药房的组织结构与管理

一、中药房的类型与任务

（一）中药房的类型

中药房按其业务性质，可分为医院中药房和企业性中药房两类：

1．医院中药房 系指中医院、综合性医院等所设置的中药房。其业务范围只限于调配本院医师的处方，进行中药炮制、制剂、药品检验等任务，不配制外来处方，也不零售中成药。

2．企业性中药房 系指综合性中药店、中药门市部及中草药店等。因处方医生不固定，除调配处方外，尚有"问病售药"业务。即不需要处方，凭患者主述病症和药师望问后，由中药师售给对证的非处方中成药。

（二）中药房的基本任务

1．严格执行《药品管理法》和有关药政法规。

2．编制中药采购计划，保管好各类药品，保证供应，登记账卡、进销账目和统计报表。

3．根据调配技术常规，及时、准确地调配处方。

4．按临床需要制备制剂及加工炮制药材（主要为市场脱销的品种），自配制剂坚持自用原则。

5．加强药品质量管理，建立健全的核对和分析检验制度，保证所配方剂和制剂的质量。

6. 做好用药咨询,结合临床做好合理用药、新药试验和药品疗效评价。

7. 根据临床需要,积极研究、创制新制剂、新剂型。

8. 承担医药院校学生实习和药学人员进修任务。

二、中药房调剂室的设施

调剂室是中药房的重要组成部分,是调剂人员调配处方的工作场所。医院中药房的面积大小应根据医院病床、门诊量多少而定,用药量大、调剂任务重的中药调剂室占用面积要宽大一些。企业中药房的营业面积一般不得少于 $40m^2$,店堂以位置明显、安静、光线充足、便于患者取药为原则。为方便患者,调剂室、计价室、收款室相距不宜太远。

调剂室的主要设备有药斗橱、中成药架、调剂台等,有条件的还可安装空调、冰箱等。常用的用具有戥秤、捣筒、铁研船、药筛等,现分述如下。

(一)药斗橱

药斗橱是陈列中药饮片以供调剂使用的专用斗橱,又称"饮片斗架"。一般用木材制成,其质量优劣与保证药品质量有很大关系。因此,制作药斗橱时除应选择较好的木料外,还必须精细加工。药斗橱有多种形式,可根据调剂方式和药品排列需要选择。常见的有以下 3 种。

1. 综合配方药斗橱 系由两架普通药斗橱加一架夹斗橱组成,俗称"两斗一夹",是应用较广的药斗橱。普通药斗橱一般为横八竖七、横八竖八、横八竖九格,有的最底层设扁大药斗,每个格斗前后分为二至三格,以盛装不同药品。夹斗橱与普通药斗橱不同之处在于其上部设置多格的小药斗若干,专供陈列较贵重的药品,中下层类似一般商品橱,供放置药瓶、药罐等。

药斗橱图片

2. 定位配方药斗橱 又称定位配方桌,由两部分组成,下部为带斗橱的配方台,上部为药斗橱。

3. 流水作业配方药斗橱 其构造和形式与综合配方药斗橱基本相同,仅将普通药斗橱及夹斗橱按药品分区管理情况分别集中排列,以方便操作。

(二)调剂台

多系木制,供调配及包装使用。台面下可设抽屉及药斗橱若干。

(三)戥秤

戥秤是中药调剂最常用的称量工具。戥秤是一种单杠杆不等臂秤,其主要结构由戥杆、戥砣、戥盘、戥纽等组成。戥砣、戥盘用金属制成,戥杆用木质、塑料或骨质材料等制成。戥秤的称量范围根据需要而定,常用的有 $1\sim125g$、$1\sim250g$、$1\sim500g$ 及 $100mg\sim50g$ 等数种规格。后一种用于贵重药及毒剧药的称量,其他几种均用于一般中药饮片的称量。

(四)捣筒

捣筒图片

捣筒又称捣药罐、冲筒,是中药调剂工作中必备的破碎药物的工具,多为铜制或铁制。处方中的某些矿物药、贝壳类、果实种子类和根及根茎类中药,由于不便于切片或特殊用药要求,调剂时需要用捣筒临时捣碎,如赤石脂、砂仁、川贝母等。

(五)铁研船

铁研船图片

铁研船又称药碾子,是我国传统碾药工具之一。多用生铁铸造制成,专供粉碎少量药物和辅料之用。

(六)小型粉碎机

小型粉碎机又称打粉机,能快速粉碎各种较硬药物,如三七、灵芝、西洋参、珍珠、山慈菇等,比捣筒操作简单、省时省力。

(七)拌缸

由缸身、缸盖、小筛三部分组成,用于临时拌制少量药品,如朱砂拌远志、青黛拌灯心草等。

操作时,先将药品置于缸内,再取拌料适量置小筛上,缸筛套合后盖严,摇动拌缸至药物与拌料拌匀即可。

（八）药筛

供调配时筛取药物细粉或混合之用。过去多用绢罗或铜丝罗,现以标准筛取代。可按需要选用不同目数,筛取不同细度的药粉。

中药调剂应用器具较多,除上述之外,尚有药匙、球磨机、研钵、笸方、装药盘等。

三、中药斗谱的编排

中药饮片在药斗橱内的分布排列称为"斗谱"。斗谱的合理编排不仅便于调剂人员记忆、缩短调配时间、减少调配差错、提高调剂质量,而且可以减轻调剂人员劳动强度、提高配方效率。在具体编排时可根据以下原则,互相兼顾,权衡利弊,合理设计,统筹安排。

（一）斗谱排列的原则

1. 按药物的使用频率排列 常用饮片装于中层药斗,方便称取,如黄芪、党参与甘草;当归、白芍与川芎;金银花、连翘与板蓝根;防风、柴胡、葛根与升麻;砂仁、豆蔻与木香;黄芩、黄连与黄柏;焦麦芽、焦山楂与焦神曲;酸枣仁、远志与柏子仁;苦杏仁、桔梗与桑白皮;陈皮、枳壳与枳实;附子、干姜与肉桂等。

2. 按药物质地、体积排列 质地较轻且用量较少的药物,多放在斗架的高层,如月季花、白梅花、佛手花、玫瑰花;质地较沉重的矿石、化石、贝壳类药物和易于造成污染的药物（如炭药）,多放在斗架的较下层;质地松泡且用量较大的药物,多放在斗架最底层的大药斗内,如芦根与白茅根、茵陈与金钱草、白花蛇舌草与半枝莲等。

3. 按药物的性味功效排列 性味功能相近的药物宜相邻排列。如金银花、连翘;知母、黄柏;龟甲、鳖甲;桔梗、前胡;防风、荆芥;牡丹皮、赤芍;升麻、葛根;紫菀、款冬花;当归、川芎等。

4. 按药对和经常在配伍中同用的药物排列 药对及经常配伍用的药物相邻排列。如羌活、独活;苍术、白术;麦冬、天冬;川乌、草乌;三棱、莪术;乳香、没药;麻黄、桂枝;酸枣仁、远志;射干、北豆根;党参、黄芪;桃仁、红花;陈皮、青皮等。

（二）格斗配伍

将性能、功效相近,经常在同一处方中配伍使用的"姐妹药"排在同一药斗橱的前后格内,这种编排方法称为格斗配伍或药斗配伍。如党参与黄芪、乳香与没药、天冬与麦冬、白术与苍术、延胡索与郁金、桃仁与红花等。一般将最常用的置于前格,较少应用的置于后格。

适于格斗配伍的还有以下几种情况。

1. 常用方剂中的药物 如四君子汤中的党参、茯苓、白术、甘草。此外,尚有四物汤、麻黄汤、桂枝汤等方剂中的药物。

2. 同一种药物的不同入药部位 如全当归、当归身、当归尾;全瓜蒌、瓜蒌皮、瓜蒌仁等。

3. 名称相似的药物 如豆蔻、红豆蔻与草豆蔻,南沙参与北沙参,柴胡与银柴胡等。

4. 同一药物的不同炮制品 如生首乌与制首乌,生甘草与炙甘草等。

格斗配伍时,应特别注意功效相反、配伍禁忌的药物,不得上下、前后或相邻排列。

四、特殊中药存放

1. **配伍禁忌的饮片** 不能放于同一药斗或上下药斗中。如甘草与京大戟、甘遂、芫花;藜芦与人参、党参、西洋参、丹参、南沙参、北沙参、玄参、苦参、白芍、赤芍、细辛;各种人参与五灵脂;乌头类（附子、川乌及草乌）与半夏的炮制品、瓜蒌（瓜蒌子、瓜蒌皮、瓜蒌仁霜、天花粉）;丁香(包括母丁香)与郁金(黄郁金、黑郁金);芒硝(包括玄明粉)与三棱;肉桂(官桂)与石脂(赤石脂与白玉脂)均不宜放在一起。

2. 有恶劣气味的中药　不宜与其他药物放于同一个药斗中。如阿魏、鸡矢藤、芦荟等。

3. 贵重中药单独存放　贵重中药应设专柜存放,由专人管理,每天清点账目。如牛黄、麝香、西红花、人参、西洋参、羚羊角、鹿茸、珍珠、冬虫夏草等。

4. 形状类似而功效各异的饮片　不能放于同一个药斗中。如血余炭与干漆炭、山药与天花粉、车前子与葶苈子、益母草与泽泻、炙甘草与炙黄芪、当归与独活、知母与玉竹、蛇床子与地肤子等。

5. 药名略同而药性不同的饮片　不能放于同一个药斗中。如藜芦与漏芦、天葵子与冬葵果等。

6. 易受灰尘污染的饮片　有些药物不宜放在一般的药斗内,而应放在加盖的瓷罐中,以保持清洁卫生。如青黛、松花粉、蒲黄等。

7. 同一药斗中,细小者在前,片大者在后,以防调配时后格的饮片撒落在前格中难以挑出。如泽泻与车前子、小茴香与木香、菟丝子与肉苁蓉等。

8. 毒性中药和麻醉中药应按《麻醉药品和精神药品管理条例》规定存放,决不能放于一般药斗内,必须由专柜、专锁、专账、专人管理,严防意外事故发生。

五、调剂工作制度

1. 调剂人员必须有高度的责任感和高尚的职业道德,态度和蔼,文明礼貌,服务主动热情。

2. 严格按照药政法规、处方调配操作规程进行操作。做到调配处方正确无误、药味齐全、炮制得法、计量准确。

3. 加强业务学习,能鉴别药材、饮片真伪优劣,掌握药品性能、处方应付、配伍禁忌、熟记斗谱和调剂操作规程。

4. 收方后应对处方内容详细审查,审查无误后方可调配。遇有药品用法用量不妥或有配伍禁忌,或超期处方或缺货等,须与医师联系更正或重新签字后方可调配。调剂人员不得擅自更改处方。

5. 一般处方按收方先后顺序调配,急诊处方必须随到随配。

6. 严格执行国家物价政策,及时掌握药品价格变更情况,准确计价。

7. 严格执行核对检查制度,装斗、调配及发药均须由复核人员检查核对,以杜绝差错事故。一旦发生差错事故,应立即报告并及时纠正。建立差错事故登记本,随时登记,定期讨论,及时总结经验,加以改进。

8. 药剂包装要结实、美观。发出的药剂,应将使用方法详细写在药袋或瓶签上,发药时应耐心向患者说明使用方法及注意事项。

9. 调剂室内药品应定位存放,所消耗的药品需及时补充。一律凭处方发药,药品发出应做到先进先出、接近失效期者先用。药斗和药品应贴品名标签,药品更位时要及时更改标签。

10. 领进药品时要进行检查验收,禁止领发伪劣及过期失效药品。

11. 严格执行特殊药品管理制度。做到专柜、专锁、专账、专人、专用处方管理,日清日结,账物相符。

12. 调剂室须每日将处方整理装订并统计好金额,对不合格处方应进行登记。

13. 调剂室应保持良好的工作秩序,搞好清洁卫生,并做好安全保卫工作。

第四节　中药饮片调剂基本知识与操作规程

一、中药处方调剂基本知识

（一）中药饮片的别名及并开

中药使用历史悠久，品种繁多，由于地区习惯、文化差异以及历史文摘记载的不同，造成中药名称繁杂，有同名异物、同物异名等现象。中药饮片处方中的名称包括中药正名、别名、并开药名等，因此调剂人员必须掌握中药饮片的通用名称，并注意了解药品名称的变化政策，做到准确掌握处方应付，避免调配时出现差错。

1．中药饮片的别名　中药除正名外，往往还有一些别名。为了防止同名异物、同物异名现象，中医处方应按《中国药典》和各级药品标准所载的中药名称书写。但是，有些药物别名已经历代相继沿用成习，至今仍有医师喜用，为了保证用药安全有效，调剂人员须熟记药物的别名，以保证调剂工作的顺利进行，如金银花即有忍冬花、二宝花、双花、二花等别名，牛蒡子又名鼠黏子、大力子、牛子等。

2．并开药名　医生开写处方时，为使处方简略或使其配伍产生协同作用，常将2～3种疗效基本相似或有协同作用的药物合并一个药名书写，即所谓的"并开"，是一种习惯写法，如龙牡即指煅龙骨、煅牡蛎；二乌即指制川乌、制草乌；二术即指苍术、白术等。调剂人员应掌握常用中药饮片并开药名，在审方时注意查看处方中有无并开药名，并根据处方书写准确计价与调配。处方常见并开的药物见表2-1。

（二）脚注

中医师在开具处方时，常在处方药品的右上角或下角加以简明的注解，对调剂人员配方提出要求，习称"脚注"。其目的在于充分保证用药质量，增强疗效。调剂人员应按照脚注的要求认真调配。脚注内容很多，一般包括以下几点：

1．对煎服法的要求　凡注明"先煎""后下""另煎""烊化""包煎""生汁兑入""另炖""泡兑"等脚注的药物，调配时不要与群药混装，应单药另包，并在发药时向患者说明单包药物的煎煮服用方法，以免影响药物疗效。调剂中需另包的药物有人参、西洋参、三七、鹿茸、羚羊角、牛黄、麝香、珍珠、猴枣、蟾酥、燕窝、蛤蚧、海龙、海马、马宝、白花蛇、西红花、川贝母、马钱子、血竭、冰片、朱砂、琥珀、沉香、广木香、旋覆花、钩藤、大黄、番泻叶、薄荷、砂仁、细辛、青黛、蒲黄、灶心土、芒硝、玄明粉、马勃、车前子、葶苈子、松花粉、蚕沙、夜明砂、白及、阿胶、龟甲胶、鳖甲胶、鹿角胶、龟鹿二仙胶、雷丸、益元散、六一散、黛蛤散等，以及某些需单独处理的毒性中药，如巴豆、乌头、附子、天南星、半夏、商陆、斑蝥等。

2．对药物加工、炮制的要求

（1）捣碎：为节约时间、方便调剂、使药物有效成分易于煎出，通常将一些果实种子类、动物骨甲贝壳类、矿石类及某些根及根茎类药材预先串碎或捣碎，然后装入药斗备用。

但下列药物不宜过早打碎，只宜临时捣碎：①易于走油变质的果实种子，如桃仁、杏仁、牛蒡子、莱菔子、决明子等；②富含芳香挥发性成分的药材，如砂仁、豆蔻、沉香等；③某些贵重药材，如川贝母、牛黄、三七、黄连等。

（2）除去非药用部分：如去毛（枇杷叶、石韦等）；去心（远志、莲子、巴戟天等）；去刺（苍耳子、金樱子、蒺藜等）；去核（大枣、山茱萸、乌梅、诃子等）。

（3）临时炮制：通常一些用量小又需特殊炮制的药物可临时加工，如白糖炒石膏、朱砂拌茯苓等。

表2-1　处方常用并开药物

并开药名	处方应付		并开药名	处方应付		
二冬	天冬	麦冬	知柏	知母	黄柏	
二门冬	天冬	麦冬	炒知柏	盐知母	盐黄柏	
二术	苍术	白术	盐知柏	盐知母	盐黄柏	
苍白术	苍术	白术	酒知柏	酒知母	酒黄柏	
二母	知母	贝母	谷麦芽	炒谷芽	炒麦芽	
二蒺藜	蒺藜	沙苑子	生熟麦芽	生麦芽	炒麦芽	
潼白蒺藜	蒺藜	沙苑子	生熟谷芽	生谷芽	炒谷芽	
二地	生地黄	熟地黄	生熟稻芽	生稻芽	炒稻芽	
生熟地	生地黄	熟地黄	生熟枣仁	生酸枣仁	炒酸枣仁	
二活	羌活	独活	青陈皮	青皮	陈皮	
羌独活	羌活	独活	生龙牡	生龙骨	生牡蛎	
二风藤	青风藤	海风藤	龙牡	煅龙骨	煅牡蛎	
二芍	赤芍	白芍	猪茯苓	猪苓	茯苓	
赤白芍	赤芍	白芍	腹皮子	大腹皮	生槟榔	
砂蔻仁	砂仁	豆蔻	棱术	三棱	莪术	
砂蔻皮	砂仁壳	紫蔻壳	乳没	制乳香	制没药	
二决明	石决明	决明子	芦茅根	芦根	白茅根	
二甲	龟甲	鳖甲	冬瓜皮子	冬瓜皮	冬瓜子	
二公丁	蒲公英	紫花地丁	荆防	荆芥	防风	
二花藤	金银花	忍冬藤	全紫苏	紫苏叶	紫苏梗	紫苏子
忍冬花藤	金银花	忍冬藤	桑枝叶	桑枝	桑叶	
二乌	制川乌	制草乌	焦三仙	焦神曲	焦山楂	焦麦芽
二丑	黑牵牛	白牵牛	枳壳实	枳壳	枳实	

（三）中药配伍用药禁忌

中药的配伍就是将 2 种以上的药物合在一起应用；配伍禁忌是指某些药物在复方中禁止或不宜配合运用。早在《神农本草经·序例》的"七情"中就有"勿用相恶、相反者"的论述，这也是后世配伍禁忌的基本依据。其中"相反"与"相畏"一般视为配伍禁忌，另外，妊娠禁忌也应该引起临床上足够重视。

古代医药文献中关于中药配伍用药禁忌的论述不尽一致，但金元时期所概括的"十八反""十九畏"对后世影响较大，并编成歌诀，便于习诵，现分述如下。

1. 十八反　本草明言十八反，半蒌贝蔹及攻乌，藻戟遂芫俱战草，诸参辛芍叛藜芦。

其含义为乌头反半夏、瓜蒌、贝母、白蔹、白及；甘草反海藻、大戟、甘遂、芫花；藜芦反人参、党参、沙参、玄参、丹参、苦参、细辛、芍药。

2. 十九畏　硫黄原是火中精，朴硝一见便相争，水银莫与砒霜见，狼毒最怕密陀僧，巴豆性烈最为上，偏与牵牛不顺情，丁香莫与郁金见，牙硝难合京三棱，川乌草乌不顺犀，人参最怕五灵脂，官桂善能调冷气，若逢石脂便相欺，大凡修合看顺逆，炮爁炙煿莫相依。

其含意为硫黄畏朴硝，水银畏砒霜；狼毒畏密陀僧；巴豆畏牵牛；丁香畏郁金；牙硝畏三棱；川乌、草乌畏犀角；人参畏五灵脂；肉桂畏赤石脂。

十八反和十九畏中的反、畏诸药，相沿皆为中药配伍用药禁忌，但历代医学家亦有配伍应用。如甘遂半夏汤中甘草与甘遂合用，感应丸中巴豆同牵牛相配等。尽管如此，药剂人员仍须熟记歌诀，严守尽职，若发现有配伍禁忌的处方，应及时与医师联系，重新签字后再行调配。

3. 妊娠禁忌　能引起胎儿损害，造成堕胎、致畸等不良后果的药物，称为妊娠禁忌药物。大凡毒性药、峻下逐水药、破血逐瘀药及具芳香走窜功能的中药均属于妊娠禁忌用药的范围。妇女在怀孕期间应禁止使用。如必须应用时，须请医师在处方药物上另加签字，以示负责。

《中国药典》将妊娠禁忌用药分为：妊娠禁用药、妊娠忌用药和妊娠慎用药3类。

（1）妊娠禁用药：为毒性中药及中成药，孕妇绝对不能使用。如三棱、京大戟、闹羊花、莪术、干漆、水蛭、土鳖虫、甘遂、芫花等中药饮片及紫雪散、七厘散、大黄䗪虫丸、小金丸等中成药。

（2）妊娠忌用药：大多为毒性较强或药性猛烈的中药及中成药，应避免使用。如大皂角、天山雪莲等中药饮片及十香返生丸、十滴水软胶囊、人参再造丸、三七片等多种中成药。

（3）妊娠慎用药：大多是性烈或有小毒的药物，一般包括通经祛瘀、行气破滞及药性辛热的中药，可根据孕妇病情，酌情使用。如蟾酥、华山参、三七、赭石、大黄、天南星、漏芦、瞿麦、制川乌、牛膝等中药饮片及五虎散、少林风湿跌打膏、牛黄上清丸等中成药。

（四）毒性药品

毒性药品是指毒性剧烈或药性猛烈，治疗剂量与中毒剂量相近，使用不当可致人中毒或死亡的药品。为了用药安全，防止滥用，在调配毒性药品时要慎之又慎，其剂量要严格遵循现行版《中国药典》及有关法规的规定。常用毒性中药的名称、主要成分、用法用量、注意事项见表2-2。

表2-2　中药有毒药物名称、主要成分、用法用量及注意事项

名称	主要成分	用法用量	注意事项
砒石（红砒、白砒）	三氧化二砷	内服：0.03～0.075g，入丸散用；外用：研末撒、调服或入膏药中贴之	有大毒，用时宜慎；体虚及孕妇忌服
砒霜	三氧化二砷	0.009g，多入丸散；外用适量	不能久服，口服、外用均可引起中毒
雄黄	二硫化二砷	0.05～0.1g，入丸散用。外用适量，熏涂患处	内服宜慎；不可久用；孕妇禁用
水银	汞	外用适量	不可内服，孕妇禁用
轻粉	氯化亚汞	外用适量，研末掺敷患处。内服每次0.1～0.2g，一日1～2次，多入丸剂或装胶囊服，服后漱口	本品有毒，不可过量；内服慎用；孕妇禁服
红粉	红氧化汞	外用适量，研极细粉单用或其他药味配成散剂或制成药捻	本品有毒，只可外用，不可内服；外用亦不宜久用；孕妇禁用
白降丹	氯化汞	外用适量	不可内服
生川乌	乌头碱、中乌头碱	一般炮制后用	生品内服宜慎；孕妇禁用；不宜与半夏、瓜蒌、瓜蒌子、瓜蒌皮、天花粉、川贝母、浙贝母、平贝母、伊贝母、湖北贝母、白蔹、白及同用
生草乌	乌头碱、异乌头碱、中乌头碱、次乌头碱	一般炮制后用	生品内服宜慎；孕妇禁用；不宜与半夏、瓜蒌、瓜蒌子、瓜蒌皮、天花粉、川贝母、浙贝母、平贝母、伊贝母、湖北贝母、白蔹、白及同用

名称	主要成分	用法用量	注意事项
生白附子	有机酸、皂苷、β-谷甾醇	3~6g。一般炮制后用，外用生品适量捣烂，熬膏或研末以酒调敷患处	孕妇慎用；生品内服宜慎
生附子	次乌头碱等6种结晶性生物碱	3~15g，先煎，久煎	孕妇慎用；不宜与半夏、瓜蒌、瓜蒌子、瓜蒌皮、天花粉、川贝母、浙贝母、平贝母、伊贝母、湖北贝母、白蔹、白及同用
生半夏	β-谷甾醇、三萜烯醇、生物碱	内服一般炮制后使用，3~9g。外用适量，磨汁涂或研末以酒调敷患处	不宜与川乌、制川乌、草乌、制草乌、附子同用；生品内服宜慎
生天南星	三萜皂苷、苯甲酸	外用生品适量，研末以醋或酒调敷	孕妇慎用；生品内服宜慎
生狼毒	三萜类、大戟酮	熬膏外敷	不宜与密陀僧同用
生甘遂	三萜类、大戟酮	0.5~1.5g，炮制后多入丸散用。外用适量，生用	孕妇禁用；不宜与甘草同用
生藤黄	藤黄素	0.03~0.06g；外用适量	内服慎用
生马钱子	番木鳖碱、马钱子碱	0.3~0.6g，炮制后入丸散用	孕妇禁用；不宜多服久服及生用；运动员慎用；有毒成分能经皮吸收，外用不宜大面积涂敷
生巴豆	巴豆油、蛋白质、生物碱巴豆苷	外用适量，研末涂患处，或捣烂以纱布包擦患处	孕妇禁用；不宜与牵牛子同用
生千金子	千金子甾醇、瑞香素	1~2g，去壳，去油用，多入丸散服。外用适量，捣烂敷患处	孕妇禁用
生天仙子	莨菪碱、东莨菪碱、阿托品	0.06~0.6g	心脏病、心动过速、青光眼患者及孕妇禁用
洋金花	莨菪碱、东莨菪碱	0.3~0.6g，宜入丸散；亦可作卷烟分次燃吸（不超过1.5g/d）。外用适量	孕妇、外感及痰热咳喘、青光眼、高血压及心动过速患者禁用
闹羊花	梫木毒素、石楠素	0.6~1.5g，浸酒或入丸散。外用适量，煎水洗	不宜多服、久服；体虚者及孕妇禁用
雪上一枝蒿	乌头碱、次乌头碱	内服：研末，0.062~0.125g；浸酒外用	有剧毒，未经炮制不宜内服；服药期间忌食生冷、豆类及牛羊肉
青娘虫	斑蝥素	0.05~0.1g，外用适量	体虚及孕妇禁服
红娘虫	斑蝥素	0.05~0.1g，外用适量	体虚及孕妇禁服
蟾酥	华蟾蜍毒素、华蟾蜍次素、去乙酰华蟾蜍素、精氨酸	0.015~0.03g，多入丸散用；外用适量	孕妇慎用
斑蝥	斑蝥素、蚁酸、树脂、色素	0.03~0.06g，炮制后多入丸散用。外用适量，研末或浸酒醋，或制油膏涂敷患处	本品有大毒，内服慎用；外用不宜大面积；孕妇禁用

（五）中药处方应付

中药处方应付是指调剂人员根据医师处方要求及用药意图调配中药处方。各地区由于历史用药习惯和多年积累的丰富经验，形成了本地区的一套处方给药规律，即处方应付常规，使医师与调剂人员对处方名称和给付的不同炮制品种达成共识，在处方中无须注明炮制规格，调剂人员即可按医师处方用药意图给药。处方中直接写药名即应付切制饮片的品种，以及提供有关处方调配付药习惯付药，供调配处方时参考。

1. 处方直接写药名（或注明炒）时，即付清炒的品种有麦芽、谷芽、稻芽、莱菔子、王不留行、紫苏子、牛蒡子、苍耳子、白芥子、黑牵牛、白牵牛、决明子、酸枣仁、山楂、槐花、草果等。

2. 处方直接写药名（或注明炒、麸炒）时，即付麸炒的品种有白术、僵蚕、枳壳、半夏曲、六神曲、薏苡仁、三棱、芡实、冬瓜子等。

3. 处方直接写药名（或注明炒、烫）时，即付砂烫、蛤粉烫的品种有龟甲、鳖甲、阿胶、狗脊、骨碎补等。

4. 处方直接写药名（或注明炙、炒）时，即付蜜炙的品种有枇杷叶、款冬花、紫菀、桑白皮、马兜铃等。

5. 处方直接写药名（或注明炙）时，即付酒炙的品种有肉苁蓉、何首乌、山茱萸、女贞子、黄精、蕲蛇、乌梢蛇等。

6. 处方直接写药名（或注明炒、炙）时，即付醋炙的品种有延胡索、五灵脂、乳香、没药、香附、青皮、五味子、莪术、甘遂、大戟、芫花、商陆等。

7. 处方直接写药名（或注明炙、炒）时，即付盐水炒的品种有车前子、益智仁、补骨脂、小茴香、橘核、胡芦巴、巴戟天、杜仲等。

8. 处方直接写药名（或注明炒）时，即付滑石粉炒制的品种有水蛭、刺猬皮、狗肾、鹿筋等。

9. 处方直接写药名（或注明炙）时，即付炮制的品种有吴茱萸、川乌、草乌、白附子、天南星、远志、厚朴、半夏、淫羊藿、马钱子、巴豆、藤黄等。

10. 处方直接写药名（或注明煅）时，即付煅制的品种有龙骨、龙齿、牡蛎、磁石、赭石、海浮石、炉甘石、瓦楞子、花蕊石、自然铜、寒水石等。

11. 处方直接写药名（或注明炒、煅）时，即付炭的品种有艾叶、地榆、侧柏叶、杜仲、血余、炮姜、干漆等。

12. 处方直接写药名时，即付漂去咸味的品种有肉苁蓉、海藻、昆布、海螵蛸等。

此外，尚有直接写药名或制（炙）时，即付姜汁制、煨制、土炒、药汁制及米泔水制等，一律按处方要求应付。

二、中药饮片调剂操作规程

中药饮片的调剂是将中药饮片准确无误地调配给患者使用，是完成医师对患者辨证论治、正确用药的重要环节。饮片调剂规程为：审方→计价收费→调配→复核→包装→发药。在实际工作中，审方往往不单独设岗，计价、调配和复核人员都负有审方的责任。

（一）审方

审方是调剂工作的第一个关键环节，调剂人员不仅要对医师负责，对自己负责，更要对患者负责。具体包括下列内容：

1. 药师调剂处方前应认真逐项检查处方前记、正文和后记书写是否清晰、完整，并确认处方的合法性。调剂时须做到"四查十对"：查处方，对科别、姓名、年龄；查药品，对药名、剂型、规格、数量；查配伍禁忌，对药品性状、用法用量；查用药合理性，对临床诊断。

2. 对处方用药的适宜性进行审核。包括：①处方用药与临床诊断的相符性；②用量、用法；

③给药途径；④是否有重复给药现象；⑤是否有潜在临床意义的药物相互作用、配伍禁忌和妊娠禁忌。

3．如有临时缺药，应请处方医师改换并重新签字后方可调配。

4．调剂人员经过处方审核后，认为存在用药安全问题时，应告知处方医师，请其确认或重开处方，并记录在处方调剂问题专用记录表。

5．处方一般当日有效，特殊情况下需延长有效期的，由开具处方的医师注明有效期，但最多不得超过3天。对持非正式处方的购药者，更要认真询问，慎重对待。

6．审方时应特别注意审核是否有配伍禁忌（"十八反""十九畏"）、超剂量用药、超疗程用药、服用方法有异、毒麻药违反规定使用等情况，应向患者说明，不予调配；除药物外，还应考虑到患者的年龄、性别、特殊生理病理状态等因素，保障合理用药。如妊娠妇女使用的处方应避免妊娠禁忌药物的使用，如存在问题，不予调配；如因病情需要超常规使用的，必须经处方医师重新签字后，方可调配。

7．调剂人员发现药品滥用或用药失误，应拒绝调剂，并及时告知处方医师，但不得擅自更改或配发代用药品。对于发生严重药品滥用或用药失误的处方，调剂人员应当按有关规定报告。

（二）计价收费

计价又称"划价"，是医疗单位或药品经营单位收费的依据，计价的准确度关系到医疗机构的信誉和患者的经济利益。药价的计算要按当地物价部门统一规定的办法和计价收费标准执行，不得任意改价或估价，做到准确无误。并开药名中的单味药剂量应按处方要求的剂量计算。自费药品的药价应单列。

计价时要精力集中，注意剂量、剂数、新调价格、自费药品等，将单价（汤剂的单剂价）、总价、计价员签名及取药号等填写在处方相应位置。单价"分"以下尾数按"四舍五入"执行。计价时应用蓝色或黑色钢笔、圆珠笔等，不能使用其他色笔或铅笔。

现在各医疗机构和药品经营企业已将中药饮片的名称、规格、产地、单价、数量及运算程序录入计算机，计价员需掌握中药名称、医保名录的分类等知识，并熟练掌握计算机操作技能，就能准确、快速地完成计价工作。

（三）调配

调配，习称"抓药"，是把药斗内的药物按处方要求调配齐全并集于一处的操作过程。中药饮片调剂人员在调配处方时，应当按照《处方管理办法》和中药饮片调剂规程的有关规定进行审方和调剂。对存在"十八反""十九畏"、妊娠禁忌、超过常用剂量等可能引起用药安全问题的处方，应由处方医师确认（"双签字"）或重新开具处方后方可调配。注意饮片的剂量、别名、并开药名以及处方旁注和有无需要临方炮制的药品等。经审核无误后方可调配。调配时应注意以下几点：

1．调配前的准备工作

（1）摆包药纸或盛药盘：整理清洁调剂台，根据处方的剂数取相应的包装纸或盛药盘，在调剂台上整齐排开，包装纸之间须保持一定的距离。

（2）摆方：将处方放在包装纸的左边，用压方木块压住，以方便看方核对。

（3）清洁戥秤：用软布或专用刷洁净戥秤。清洁用具应放置在洁净处，随用随取随放。

（4）对戥：根据处方药物的体积或重量，选用经检验合格的戥秤，一般用克戥，称取贵重、毒性、克以下的中药须使用毫克戥，确保剂量准确。每次调配前应检查戥秤的平衡度是否准确，以确保称量的准确性，对戥无误后方可开始抓药。

2．调配操作要求

（1）按处方药名顺序依次抓配：调配时按照处方药名逐味逐行抓配。如两人同抓一方，则一人从前往后，另一人从后往前，依次抓配。一张处方最多可由两人同时进行调配。

（2）看一味，抓一味：既不要一下看两三味药然后凭记忆操作，也不要远远地瞟一眼就抓药。

（3）砣绳定位，再抓药：先将砣绳移至需要称量的戥星上，用拇指压住，然后找药斗，右手拉斗，抓药。只可用手由药斗内向戥秤盘抓药，不允许直接用戥秤由药斗内撮药。

（4）提戥齐眉，随手推斗：抓药后，右手提毫使戥盘悬空，左手稍离开戥杆，提戥齐眉。戥杆呈水平状态表示称量准确。称完一味药后要顺手将药斗推回，既避免污染药味，又保持药斗整体美观，也不影响自己和别人操作。

（5）等量递减，逐剂复戥：调配一方多剂时，可一次称出多剂单味药的总量再按剂数分开，称为"分剂量"。分剂量时要每倒一次药称量一次，即"等量递减，逐剂复戥"。不可主观估量或随意抓配。每一剂的重量误差应控制在 ±5% 以内。

（6）脚注药物，特殊处理：处方中有需要特殊处理的药品，如先煎、后下、包煎、冲服、烊化、另煎等应单包并注明用法；有鲜药时，应分剂量单包并注明用法。不要把脚注药放在最后处理，以免遗忘。

（7）按方序倒药，逐味摆放：为便于核对，倒药时应按药物在处方上所列的顺序排列。每味药倒得要集中一些，但不可混放一堆，要间隔平放。对体积松泡而量大的饮片如灯心草、夏枯草、淫羊藿、竹茹等应先称，以免覆盖前药，对黏度大、带色的饮片如熟地黄、龙眼肉、青黛等应后称，放于其他饮片之上，以免沾染包装用纸或盛药盘。

（8）临时捣碎，及时处理：处方中有质地坚硬的矿物药、动物贝壳类或果实种子类中药，应称取后置专用冲筒内捣碎后分剂量，以利于药用成分煎出。冲筒应洁净，无残留物，捣碎有特殊气味或有毒饮片后，应及时将冲筒洗净，以免串味串性，影响疗效或事故发生。临时捣碎以适度为宜。

（9）自查与签名盖章：调配完一方后，先将戥秤放好，自行逐味检查一遍，确认无误后在处方上签名，再交由复核药师进行复核。

（四）复核

复核，又称校对，是指对调配的药品按处方逐项进行全面细致的核对。复核是确保用药安全的关键，调配好的中药饮片必须由责任心强、业务水平高、经验丰富的执业中药师再进行一次全面细致的核对后方可发出，确保处方调剂的质量，以免用药差错的发生。复核要求有以下几方面：

1. 复核调配好的药品是否与处方所开药味及剂数相符，有无错配、漏配、多配或掺杂异物。

2. 复核称取的分量是否与处方相符，处方中各味药的剂量应准确，每剂量的误差应小于 5%，必要时要复戥。

3. 复核饮片有无生虫、发霉及变质现象，有无以生代炙、生炙不分、处方应付错误，有无应捣未捣的情况；须特殊处理的药物是否按要求单包并说明用法，贵重药、毒性药剂量是否准确，处理是否得当。

4. 复查人员检查无误后，必须在处方后记的复核位置签字或盖章，方可包装药品。

5. 调剂复核工作应由执业药师等专业技术人员负责，复核率应达到 100%。

（五）包装

包装是指用纸或纸袋包装中药饮片的包扎操作过程。中药饮片的包装捆扎技术是中医药传统文化的体现，包装形式多种多样。具体要求是：

1. 调剂人员包装时应做到所包之药不松不漏、熟练迅速、整齐美观、包扎牢固，并注意先煎、后下等需要特殊处理的药品应放在每一包的上面，另外，鲜药包也要放在各药包上面，外用药要使用专用包装，并有外用标志。最后将处方固定在捆扎好的药包之上。现饮片包装多选用大小适宜的纸袋盛放中药饮片。

2. 根据每剂药物的药量和质地选择大小适宜的包装用纸或纸袋。

3．需单包的小包应规矩整齐。药粉、细小颗粒药、贵细药用两层纸张包装，以防遗漏。

4．药包捆扎，松紧适宜，扎十字结，不变包型，捆扎顶端留有提系，便于提拎；若纸袋装药，要封好袋口，以防遗漏。

5．在包装袋上注明患者姓名、煎法和服法等内容。

（六）发药

发药是中药调剂工作的最后环节，必须把好这一关，要使差错不出门。发药时按取药凭证发药，并耐心交代中药的煎煮方法、服药方法和注意事项等，确保患者用药安全、有效。发药时应注意以下几点：

1．核对 发药人员首先核对取药凭证，应问清患者姓名、工作单位、药剂剂数，注意区分姓名相同相似者，防止错发事故。如发现差错应立即采取措施，予以纠正。

2．发药与交代 耐心向患者或其家属交代方药的用法、用量、禁忌、煎煮方法、需要特殊处理中药的用法、自备"药引"的用法等，耐心回答患者提出的有关用药方面的咨询，最后应附带礼貌用语。

3．结束用语 发药完毕后，以"您的药齐了"作为结束即可。

4．签字 发药人在处方上签字或加盖专用签章。处方留存备查。

5．暂时无人领取药品的处理 对于暂时无人领取的药品，可以放置于专门的药架上，做好临时存放登记。并用活动挡板将不同患者的药隔开，以免混淆。切记处方不能与药品分开，以免错发，酿成事故。

三、中成药调剂操作步骤

调剂人员调配中成药处方时应严格执行"四查十对"，调剂人员应准确调配药品，正确粘贴标签，向患者交付药品时，按照药品说明书或处方用法用量，进行用药交代指导。合理正确的调剂工作程序是确保调剂快速、准确，保证质量的重要因素。调剂工作人员应熟悉常用中成药的主要成分、剂型特点、功能与主治、用法与用量、注意事项与有效期等，帮助患者选用安全有效的药物。中成药调剂与中药饮片调剂规程一致，包括：中成药处方→审方→计价→调配→复核→发药。

四、特殊中药的调剂操作

特殊中药调剂的程序仍然遵循一般中药饮片调剂规程及相关要求，包括：审方→计价→调配→复核→包装→发药。

（一）麻醉中药

1．审处方合法性。供乡镇卫生院以上医疗单位配方使用，必须凭盖有乡镇卫生院以上医疗单位公章的医师处方，且有开具麻醉中药处方资格的执业医师。

2．审处方用量。一般处方用量不超过 3 日常用量。连续使用不得超过 7 天。对持有《麻醉药品专用卡》的患者，对于癌症晚期患者止痛所需，可酌情增加用量。

3．麻醉中药应由专人负责、专柜加锁、专用账册、专用处方、专册登记。处方保留 3 年备查。

（二）毒性中药

1．需凭医师签名的正式处方或按医嘱注明要求调配。调配处方时必须认真负责，使用与剂量等级相适应的戥秤或天平称量，保证计量准确，每次处方剂量不得超过 2 日极量。

2．毒性中药严禁与其他药品混杂，专人负责、专柜加锁、专用账册、专用处方、专册登记。处方一次有效，取药后处方保存 2 年。

（三）贵细中药材

调剂贵细中药材时应严格按照处方剂量进行调配。贵细中药材的调剂应由专人负责、专柜加锁、专用账册、专册登记。

（四）中药配方颗粒

中药配方颗粒，又称中药免煎剂，是由单味中药饮片经水提、分离、浓缩、干燥、制粒而成的颗粒，在中医药理论指导下，按照中医临床处方调配后，供患者冲服使用。中药配方颗粒能够满足医师辨证论治，随证加减的要求，同时又具有不需要煎煮、直接冲服、服用量少、作用迅速、携带保存方便和适合工业化生产等许多优点。

2001 年 11 月国家药品监督管理局发布了《中药配方颗粒管理暂行规定》，同年 12 月起将中药配方颗粒（中药免煎剂）纳入中药饮片管理范畴。为推进中药现代化和国际化进程，中药配方颗粒的标准化和规范化研究被列入国家战略。2021 年 11 月，中药配方颗粒结束 20 多年的试点工作，正式实施备案制。自 2021 年 11 月 1 日起，中药配方颗粒生产企业须按照国家和省级标准生产配方颗粒。随后，国家药品监督管理局颁布了 196 个中药配方颗粒国家标准，各省也相继制定了中药配方颗粒管理实施细则，陆续开展了省级标准发布与备案审查工作。

中药配方颗粒的调配仍然按审方、计价、调配、复核、包装、发药等规程进行。中药配方颗粒可分为瓶装配方颗粒、袋装颗粒和小包装颗粒 3 种规格。现在中药配方颗粒的调配都采用计算机自动处理。调配人员只需将医师处方中饮片剂量、剂数输入计算机，系统将自动换算成颗粒的剂量，并进行自动调配、包装、封口等操作。

（五）小包装饮片

所谓"小包装"饮片，是指中药饮片企业特制的以全透明聚乙烯塑料或无纺布等作为包装材料，以设定的剂量包装，调配时能够直接"数包"配方的中药饮片。小包装饮片克服了传统饮片调剂方法出现的称不准、分不匀、效率低、复核难、养护难、浪费大、卫生差等问题，凸显其保持传统特色、配方剂量准确、简化调剂操作、便于质量监督、贮藏和管理、保证饮片质量，并避免浪费等优势，受到调剂人员和患者的欢迎。

每种中药饮片在进行小包装时，设定几种规格（品规数）以及每一规格（包）的含药量（品规量）。其规格设定应满足《小包装中药饮片医疗机构应用指南》规定的因药而异、满足临床常用剂量需求、品规最少及高频多规原则，最大限度地满足临床常用剂量的需要。临床常用小包装饮片的规格包括 7 种：1.5g，3g，6g，9g，12g，15g，30g。

目前小包装饮片仍然处于探索阶段，在工作中也凸显一些问题：①其包装规格还不能完全满足临床各科医师的用药习惯；②塑料包装密不透气，在高温季节，某些饮片易发生霉败、生虫等变质情况；③包装材料多为聚乙烯塑料，其降解时间长，可造成白色污染。

小包装饮片的调剂操作仍然按审方、计价、调配、复核、包装、发药等步骤进行。

第五节　调剂用药的供应

一、饮片的供应

（一）查斗

系指检查药斗内药物的消耗情况。通常由专人在每天下班前完成，边查边登记，以便及时装斗，保证配方正常进行。查斗时应注意记录以下情况：

1. 逐斗检查每种饮片的消耗情况与短缺品种，及时记录应补充饮片的名称、规格和数量。

2．注意检查药品的清洁度，有无生虫、霉变等情况，特别是一些不常用的品种和富含糖、淀粉、油的饮片，夏秋季节和湿热天气等尤应注意。

（二）装斗

装斗是以查斗记录为依据，及时将需要补充的药品装入药斗内。装斗时应注意以下问题：

1．品种要鉴别准确、核对名签，并分清规格、等级及炮制等，不可粗心大意，否则不仅造成经济损失，甚至会发生医疗事故。

2．装斗饮片必须经过拣选、整理、清洁，炮制品应符合规范要求，以保证用药质量。

3．药斗内药物不可填装过满，以免调剂过程中抽拉药斗时药物串斗而相互混杂。一般以装入药斗容积的 4/5 为宜，一些粒圆而细小的种子类药更易窜出，通常装入药斗容积的 3/5 即可。饮片装入斗中不要按压，以免饮片破碎。

4．细粉状药物如青黛、滑石、蒲黄等，以及细小种子类药物如车前子、葶苈子等，应衬纸盛装于药斗内。

5．新添装的饮片应放在原有饮片的下层，以保证先入者先出、后入者后出，避免斗底药物积压过久而变质。

6．每次装斗完毕应及时将药斗推上，以保证药斗橱整齐，防止药物漏串。

（三）饮片的领进与保管

根据查斗所知的日消耗量及短缺品种，由专职或兼职调剂人员负责饮片的领进与保管。药品的领用量以能满足补充装斗的需要又能合理周转不使积压为度，领进的新品种应及时通知调剂人员。饮片规格等级如有变动，应及时通知计价人员，以便调整价格。领进药品时应严格检查饮片质量，对应该炮制而未炮制或不合格者、虫蛀生质者、伪劣品应杜绝领进。

二、中成药的供应

（一）中成药的种类

中成药的品种繁多，仅局颁药品标准收载的就有几千多种。为便于记忆与应用，常按以下方法分类：

1．**按临床科别分类**　分为内科类、外科类、妇科类、儿科类、五官科类，每类下分门，门下分种。这种分类方法与临床结合紧密，分类清晰，便于查找与供应保管。

2．**按中医病门分类**　分为风痰门、伤寒门、暑湿门、燥火门、脾胃门、泻痢门、气滞门、妇科门、儿科门、外科门、咽喉齿门、痰饮门、眼目门、瘟疫门等十四门类。这种分类方法与中医临床结合紧密。

3．**按剂型分类**　分为丸剂（包括水丸、蜜丸、水蜜丸、浓缩丸、糊丸、蜡丸及滴丸等）、散剂、膏剂（含内服膏滋、外用软膏及硬膏）、丹剂、针剂、栓剂、颗粒剂、气雾剂、片剂、胶囊剂、液体药剂、海绵剂和膜剂等四十多种。这种分类方法与制剂生产紧密结合，但与临床应用结合不太紧密。

各中成药调剂室可结合自身特点选择分类方法，做到既便于临床应用，又便于科学管理。

（二）中成药的供应

中成药的供应分为两种情况，大型的药房单独设中成药调剂室，中小型药房常与饮片合在一起。中成药多储放于药橱内，药橱的构造、大小可因地而异，可单独存放中成药，也可设计成梯形或混合式，下方专设药斗，上方储备成药。中成药的检查、补充与供应与饮片相似，尤须注意名称、规格、剂量、剂型、包装量、批号、生产日期、有效期等，避免差错。

实训一 中药饮片调剂操作

一、中药饮片处方审查实训

（一）实训目的

1. 了解中药饮片处方的性质、结构及种类，处方颜色等内容。

2. 正确审查中药饮片处方，掌握处方应付、脚注处理等内容。

（二）实训条件

材料 处方笺。

（三）实训内容

处方		普通处方

科别 中医科 门诊号 GS202202 2022 年 05 月 31 日

姓名 ××× 性别 女 年龄 56 岁

临床诊断 痰热郁肺，风湿痹阻

R:	浙贝母 9g	防 风 6g	苍 术 6g
	姜半夏 12g	竹 茹 10g	羌 活 9g
	生黄芪 10g	独 活 9g	炙甘草 6g
	陈 皮 10g	干 姜 9g	细 辛 3g
	白附片 15g	丁 香 3g	党 参 12g
	白 术 10g	茯 苓 10g	当 归 9g
	郁 金 10g	桔 梗 10g	炒薏苡仁 15g

每日 1 剂，水煎，温服，早晚各 1 次

医师：李晓辉 剂数：3

药价： 计价人：

调配： 核对： 发药：

取药号：

（四）评分标准

中药调剂审方评分标准

姓名：＿＿＿＿＿＿ 学号：＿＿＿＿＿＿ 用时：＿＿＿＿＿＿ 成绩：＿＿＿＿＿＿

项目	审方要求细则	扣分	得分
处方格式（3 分）	处方前记从科别、日期、性别、年龄等是否符合《处方管理办法》中相关规定，找出处方中不规范之处。未找出错误，每项扣 0.5 分，最多扣 1 分		
	处方后记从医师签名、剂数、取药号等是否符合《处方管理办法》中相关规定，找出处方中不规范之处。未找出错误，每项扣 0.5 分，最多扣 1 分		
	处方类别从普通处方、儿科处方、急诊处方、外用处方等是否符合《处方管理办法》中相关规定，找出处方中不规范之处。未找出错误，每项扣 0.5 分，最多扣 1 分		

续表

项目	审方要求细则	扣分	得分
饮片用名（1分）	处方饮片名和炮制品名以《中国药典》2020年版为依据，找出不规范处方用名		
用药禁忌（2分）	妊娠禁忌、十八反、十九畏等配伍禁忌以《中国药典》2020年版为依据，找出处方中不规范之处		
有毒中药（2分）	有毒中药饮片的限量以《中国药典》2020年版为准，找出处方中有毒中药用量不规范之处		
煎法、用法用量（1分）	找出处方中煎法、用法用量的不规范之处		
特殊处理方法（1分）	先煎、后下等特殊处理方法，以《中国药典》2020年版为准，找出处方中不规范之处		

二、中药饮片调配实训

（一）实训目的
1. 正确审查处方，明确处方应付、脚注处理等内容。
2. 掌握处方调配的工作程序及操作注意事项。
3. 熟悉戥秤的使用方法和进行配方的操作。
4. 了解特殊药品处方调配、使用和保管制度。

（二）实训条件
1. 场地 实训室。
2. 材料 盛药胶片、包药纸或纸袋、中药饮片数种等。
3. 仪器和设备 戥秤。

（三）实训内容
1. 审查处方 由任课老师自拟处方，有意拟定错误，让学生练习审查。审查内容包括特殊处理的药物、十八反、十九畏、毒性药品用量、处方应付、脚注、并开、别名等。
2. 调配处方 教师根据中药饮片准备情况自拟处方，一般4～10味药即可。

（四）评分标准

中药调剂操作评分标准

姓名：_____   学号：_____   用时：_____   成绩：_____

项目	评分标准细则	扣分	得分
1. 审核处方（10分）	单独进行审方考试		
2. 验戥准备（5分）	着装（束紧袖口），戴帽（前面不漏头发），衣帽清洁，双手清洁（不佩戴饰品）、指甲合格（不染指甲、无长指甲），得1分。否则扣1分		
	检查戥秤是否洁净（用洁净布擦拭戥盘），药袋、包装纸整齐放置，得1分，否则扣1分		
	持戥（左手持戥，手心向上），查戥，校戥，得3分。否则扣3分		
3. 分戥称量（5分）	调配时逐剂减戥称量，得5分。一次未减戥称量或大把抓药或总量称定后凭经验估分，扣1分。多次出现，累计扣分，上限5分		

续表

项目	评分标准细则	扣分	得分
4. 按序调配，单味分列（10分）	按序调配、单味分列、无混杂、无散落、无遗漏缺味、无错配等现象，得10分。称量排放顺序混乱，扣1分；药物混杂，扣1分；药物撒在台面上未拣回或撒在地上，扣1分；每缺1味药，扣5分；抓错1味药，调配不得分（扣10分）		
5. 单包注明（5分）	需先煎、后下等特殊处理的药物按规定单包并注明（每一个单包均须注明药物名称及特殊处理方法），得5分。脚注处理错误或未单包，扣5分。单包后未注明或标注错误，每项扣1分，上限5分。字迹潦草无法辨认，视同单包标注错误，每项扣1分		
6. 复核装袋（10分）	处方调配完毕后看方对药，认真核对，确认无误后装袋折口，处方签字（签工位号）、每个药袋上注明工位号，得10分。核对不认真，没有看方逐剂核对药味，扣1分；存在缺味、错配现象没有发现，扣5分；装袋后未折口，扣1分；处方签字不合要求，扣1分；药袋未标注工位号，扣1分。每个药袋均须写明患者姓名、性别、年龄，不合要求，扣1分		
7. 发药交代（5分）	发药交代的内容（煎煮器具、加水量、浸泡时间、煎药时间、饮食禁忌等）按要求在药袋上注明，得5分。未注明，扣5分；标注有漏项或标注有错误，每项扣1分。只需标注1个药袋		
8. 及时清场（5分）	调配工作完成后及时清场，做到物归原处、清洁戥盘、戥秤复原（戥砣置戥盘内，放于调剂台上）、工作台整洁，得5分。戥盘未清洁，扣1分；戥秤未复原，扣1分；工作台不整洁，扣2分；饮片撒落不清理，扣1分		
9. 总量误差率（15分）	低于±1.00%，得15分；±(1.01~2.00)%，得12分；±(2.01~3.00)%，得9分；±(3.01~4.00)%，得6分；±(4.01~5.00)%，得3分；超过±5.00%，不得分		
10. 单剂最大误差率（15分）	低于±1.00%，得15分；±(1.01~2.00)%，得12分；±(2.01~3.00)%，得9分；±(3.01~4.00)%，得6分；±(4.01~5.00)%，得3分；超过±5.00%，不得分		
11. 调配时间（15分）	在9分钟内完成，得15分；在9分1秒~10分钟内完成，得14分；在10分1秒~11分钟内完成，得13分；在11分1秒~12分钟内完成，得12分；在12分1秒~13分钟内完成，得11分；在13分1秒~14分钟内完成，得10分；在14分1秒~15分钟内完成，得8分；超过15分钟，调配不得分		
合计			

（梁丽丽）

？ 复习思考题

1. 何谓处方？处方在法律上、技术上、经济上有何意义？

2. 中药斗谱的编排应按哪些原则进行？

3. 中药配方颗粒有哪些操作规程？

4. 何谓"四查十对"？

ER-2-6

扫一扫，测一测

PPT课件

知识导览

第三章　中药制药卫生

> ## 学习目标
>
> 1. 掌握制药卫生含义,卫生标准和中药制剂可能被微生物污染的途径。
> 2. 熟悉中药制药环境的基本要求,空气洁净技术,人、物进出生产区的程序,各种物理灭菌法和化学灭菌法的含义、常用方法及应用。
> 3. 了解防腐的含义、措施和常用防腐剂的品种及使用要点。

第一节　制药卫生认知

一、制药卫生的含义

制药卫生主要指药剂微生物学方面的要求及达到要求所采取的措施与方法。

制药卫生是药品生产管理的一项重要内容,贯穿药品生产的全过程。在药品生产的各环节,强化制药卫生管理,落实各项制药卫生措施,是保证药品质量的重要手段,也是《中国药典》和实施《药品生产质量管理规范(2010年修订)》(GMP)及其附录的具体要求。

药品剂型不同,给药途径不同,其相应的卫生标准也有差异。如直接注入机体,或用于创口表面、外科手术的药品,以及注射剂、眼用溶液剂、人血制剂、止血剂等药品要求不得含有微生物,至少不得含有活的微生物;而口服给药的合剂、颗粒剂、糖浆剂、片剂、丸剂和皮肤给药的软膏剂、搽剂、糊剂、洗剂等剂型则不需要达到完全无微生物,但要求不得含有致病的微生物,且对含微生物的数量有一定的限度要求。因此,在药品生产过程中,必须根据药物和剂型的种类、卫生标准的具体要求,有目的地采取制药卫生措施,以保证药品质量。

药品生产过程的复杂性,要求我们针对药品生产的现状,研究药品的卫生标准和达到该标准可采取的措施与方法,有效防止生产过程中微生物的污染、抑制药品中微生物的生长繁殖、杀灭或除去微生物,对于提高药品质量,保证药品疗效具有重要意义。

二、中药制剂的卫生标准

制剂中的微生物包括活螨、细菌和霉菌、酵母菌、致病菌。控制菌又称致病菌,包括大肠埃希菌、大肠菌群、沙门菌、铜绿假单胞菌、金黄色葡萄球菌、梭菌、白念珠菌。根据人体对微生物的耐受程度,《中国药典》2020年版将不同给药途径的药物制剂大体分类为:无菌制剂和非无菌制剂(限菌制剂)。限菌制剂是指允许一定限度的微生物存在,但不得有规定致病菌存在的药物制剂。限菌制剂的微生物限度标准是基于药品的给药途径和对患者健康潜在危害以及药物的特殊性而制定的。药品的生产、贮存、销售过程中的检验,药材提取物及辅料的检验,新药标准制定,进口药品标准复核,考察药品质量及仲裁等,除另有规定外,其微生物限度均以《中国药典》为依据。

（一）无菌制剂

注射剂、手术、烧伤或严重创伤的局部给药制剂、眼用制剂应符合无菌要求。

（二）控制菌

口服制剂每 1ml 或 1g 不得检出大肠埃希菌，含动物脏器（包括脏器提取物）及动物类原药材粉（蜂蜜、王浆、动物角、阿胶除外）的口服给药制剂同时不得检出沙门菌。局部给药制剂每 1g、1ml 或 10cm² 不得检出金黄色葡萄球菌、铜绿假单胞菌；鼻用制剂及呼吸道吸入给药的制剂同时还不得检出大肠埃希菌；阴道、尿道给药制剂同时不得检出白念珠菌、梭菌。

以上各类致病菌均按一次检出结果为准，不再另行抽样复检。

（三）活螨

螨属于节肢动物，种类繁多，分布甚广。螨的存在不仅可蛀蚀药品，使其变质失效，也可直接危害人体健康或传播疾病。因此，用于口服、创伤、黏膜和腔道的药品不得检出活螨。

（四）细菌数、霉菌数与酵母菌数

对不同剂型有不同要求，《中国药典》2020 年版四部通则 1107"非无菌药品微生物限度标准"规定见表 3-1~表 3-4。

表 3-1 非无菌不含药材原粉的中药制剂的微生物限度标准

给药途径	需氧菌总数／cfu·g⁻¹、cfu·ml⁻¹或 cfu·10cm⁻²	霉菌和酵母菌总数／cfu·g⁻¹、cfu·ml⁻¹或 cfu·10cm⁻²	控制菌
口服给药			不得检出大肠埃希菌（1g 或 1ml）；含脏器提取物的制剂还不得检出沙门菌（10g 或 10ml）
固体制剂	10^3	10^2	
液体及半固体制剂	10^2	10^1	
口腔黏膜给药制剂			不得检出大肠埃希菌、金黄色葡萄球菌、铜绿假单胞菌（1g、1ml 或 10cm²）
齿龈给药制剂	10^2	10^1	
鼻用制剂			
耳用制剂 皮肤给药制剂	10^2	10^1	不得检出金黄色葡萄球菌、铜绿假单胞菌（1g、1ml 或 10cm²）
呼吸道吸入给药制剂	10^2	10^1	不得检出大肠埃希菌、金黄色葡萄球菌、铜绿假单胞菌、耐胆盐革兰氏阴性菌（1g 或 1ml）
阴道、尿道给药制剂	10^2	10^1	不得检出金黄色葡萄球菌、铜绿假单胞菌、白念珠菌（1g、1ml 或 10cm²）、中药制剂还不得检出梭菌（1g、1ml 或 10cm²）
直肠给药			不得检出金黄色葡萄球菌、铜绿假单胞菌（1g 或 1ml）
固体及半固体制剂	10^3	10^2	
液体制剂	10^2	10^2	
其他局部给药制剂	10^2	10^2	不得检出金黄色葡萄球菌、铜绿假单胞菌（1g、1ml 或 10cm²）

表3-2　非无菌含药材原粉的中药制剂的微生物限度标准

给药途径	需氧菌总数 / cfu·g^{-1}、cfu·ml^{-1} 或 cfu·10cm^{-2}	霉菌和酵母菌总数 / cfu·g^{-1}、cfu·ml^{-1} 或 cfu·10cm^{-2}	控制菌
固体口服给药制剂			不得检出大肠埃希菌（1g）；不得检出沙门菌（10g）；耐胆盐革兰氏阴性菌应小于10^{2}cfu（1g）
不含豆豉、神曲等发酵原粉	10^4（丸剂3×10^4）	10^2	
含豆豉、神曲等发酵原粉	10^5	5×10^2	
液体及半固体口服给药制剂			不得检出大肠埃希菌（1g或1ml）；不得检出沙门菌（10g或10ml）；耐胆盐革兰氏阴性菌应小于10^{1}cfu（1g或1ml）
不含豆豉、神曲等发酵原粉	5×10^2	10^2	
含豆豉、神曲等发酵原粉	10^3	10^2	
固体局部给药制剂			不得检出金黄色葡萄球菌、铜绿假单胞菌（1g或10cm^2）；阴道、尿道给药制剂还不得检出白念珠菌、梭菌（1g或10cm^2）
用于表皮或黏膜不完整	10^3	10^2	
用于表皮或黏膜完整	10^4	10^2	
液体及半固体局部给药制剂			不得检出金黄色葡萄球菌、铜绿假单胞菌（1g或1ml）；阴道、尿道给药制剂还不得检出白念珠菌、梭菌（1g或1ml）
用于表皮或黏膜不完整	10^2	10^2	
用于表皮或黏膜完整	10^2	10^2	

表3-3　非无菌药用原料及辅料的微生物限度标准

	需氧菌总数 / （cfu·g^{-1}或cfu·ml^{-1}）	霉菌和酵母菌总数 / cfu·g^{-1}或cfu·ml^{-1}	控制菌
药用原料及辅料	10^3	10^2	未做统一规定

表3-4　中药提取物及中药饮片的微生物限度标准

	需氧菌总数 / （cfu·g^{-1}或cfu·ml^{-1}）	霉菌和酵母菌总数 / （cfu·g^{-1}或cfu·ml^{-1}）	控制菌
中药提取物	10^3	10^2	未做统一规定
直接口服及泡服饮片	10^5	10^3	不得检出大肠埃希菌（1g或1ml）；不得检出沙门菌（10g或10ml）；耐胆盐革兰氏阴性菌应小于10^{4}cfu（1g或1ml）

三、微生物污染中药制剂的途径及预防措施

（一）微生物污染中药制剂的途径

中药制剂生产过程中微生物污染的主要途径为中药原料、辅料、包装材料、生产过程和贮藏过程。

（二）预防中药制剂污染的措施

为预防微生物的污染，确保中药制剂符合《中国药典》的要求，必须针对微生物污染的各环节，采取积极的防菌、灭菌措施。

1. 中药原料的洁净与灭菌　中药制剂的原料饮片主要是植物的根、根茎、叶、花、果实、种

子和动物或其脏器等。原药材不仅本身带有大量的泥土和微生物、虫卵及杂质，而且在采集、贮藏、运输过程中还会受到各种污染。因此，用于中药制剂的原药材应当进行洁净与灭菌处理，以减少微生物的污染和保障药材的质量。

原药材的洁净处理，应根据药材质地及其所含药用成分不同性质，分别采取适宜的方法。一般耐热和质地坚硬的药材，可采用水洗、流通蒸汽灭菌、干燥的综合处理方法；对含热敏性成分的药材，采用乙醇喷洒或熏蒸，也可用环氧乙烷气体灭菌或 γ 射线辐射灭菌的方法处理。在灭菌方法选择时，应注意对药材外观、有效成分稳定性、安全性和有效性的影响，达到杀灭微生物的理想效果。

2. 原辅料和包装材料的选择与处理　中药制剂制备过程中使用的各种辅料，也是微生物污染的重要环节。如蜂蜜、蔗糖、葡萄糖、淀粉、糊精等辅料，一般都带有微生物，使用前应严格按规定标准进行选择或适当处理，使其符合药用标准，防止将微生物带入制剂。

中药制剂的包装材料包括容器、盖子、塞子以及容器内的填充物或密封物，主要由玻璃瓶、塑料袋、铝箔、橡胶塞、金属等组成。它们一般与药品直接接触，如果包装材料质量不符合《中国药典》相关规定，不仅有微生物污染的可能，还会造成中药制剂的污染。因此，应采用适当的方法清洗、洁净，并作相应灭菌处理，在规定的时限内使用，以杜绝微生物污染。

3. 生产过程微生物的控制　中药制剂在生产过程中，因环境空气的不洁、设备用具以及操作人员带菌等原因，可使药品被微生物污染。控制生产过程的污染应从以下几方面采取相应的预防措施。

（1）环境卫生和空气净化：空气中的微生物来自土壤、人和动物的体表及其排泄物，不洁的环境使空气中含有大量的微生物而污染药物原辅料、制药用具和设备，导致中药制剂的污染。因此，药品生产车间的环境卫生和空气净化必须引起重视，生产区周围应无裸露土地面和污染源，对不同制剂的生产厂房应根据 GMP 规定的要求，达到相应的洁净级别，含尘埃浓度和菌落数应控制在限度范围内。

（2）制药设备和用具处理：直接同药物接触的制药设备与用具，如粉碎机、药筛、搅拌机、制粒机、压片机、填装机以及盛装容器等，其表面带有的微生物会直接污染药品。制药设备和用具使用后应尽早清洗干净，保持洁净和干燥状态。必要时在临用前还应消毒灭菌。

（3）操作人员的卫生管理：人体的外表皮肤、毛发及鞋、帽和衣物都带有一些微生物，有时还带有一些致病菌，均可能对药品生产过程造成污染。为防止污染，操作人员必须注意个人卫生，严格执行卫生管理制度，穿戴专用的工作衣物，并定时换洗。

4. 贮藏和运输过程的管理　中药制剂在贮藏过程可能会因贮藏不当使微生物生长繁殖而导致变质，应采取适当的防腐措施，并注意将药品贮藏于阴凉、干燥处。另外，药品在运输和搬运时应防止因包装材料破损而引起微生物再次污染。

第二节　制药环境的卫生管理

一、中药制药环境的基本要求

《中华人民共和国药品管理法》《中华人民共和国药品管理法实施办法》《药品生产质量管理规范》（2010 修订）等法规文件对药品生产企业的环境、布局、厂房、设施、人员等方面提出了基本要求，它是制药环境卫生管理的基本准则，药品生产企业的新建、改建和扩建都必须按上述法规文件的有关要求执行。

中药制药环境的基本要求：厂房的选址、设计、布局、建造、改造和维护必须符合药品生产要求，应能最大限度地避免污染、交叉污染、混淆和差错，便于清洁、操作和维护。主要包括以下几方面。

（一）厂区选择

厂址应选择在自然环境好、水源充足、水质符合要求、空气污染小、动力供应保证、交通便利、适宜长期发展的地区。设置有洁净室（区）的厂房与交通主干道间距宜在50m以上。

（二）厂区总体规划

行政、生产、生活和辅助区总体布局合理，不得相互妨碍。总的原则是：流程合理，卫生可控，运输方便，道路规整，厂容美观。

（三）生产厂房布局

为降低污染和交叉污染的风险，厂房、生产设施和设备应当根据所生产药品的特性、工艺流程及相应洁净度级别要求合理设计、布局和使用。生产厂房包括一般生产区和有空气洁净级别要求的洁净室（区），应符合GMP要求。洁净区与非洁净区之间、不同等级洁净区之间的压差应不低于10Pa，相同洁净度等级、不同功能的操作间之间应保持适当的压差梯度，以防止污染和交叉污染。

（四）厂房设施

1. 厂房应有人员和物流净化系统。
2. 洁净室内安装的水池、地漏不得对药物产生污染。
3. 洁净室（区）与非洁净室（区）之间应设置缓冲设施，人流、物流走向合理。
4. 厂房必须有防尘装置。
5. 厂房应有防止昆虫和其他动物进入的设施。

（五）制剂生产设备

药品生产质量的保证在很大程度上依赖设备系统的支持，因此设备的设计、选型、安装应满足生产工艺流程，方便操作和维护，有利于清洁，具体要求有：

1. 设备的设计、选型、安装、改造和维护必须符合预定用途，应当尽可能降低产生污染、交叉污染、混淆和差错的风险，便于操作、清洁、维护，以及必要时进行的消毒或灭菌。

2. 生产设备不得对药品质量产生任何不利影响。与药品直接接触的生产设备表面应当平整、光滑，易于清洗、消毒和灭菌，消毒和灭菌后不变形、不变质，设备的传动部件要密封良好，防止润滑油、冷却剂等泄漏时对原料、半成品、成品和包装材料造成的污染。

3. 生产中发尘量大的设备（如粉碎、过筛、混合、干燥、制粒、包衣等设备）应设计或选用自身除尘能力强、密封性能好的设备，必要时局部加设防尘、捕尘装置。

4. 与药物直接接触的气体（干燥用空气、压缩空气、惰性气体）均应设置净化装置，净化后的气体所含微粒和微生物应符合规定的空气洁净度要求，排放气体必须滤过，出风口应有防止空气倒灌装置。

5. 对传动机械的安装应增设防震、消音装置，改善操作环境，一般做到动态测试时，洁净室内噪声不超过70dB。

6. 主要固定管道应当标明内容物名称和流向。

7. 生产、加工、包装特殊药品的设备必须专用。如高致敏性的青霉素，避孕药品，β-内酰胺类药品；放射性药品，卡介苗和结核菌素，激素类，抗肿瘤类化学药品，生物制品，以人血、人血浆或动物脏器、组织为原料生产的制品，毒剧药材和重金属矿物药材。

二、空气洁净技术及应用

空气洁净技术是指能创造洁净空气环境，以保证产品纯度、提高成品率的各种技术的总称。

根据不同行业的要求和洁净标准,可分为工业洁净和生物洁净。工业洁净是指除去空气中悬浮的尘埃粒子;生物洁净是除去空气中悬浮的尘埃粒子及微生物等,以创造洁净空气室或洁净工作台。药品生产过程需要生物洁净,以防止污染和交叉污染,提高药品的质量。因此,制药行业对空气洁净技术分为非单向流洁净净化系统和单向流洁净净化系统,对空气净化环境的等级标准和卫生管理有各自的具体要求。

(一)非单向流洁净净化系统

非单向流洁净净化系统,又称非层流型空调系统,其气流运动形式是乱流(紊流),是通过高度净化的空气将操作室内产生的尘粒稀释的空气净化方式。洁净室内空气流呈不规则状态,各流线间的尘埃易相互扩散,不易将尘埃除尽,可获得 C、D 级洁净空气。其系统工作流程为:室外新风经初效过滤器滤过后与洁净室的回风混合,经空调处理温、湿度,再通过中效过滤器和高效过滤器滤过,进入洁净室,室内产生的尘埃和微生物被洁净空气稀释后由回风口进入回风系统。如此反复循环,把洁净室空气污染控制在一个稳定的水平。非单向流洁净室气流组织形式通常有:顶送下回、顶送下侧回、侧送下侧回和顶送顶回等(图 3-1)。

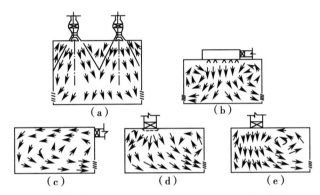

图 3-1　非单向流洁净室送、回风布置形式示意图

(a)密集流线型散发顶送双侧下回;(b)孔板顶送双侧下回;(c)上侧风同侧下回;(d)带扩散板高效过滤器封口顶送单侧下回;(e)无扩散板高效过滤器封口顶送单侧下回。

(二)单向流洁净净化系统

单向流洁净净化系统,又称层流洁净技术,其气流运动形式为单向流(层流),是利用高度净化的气流作为载体,将操作室内产生的尘埃排除的空气净化方法。洁净室内空气流呈同向平行状态,各流线间的尘埃不易相互扩散,室内产生的尘埃可随层流迅速流出,可获得 A、B 级洁净区。单向流洁净净化系统的气流方向可分为水平单向流和垂直单向流(图 3-2)。

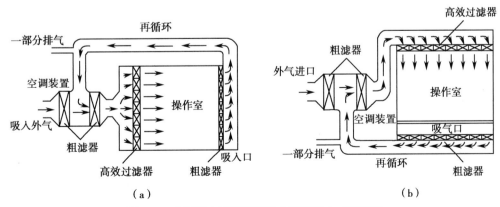

图 3-2　水平单向流和垂直单向流气流方式示意图

(a)水平单向流;(b)垂直单向流。

（三）空气净化环境（洁净室）的等级标准及要求

采用空气洁净技术，能使洁净室达到一定的洁净度，满足制备各类制剂的需要。关于洁净室的等级标准与要求，各国都有具体的规定，《中国药典》2020年版把洁净区空气洁净度分为四级，不同级别的洁净区空气悬浮粒子的标准见表3-5，微生物监测的动态标准见表3-6。

表3-5　洁净区空气悬浮粒子的标准

洁净级别	悬浮粒子最大允许数/m³			
	静态		动态	
	≥0.5μm	≥5μm	≥0.5μm	≥5μm
A级	3 520	20	3 520	20
B级	3 520	29	352 000	2 900
C级	352 000	2 900	3 520 000	29 000
D级	3 520 000	29 000	不作规定	不作规定

表3-6　洁净区微生物监测的动态标准

洁净级别	浮游菌/cfu·m⁻³	沉降菌（Φ90mm）/cfu·4h⁻¹	表面微生物	
			接触碟（Φ90mm）/cfu·碟⁻¹	5指手套/cfu·手套⁻¹
A级	<1	<1	<1	<1
B级	10	5	5	5
C级	100	50	25	—
D级	200	100	50	—

A级洁净区一般适用于：①容易长菌、灌装速度慢、灌装用容器为广口瓶、容器需暴露数秒后方可密封等最终灭菌产品的灌装（或灌封）；②处于未完全密封状态下非最终灭菌产品的操作和运转，如产品灌装（或灌封）、分装、压塞、轧盖等；③非最终灭菌产品灌装前无法除菌过滤的药液或产品的配制；④非最终灭菌产品的直接接触药品的包装材料、器具灭菌后的装配以及处于未完全密封状态下的转运和存放；⑤非最终灭菌产品的无菌原料药的粉碎、过筛、混合、分装。

B级洁净区一般适用于：①处于未完全密封状态下的非最终灭菌产品置于完全密封容器内的转运；②非最终灭菌产品的直接接触药品的包装材料、器具灭菌后处于密闭容器内的转运和存放。

C级洁净区一般适用于：①最终灭菌产品的灌装（或灌封）；②容易长菌、配制后需等待较长时间方可灭菌或不在密闭系统中配制等最终灭菌产品的配制和过滤；③眼用制剂、无菌软膏剂、无菌混悬剂等的配制灌装（或灌封）；④最终灭菌产品的直接接触药品的包装材料和器具最终清洗后的处理；⑤非最终灭菌产品灌装前可除菌过滤的药液或产品的配制；⑥非最终灭菌产品的过滤。

D级洁净区一般适用于：①最终灭菌产品的轧盖；②最终灭菌产品灌装前物料的准备；③最终灭菌产品配制（指浓配或采用密闭系统的配制）和过滤直接接触药品的包装材料和器具的最终清洗；④非最终灭菌产品的直接接触药品的包装材料、器具的最终清洗、装配或包装、灭菌。

（四）洁净区的卫生与管理

为了保证洁净室的洁净度，洁净室的维护和管理非常重要。洁净室内应保持清洁整齐，定期清洗与灭菌。进入洁净区的工作人员必须按要求做好清洁工作，按规定程序进入。各种物料和器具进入洁净区应进行必要的洁净处理，流动物料一般按一次通过方式，边灭菌边送入无菌室内。长期置于洁净室内的物件应定时净化处理。

三、人员进出生产区

生产区按生产工艺质量和要求划分为一般生产区、控制区和洁净区，三者之间要有缓冲区域连接，人员进入生产区的净化程序分为两种情况：非无菌产品、最终灭菌产品生产区人员净化程序（图3-3）和非最终灭菌产品生产区人员净化程序（图3-4）。

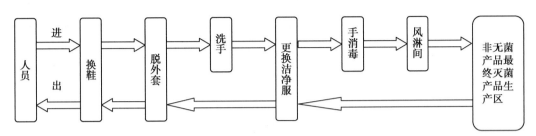

图3-3 非无菌产品、最终灭菌产品生产区人员净化程序

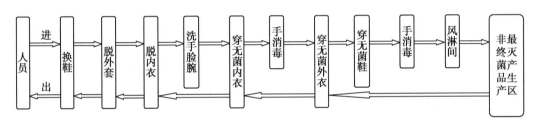

图3-4 非最终灭菌产品生产区人员净化程序

课堂互动

如何进行手消毒？教师与同学进行模拟操作互动表演。

四、物料进出生产区

物料是指与产品生产有关的原料、辅料、包装材料等，包括中药材（饮片）原料（生物、化学）、药用辅料（赋形剂、附加剂）、工艺用水、各种包装材料等。

进入生产区的物料必须通过质量保证/质量控制（QA/QC）的检验，符合药品标准、包装材料标准、生物制品规程或食品卫生等质量标准，符合GMP对物料的管理后，进入一般生产区。物料从一般生产区进入洁净区程序也分为两种情况：非无菌药品生产、最终灭菌药品生产用物料净化程序（图3-5）和非最终灭菌药品生产用物料净化程序（图3-6）。

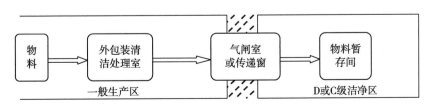

图3-5 非无菌药品生产、最终灭菌药品生产用物料净化程序

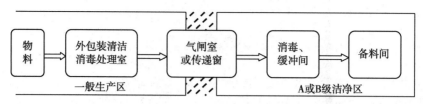

图 3-6   非最终灭菌药品生产用物料净化程序

第三节   灭菌方法与灭菌操作

一、灭菌工艺验证

灭菌是指采用物理或化学方法杀灭或除去所有致病和非致病微生物繁殖体和芽孢的操作。灭菌方法是指采用适当的物理或化学手段将物品中活的微生物杀灭或除去,从而使物品残存活微生物的概率下降到预期的灭菌保证水平(SAL)的方法。灭菌方法的选择应将灭菌效果与药物性质结合起来综合考虑,既要达到灭菌的效果,又不能降低药品中药用成分的稳定性,影响疗效。

为保证灭菌效果,必须对灭菌方法的可靠性进行验证。生产上灭菌温度多系测量灭菌器内的温度,而不是灭菌物品的温度,若灭菌不彻底,产品中存在极微量的微生物,往往难以用现行的无菌检查方法检查出来,因此对灭菌方法的可靠性验证是非常必要的。F 与 F_0 值可作为验证灭菌可靠性的参数。

(一)D 值与 Z 值

1. D 值 D 值表示在一定温度下,将微生物杀灭 90% 所需时间。D 值为微生物的耐热参数,D 值越大说明该微生物耐热性越强。不同的微生物在不同环境条件下具有各不相同的 D 值。

2. Z 值   系指降低了一个 $\lg D$ 所需升高的温度,即表示灭菌时间减少到原来的 1/10 所需升高的温度。如 $Z=10℃$,系指灭菌时间减少到原来灭菌时间的 1/10,并具有相同的灭菌效果时,灭菌温度需升高 10℃。

(二)F 值与 F_0 值

1. F 值 F 值为灭菌程序所赋予待灭菌物品在温度 T 下的灭菌时间。由于 D 值是随温度的变化而变化,所以要在不同温度下达到相同的灭菌效果,F 值将会随 D 值的变化而变化。灭菌温度高时 F 值就小,灭菌温度较低时 F 值就大。

2. F_0 值 F_0 值为标准灭菌时间,表示灭菌过程赋予待灭菌物品在 121℃ 下的等效灭菌时间。在湿热灭菌时,将参比温度定为 121℃,以嗜热脂肪芽孢杆菌孢子为生物指示剂,Z 值定为 10℃,这时的 F_T 值即为 F_0 值,121℃ 为标准状态,F_0 值即为标准灭菌时间,以分钟表示。GMP 附录 1 无菌药品中规定:采用湿热灭菌方法进行最终灭菌的,通常标准灭菌时间 F_0 值应当大于 8 分钟。为增加安全系数,实际控制时应增加 50%,即 F_0 值不小于 12 分钟为宜。

在湿热灭菌过程中,只需记录下升温、恒温、冷却三部分被灭菌物品的温度与时间,就可以计算出 F_0 值。有的灭菌器有 F_0 值控制系统,在整个灭菌过程即能自动调节灭菌的温度和压力,计算 F_0 值并自动显示 F_0 值。

在生产上应定期对灭菌设备进行验证,以确保灭菌效果可靠。湿热灭菌可用生物指示剂验证。一般采用特别耐湿热的嗜热脂肪芽孢杆菌孢子为生物指示剂,将一定量耐热孢子接种进入待灭菌物品中,在设定的灭菌条件下进行灭菌,当 F_0 值 >8,微生物存活概率(即无菌保证水平,SAL)不得高于 10^{-6},可认为灭菌效果可靠。

二、物理灭菌法

物理灭菌法是指利用蛋白质与核酸具有遇热、射线不稳定的特性,采用加热、声波、射线等方法,杀灭或除去微生物的技术。目前常用的物理灭菌法有干热灭菌法、湿热灭菌法、紫外线灭菌法、辐射灭菌法、微波灭菌法、滤过除菌法等。

(一)干热灭菌法

干热灭菌法系利用火焰或干热空气进行灭菌的方法。灭菌过程没有水的介入。通过加热可使蛋白质变性或凝固,核酸破坏,酶失去活性,导致微生物死亡。

1.火焰灭菌法　系将被灭菌物品置于火焰上直接灼烧达到灭菌的方法。该方法简便易行,灭菌效果可靠,适宜于不易被火焰损伤的瓷器、玻璃和金属制品,如镊子、玻璃棒、搪瓷桶等器具的灭菌。有些金属或搪瓷的容器加入少量高浓度乙醇点火燃烧,也可达到灭菌目的,但不适用于药品的灭菌。

2.干热空气火菌法　系指利用高温干热空气灭菌的方法。一般在干热灭菌柜、隧道灭菌器或高温烘箱等设备中进行。适用于耐高温的玻璃、金属容器和器具、粉末药品、纤维制品、固体试剂,以及不允许湿热穿透的油脂类材料(如油性软膏基质、注射用油等),不适用于橡胶、塑料及大部分药品。

干热灭菌通常采用的参数为(160～170℃)×120分钟以上、(170～180℃)×60分钟以上或250℃×45分钟以上。250℃×45分钟的干热灭菌可除去无菌产品包装容器及有关生产灌装用具中的热原物质。无论采用何种灭菌条件,应保证灭菌后产品的无菌保证水平(SAL)≤10^{-6}。采用干热空气灭菌的物品一般无须进行灭菌前微生物的测定。目前中药制药企业采用以下几种设备:①热风循环烘箱,适用于固体物料的灭菌干燥;②烘干灭菌柜,适用于固体物料的灭菌干燥;③杀菌干燥机,适用于安瓿等玻璃瓶的灭菌干燥。

(二)湿热灭菌法

湿热灭菌法系指将物品置于灭菌柜内,利用高温的饱和蒸汽、过热水喷淋等手段杀灭微生物的方法,包括热压灭菌、流通蒸汽灭菌、煮沸灭菌和低温间歇灭菌等。蒸汽的比热容大,穿透力强,容易使蛋白质变性,且操作简单方便、易于控制。湿热灭菌是制剂生产中应用最广泛的一种灭菌方法,其缺点是不适用于对湿热敏感的药物。

思政元素

生命大于天

××药业有限公司生产的克林霉素磷酸酯葡萄糖注射液未按批准的工艺参数灭菌,降低灭菌温度,缩短灭菌时间,增加灭菌柜装载量,影响了灭菌效果。中国药品生物制品检定所对相关药品进行检验,结果表明无菌检查和热原检查不符合规定。全国16个省(自治区、直辖市)共报道不良反应病例93例,死亡11人。有关部门依法没收该企业违法所得,处2倍罚款,责令停产整顿,并撤销该药品批准文号。同时,13名相关责任人被依法处理。

该案例提醒我们制药卫生的重要性,学生应树立安全责任意识,对生命怀有敬畏之心。

1.热压灭菌法　在高压灭菌器内,利用加热的高压饱和蒸汽杀灭微生物的方法,称为热压灭菌法。本法是最可靠的湿热灭菌方法,经热压灭菌处理,能杀灭被灭菌物品中的所有细菌繁殖体和芽孢,适用于耐高温和耐高压蒸汽的所有中药制剂,以及玻璃容器、金属容器、瓷器、橡胶塞、滤膜过滤器等。一般热压灭菌器所需的温度和与温度相对应的压力与时间见表3-7。

表3-7　热压灭菌器所需的温度和与温度相对应的压力与时间

温度/℃	压力/kPa(kg/cm²)	时间/min
115	68.6(0.7)	30
121.5	98.0(1.0)	20
125.5	137.2(1.4)	15

热压灭菌通常采用121℃×20分钟、121℃×30分钟、116℃×40分钟的程序,也可采用其他温度和时间参数,无论采用何种灭菌条件,应使最终无菌产品的无菌保证水平(SAL)≤10^{-6}。

热压灭菌常用设备为热压灭菌器,其种类很多,但基本结构相似。凡热压灭菌器应密闭耐压,有排气口、安全阀、压力表和温度计等部件。中药制药企业常用的有真空灭菌器、安瓿灭菌器等。脉动真空灭菌器适用于耐高温的物料及器具的灭菌;安瓿灭菌器适用于安瓿的灭菌。

技能要点

热压灭菌器的使用注意

热压灭菌器是一种高压设备,使用时必须严格按照操作规程操作,并注意以下问题:

(1)用前检查:使用前认真检查灭菌器的主要部件(压力表、排气阀等)是否正常完好。

(2)自身产生蒸汽者,加水应适量,避免产生过热蒸汽。

(3)妥善放置待灭菌物品,防止影响蒸汽的流通,影响灭菌效果。

(4)灭菌时,首先应打开排气阀排尽冷空气,待有蒸汽冒出时再关闭排气阀,以免产生不饱和蒸汽。

(5)灭菌时间的计算:应从全部待灭菌物品达到预定的温度时算起,并维持规定的时间。目前国内有采用灭菌温度和时间自动控制自动记录装置,整个过程由计算机系统监控,更加合理可靠。

(6)灭菌完毕,待压力表逐渐下降至零时,才能放出锅内蒸汽;锅内外压力相等时,开启灭菌器,被灭菌物品温度降至约80℃时,灭菌器的门才能全部打开,这样可有效避免内外压差太大或冷空气突然进入而造成锅内玻璃瓶炸裂、药液冲出锅外等伤人事故的发生。

2. 流通蒸汽灭菌法　是指在常压下,采用100℃流通蒸汽加热杀灭微生物的方法。适用于消毒,以及1~2ml注射剂及不耐高热制剂的灭菌。灭菌时间通常为30~60分钟。但不能保证杀灭所有的芽孢,是非可靠的灭菌法。

3. 煮沸灭菌法　是指将待灭菌物品置于沸水中加热煮沸进行灭菌的方法。煮沸时间通常为30~60分钟。该法灭菌效果较差,常用于注射器、注射针等器皿的消毒。必要时可加入适量抑菌剂,以提高灭菌效果。

4. 低温间歇灭菌法　是指将待灭菌物品用60~80℃的水或流通蒸汽加热60分钟,杀灭微生物繁殖体后,在室温条件下放置24小时,待灭菌物品中的芽孢发育成繁殖体,再次加热灭菌、放置,反复3次以上,直至杀灭所有芽孢的方法。该法适合于不耐高温、热敏感物料和制剂的灭菌。其缺点是费时、灭菌效果较差,加入适量抑菌剂可提高灭菌效果。

5. 影响湿热灭菌的因素

(1)微生物的种类与数量:微生物的种类不同,耐热、耐压性能存在很大差异,一般耐热、耐压的顺序由高到低依次为芽孢、繁殖体、衰老体。微生物数量愈少,所需灭菌时间愈短。

(2)蒸汽性质:蒸汽有饱和蒸汽、湿饱和蒸汽、过热蒸汽和不饱和蒸汽。饱和蒸汽热含量较高,热穿透力较大,灭菌效率高;湿饱和蒸汽因含有水分,热含量较低,热穿透力较差,灭菌效率较低;过热蒸汽温度高于饱和蒸汽,但穿透力差,灭菌效率低,且易引起药品的不稳定性。不饱和蒸汽为蒸汽中含有不同比例空气的蒸汽,压力虽高但温度不高,故灭菌效果差。因此,热压灭菌应采用饱和蒸汽。

（3）药品性质和灭菌时间：由于药品的稳定性受灭菌温度与灭菌时间的影响大,所以在达到有效灭菌的前提下,尽可能降低灭菌温度和缩短灭菌时间。

（4）介质：介质中如糖类、蛋白质等营养成分含量愈高,微生物的抗热性愈强。介质 pH 值对微生物的繁殖也有一定影响,一般情况下,在中性环境中微生物的耐热性最强,碱性环境次之,酸性环境则不利于微生物的生长和发育。

（三）紫外线灭菌法

紫外线灭菌法系指用紫外线（能量）照射杀灭微生物和芽孢的方法。灭菌机制是紫外线能使微生物细胞核酸蛋白质变性,同时空气受紫外线照射后产生的微量臭氧共同发挥杀菌作用。用于灭菌的紫外线波长为 200～300nm,灭菌力最强的波长为 254nm。紫外线以直线传播可被不同的表面反射或吸收,且紫外线穿透力弱,因此该法适合于物体表面灭菌、无菌室空气灭菌和纯净水灭菌,不适用于溶液、固体物质深部及装于玻璃容器内药品的灭菌。

紫外线对人体照射太久可引起结膜炎、红斑及皮肤烧灼等,故一般在操作前开启 1～2 小时,操作时关闭。

（四）辐射灭菌法

辐射灭菌法系指将灭菌物品置于适宜放射源辐射的 γ 射线或适宜的电子加速器发生的电子束中进行电离辐射而达到杀灭微生物的方法。最常用的为 ^{60}Co-γ 射线辐射灭菌。辐射灭菌具有被灭菌物品温度变化小、穿透力强、灭菌效率高、不受物品包装及形态的限制、灭菌后有效防止"二次污染"等特点,适合于医疗器械、容器、生产辅助用品、不受辐射破坏的原料药及成品、热敏性和挥发性药物等物品的灭菌,但设备费用高,防护措施要求严格,经辐射后药品成分、疗效、安全性仍需深入研究。其主要控制参数辐射剂量（灭菌物品吸收的剂量）包括最高和最低吸收剂量,灭菌过程尽可能采用最低剂量辐射灭菌,中药辐射剂量原则上不超过 10kGy。

（五）微波灭菌法

微波灭菌法系指采用微波（频率为 300MHz～300kMHz）照射产热能杀灭微生物和芽孢的方法。微生物中极性分子随微波电场方向改变而高速转动,并与周围不转或转速不同的分子发生摩擦、碰撞,从而产生具有杀菌能力的热效应。同时微生物中的活性成分构型受到微波高强度电场的破坏,影响其自身代谢,导致微生物死亡。微波灭菌法具有加热均匀、灭菌时间短、穿透介质较深等特点,适用于水溶性药液、含有少量水分的药材饮片和固体制剂的灭菌。

（六）滤过除菌法

滤过除菌法系指利用细菌不能通过致密具孔径的过滤介质除去气体或液体中微生物的方法。常用于不耐热的低黏度药物溶液和相关气体物质的洁净除菌。

滤过除菌使用的滤器,通过毛细管阻留、筛孔阻留和静电吸附等方式,能有效地除去液体或气体介质中的微生物及其他杂质颗粒。各类滤器的除菌机制都不是某一种方式的单一作用,尤其是高效能的薄膜除菌滤器更具有多因素的阻留机制,因而要提高滤过除菌的质量,选择合适的滤材极其重要,必须综合考虑滤材的密度、厚度、孔径大小及是否具有静电作用等因素对滤过除菌效能的影响。微生物繁殖型大小约 1μm,芽孢大小约 0.5μm 或更小,药品生产中采用的除菌滤膜一般不超过 0.22μm。目前常用的滤过除菌器主要有微孔薄膜滤器、垂熔玻璃滤器等。

1. 微孔薄膜滤器　微孔薄膜滤器是以不同性质、不同孔径的高分子微孔薄膜为滤材的滤过装置,它是目前应用最广泛的滤过除菌器。常见的高分子微孔薄膜有硝酸纤维素膜、醋酸纤维素膜、硝酸纤维与醋酸纤维混合酯膜、聚酰胺膜、聚四氟乙烯膜及聚氯乙烯（PVC）膜。膜的孔径也有多种规格,一般为 0.025～14μm,滤过除菌器一般应选用 0.22μm 以下孔径的滤膜作滤材。

2. 垂熔玻璃滤器　垂熔玻璃滤器是指用硬质中性玻璃细粉经高温加热至接近熔点,融合制成均匀孔径的滤材，再粘连于不同形状的玻璃容器内制成的滤器或直接由硬质中性玻璃烧制而成的玻璃滤棒。常见的有垂熔玻璃滤球、垂熔玻璃漏斗和垂熔玻璃滤棒 3 种。

垂熔玻璃滤器的特点是化学性质稳定，除强酸强碱外，一般不受药液的影响，对药物溶液不吸附，不影响药液的 pH 值，中药制剂生产时常用于滤除杂质和细菌。

垂熔玻璃滤器的滤板孔径有多种规格，作为滤过除菌器使用的只有 6 号（孔径 2μm 以下）、G_6 号（孔径 1.5μm 以下）和 IG_6 号（孔径 2μm 以下）3 种规格滤板制成的垂熔玻璃滤器。

三、化学灭菌法

化学灭菌法是使用化学药品直接作用于微生物而将其杀死的同时不损害药品的质量，达到灭菌目的的方法。化学灭菌法一般包括气体灭菌法和浸泡与表面消毒法。

（一）气体灭菌法

气体灭菌法是通过使用化学药品的气体或蒸气对需要灭菌的药品、材料进行熏蒸杀死微生物的方法。药物制剂制备时，需要灭菌处理的有些固体药物或者辅助材料耐热性差，既不能加热灭菌，也不能滤过除菌，可以采用气体灭菌法进行灭菌。选用气体灭菌剂应当考虑灭菌剂残留及其与药品可能发生的相互作用，并注意灭菌气体的易燃易爆性、致畸性和残留毒性。

1. 环氧乙烷灭菌法　环氧乙烷的分子式为 C_2H_4O，沸点 10.9℃，室温下为无色气体，在水中溶解度很大，1ml 水中可溶解 195ml（20℃，101.3kPa）；具较强的穿透能力，易穿透塑料、纸板及固体粉末等物质，并易从这些物品上消散。

环氧乙烷灭菌作用快，对细菌芽孢、真菌和病毒等均有杀灭作用，适用于塑料容器、对热敏感的固体药物、纸或塑料包装的药物、橡胶制品、注射剂、注射针头、衣物、敷料及器械等不能采取高温灭菌的物品，但不适于含氯物品及能吸附环氧乙烷物品的灭菌；物品灭菌后应给予足够的时间或使残留环氧乙烷和其他易挥发性残渣消散，并用适当方法对灭菌后的残留物加以监控。

环氧乙烷具可燃性，与空气混合，当空气含量达 3.0%（V/V）时即可发生爆炸，所以应用时需用惰性气体二氧化碳稀释。常用混合气体是环氧乙烷 10%，二氧化碳 90%。环氧乙烷对中枢神经系统有麻醉作用，人与大剂量环氧乙烷接触可发生急性中毒，并损害皮肤及眼黏膜，可产生水疱或结膜炎。

环氧乙烷灭菌操作：一般先将待灭菌的物品置于环氧乙烷灭菌器内，用真空泵抽出灭菌器内的空气，预热 55~65℃，当灭菌器内真空度达到要求时，通入环氧乙烷混合气体。控制灭菌条件，环氧乙烷浓度为 850~900mg/L（45℃）3 小时或 450mg/L（45℃）5 小时，相对湿度 40%~60%，温度 22~55℃。

2. 甲醛蒸气熏蒸灭菌法　甲醛是杀菌力很强的广谱杀菌剂，其在室温下是气体，沸点 -19℃，容易聚合，通常以白色固体聚合物存在。甲醛蒸气可由固体聚合物或以液体状态存在的甲醛溶液产生。

甲醛蒸气与环氧乙烷相比，杀菌力更大，但因穿透力差，只能用于空气杀菌。应用甲醛溶液加热熏蒸法灭菌时，一般采用气体发生装置，每立方米空间用 40% 甲醛溶液 30ml。加热后产生甲醛蒸气，室内相对湿度以 75% 为宜。需灭菌的空间通入甲醛蒸气后，应密闭熏蒸 12~14 小时；灭菌后，残余蒸气用氨气吸收，或通入无菌空气排出。

3. 其他蒸气熏蒸灭菌法　臭氧、过氧化氢气体也可用作气体灭菌。加热熏蒸法可用丙二醇，灭菌用量为 1ml/m³；用乳酸，灭菌用量为 2ml/m³。丙二醇和乳酸的杀菌力比甲醛差，但对人体无害。此外，β- 丙内酯、三甘醇、过氧乙酸等也可以蒸气熏蒸的形式用于室内灭菌。

（二）浸泡与表面消毒法

本法是用化学药品作为消毒剂，配制成有效浓度的液体，用喷雾、涂抹或浸泡的方法达到消毒的目的。多数化学消毒剂仅对细菌繁殖体有效，而不能杀死芽孢，应用消毒剂的目的在于减少微生物的数量。目前常用的消毒剂有以下几类：

1. 醇类　包括乙醇、异丙醇、氯丁醇等。醇类能使菌体蛋白变性，但杀菌力较弱，可杀灭细菌繁殖体，但不能杀灭芽孢。常用于皮肤和物体表面消毒。

2. 表面活性剂　包括苯扎氯铵（洁尔灭）、苯扎溴铵、度米芬等季铵型盐类阳离子表面活性剂。这类化合物对细菌繁殖体有广谱杀菌作用，作用快而强。一般使用浓度为 0.1%～0.2%。常用于皮肤、器械和内外环境表面消毒。

3. 酚类　包括苯酚、甲酚、氯甲酚、甲酚皂溶液等。苯酚又名石炭酸，3%～5% 的苯酚溶液用于手术器械和房间的消毒；甲酚又名煤酚，抗菌作用较苯酚强 3 倍，腐蚀性及毒性均较小；煤酚皂溶液（来苏儿）是由甲酚 500ml、植物油 300g 和氢氧化铝 43g 配制而成的皂液，是常用的消毒剂，可用于皮肤、橡胶手套、器械、金属、地面、门窗、墙壁、空气、环境等的消毒。但来苏儿有甲酚臭味，因此不能用作食具及厨房的消毒。

4. 氧化剂　包括过氧乙酸、过氧化氢、臭氧等。这类化合物具有很强的氧化能力，杀菌作用较强。常用于塑料、玻璃、人造纤维等器具的浸泡消毒。

5. 其他　一些含氯化合物如漂白粉、洗消净、氯胺等；含碘化合物如聚维酮碘（碘伏）、碘酊等；酸类化合物如过氧乙酸和酯类化合物等也有杀菌消毒作用，可根据具体情况选择应用。

四、无菌操作法

无菌操作法是指药品生产的某几个或整个过程控制在无菌条件下进行操作的方法。对于不能用其他方法灭菌的药品，均需采用无菌操作法制备。适用于各种剂型，应用较多的是注射剂、输液剂、滴眼剂等无菌制剂。

无菌操作通常在无菌操作室、无菌操作柜内进行。为达到无菌要求，一般对无菌操作环境中的空气采取层流空气洁净技术，并结合甲醛等化学气体熏蒸或紫外线照射；地面、墙壁、物体表面等用消毒剂喷洒或擦拭；操作中应用的容器、用具、器械均要经过适当灭菌；操作人员按无菌操作的规定进出和操作。

第四节　防　　腐

一、防腐与防腐措施

（一）防腐的含义

防腐系指用物理或化学方法抑制或阻止微生物生长繁殖的一种措施。中药制剂的防腐是确保中药制剂质量的一个重要环节。中药材、中药饮片、中药制剂由于原料质量、生产工艺、设备条件、贮藏环境等因素的影响，可能会出现霉变、染菌等情况，从而严重影响药品质量，应该引起高度重视，并应积极采取各种有效预防措施，解决好防腐问题。

（二）防腐措施

防腐最重要的是应当注意药品生产过程中防止微生物的污染。在实际生产时，并不能完全杜绝微生物的污染，制剂中有少量微生物的存在，当条件适宜时微生物会生长与繁殖，导致发霉变质。因此应根据实际情况，有针对性地选择应用防腐剂，使其具有内在的抑制微生物生长的能力，是中药制剂防腐的有效手段。

二、常用防腐剂及使用要点

防腐剂（又称抑菌剂）系指能抑制微生物生长繁殖的物质。药品生产过程中，为了防止药剂中微生物的生长繁殖，可以根据各种剂型各品种的不同要求，选用适当的防腐剂。理想的防腐剂应符合以下要求：①用量小，无毒性和刺激性；②溶解度能达到有效抑菌浓度；③性质稳定，不与制剂中的其他成分发生反应，对 pH 值和温度变化的适应性较强，贮存时也不改变性状；④抑菌谱广，能抑制多种微生物生长繁殖；⑤无特殊的不良气味和味道。

常用的防腐剂主要有以下几种：

1. 苯甲酸与苯甲酸钠　苯甲酸在水中的溶解度为 0.29%（20℃），在乙醇中为 43%（20℃），常用量为 0.1%～0.25%。苯甲酸钠在水中的溶解度为 55%（25℃），在乙醇中为 1.3%（25℃）。苯甲酸未解离分子防腐作用强，而离子几乎无防腐作用，同时溶液 pH 值对苯甲酸类的防腐效果影响很大，降低 pH 值对其发挥防腐作用有利。一般在 pH 值 <4 时防腐作用较好，pH 值 >5 时，用量不得少于 0.5%。苯甲酸钠易溶于水，应用方便，在酸性溶液中与苯甲酸的防腐能力相当。苯甲酸与苯甲酸钠常用作内服和外用制剂的防腐剂。

2. 对羟基苯甲酸酯类（尼泊金类）　对羟基苯甲酸酯类有甲酯、乙酯、丙酯和丁酯，是一类性质优良的防腐剂，无毒，无味，无臭，不挥发，化学性质稳定。在酸性溶液中作用最强，在弱碱性溶液中作用减弱，其中丁酯的抑菌作用最强。几种酯的混合使用具有协同作用，效果更佳，一般用量为 0.01%～0.25%。

对羟基苯甲酸酯类在水中不易溶解，配制时先将水加热至 80℃左右，然后加入，搅拌使其溶解或先将其溶解在少量乙醇中，然后在搅拌下缓缓注入水中溶解。聚山梨酯类表面活性剂能增加对羟基苯甲酸酯类在水中的溶解度，但由于两者之间发生络合作用，可减弱其防腐效力，当用聚山梨酯类增溶时应增加对羟基苯甲酸酯类的用量。对羟基苯甲酸酯类常用作内服液体制剂的防腐剂。

3. 山梨酸　山梨酸为短链有机酸，20℃时在水、乙醇和丙二醇中的溶解度分别为 0.2%、12.9% 和 0.31%。其对真菌的防腐力强，常用量为 0.15%～0.2%，对细菌的最低防腐浓度为 2mg/ml（pH 值 <6.0 时），对真菌的最低防腐浓度为 0.8～1.2mg/ml。聚山梨酯与本品也会因络合作用而降低其防腐作用，但由于其有效防腐浓度低，因而仍有较好的防腐作用。山梨酸依靠其未解离分子发挥防腐作用，因此在酸性水溶液中效果较好，一般介质以 pH 值 4.5 左右为宜。本品在水溶液中易氧化，使用时应当注意。

4. 醇类　有乙醇、三氯叔丁醇、苯甲醇。

含 20%（V/V）乙醇的制剂有防腐作用。制剂中另含有甘油、挥发油等成分时，低于 20% 的乙醇也可起到防腐作用。在中性或碱性溶液中含量在 25% 以上才能起防腐作用。

三氯叔丁醇和苯甲醇既有防腐作用又有止痛作用，三氯叔丁醇用于微酸性的药液中；苯甲醇用于偏碱性药液中。

5. 酚类及其衍生物　常用作注射剂的抑菌剂。苯酚的有效抑菌浓度一般为 0.5%，在低温及碱性溶液中抑菌力较弱，与甘油、油类或醇类共存时抑菌作用降低。甲酚的一般用量为 0.25%～0.3%，抑菌作用比苯酚强 3 倍，毒性及腐蚀性比苯酚小，不易溶于水，易溶于油脂。氯甲酚的常用浓度为 0.05%～0.2%，0.05% 的浓度对铜绿假单胞菌的杀菌力较强，氯甲酚对眼略有刺激性。

6. 表面活性剂　常用作防腐剂的有苯扎氯铵、苯扎溴铵和度米芬等阳离子表面活性剂，用量约为 0.01%，具有杀菌和防腐作用。苯扎氯铵、苯扎溴铵一般用作外用溶液，度米芬用作口含消毒剂。季铵盐类化合物在 pH 值 <5 时作用减弱，遇阴离子表面活性剂时失效。

7. 脱水乙酸　本品溶解度在水中小于 0.01%，在乙醇中为 3%，其钠盐在水中溶解度可达 33%，常用浓度为0.1%。其毒性小，可作为饮料、液体药剂和日常化学品的防腐剂。

8.有机汞类　常用作防腐剂的有硝酸苯汞和硫柳汞，多用于滴眼剂的防腐。硝酸苯汞在高温下稳定，且加热时防腐作用增加，在pH值为6.0～7.5时作用最强。硫柳汞的水溶性大，但稳定性差，在弱酸性或弱碱性溶液中作用较好。

9.其他　含量在30%以上的甘油溶液具有防腐作用。植物挥发油也有防腐作用，常用0.01%桂皮醛、0.01%～0.05%桉叶油、0.5%薄荷油等防腐。

实训二　参观中药制药企业

（一）实训目的

1.了解中药制药企业的总体布局、内外部环境及厂区的设计。

2.熟悉人员进入中药制药企业生产区的程序。

3.熟悉灭菌法、无菌操作的方法和各种灭菌方法所常用的设备构造、性能、使用方法和注意事项。

4.建立针对中药制药生产的感性认识。

（二）实训内容

1.中药制药厂的选址要求以及厂区内绿化的要求。

2.中药制药厂生产厂房的具体要求和一些设施的布局。

3.人员和物料进入生产区的程序与各种洁净方法。

4.中药制药生产操作岗位的设置。

（三）实训报告

参观学习后写一份参观总结报告，内容包括参观中药制药企业的目的及参观的内容、结果、所感所想。

（吴　飞）

?　**复习思考题**

1.中药制剂可能被污染的途径和预防被污染的措施有哪些？

2.各级洁净车间或洁净室适用范围有哪些？

3.物理灭菌法的种类及灭菌原理是什么？

4.热压灭菌的条件及适用范围是什么？

ER-3-3

扫一扫，测一测

第四章 中药制剂生产过程管理

1. 掌握验证、偏差、变更、纠正措施与预防措施的含义。
2. 熟悉中药制剂记录管理、物料平衡管理。
3. 了解中药制剂生产过程中的状态标识及适用对象。

中药制剂需要通过生产过程将预定物料经一定的生产工艺,在适宜的厂房设施设备条件下,由相应人员按照经批准的各项标准要求,按步骤生产出相应的成品。

中药制剂生产需要生产许可,生产操作必须与注册批准工艺相一致,生产过程各环节必须在GMP要求下进行。因此,为便于质量管理和规范化操作,对各项生产过程的操作一般均制定有操作规程。生产过程管理就是严格按照质量保证和质量控制的要求,在生产指令和各项操作规程的指引下,保证生产操作顺利进行。

生产过程管理因剂型不同,所涉及的具体内容会有所不同,但总的原则是一致的。在日常生产活动中,其中心目的就是要避免差错、混淆、污染。所有措施和管理手段均围绕这一中心目的展开,以保证生产出符合预定质量要求的合格产品。

生产过程管理一般包括生产前准备、生产操作管理和清场管理,生产记录管理和物料平衡管理贯穿于生产全过程。

第一节 生产前准备

药品生产过程任何单元操作(如配料、粉碎、过筛、混合、制粒、干燥、压片、包衣、胶囊灌装等)均涉及物料、相应的厂房设施设备和卫生要求,同时还包括生产文件。因此药品生产前的准备是保证药品生产操作顺利进行的必要前提。一般包括生产文件管理、物料准备、生产现场准备。

一、生产文件管理

文件是质量保证系统的基本要素。所有药品的生产和包装均应当按照批准的工艺规程和操作规程进行操作并有相关记录。企业必须有内容正确的书面质量标准、生产处方和工艺规程、操作规程以及记录等文件。这些文件既是药品生产前的必需条件,也是生产现场管理控制的依据和记录。

药品生产操作强调合规性,即药品生产过程必须符合GMP要求和注册批准的要求,所有工艺操作过程必须与注册标准一致是生产中必须注意的问题。为达到这一目标,生产操作人员应该在生产前经过培训,能够正确理解并按照生产指令和操作规程正确操作。生产文件作为一切操作与行为的依据,在生产现场主要起到指引与规范的作用,必须坚持全部生产操作与行为均有文件依据并能准确执行和记录。生产现场药品生产文件涉及生产操作环节的主要有工艺规程、

批生产指令,各项操作规程、批生产记录等。一般的管理要求有:

1. 所有使用的文件应确定为批准的现行文本。与本批次生产无关的文件,不得在工作现场出现。注意检查以确保上批次生产的文件没有遗留。

2. 认真核对批生产指令与工艺规程是否相符,与生产有关的操作规程是否齐备,各项记录表格是否完整。

二、物 料 准 备

物料是药品生产的物质基础,只有质量合格的物料才能生产出符合质量标准的产品。

不规范的物料管理容易引起药品生产的混淆、差错和污染。

药品生产一般要求应保持生产的连续性,尽量减少生产中断时间,因此生产前做好生产需用物料的准备十分重要。

生产用物料包括原料、辅料和包装材料等。中药制剂的原料是指中药材、中药饮片和外购中药提取物。需要注意的是,与药品直接接触的包装材料和印刷包装材料的管理和控制要求与原辅料相同。制剂生产中,中间产品、待包装产品在流转时也作为物料。

药品生产前物料的准备就是按照批生产指令要求接收生产所需的各种物料,并严格按照操作规程对所领取的物料进行核对。核对时,应首先确定物料的质量状态应为"合格",包装外观应正常。然后核对名称、代码、批号、标识和数量。对标注有效期的物料,还应注意其应在有效期内。通过核对,确保生产所用物料或中间产品正确且符合要求。如出现异常时,必须及时报告并等待处理。只有在确保无误的情况下,才能进行拆包、移送等工作。对进出洁净区的物料,必须按照操作规程做好防护工作,防止污染的发生。

在物料准备阶段及整个生产操作过程中,必须严格执行人员、物料在各自通道分开流动,以防发生人流、物流之间的交叉污染。人流、物流分开是从厂房设计阶段就规划好的,以充分保证在整个生产过程中,流动通道合理并利于执行。对引起人流、物流之间交叉污染的途径如人员往返、物料传递、工具运输、设备清洗与消毒、岗位清场以及空气流动等,都应注意做好操作过程的控制性管理,以尽可能地避免在上述途径中产生交叉污染的机会。

在物料准备阶段,必须严格防止差错、混淆、污染的发生。为保证物料流向的清晰和可追溯性,必须认真做好相关记录。

三、生产现场准备

生产开始前应当进行必要的检查,确保设备、容器具和工作场所没有上批遗留的产品以及文件或与本批产品生产无关的物品,设备处于已清洁及待用状态。生产期间使用的所有物料、中间产品或待包装产品的容器及主要设备、操作室的标签标识应清晰明了,并对其内容与批生产指令进行核对,确保使用正确的物料、生产设备和容器等。

生产前还应注意检查产品从一个区域输送至另一个区域的管道和其他设备的连接,确保连接正确无误。洁净区域应有效通风,处于正常的温度、湿度控制和空气净化过滤状态,保证符合药品的生产环境要求。

第二节　生产操作管理

药品生产操作会因单元操作、剂型特性等不同而有所不同,但管理的共同性都是要围绕生产工艺的关键控制项,结合过程控制手段,在保证没有发生差错、混淆、污染的情况下最终顺利完成生产。

生产操作管理中,应注意强调操作人员必须按批生产指令和操作规程的指引,严格按工艺步骤和要求进行相关操作,禁止擅自更改相关工艺参数和操作步骤。

生产操作中如出现异常现象,必须及时报告。报告的层级顺序一般为操作人员、班长、现场QA、车间主任(工艺员)、生产部、总经理。

知识链接

习惯使用英文简称的术语

QA(quality assurance,质量保证),强调的是为达到质量要求应提供的保证。QA是一个广义的概念,在实际工作中,QA可以指活动(实施质量保证措施),或部门(质量保证部门),也可以指人员(从事质量保证工作的人员)。

QC(quality control,质量控制),强调的是质量要求。在实际工作中,QC就是指检验部门、检验工作、检验人员。

FDA(Food and Drug Administration),指美国食品药品监督管理局。

生产操作管理中除应注意GMP要求外,一些非GMP的风险例如粉尘污染、物理伤害、环境污染等也应注意,并加强管理。如开放式操作时粉尘对操作人员会产生危害,应强调严格按照操作规程操作,并相应加强劳动保护用具的使用;又如蒸汽烫伤、机械伤害等物理性伤害。对于此类伤害,除通过事先培训提高员工安全意识,还应在关键部位粘贴警告标识进行提醒,操作中注意监督管理。

一、生产投料

投料是制剂生产过程中的第一个步骤,一般由指定人员按照操作规程进行。投料前应认真核对物料,精确称量或计量,并做好标识。需配制时,每一物料及其重量或体积应当由他人独立进行复核,并有复核记录。生产过程中,用于同一批药品生产的所有配料应当集中存放,并做好标识。

生产中需要注意原辅料配料室的环境和空气洁净度要与生产车间一致,操作中做好捕尘和防止交叉污染措施。配好的料要装在清洁的容器里,容器内、外必须贴好标签。投料记录必须有投料人、复核人签名,最后由车间质量管理员签名。

二、生产工序衔接

药品生产是由多个步骤、多种设备按照生产工艺分阶段进行的。简单地说,每一个工艺阶段就是一个工序。

生产工序衔接主要体现在工艺设计上。"质量应通过设计实现而不仅仅是最终检验"这一"质量源于设计"的理念,使得通过科学设计验证而实现的生产工序更加合理,工艺流程的连续性得到更好体现,更有效地避免交叉污染和提高效率。

生产操作管理中,生产工序衔接主要体现在上下生产工序时间衔接的合理控制。生产中应做到时间衔接合理,传递迅速,避免物料在某一工序滞留时间过长,以防止物料的混淆、交叉污染和遗漏生产或检验。

工序衔接在实际生产中需要注意以下原则：

1. 不得在同一生产操作间同时进行不同品种和规格药品的生产操作。

2. 预防可能出现的混淆或交叉污染，保证产品及物料不会发生微生物污染和其他污染。

3. 上下工序的物料交接必须有完整记录。

4. 每一关键生产工序都应当有 QA 在现场进行在线的中间产品质量控制，以确保最终生产出合格产品。

5. 注意取样的合理性。

6. 每次生产结束后必须由生产操作人员清场，确保设备和工作场所没有遗留与本次生产有关的物料、产品和文件。下次生产开始前，应当对前次清场情况进行确认。

7. 每批产品生产结束后应当检查产量和物料平衡，以便及时发现生产过程中发生的差错或混淆，确保物料平衡符合设定的限度。

8. 避免跑料、冒料、漏料、错料。

知识链接

中间站

药品生产过程中，物料在生产车间进行流转时，由于工艺衔接或质量控制等的需要，会出现物料需要暂时存放的情况。这种设置在生产车间内并与生产操作区分隔，用于存放待用物料、中间产品、待验品和成品的贮存区域，一般被称为中间站。

中间站采取密闭间设置，应有与生产能力相适应的足够空间，以便于明确分区及色标管理。中间站环境控制（温湿度、空气洁净度）应与生产操作区一致。

三、状 态 标 识

药品生产必须保证在各项标准下进行，操作人员必须对物料和操作间、设施设备、容器的状态清晰明了，才能做到有效使用和控制。保证状态清晰明了的措施就是使用状态标识。状态标识及其管理在生产操作过程中十分必要。在实际生产中，操作人员对状态标识不够重视、状态标识使用有马虎行为仍是常见的问题。生产中无状态标识是造成混药事故的主要原因之一。因此必须在生产操作管理中充分重视状态标识管理。

药品生产过程中的状态标识按适用对象有 3 种情况：

1. 物料状态标识　可标明的内容有物料名称和规格（中间品产品和待包装产品为产品名称和企业内部的产品代码）、产品批号、数量或重量（如毛重、净重等）、生产工序、产品质量状态（合格、不合格、准用）。

2. 操作间状态标识　如正在使用、待清场、清场中、已清场。

3. 设备状态标识

（1）标明设备性能：如完好、待修、维修中、停用。

（2）标明生产使用状态：如运行中、待用。运行中设备应标明设备中内容物的名称、规格、批号等。

（3）标明待用设备清洁状态：如已清洁、待清洁。

此外，主要固定管道也应标明内容物名称和流向。

仪器状态标识应做到醒目清晰，便于操作人员观察。对于停用的不合格设备，在未搬出生产和质量控制区时，更应注意其状态标识的醒目警示作用。

生产过程中，有的状态标识内容是动态变化的。如在生产过程中每一生产操作间或生产用

物料状态标识图片

操作间状态标识图片

设备状态标识图片

设备、容器的标识内容都必须准确反映所生产产品的物料名称、物料代码、批号、数量等。因此如何便捷更换内容又保证标识稳固、内容清晰，需要在实际工作中注意把握。

总之，状态标识管理是一项看似简单、容易做到的工作，但往往又是实际操作过程中最常出现差错的工作。究其原因主要还是认识与管理上的误区，如在认识上有状态标识挂与不挂不影响实际操作的想法；在管理上有发现状态标识不正常时也不及时纠正的情况。

解决问题的方法，一是要加强培训，提高认识，操作人员必须充分认识到状态标识对减少差错、保证追溯、现场质量监控等会起到至关重要的影响；二是在管理上，一旦发现状态标识不正常情况，必须立即纠正，并做好事后总结工作，绝不允许再次发生。

在生产过程中，应对废弃物存放容器的标识给予足够重视，特别是中药制剂生产中涉及前处理、提取等环节时，废弃物存放容器不但应有"废弃物"醒目标识，必要时还应标明生产品种名称、批号等信息。

状态标识管理中一个基本的原则是生产现场不得出现该有标识而无标识，或虽有标识但标识内容不正确的情况存在。

第三节　生产记录管理

记录是反映实际生产活动实施过程与结果的书面文件，是操作完成的证据，并能追溯批产品的历史。药品生产的所有环节，从生产、检验到销售都要有记录可查证追溯。

知识链接

没有记录即没有发生

记录是生产管理实施中操作和行为结果的书面反映。采用书面的形式可以防止口头交流产生的错误。FDA把文件和记录管理的核心思想表述为"没有记录即没有发生(If it is not documented, it is not done)"。既突出了记录的重要性，又强调了没有记录的错误性。

基于生产过程操作活动的多样性与复杂性，比如设备操作、工艺操作、清洁操作、管理操作（如使用状态标识）等，其涉及的记录种类和形式也是多种多样的。简单来说，只要有操作标准的活动，就一定会有记录。记录必须真实、完整，才可以体现生产过程中的实际情况。所有药品生产企业在其质量体系中对记录的设计与管理都会非常重视，也都有较为完善的体系性、易用性以及明确的管理要求。在实际生产中，只需按照要求认真执行即可。这里就一般通用性要求概述如下：

1. 使用的记录格式为经过批准的格式。

2. 所记录的信息应及时、真实、清晰、正确、完整。

3. 不可使用不规范的缩写去记录文字或单位（如物理或化学单位），填写记录时应注意数字单位及有效数字与要求一致。

4. 在记录中工整地书写文字或数据，正常情况下应使用蓝色或黑色，且字迹不能擦掉或消退的笔（尽量使用签字笔）。

5. 内容与上项相同时应重复抄写，不得用"……"或"同上"等表示。GMP文件记录不允许使用废纸。

6. 只有由本人获得的数据，才可填入记录中。

7. 记录应按表格内容填写齐全。如果操作不需执行，相应的空格用斜线划掉，并签署姓名和日期，必要时写上不需填写的原因。

8. 所有文件和记录必须有总页数及页码，如果页数不够可以加附加页。

9. 与产品放行相关的数据从原始数据记录转移到报告单/数据处理系统时，如果数据转移人没有进行测量/测试/运行的操作，或转移的时间超过1天，需要经过第二人的复核签名。结果也需和该记录/文件一起保存，如果单独保存必须指明地点和保存期限。

10. 理论上，原始数据的更改是不应发生或不可能发生的。原始数据只能在例外的情况下被更正，例如，输入错误或书写错误。如果输入的更正是必要的，更正后原来的信息应仍可读，更正人应签署姓名和日期，并记录更正原因，如：打印错误，数字调换或抄写错误。

11. 禁止覆盖、删除或涂抹任何已填写的数据信息，更改信息数据可用单线划掉需要更改的内容但应能看清原来的记录，在其上、下或旁边写上正确的内容，并签名、注明日期和更正原因。

实际工作中，记录签名也是出现问题最多的一环，不签名或签名不全、事后补签名、签名潦草不易分辨或不在指定位置签名，都是不允许的。记录要求真实，必须杜绝代签名。

课堂互动

请同学们讨论，以前在填写表格时有哪些做法不符合记录填写要求？比如对表格上无填写内容空格的处理、填写错误时如何更改等。结合以上所学内容，探讨一下如何培养自己的职业素养。

随着信息技术的不断进步，计算机化软件管理系统的实时监控和记录在药品生产中的应用越来越普遍。数字化记录使得记录更及时，内容更清晰，检索和统计更方便，同时也减少了人为差错，改善了手工记录的不持续性以及手工记录书写的困难与不便。

无论是采用纸质记录还是数字化记录，基本原则是保证记录及时、真实、清晰、正确、完整、一致。

知识链接

正确认识批号

批号就是指本企业计划生产、在产或已产的一个特定批药品的"生产批号"。生产批号的原始意义是用于识别一个特定批的固定数量的药品，强调其唯一性，以保证不受干扰地追溯批生产历史。

生产批号贯穿于整个生产过程，也伴随某一药品的整个存在期，深入认识与利用好"生产批号"，有助于生产过程的管理，应予以更多重视。

第四节 物料平衡管理

物料平衡是指产品或物料实际产量或实际用量及收集到的损耗之和与理论产量或理论用量之间的比较，并考虑可允许的偏差范围。

进行物料平衡控制是避免或及时发现差错与混药的有效方法之一。加强物料平衡的管理有利于及时发现物料的误用和非正常流失，确保药品的质量。

每个品种各关键生产工序都必须计算物料平衡，以及根据验证结果确定物料平衡合格范围（通常在95%～105%）。简单地说，所有需要进行产量记录的步骤都要按要求进行物料平衡计算。

$$物料平衡 = 实际值 / 理论值 \times 100\%$$

实际值为实际生产过程中实际产出量,包括本工序产出量、收集的不可再用的废品量、收集的可再利用的回收品量、取样量、剩余量(指包装材料)。工艺正常损失量为不可回收量,不包括在物料平衡实际值中。

理论值为按照所用的原料、包装材料量,在生产中无任何损失或差错的情况下得出的最大数量。工艺规程中一般对需要进行物料平衡的环节、物料平衡计算方法公式、允许限度范围等都会有详细要求。

在生产过程中,当生产处于受控的正常情况下,物料平衡的结果是比较稳定的,应接近100%。一旦生产过程中物料出现差错,物料平衡的结果将超出正常范围。因此物料平衡结果在生产中可直观地判断生产过程是否正常。

需要特别说明的是,包装时贴签工序的标签,要求标签的使用数、残损数及剩余数之和必须与领用数相符,绝不允许有一张差错出现。

收率在实际生产中也经常使用,也多在有产量记录的步骤要求计算。但收率计算强调的是得到的合格产品量与理论量的比率,并不真实反映物料的流转过程是否正常。如包装环节废品多时,物料平衡结果正常,而收率会低于常规值;又如投料环节操作人员错误地多投料,计算物料平衡结果时会不正常,但收率可能会得出较高的理想值。因此应注意两者之间的区别。

第五节　清　场　管　理

药品生产管理中,清场是必不可少的重要步骤。药品生产中为了防止不同批号、不同品种、不同规格之间的混淆或污染,各生产工序在生产结束时,应彻底清理及检查作业场所,也就是清场。

清场内容应针对生产活动的各方面,简单地说,就是清理物料(原辅料、半成品或成品、包装材料等)、生产文件、各种状态标识,以及进行清洁卫生工作。在药品生产管理中,清场既是过程控制的手段,又是过程控制的结果。

一、清场的具体要求

1. 地面无积灰、无结垢,门窗、室内照明灯、风管、墙面、开关箱外壳无积灰,室内不得存放与生产无关的物品。

2. 使用的工具、容器应清洁、无异物,无前次产品的遗留物。

3. 设备内外无前次生产遗留的药品,无油垢。

4. 非专用设备、管道、容器、工具应按规定拆洗或消毒。

5. 直接接触药品的机器设备及管道、工具、容器等,应按验证确定的清洗或清理周期进行。

6. 包装工序调换品种时,多余的标签及包装材料应全部按规定处理。

7. 对于难以清洗的部件(如制粒用滤袋),可分品种专用。

二、清　场　记　录

清场工作应有清场记录。清场记录一般包括操作间编号,清场前产品的品名、规格、批号,生产工序,清场日期,清场项目,检查项目及结果,清场负责人及复核人签名。清场记录纳入清场前产品的批生产记录,清场合格证副本纳入下批次产品的批生产记录。

考虑到中药制剂生产的特点,清场工作还需要注意的问题有:

1. 对易产尘的操作间清洁时,不允许干扫干掸,应使用吸尘器清洁。

2. 用于生产多个品种规格产品的生产线,对设备清洁的要求应非常严格,防止交叉污染、混药或夹带。

3. 中药材、中药饮片的废渣处理应按操作规程进行,并做好记录。

总之,清场作为防止污染和交叉污染的重要手段,必须严格按经验证的清场操作规程进行,特别是在洁净区进行清洁操作时,不良的操作习惯如清洁用抹布残损时不及时更换、多次清洗过抹布的清洁水不及时更新等,均会导致清洁隐患。进行清场的生产人员应接受定期培训,形成按规程办事、按规定填写记录、遇事及时汇报上级的良好习惯,从而使污染的人为因素降到最低。

第六节　与生产管理有关的质量保证和质量控制的概念

一、验　证

验证是指证明任何操作规程(或方法)、生产工艺或系统能够达到预期结果的一系列活动。验证是质量体系中的一个基本要素,用来确保工艺、过程、方法或系统等能够实现预定的用途。

验证根据对象分为:

1. **工艺验证**　对象为生产工艺。

2. **清洁验证**　对象为清洁程序。

3. **分析方法验证**　对象为分析方法。

4. **计算机化系统验证**　对象为计算机化系统。

二、偏　差

偏差是指偏离已批准的程序(指导文件)或标准的任何情况。偏差管理作为质量保证的重要一环,任何偏离生产工艺、物料平衡限度、质量标准、检验方法、操作规程等的情况均应当记录、调查分析、处理。

这里需要注意药品质量保证所说的"偏差",不同于统计学上的"偏差"概念。药品质量保证意义上的偏差其核心是"偏离",没有区分偏离程度的大小。所有偏离程序或标准的情况都属于偏差的范畴。比如当设备或设施出现故障或异常情况可能对产品质量产生影响时,就应根据偏差管理程序进行处理。

三、变　更

变更就是变化。对药品生产企业来说,出于技术革新、工艺的持续改进、降低生产成本、减少污染等需要,变化是不可避免的。有变化就存在风险,就要通过控制以降低风险,确保所做的变化不会对产品质量造成不良影响,并维持已验证过的状态和保持法规的依从性。

针对存在的不可避免的变更,制药企业会建立一个变更控制管理系统,以有效控制和管理各种变更,如关键岗位人员、厂房设施、质量控制系统、生产、物料、设备、管理等;同时评估变更给产品质量带来的风险及其可接受的程度。为便于管理,可以根据变更的性质、范围、对产品质量潜在影响的程度将变更分类(如主要变更、次要变更)。

四、纠正措施和预防措施

在药品生产企业的各项与产品有关的活动中,不可避免地会发生或发现不期望出现的情况,这时除了要立即进行纠正以消除现实的危害,还必须采取措施,以确保相同或类似的危害不再发生。这些措施就是纠正措施和预防措施(corrective actions and preventive actions,CAPA)。所谓纠正措施是指为直接消除所发现的问题所采取的措施;预防措施则是指为防止所发现的错误或缺陷在将来重复发生,或防止该错误或缺陷更严重而采取的措施。所以,在多数情况下,纠正之后要有纠正措施和预防措施(或称纠正和预防措施)。

在 GMP 中,纠正措施和预防措施主要用于改进产品和工艺,增进对产品和工艺的理解。对药品生产而言,不合格或不期望的情况来源一般有投诉、召回、偏差、自检或外部检查结果、工艺性能和质量监测趋势等。

纠正措施和预防措施属于质量体系持续改进的内容之一,所有与产品和服务有关的质量体系中都会用到,并不局限于药品生产。

实际工作中,大多数情况下,导致不合格或不期望情况的根源不会是单一和孤立的。因此,纠正措施和预防措施往往涉及如程序、培训、资源等要素的纠正和更新。要素和原因的复杂性,使得纠正措施和预防措施需要跨部门、跨职能(跨学科)进行,也可能需要较长的时间,并由专门的团队完成。因此,纠正措施和预防措施已成为相对独立的管理控制系统甚至体系。

由于其在管理控制活动中运用的广泛性,习惯用其英文缩写 CAPA,也称为 CAPA 系统、CAPA 程序、CAPA 方法、CAPA 项目、CAPA 活动等。

(杨守娟)

扫一扫,测一测

? 复习思考题

1. 简述药品生产操作管理的共同性。
2. 简述物料平衡与收率的区别。
3. 简述验证的定义。验证根据对象不同,有哪几类?

第五章 制药用水

PPT课件

第一节 制药用水认知

一、制药用水的含义

知识导览

制药用水系原料药、辅料和各种制剂生产的基本原料和设备清洁的重要溶剂，是保证药品质量的关键因素之一。一般应根据各生产工序或使用目的与要求，选用适宜的制药用水。制药用水的原水至少应当采用饮用水，天然水不得用作制药用水。药品生产企业应确保制药用水的质量符合预期用途的要求。

二、制药用水的种类

《中国药典》2020 年版规定，根据使用的范围不同，制药用水可分为饮用水、纯化水、注射用水及灭菌注射用水。

1. 饮用水　为天然水经净化处理所得的水，其质量必须符合现行中华人民共和国国家标准《生活饮用水卫生标准》。饮用水可作为药材净制时的漂洗、制药用具的粗洗用水。除另有规定外，也可作为饮片的提取溶剂。

2. 纯化水　为饮用水经蒸馏法、离子交换法、反渗透法或其他适宜的方法制备的制药用水，不含任何附加剂，其质量应符合《中国药典》2020 年版二部"纯化水"项下的规定。

纯化水可作为配制普通药物制剂用的溶剂或实验用水；可作为中药注射剂、滴眼剂等灭菌制剂所用饮片的提取溶剂；口服、外用制剂配制用溶剂或稀释剂；非灭菌制剂用器具的精洗用水。也用作非灭菌制剂所用饮片的提取溶剂。纯化水不得用于注射剂的配制与稀释。

纯化水有多种制备方法，应严格监测各生产环节，防止微生物污染，确保使用点的水质。

3. 注射用水　为纯化水经蒸馏所得的水，应符合细菌内毒素试验要求。注射用水必须在防止细菌内毒素产生的设计条件下生产、贮藏与分装。其质量应符合《中国药典》2020 年版二部"注射用水"项下的规定。

课堂互动

小儿清热止咳合剂与止喘灵注射液中饮片提取的溶剂是否一样？

注射用水可作为配制注射剂、滴眼剂等的溶剂或稀释剂及容器的精洗。

为保证注射用水的质量，应减少原水中的细菌内毒素，监控蒸馏法制备注射用水的各生产环节，并防止微生物的污染。应定期清洗与消毒注射用水系统。注射用水的储存方式和静态储存期限应经过验证确保水质符合质量要求，例如注射用水可以采用70℃以上保温循环、80℃以上保温或在4℃以下的状态存放。

4．灭菌注射用水　为注射用水按照注射剂生产工艺制备所得，不含任何添加剂。主要用于注射用灭菌粉末的溶剂或注射剂的稀释剂。其质量应符合《中国药典》2020年版二部"灭菌注射用水"项下的规定。灭菌注射用水灌装规格应适应临床需要，避免大规格、多次使用造成的污染。

三、制药用水的质量标准

1．饮用水　应符合中华人民共和国国家标准《生活饮用水卫生标准》（GB 5749—2022）。

2．纯化水　纯化水质量必须符合《中国药典》2020年版二部所收载的标准。应为无色的澄明液体；无臭。酸碱度、硝酸盐、亚硝酸盐、氨、电导率、总有机碳、易氧化物、不挥发物与重金属及微生物限度检查均符合规定。

在制水工艺中，通常采用在线检测纯化水的电阻率值的大小来反映水中各种离子的浓度。制药行业的纯化水的电阻率通常应≥0.5MΩ·cm（25℃），对于注射剂、滴眼液容器冲洗用的纯化水的电阻率应≥1MΩ·cm（25℃）。

3．注射用水　注射用水质量必须符合《中国药典》2020年版二部所收载的"注射用水"项下的规定，应为无色、无味、无臭的澄明液体，除硝酸盐与亚硝酸盐、电导率、总有机碳、不挥发物与重金属按"纯化水"项下检查应符合规定外，还规定pH值应为5.0～7.0、细菌内毒素小于0.25EU/ml、氨含量不超过0.000 02%。

4．灭菌注射用水　应符合《中国药典》2020年版二部所收载的"灭菌注射用水"项下的规定。应无菌、无热原，不含任何添加剂，除硝酸盐与亚硝酸盐、氨、电导率、不挥发物、重金属与细菌内毒素按"注射用水"项下的方法检查应符合规定外，还规定氯化物、硫酸盐与钙盐、二氧化碳、易氧化物应符合规定。

第二节　制药用水生产技术

一、饮用水生产技术

一般采用自来水公司供应的符合国家饮用标准的水。若当地无符合国家饮用水标准的自来水供给，可采用水质较好的井水、河水为原水，采用沉淀、过滤预处理手段，自行制备符合国家饮用水标准的水。需定期检测饮用水水质，不应因饮用水水质波动影响药品质量。

二、纯化水生产技术

纯化水的制备是以饮用水作为原水，经逐级提纯水质，使之符合生产要求的过程。根据各种纯化方法的特点灵活组合应用。既要受原水性质、用水标准与用水量的制约，又要考虑制水效率、耗能、设备、管理维护和产品的成本。采用离子交换法、电渗析法、反渗透法、超滤法等非热处理制备的纯化水，称去离子水。而采用特殊设计的蒸馏器，用蒸馏法制备的纯化水称蒸馏水。

（一）离子交换法

本法利用的离子交换树脂具有离子交换作用，可以除去绝大部分阴、阳离子，对热原、细菌也有一定的清除作用，是净化水质的基本方法之一。其主要优点是水质化学纯度高，所需设备简单，耗能小，成本低；其缺点是离子交换树脂常需要再生、消耗酸碱量大。

常用的离子交换树脂有阴离子交换树脂和阳离子交换树脂两种，如 717 型苯乙烯强碱性阴离子交换树脂，其极性基团为季铵基团，可用简式 $RN^+(CH_3)_3OH^-$（羟型）或 $RN^+(CH_3)_3Cl^-$（氯型）表示。732 型苯乙烯强酸性阳离子交换树脂，其极性基团为磺酸基，可用简式 $RSO_3^-H^+$（氢型）或 $RSO_3^-Na^+$（钠型）表示。钠型和氯型树脂比较稳定，便于保存，为出厂形式，因此市售产品需用酸碱转化为氢型和羟型后才能使用。

离子交换法制备纯化水的基本原理是：当饮用水通过阳离子交换树脂时，水中的阳离子被树脂吸附，树脂上的阳离子（H^+）被置换到水中。经阳离子交换树脂处理的水再通过阴离子交换树脂时，水中的阴离子被树脂吸附，树脂上的阴离子（OH^-）被置换到水中，并和水中的 H^+ 结合成水，从而除去水中绝大多数阴、阳离子。

离子交换法处理原水的工艺，一般可采用阳床、阴床、混合床的串联组合形式，混合床为阴、阳离子交换树脂以一定比例混合组成。在各种树脂床的组合中，阳床须排在首位，不可颠倒。由于水中含有碱土金属阳离子（Ca^{2+}、Mg^{2+}），如不首先经过阳床而进入阴床，阴床中树脂与水中阴离子进行交换，交换下来的 OH^- 就与碱土金属离子生产沉淀包在阴离子交换树脂外面，污染了阴床，影响交换能力，因此，必须让水先经过阳床再经过阴床。大生产时，为减轻阴离子交换树脂的负担，常在阳床后加脱气塔，除去二氧化碳，即通过阳床 - 脱气塔 - 阴床 - 混合床的联合床系统。离子交换树脂使用一段时间后，需用酸碱再生处理或更换。

若将离子交换法与其他纯化水制备方法（反渗透法等）组合应用时，则离子交换法在整个纯化系统中是非常重要的一部分。离子交换法能有效去除离子，却无法去除大部分的有机物或微生物。而微生物可附着在树脂上，并以树脂作为培养基，使得微生物快速生长并产生热原。因此，需配合其他的纯化方法设计使用。目前生产中，通常通过测定比电阻来控制去离子水电的质量，一般要求比电阻值在 $1 \times 10^6\Omega \cdot cm$ 以上，测定比电阻的仪器常用 DDS-Ⅱ型电导仪。

（二）电渗析法

电渗析技术净化处理原水的基本原理，是依据在电场作用下离子定向迁移及交换膜的选择性透过（图 5-1）。当电渗析器的电极接通直流电源后，原水中的离子在电场作用下发生迁移，阳离子膜显示强烈的负电场，排斥阴离子，而允许阳离子通过，并使阳离子向负极运动；阴离子膜则显示强烈的正电场，排斥阳离子，只允许阴离子通过，并使阴离子向正极运动。在电渗析装置内的两极间，多组交替排列的阳离子膜与阴离子膜，形成了除去离子区间的"淡水室"和浓聚离子区间的"浓水室"，以及在电极两端区域的"极水室"。原水通过电渗析设备就可以合并收集从各"淡水室"流出的纯水。

电渗析净化是一种制备初级纯化水的技术。电渗析法无须酸碱处理，对原水的净化处理较离子交换法经济，特别是当原水中含盐量较高（≥300mg/L）时，离子交换法已不适用，而电渗析法仍然有效。但本法制得的水电阻率较低，一般在 50～100kΩ·cm，因此常与离子交换法联用，可以减轻离子交换树脂的负担，提高净化处理原水的效率。

电渗析法净化处理原水，主要是除去原水中带电荷的某些离子或杂质，对于不带电荷的物质除去能力较差，故原水在用电渗析法净化处理前，必须通过适当方式除去水中含有的不带电荷的物质。

（三）反渗透法

反渗透法是在 20 世纪 60 年代发展起来的新技术，国内目前主要用于原水处理，但若装置合理，也能达到注射用水的质量要求，所以《美国药典》（第 35 版）已收载该法为制备注射用水法定方法之一。

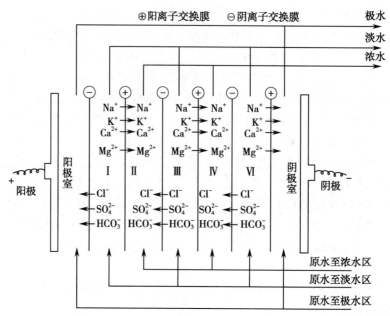

图 5-1　电渗析原理示意图

　　当两种不同浓度的溶液（如纯水和盐溶液）用半透膜（半透膜只允许水通过，而不允许溶质通过）隔开时，稀溶液中的水分子通过半透膜向浓溶液一侧自发流动，这种现象叫渗透[图 5-2（a）]。由于稀溶液一侧水分子不断流向浓溶液一侧，因而渗透作用的结果，使浓溶液一侧的液面逐渐升高，水柱静压不断增大，达到一定程度时，液面不再上升，渗透达到动态平衡，这时浓溶液与稀溶液之间的水柱静压差即为渗透压[图 5-2（b）]。若在浓溶液一侧施加一个超过渗透压的力时，浓溶液中的水则通过半透膜向稀溶液一侧渗透，这种现象叫反渗透。反渗透的结果能使水从浓溶液中分离出来[图 5-2（c）]。常用于反渗透法制备注射用水的膜材有醋酸纤维膜（如三醋酸纤维膜）和聚酰胺膜，膜孔大小为 0.5～10nm。

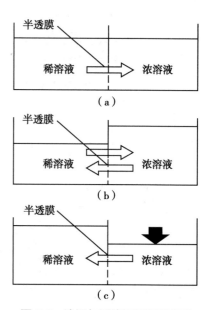

图 5-2　渗透与反渗透原理示意图

　　反渗透法的特点：①除盐、除热原效率高，通过二级反渗透系统可彻底除去无机离子、有机物、细菌、热原、病毒等，完全达到注射用水的要求；②制水过程为常温操作，不会腐蚀设备，也不会结垢；③制水设备体积小、操作简单，产水量大；④制水设备能源消耗低；⑤对原水质量要求较高。

　　一般情况下，一级反渗透装置能除去一价离子 90%～95%、二价离子 98%～99%，同时能除去微生物和病毒，但除去氯离子的能力达不到《中国药典》2020 年版的要求。二级反渗透装置能较彻底地除去氯离子。有机物的排除率与其相对分子质量有关，相对分子质量 >300 的化合物几乎全部除尽，故可除去热原。反渗透法除去有机物微粒、胶体物质和微生物的原理，一般认为是机械的过筛作用。

三、注射用水生产技术

　　《中国药典》2020 年版规定，注射用水是用纯化水经蒸馏法制备而得，将纯化水经蒸馏水器蒸馏制备即得到注射用水。蒸馏法可以除去水中所有不挥发性微粒(包括悬浮物、胶体、细菌、病毒、热原等杂质),可溶性小分子无机盐、有机盐,可溶性高分子材料等,是最经典、最可靠的制备注射用水的方法。

为了提高注射用水的质量,实际生产中往往将多种方法组合用于生产注射用水。常用的组合方式如下:自来水→砂滤器→活性炭过滤器→细过滤器→电渗析装置或反渗透装置→阳离子树脂床→脱气塔→阴离子树脂床→混合树脂床→多效蒸馏水机或气压式蒸馏水机→注射用水。

蒸馏水器的形式很多,但基本结构相似,一般由蒸发锅、隔膜装置和冷凝器组成。目前生产中常用的设备主要为多效蒸馏水机和气压式蒸馏水机。

1. 多效蒸馏水机 多效蒸馏水机是近年来发展起来用于制备注射用水的主要设备,多效蒸馏水机的最大特点是节能效果显著,热效率高,能耗仅为单蒸馏流水机的1/3,并且出水快、纯度高、水质稳定,配有自动控制系统,成为目前制药企业制备注射用水的重要设备。多效蒸馏水机通常有三效、四效、五效。

五效蒸馏水机(图5-3)由5只圆柱形蒸馏塔和冷凝器及一些控制元件组成,在前四级塔内装有盘管,并互相串联起来。蒸馏时,进料水(一般是去离子水)先进入冷凝器,由塔5进来的蒸汽预热,然后依次进入4级塔、3级塔、2级塔、1级塔,此时进料水温度达到130℃或更高,在1级塔内,进料水在加热时再次受到高压蒸汽加热,一方面蒸汽本身被冷凝为回笼水,一方面进料水迅速被蒸发,蒸发的蒸汽进入2级塔加热室成为供2级塔热源,并在底部冷凝为蒸馏水,都汇集于蒸馏水收集器,废气则从废气排出管排出。

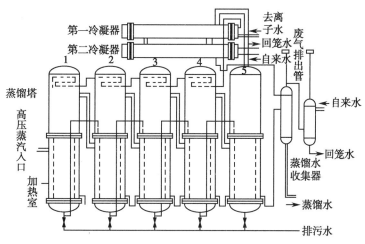

图5-3 列管式多效蒸馏水机结构示意图

多效蒸馏水机的性能取决于加热蒸汽的压力和级数,压力愈大则产量愈大,效数愈多则热能利用效率愈高。从多方面因素如出水质量、能源消耗、占地面积、维修能力等考虑,选用四效以上的蒸馏水机较为合理。

2. 气压式蒸馏水机 气压式蒸馏水机是国外20世纪60年代发展起来的产品。该机器是以输入部分外界能量(机械能、电能)而将低温热能转化为高温热能的原理来生产蒸馏水,主要由自动进水器、热交换器、加热室、蒸发室、冷凝器及蒸汽压缩机等组成,目前国内已有生产。

气压式蒸馏水机具有多效蒸馏水机的优点,利用离心泵将蒸汽加压,提高了蒸汽利用率,而且不需要冷却水,但使用过程中电能消耗过大。故本法适于供应蒸汽压力较低,工业用水比较短缺的厂家使用,虽然一次投资较多,但蒸馏水生产成本较低,经济效益较好。

为保证注射用水的质量,注射用水贮罐、输送管道及输送泵应定期清洗、消毒灭菌,并对清洗、灭菌效果进行验证。注射用水储存要求有:①储罐的通气口应当安装不脱落纤维的疏水性除菌滤器;②注射用水的制备、储存和分配应该能防止微生物的滋生和污染;③注射用水可以采用80℃以上保温、70℃以上保温循环或在4℃以下的状态存放,贮存周期不宜超过12小时。

四、灭菌注射用水生产技术

灭菌注射用水为注射用水依照注射剂生产工艺制备所得的水。生产技术参照注射剂的生产制备。

（陈玲玲）

扫一扫,测一测

? **复习思考题**

1. 制药用水可以分为哪几类? 分别有哪些用途?
2. 如何将多种方法组合用于注射用水的制备?

第六章　中药制粉技术

PPT 课件

学习目标

1. 掌握粉碎、筛析、混合的含义与目的。
2. 熟悉粉碎、筛析、混合的基本操作过程及单元操作要点。
3. 了解粉碎、筛析、混合操作中容易出现的问题及解决方法。

知识导览

第一节　粉体学基础知识

一、粉体学的概念

粉体是指固体细微粒子的集合体。粒子是粉体运动的最小单位，包括粉末（粒径＜100μm）和颗粒（粒径＞100μm）。研究粉体及其构成集合体的细微粒子相关理化性质和应用的科学称为粉体学。

由于粉体粒子细小，单位容积（或重量）物质表面积急剧增加，其一系列性质均发生变化，从而影响药物生产中的粉碎、过筛、混合、结晶、沉降、过滤、干燥等工艺过程及各种剂型（如散剂、颗粒剂、片剂、混悬剂、软膏剂等）的成形与生产。此外，粉体的基本特性直接影响药物的稳定性、释放与疗效。

二、粉体的特性

粉体的理化特性很多，与药剂相关的有：大小与形态、比表面积、密度和孔隙率、流动性、润湿性等，其为制剂的处方设计、制备工艺、质量控制、包装等提供了重要的理论依据和技术方法。

（一）粉体大小与形态

粉体粒子的形状大部分不规则，粒径、形态的表示与测定分别有不同的方法。

1. 粒径的表示方法

（1）几何学粒径：是指用显微镜看到的实际长度的粒子径，包括长径、短径、定方向径和外接圆径（图6-1）。

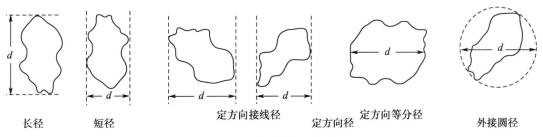

长径　　　短径　　　　定方向接线径　　定方向径　　定方向等分径　　　　外接圆径

图6-1　几何学粒径表示法

（2）有效粒径：用沉降法求得的粒子径，即以粒子具有球形粒子的同样沉降速度来求出，又称斯托克斯直径（Stokes 径）或沉降粒径。

（3）比表面积粒径：用吸附法和透过法求得的粉体单位表面积的比表面积，这种比表面积法是假定所有粒子都为球形求出的粒子径。

2. 粒径的测定方法

（1）筛选法：是采用不同大小筛孔的筛将粉体按粒度大小加以分开，从而计算出不同粒度分布的情况。粒度范围为上下筛的筛孔内径，粒径为上下筛的筛孔内径平均值。该方法是测定比较大的粒子（40μm 以上）最常用的方法。

（2）显微镜法：是采用显微镜直接测定粒径的方法。光学显微镜可测 0.5～500μm 的粒径，还可看见粒子的形状。

（3）沉降法：通过粒子在液体中沉降的速度测得的粒径。本法根据 Stokes 公式计算，适用于 100μm 以下粒径的测定，一般采用吸管法和天平法。

（4）小孔通过法（库尔特计数法）：是将粒子分散在溶液中，其通过一两侧有电极的窄孔，引起光强度或导电发生改变，由仪器直接显示粒径和计数的方法。本法可以用于测定混悬液、乳液、脂质体、粉末药物等的粒径分布（图 6-2）。

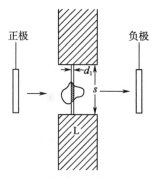

图 6-2　小孔通过法

（5）激光衍射法：利用颗粒对激光的散射特性作等效对比，所测得的等效粒径为等效散射粒径，即用与实际被测颗粒具有相同散射效果的球形颗粒的直径来代表这个实际颗粒的大小。当被测颗粒为球形时，其等效粒径就是它的实际直径。一般认为激光衍射法所测得的直径为等效体积径。激光粒度分析仪是根据光的散射原理测量粉体颗粒大小的，是一种比较通用的粒度仪，具有测量速度快、动态范围大、操作简便、重复性好等优点，测量范围为 2～20nm，现已成为全世界最流行的粒度测试仪器。

3. 粒子形态　粉体粒子形态极为复杂，且表面粗糙，难以表述。一般通过显微镜观察粉体形态并测定粒子 3 个轴的长，即长（l）、宽（b）、高（h），并用三者关系定量地表示其形态，如扁平度（b/l），延伸度（l/b）。

（二）粉体的比表面积

比表面积是指单位重量的粉体所具有的总表面积。无孔实心球形微粒的比表面积可通过粉粒半径求得，而多孔粉粒的比表面积则需用较复杂的吸附法或透过法测定。比表面积大的粉粒通常表面粗糙且内部多孔隙。粉体的比表面积大小能够反映出药物的特性，如吸附能力、表面粗糙情况与空隙的多少等，因此测定粉体的比表面积是有意义的。

（三）粉体的密度和孔隙率

1. 粉体的密度　密度是指物质单位容积的质量。由于粉粒有很多孔隙，相同质量的粉体若其容积测定方式不同，就会得到不同的密度。

（1）真密度：粉体的质量除以粉粒自身占有的容积即为真密度。计算容积时要减除粉粒自身的孔隙及粉粒间的空隙，为该物质的真实密度，一般用气体置换法求得。

（2）粒密度：粉体的质量除以粉粒本身和其内部孔隙占有的容积即为粒密度。计算容积时要减除粉粒间的空隙，通常用液体置换法求得。

（3）堆密度（松密度）：单位容积粉体的质量即为堆密度。计算容积时要包括粉粒自身、粉粒自身孔隙及粉粒间空隙在内的总容积，通常用量筒法量得。

某些药物有"轻质"和"重质"之分，如氧化镁、碳酸镁等，是指其堆密度不同。"轻质"是指堆密度小，即堆容积大、较蓬松；"重质"与之相反。"轻质""重质"之分是由于堆容积不同造成的，仅与堆密度有关而与真密度无关。

2.孔隙率　系指粉粒内孔隙与粉粒间空隙所占容积与粉体总容积之比。同种物质其孔隙率大者即表示疏松多孔，堆密度小，为"轻质"粉末。

（四）粉体的流动性

粉体的流动性与粉粒间存在的相互作用力、粉粒大小、形态、粒度分布、表面摩擦力、含水量、带电等因素有关。粉体的流动性对颗粒剂、胶囊剂、片剂等制剂的重量差异和质量等的影响较大，是保证产品质量的重要环节。粉体的流动性一般以休止角或流速来表示。

1.休止角　粉体自然流动，静止时形成的斜面与水平面的夹角称休止角。休止角的测定通常采用固定漏斗法、固定圆锥槽法、倾斜箱法和转动圆锥体法（图 6-3）。测定时，可将粉体置于漏斗中，使流下并堆成圆锥形，设锥体高为 H，底部的半径为 R，则 $\tan\alpha = H/R$，α 为休止角。

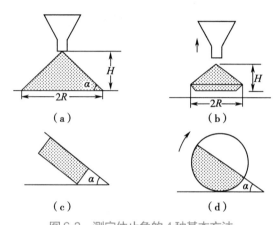

图6-3　测定休止角的4种基本方法

（a）固定漏斗法；（b）固定圆锥槽法；（c）倾斜箱法；（d）转动圆锥体法。

休止角小的粉体流动性好（图 6-4）。一般认为，$\alpha \le 30°$ 时，流动性很好；$\alpha \le 45°$ 时，粉末具有疏松感，可满足生产流动性需要。

2.流速　单位时间粉体经一定孔径的孔或管中流出的粉量称流速（图 6-5）。流速大，则粉体流动性好。流速既是粉体粒度，又是其均匀度的函数。反复测定流速，其标准误差愈小，则其填充的重量差异愈小。

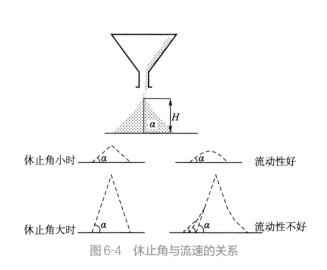

图6-4　休止角与流速的关系

图6-5　粉体流出速度的测定

（五）粉体的润湿性

系指液滴在固体表面的黏附现象。常用接触角（θ）来评价粉体的润湿性，即液滴在固液接触边缘的切线与固体平面间的夹角。接触角小，粉体润湿性好；接触角 $\theta < 90°$ 则易润湿，$\theta > 90°$ 则不易润湿。

粉体的润湿性在制剂生产中有着十分重要的意义，如湿法制粒、片剂包衣、混悬液制备等都要求原辅料具有良好的润湿性。其对颗粒剂、胶囊剂、片剂等固体制剂的崩解与药物溶出均具有重要意义。

三、粉体学在药剂中的应用

粉体所具有的性质对制剂的制备、释放、溶出和稳定性等均有显著影响，如固体剂型散剂、片剂中的混合、分剂量、填充、压片等操作工艺；液体剂型混悬液中细粉的稳定性；对外用膏剂、栓剂等的制备及药物的释放、溶出也有影响。

1. 对混合的影响　粉体的堆密度、大小、形态、比表面积等相差较大，可使混合发生困难或使已混匀的粉体因振动分层，影响混合的均匀性。

2. 对分剂量、充填的影响　粉体的比表面积、堆密度、流动性对分剂量、充填的准确性有重要影响。采用适当的措施减小粉体的比表面积、增加粉体的堆密度和流动性可增加填充量、减少制剂重（装）量差异。

3. 对可压性的影响　粉体的形态、孔隙率、粒度大小、比表面积、堆密度对片剂等剂型的可压性有显著影响。表面凹凸不平的粉粒（或晶体），可相互嵌合，易压制成形。而孔隙率高、堆密度小的粉体，压制时孔隙中空气不易完全逸出，是产生松片和裂片的主要原因。微粉化的药料所压制的片剂表面光滑。

4. 对片剂、丸剂崩解的影响　原料的孔隙率及润湿性对片剂、丸剂的崩解有直接影响。全浸膏片无药材粉末，孔隙率较小，一般需加崩解剂以促进崩解。

5. 对药物疗效的影响　药物的溶解度和溶出速度是多数药物吸收和发挥作用的限速过程，尤其是难溶性药物。通过粉体化处理，可以使难溶性的药物粒径减小、比表面积增大，进而提高溶解性能，促进难溶性药物的吸收，有利于药效的发挥。

6. 对混悬型液体药剂的影响

（1）对口服混悬剂的影响：减小药物的粒径可增加口服混悬剂的稳定性，避免或减少沉降、分层等。根据 Stokes 公式，微粒粒径减小 1/2，微粒沉降的速度则降至 1/4。

（2）对混悬型注射剂的影响：混悬型注射剂要求有适宜的粒径，注射用混悬型注射剂的粒径 $\leqslant 15\mu m$，且含有 $15\sim20\mu m$ 的颗粒不超过 10%；静脉注射用混悬型注射剂的粒径 $2\mu m$ 以下 $\geqslant99\%$，且粒径均匀，有良好的分散性。

（3）对混悬型滴眼剂的影响：混悬型滴眼剂要求不得有超过 $50\mu m$ 的颗粒，而且含有 $15\mu m$ 以下的颗粒不得少于 90%，并且颗粒不得结块，易摇匀。

第二节　粉　　碎

一、粉碎的目的

粉碎是指借助机械力将大块固体物质碎成规定细度的操作过程，也可以是借助其他方法将固体药物碎成一定粒度的粉体的操作。

药物粉碎的目的：①增加药物的表面积，促进药物的溶解与吸收，提高药物的生物利用度；②便于调剂和服用；③加速中药中有效成分的浸出或溶出；④为制备多种剂型奠定基础，如混悬液、散剂、片剂、丸剂、胶囊剂等；⑤有利于药物的干燥与贮存。

二、粉碎度与粉碎细度

通常把粉碎前物料平均直径（Φ）与粉碎后物料平均直径（Φ_1）的比值称为粉碎度（n）；粉碎细度又叫"细度"，是指固体粉碎的粗细程度。粉碎度与粉碎后的药物粉末平均直径成反比，即粉碎度越大，粉末越细。粉碎度的大小取决于药物本身的性质、制备的剂型及临床上的使用要求。如内服散剂中不溶或难溶性药物用于治疗胃溃疡时，必须将药物制成细粉以利于分散，充分发挥药物的保护和治疗作用；而易溶于胃肠液的药物则不必粉碎成细粉；浸出中药饮片时，过细的粉末易于形成糊状物而达不到浸出目的；用于眼黏膜的局部用散剂需要极细粉以减轻刺激性。所以，固体药物的粉碎应随需要而选用适当的粉碎度。

三、粉碎的基本原理

固体药物的粉碎过程，一般是利用外加机械力，部分破坏物质分子间的内聚力，使药物的块粒减小，表面积增大，即将机械能转变成表面能的过程。

各种粉碎机械作用于被粉碎物质的外力有下列几种类型：截切、挤压、研磨、撞击、劈裂、撕裂和锉削等。根据药物性质、粉碎程度不同选用不同类型作用外力的粉碎机械，才能得到预期的粉碎效果。

药物的性质是影响粉碎效率和决定粉碎方法的主要因素，极性的晶形物质如生石膏、硼砂均具有相当的脆性，较易粉碎，常选用挤压、研磨作用力为主，粉碎时一般沿晶体结合面碎裂成小晶体。非极性晶体物质如樟脑、冰片等缺乏相当的脆性，当施加一定的机械力时，易产生变形而阻碍了它们的粉碎，在此情况下，通常可加入少量挥发性液体，当液体渗入固体分子间的裂隙时，由于能降低其分子间的内聚力，使晶体易从裂隙处分开。非晶形药物如树脂、树胶等具有一定的弹性，粉碎时一部分机械能用于引起弹性变形，最后变为热能，因此降低粉碎效率，一般采取降低温度来增加非晶形药物的脆性，使粉碎得以顺利进行。植物药材性质复杂，且含有一定量水分（一般为9%～16%），具有韧性，粉碎困难。其所含水分越少，则药材越脆，越有利于粉碎，因此应在粉碎前根据其特性进行适当干燥。以薄壁组织为主的药材，如花、叶与部分根茎易于粉碎。质地坚实的木质及角质结构的药材则不易粉碎。含黏性或油性较大的药材以及动物的筋骨、甲壳等都需适当处理后才能粉碎。

药物经粉碎后表面积增加，引起表面能增加，从而导致不稳定，已粉碎的粉末有重新结聚的倾向。当不同药物混合粉碎时，一种药物适度地掺入另一种药物中间，使分子内聚力减小，粉末表面能降低而减少粉末的再结聚。黏性、油性与粉性药物混合粉碎，也能缓解其黏性和油性，有利于粉碎。因此，中药厂对于粗料药的粉碎，多用部分药料混合后再粉碎。

对于不溶于水的药物如朱砂、珍珠等可采用大量的水，使水分子渗入朱砂、珍珠内部降低分子内聚力，有利于粉碎，同时利用颗粒的重量不同，细粒悬浮于水中，而粗粒易于下沉，分离，得以继续粉碎。

粉碎过程中，为使机械能尽可能有效地用于粉碎过程，应将已达到要求细度的粉末随时分离移去，使粗粒有充分机会接受机械能，这种粉碎法称自由粉碎。反之，若细粉始终保持在粉碎系统中，不但能在粗粒中间起缓冲作用，而且消耗大量机械能（称缓冲粉碎），也产生了大量不需要的细粉末。故在粉碎操作中必须随时分离已达到细度的细粉末。如在粉碎机上装置筛子或利用空气将细粉吹出等，都是为了使自由粉碎得以顺利进行。

四、粉碎原则

在中药粉碎过程中，应遵循以下原则：①根据应用目的和药物剂型控制适当的粉碎程度；②粉碎过程中应注意及时过筛，以免部分药物过度粉碎，而且也可提高效率；③粉碎后应保持药物的组成和药理作用不变；④中药必须全部粉碎应用，较难粉碎的部分（叶脉、纤维等）不应随意丢弃。

五、粉碎方法

在制剂生产中应根据被粉碎物料的性质、产品粒度的要求、物料的多少等，结合生产条件而采用不同的粉碎方法。

（一）干法粉碎

系指将药物适当干燥处理（一般温度不超过80℃），使药物中的水分降低到一定限度（一般应少于5%）再粉碎的方法。由于含有一定量水分的中药材具有韧性，难以粉碎，因此在粉碎前应依其特性加以适当干燥，容易吸潮的药物应避免在空气中吸潮，容易风化的药物应避免在干燥空气中失水。除特殊中药外，一般药物均采用干法粉碎。

1. 单独粉碎　系将一味药物单独进行粉碎。须单独粉碎的药物有：

（1）贵重中药：如牛黄、羚羊角、西洋参、麝香等，主要目的是避免损失。

（2）毒性或刺激性强的中药：如红粉、轻粉、蟾酥、斑蝥等，主要目的是避免损失，便于劳动保护和避免对其他药品的污染。

（3）氧化或还原性强的中药：如雄黄、火硝、硫黄等，主要目的是避免混合粉碎发生爆炸。

（4）质地坚硬的中药：如磁石、赭石等，不便与其他药物混合粉碎。

2. 混合粉碎　系将处方中性质和硬度相似的药物混合在一起粉碎的操作方法。该方法既可避免一些黏性药物单独粉碎的困难，又可使粉碎与混合结合进行。复方制剂中多数药材采用此法粉碎。

有些药物经过简单混合难以达到粉碎的效果，须特殊处理后再进行混合粉碎，常用的方法有：

（1）串料法：粉碎时先将处方中其他药材粉碎成粗粉，再将含有大量糖分、树脂、树胶、黏液质的药材陆续掺入，逐步粉碎成所需粒度的粉碎方法。需要进行串料粉碎的中药材有熟地黄、枸杞子、大枣、龙眼肉、山茱萸、黄精、玉竹、天冬、麦冬等。

（2）串油法：粉碎时先将处方中其他药材粉碎为粗粉，再将含有大量油脂性成分的药材陆续掺入，逐步粉碎成所需粒度，或将油脂类药材研成糊状再与其他药物粗粉混合粉碎成所需粒度的粉碎方法。需要进行串油粉碎的中药材主要是种子类药物，如桃仁、柏子仁、酸枣仁、紫苏子、核桃仁、火麻仁等。

（3）蒸罐法：粉碎时先将处方中其他中药粉碎成粗粉，再将用适当方法蒸制过的动物类或其他中药陆续掺入，经干燥，再逐步粉碎成所需粒度的粉碎方法。需要进行蒸罐粉碎的中药主要是动物的皮、肉、筋、骨及部分需蒸制的植物药，如乌鸡、鹿胎、制何首乌、酒黄芩、熟地黄、酒黄精、红参等。

（二）湿法粉碎

系指在药料中加入适量水或其他液体进行研磨粉碎的方法。通常选用液体以药料遇湿不膨胀，两者不起变化，不妨碍药效为原则。湿法粉碎的目的是使药料借液相分子渗入颗粒裂隙，减少分子间引力而利于粉碎，同时对于某些刺激性较强或有毒药物，可避免粉尘飞扬。根据粉碎时加入的液体情况分为水飞法和加液研磨法。

1.水飞法　是利用粗细粉末在水中悬浮性不同,将不溶于水的药物反复研磨制备成所需粒度粉末的粉碎方法。操作方法为:将药物粉碎成粗颗粒,放入研钵或球磨机等研磨机械中,加适量水后研磨。研磨过程中粉碎成细粉的药物漂浮在水面上或悬浮在水中,倾出混悬液,余下的粗粉再加水研磨,如此反复,直至全部粉碎为细粉,合并混悬液,放置沉降或过滤即可得到湿粉,干燥,过筛,即得极细粉。水飞法过去是采用手工操作,费时费力,生产效率很低。现在多用球磨机代替,既保证药粉细度,又提高了生产效率,但需持续转动60~80小时才能得到极细粉。中药中的矿物类药、贝壳类药如朱砂、滑石、珍珠、炉甘石等可用水飞法制得极细粉,但可溶性的矿物药如硼砂、芒硝等则不能采用水飞法。

2.加液研磨法　是在要粉碎的药物中加入少量液体后研磨至所需粒度的粉碎方法。粉碎冰片、樟脑、薄荷脑时通常加入少量的乙醇或水,用乳棒(锤)以较轻力研磨使药物被粉碎;粉碎麝香时常加入少量水,俗称"打潮",尤其到剩下麝香渣时,"打潮"研磨更易粉碎,也属"加液研磨法"。传统经验研磨冰片和麝香的原则是"轻研冰片,重研麝香"。

(三)低温粉碎

将物料冷却后或在低温条件下进行粉碎的方法,称为低温粉碎。低温时物料脆性增加,韧性与延伸性降低,易于粉碎,是一种粉碎的新方法。其特点是:①适用于在常温下粉碎困难的物料,软化点低、熔点低及热可塑性物料,如树脂、树胶、干浸膏等;②含水、含油较少但富含糖分,具有一定黏性的药物也能低温粉碎;③可获得更细的粉末;④能保留物料中的香气及挥发性成分。

低温粉碎一般有下列4种方法:①物料先行冷却或在低温条件下,迅速通过高速撞击式粉碎机粉碎,物料在粉碎机内停留的时间短暂;②粉碎机壳通入低温冷却水,在循环冷却下进行粉碎;③将物料与干冰或液化氮气混合后粉碎;④组合应用上述冷却方法进行粉碎。

(四)超微粉碎

超微粉碎技术是20世纪70年代后发展起来的一种物料加工高新技术,也是古老粉碎技术的新应用和新发展。超微粉碎又称超细粉碎,是指将粉粒物料磨碎到粒径为微米级以下的操作。超微粉体又称超细粉体,通常为微米级、亚微米级以及纳米级粉体。粉体粒径为1~100nm的称为纳米粉体;粒径为0.1~1μm的称为亚微米粉体;粒径>1μm的称为微米粉体。

药物超微粉碎后,可以增加药物的吸收率,提高药物生物利用度,同时也为剂型改造创造了条件。

超微粉碎的关键是方法、设备以及粉碎后的粉体分级。对超微粉体不仅要求粉体极细,而且粒径分布要窄。

六、粉　碎　设　备

(一)柴田式粉碎机

在各类粉碎机中柴田式粉碎机的粉碎能力最大,是中药厂普遍应用的粉碎机。本机由机壳、打板和装在动力轴上的甩盘、挡板、风扇等部件组成(图6-6)。粉碎机主要靠6块打板的碰撞作用工作。

柴田式粉碎机构造简单,使用方便,粉碎能力强,广泛适用于黏软性、纤维性及坚硬中药的粉碎,但对油性过多的中药不适用。

(二)万能粉碎机

万能粉碎机是一种应用较广泛的粉碎机,主要由两个带钢齿的圆盘(分别为定子和转子)及环状筛板组成(图6-7)。定子和转子均为带钢齿的圆盘,钢齿在圆盘上相互交错排列。工作时,转子高速旋转,药物在钢齿间受到撞击、研磨和撕裂等作用而被粉碎。

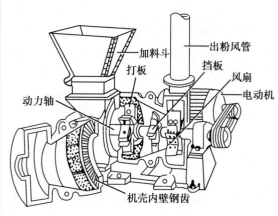

图6-6　柴田式粉碎机示意图

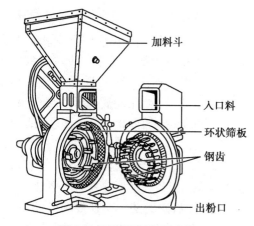

图6-7　万能粉碎机示意图

本机结构简洁、坚固，运转平稳，粉碎物料快速、均匀，效果良好。可用于粉碎各种干燥的非组织性药物，根、茎、皮类等中药，结晶性药物及干浸膏等，但不适于粉碎腐蚀性、剧毒及贵重药物。由于粉碎过程容易产生热量，故也不适于粉碎含大量挥发性成分、黏性强或软化点低且遇热发黏的药物。

（三）球磨机

球磨机主要由圆筒体、端盖、轴承、电动机等组成（图6-8）。圆筒体由不锈钢、生铁或陶瓷制成，内装一定数量和大小的圆形钢球或瓷球，圆筒体的轴固定在轴承上。操作时将药物装入筒体内密盖后，由电动带动旋转，在一定速度下转动，转速应控制在使其中圆球获得一定的高度，然后呈抛物线落下，药物因圆球起落而产生的撞击作用和圆球与筒壁及球与球之间的研磨作用而被粉碎。若转速过快，圆球受离心力的作用以致超过圆球的重力，圆球沿筒壁旋转而不落下，不能粉碎药物；若转速过慢，圆球不能达到一定高度即沿筒壁滚下，此时发生摩擦作用，粉碎效果较差（图6-9）。除转速外，影响球磨机粉碎效果的因素还有圆球的大小、重量、数量、被粉碎药物的性质等。圆球须有足够的重量和硬度，使之能在一定高度落下具有最大的击碎力。圆球的直径一般不应小于65mm，其直径应大于被粉碎物料的4～9倍。由于操作时间圆球不断磨损，部分圆球须常更换。球罐中装填圆球的数目不宜太多，过多则在运转时上升的球与下降的球发生撞击现象。通常球罐中装填圆球的体积仅占球罐全容积的30%～35%。球罐的长度与直径应有一定的比例，球罐过长，仅部分圆球具有作用。实际操作中一般取长度∶直径＝1.64∶1.56较为适宜，被粉碎物料一般不应超过球罐总容量的1/2。

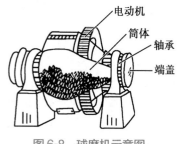

图6-8　球磨机示意图

转速太快　　　　转速适当　　　　转速太慢

图6-9　球磨机在不同转速下圆球转动情况

球磨机是一种常用的细碎设备，其优点是结构简单，运行可靠，无须特别管理且密闭操作，因而操作粉尘少，劳动条件好，并容易达到无菌要求。其不足之处是体积庞大，运行时有强烈的振动和噪声，能耗大，工作效率低。球磨机适用于结晶性或脆性药物、树胶、树脂及非组织性中药的粉碎。由于球磨机可密闭操作，常用于毒剧性、刺激性、强吸湿性、易氧化性或贵重药物的粉碎。

球磨机除广泛应用于干法粉碎外，亦可用于湿法粉碎。如用球磨机水飞制备的炉甘石、朱砂等粉末可达到七号筛的细度，比干法制备的粉末润滑，且可节省人力。

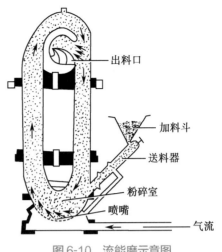

图6-10　流能磨示意图

（四）流能磨

流能磨又称气流式粉碎机，是利用高速弹性流体（空气、蒸气或惰性气体）使药物的颗粒之间以及颗粒与室壁之间碰撞而产生强烈的粉碎作用（图6-10）。粉碎的动力是高速气流形成的碰撞与剪切作用。

采用流能磨粉碎过程中，由于气流在粉碎室中膨胀时的冷却效应，被粉碎物料的温度不升高，因此本法适用于抗生素、酶、低熔点或其他对热敏感的药物的粉碎。而且在粉碎的同时就进行分级，所以可得到5μm以下均匀的粉体。操作时应注意加料速度一致，以免堵塞喷嘴。

第三节　筛　　析

一、筛析的含义及目的

（一）筛析的含义

筛析是固体粉末的分离技术。筛即过筛，系指粉碎后药料粉末通过网孔性的工具，使粗粉与细粉分离的操作；析即离析，系指粉碎后的药料粉末借助空气或液体（水）流动或旋转的力，使粗粉（重）与细粉（轻）分离的操作。

（二）筛析的目的

筛析是制剂生产的主要单元操作之一。筛析的目的主要有：①根据医疗和制剂制备要求，以分离得到细度适宜的物料；②不但能将粉碎好的颗粒或粉末按粒度大小加以分等，而且也能起混合作用，以保证组成的均一性；③及时将符合细度要求的粉末筛出，可以避免过度粉碎和减少能量消耗，提高粉碎效率。

二、药筛的种类及规格

（一）药筛的种类

药筛是指按《中国药典》规定，全国统一用于制剂生产的筛，或称标准药筛。在实际生产中也常使用工业用筛，这类筛的选用应与药筛标准相近，且不影响制剂质量。药筛按照制作的方法和所采用的材料分为冲眼筛、编织筛。

1. 冲眼筛　系在金属板上冲压出圆形或多角形的筛孔，筛孔牢固，孔径不易变动，常用于高速粉碎过筛联动的机械上及丸剂、颗粒剂生产中分档。

2. 编织筛　通常是采用不锈钢丝、尼龙丝、镀锌的铁丝、钢丝等按一定的孔径大小经编织而成的，具有制作容易、规格齐全、应用面广的优点，但编织筛的孔径在使用不当或使用较长时间后容易因筛线的移动而使其大小发生变化，影响过筛的效果。

（二）药筛的规格

《中国药典》2020年版一部所用的药筛，选用国家标准的R40/3系列，共划分了9种筛号，一号筛的孔径最大，以后依次减小，九号筛的孔径最小。具体规定见表6-1。目前制药工业上习惯以目数来表示筛号及粉末的粗细。且以每英寸（2.54cm）长度有多少孔来表示。如100目筛即指每英寸上有100个孔，能通过100目筛的粉末称为100目粉末。目数越大，粉末越细。

表6-1 《中国药典》筛号、筛孔内径、工业筛目对照表

筛号	筛孔内径/μm	筛目（孔/2.54cm）
一号筛	2 000±70	10目
二号筛	850±29	24目
三号筛	355±13	50目
四号筛	250±9.9	65目
五号筛	180±7.6	80目
六号筛	150±6.6	100目
七号筛	125±5.8	120目
八号筛	90±4.6	150目
九号筛	75±4.1	200目

三、粉末的分等

粉碎后的粉末必须经过筛选才能得到粒度比较均匀的粉末，以适应医疗和药剂生产的需要。筛选方法是以适当筛号的药筛筛过。过筛的粉末包括所有能通过该药筛筛孔的全部粉粒。为了控制粉末的均匀度，《中国药典》2020年版四部采用不同规格的九种筛网，将药物粉体分为6级，药物粉体的分级如下：

最粗粉　指能全部通过一号筛，但混有能通过三号筛不超过20%的粉末。

粗粉　指能全部通过二号筛，但混有能通过四号筛不超过40%的粉末。

中粉　指能全部通过四号筛，但混有能通过五号筛不超过60%的粉末。

细粉　指能全部通过五号筛，并含能通过六号筛不少于95%的粉末。

最细粉　指能全部通过六号筛，并含能通过七号筛不少于95%的粉末。

极细粉　指能全部通过八号筛，并含能通过九号筛不少于95%的粉末。

四、筛析的设备

（一）手摇筛

手摇筛又称套筛，筛网常用不锈钢丝、铜丝、尼龙丝等编织而成，边框为圆形或长方形的金属框。通常按筛号大小依次套叠，自上而下筛号依次增大，底层的最细筛套于接收器上。使用时将适宜目数的药筛套于接收器上，加入药粉，盖好上盖，用手摇过筛即可。手摇筛适用于小批量粉末的筛分，用于毒性、刺激性或质轻药粉的筛分，可避免粉尘飞扬。

（二）圆形振动筛粉机

圆形振动筛粉机主要由筛面、电动机、重锤、弹簧等组成（图6-11）。电动机通轴的上下分别设有不平衡重锤，轴上部穿过筛面并与其相连，筛框以弹簧支撑于底座上。工作时，上部重锤使筛面产生水平圆周运动，下部重锤使筛面产生垂直运动，由此形成筛面的三维振动。当物料加至筛网中心部位后，将以一定的曲线轨迹向器壁运动，其中的细颗粒通过筛网由下部出料口排出，而粗颗粒则由上部出料口排出。

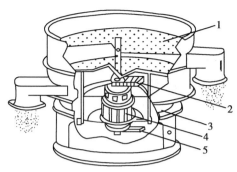

1- 筛面；2- 上部重锤；3- 弹簧；4- 电动机；5- 下部重锤。

图6-11　圆形振动筛粉机示意图

圆形振动筛粉机具有占地面积小、重量轻、维修费用低、分离效率高、可连续操作、生产能力大等优点，适合于无黏性的植物药、化学药、毒性药、刺激性药及易风化或易潮解的药物粉末过筛。

（三）悬挂式偏重筛粉机

悬挂式偏重筛粉机主要由电动机、偏重轮、筛网和接收器组成（图6-12）。筛粉机悬挂于弓形铁架上，工作时，电动机带动主轴和偏重轮高速旋转，由于偏重轮两侧重量的不平衡而产生振动，从而使物料中的细粉快速通过筛网而落于接收器内，粗粉则留在筛网上。

悬挂式偏重筛粉机可密闭操作，因而可有效防止粉尘飞扬。采用不同规格的筛网可适应不同的筛分要求。此外，悬挂式偏重筛粉机还具有结构简单、体积小、造价低、效率高等优点，适用于矿物药、化学药品或无显著黏性的中药粉末的过筛。

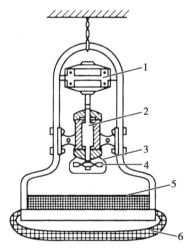

1- 电动机；2- 主轴；3- 保护罩；4- 偏重轮；5- 筛网；6- 接收器。

图6-12　悬挂式偏重筛粉机示意图

（四）电磁簸动筛粉机

电磁簸动筛粉机主要由接触器、电磁铁、衔铁、筛网和弹簧等部件或元件组成（图6-13）。

在筛框的一边装有弹簧，另一边装有衔铁，当弹簧将筛拉紧时，接触器相互接触使电路接通，此时电磁铁产生磁性并吸引衔铁，使筛向磁铁方向移动。当接触器被拉脱时电路断开，此时电磁铁失去磁性，筛又重新被弹簧拉回。此后，接触器又重新接触而引起第二次的电磁吸引，如此往复，产生簸动作用。

电磁簸动筛粉机的振动频率较高，振幅较小，因此有较强的振荡作用。适用于黏性较强的药物如含油或树脂药粉的筛分，其过筛效率较振动筛高。此外，生产上亦可采用 ZS 振动筛，用于3～350 目各种粉状物料的筛选分级。

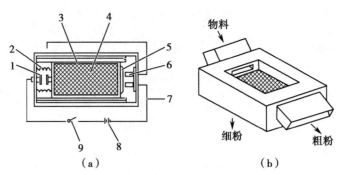

1- 接触器；2- 弹簧；3- 筛框；4- 筛网；5- 衔铁；6- 电磁铁；7- 电路；8- 电源；9- 开关。

图 6-13　电磁簸动筛粉机工作示意图

（a）结构图；（b）筛框。

五、筛析的注意事项及影响因素

（一）过筛注意事项

1. 振动的速度不宜过快也不宜太慢。

2. 粉末应干燥。

3. 粉层厚度要适中。

4. 防止粉尘飞扬。

（二）影响过筛的因素

1. 粉体的性质　它是决定过筛效率的主要因素，只有微粒松散、流动性好才易过筛。粉体黏性大、易结块，会影响过筛效率。含水量较高时可通过干燥解决，含油脂的物料可冷却后过筛，油脂含量多时应脱脂后再过筛。粉粒表面粗糙，摩擦产生静电，易吸附在筛网上堵塞筛孔，应接导线入地解决。

2. 振动与筛网运动速度　粉体在存放过程中，由于表面能趋于降低，易形成粉块，因此过筛时需要不断地振动才能提高效率。振动时微粒有滑动、滚动和跳动，其中跳动属于纵向运动最为有利。粉末在筛网上的运动速度不宜太快，也不宜太慢，否则也影响过筛效率。

3. 载荷　粉体在筛网上的量应适宜，量太多或层太厚不利于接触界面的更新，粉粒间距不能拉开，易结块；量太小或层太薄，不利于充分发挥过筛效率。故载荷应适宜。

4. 过筛的设备　设备的类型及构造、筛孔形状也影响过筛效率，应合理选用并注意防止粉尘飞扬，工作场所通风良好。

第四节　混　合

一、混合的含义及目的

混合是指将两种或两种以上固体粉末相互均匀分散的过程或操作。

混合的目的是使药物各组分在制剂中的含量均匀一致，以保证药物剂量准确，临床用药安全。混合以细微粉体为主要对象，混匀时需要外加机械作用才能进行。固体粒子形状、粒径、密度等各不相同，各成分间在混合的同时伴随着分离现象，给混合操作带来一定难度。在丸剂、片剂、颗粒剂、散剂、胶囊等制剂的工艺中，固体粉粒之间的混合是重要而又基本的工序之一，混合结果直接关系到制剂外观及内在质量。合理的混合操作是保证制剂产品质量的重要措施之一。

二、混合的影响因素

1. 组分药物比例量　组分药物比例量悬殊时不易混合均匀,这种情况可采用等量递加法混合。其方法是:取量小的组分与等量的量大组分同置混合器械中混匀,再加入与此混合物等量的量大组分稀释均匀,如此倍量增加至加完全部量大的组分为止,混匀、过筛。

2. 组分药物的密度　组分药物密度悬殊时较难混匀。一般将密度小(质轻)者先放入混合容器中,再放入密度大(质重)者,选择适宜的混合时间,并且应注意混合操作中的检测。

3. 组分药物的色泽　组分药物的色泽悬殊时,易影响混合的均匀性,这种情况可采用打底套色法来解决。其操作方法是:将量少、色深的组分先放入混合器械中作为基础,即"打底",然后将量多、色浅的组分逐渐分次加入混合器械中进行混合,即"套色"。

4. 组分药物的粉体性质　组分药物粒子的形态、粒度分布、含水量、黏附性等均会影响混合的均匀性。若组分药物粒度分布悬殊,一般将粒径大者放入混合容器中,再放入粒径小者;若处方中有液体组分,可用处方中其他组分吸收该液体,常用吸收剂有碳酸钙、蔗糖、葡萄糖等;因混合摩擦而带电的粉末常阻碍均匀混合,通常可加少量表面活性剂克服,或用润滑剂作抗静电剂。

三、混合的方法

1. 搅拌混合　少量药物制备时,可以反复搅拌使之混合。药物量大时用该法不易混匀,生产中常用搅拌混合机,经过一定时间混合,可使之均匀。

2. 研磨混合　系将各组分药粉置乳钵中共同研磨的混合操作。此法适用于小量尤其是结晶性药物的混合,不适于具吸湿性和爆炸性成分的混合。

3. 过筛混合　系将各组分药粉先初步混合在一起,再通过过筛的方法使之混匀,对于密度悬殊的组分来说,由于较细、较重的粉末先通过筛网,故在过筛后仍须加以适当的搅拌混合方能混匀。

四、混合的设备

(一)槽形混合机

槽形混合机主要由混合槽、搅拌桨、机架和驱动装置等组成(图 6-14)。通过机械转动,使 S 形搅拌桨旋转,推动物料往复翻动,均匀混合。

槽形混合机搅拌效率较低,混合时间较长,但操作简便,易于维修,目前仍得到广泛应用。除适用于各种药粉的混合外,还可用于颗粒剂、片剂、丸剂等制软材工序。

(二)混合筒

混合筒是由一定几何形状(如 V 形、立方形、圆柱形、双锥形等)的筒构成,一般装在水平轴上并有支架,由传动装置带动绕轴旋转(图 6-15)。其中以 V 形混合筒混合效率较高,因其在旋转时,装在筒内的物料随着混合筒转动,V 形结构可使物料反复分离、合一,用较短时间可混合均匀(图 6-16)。适用于密度相近的干燥粉末或颗粒的混合。

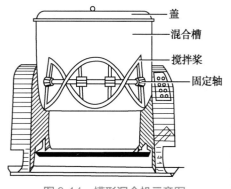

图 6-14　槽形混合机示意图

盖
混合槽
搅拌桨
固定轴

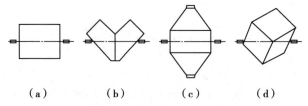

图6-15 各种形式混合筒示意图

(a)圆柱形;(b)V形;(c)双锥形;(d)立方形。

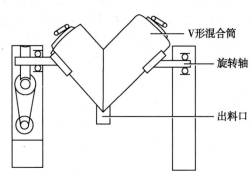

图6-16 V形混合筒示意图

（三）双螺旋锥形混合机

双螺旋锥形混合机主要由锥形筒体、螺旋轴和转臂等组成（图6-17）。混合时，双螺旋的快速自转将物料向上提升，形成两股对称的沿臂上升的螺旋柱状物料流，同时转臂带动螺旋慢速公转，使螺柱体外的物料不同程度地进入螺柱，以使锥体内的物料不断地混掺错位，被提升到上部的两股物料流再向中凹穴汇合，形成一股向下的物料流，形成对流循环的三重混合效果，使物料能在短时间内达到混合均匀的目的。

双螺旋锥形混合机可密闭操作，并且具有混合效率高，维修、清洁方便等优点。适用于干燥、润湿、黏性物料的混合。

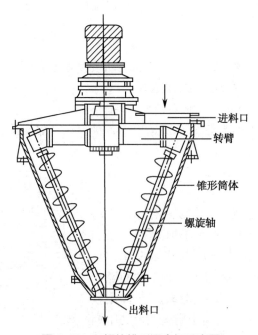

图6-17 双螺旋锥形混合机示意图

（四）三维运动混合机

三维运动混合机主要由混合筒、传动系统、控制系统、多向运行机构和基座等组成。混合容器为两端呈锥形的圆筒，在混合时，混合筒在三维空间多方向运动，周而复始地平移、转动和翻滚，使筒中物料交叉流动与扩散，混合无死角，混合均匀度高。

三维运动混合机具有装料系数大、混合均匀度高、混合速度快等优点。适用于干燥粉末或颗粒的混合。

实训三　中药饮片的粉碎、过筛与混合

（一）实训目的

1. 建立中药制粉的生产情景。

2. 将六味地黄丸处方饮片粉碎成细粉。

3. 学会使用粉碎设备，掌握干法粉碎的操作步骤及操作要点。

4. 学会使用筛析、混合设备，掌握筛析、混合操作步骤及操作要点。

（二）实训任务

将六味地黄丸处方饮片：熟地黄、山茱萸（制）、牡丹皮、山药、茯苓、泽泻六味药粉碎成细粉。

（三）操作步骤

1. 生产前准备

（1）接受生产任务。

（2）领料：领取生产的物料，办理物料交接手续，并签字记录。

（3）注意严格执行各项目《岗位标准操作规程》《仪器使用、维护保养及检修标准操作规程》。

2. 粉碎

（1）核对品名、批号（编号）、数量及质量。

（2）将每件净药材分批倒在工作台上，混合均匀后，再进行粉碎。

（3）开动机器，运转正常后将药材均匀送入粉碎机中进行粉碎。

（4）粉碎细度要求：按工艺规程要求执行。

（5）粉碎后的药粉装入洁净容器、称量、密闭，贴上物料签，入净药材库。

（6）物料平衡率计算。

（7）及时填写生产记录，批生产记录整理交车间工艺员。

3. 过筛

（1）操作人员按批生产指令到中间站领取物料，认真核对品名、批号（编号）、数量及质量。

（2）开机空转试机应无异常响声，方可加料，加料前要套扎好装料绸布袋，加料要均匀，如有异常声响应立即停机检查。

（3）按工艺规程的要求进行过筛。

（4）筛好的药粉装入密闭塑料袋或其他可密封的容器内，贴上物料签，送入暂存间，待灭菌用。

（5）物料平衡率计算。

（6）及时填写生产记录，批生产记录整理交车间工艺员。

4. 混合

（1）操作人员按批生产指令到中间站领取物料，认真核对品名、批号（编号）、数量及质量。

（2）将物料倒入混合机中，混合均匀。

（3）将混合好的药粉装在衬有洁净塑料袋的周转桶内密封，口扎紧，桶盖盖严，贴上物料签，送入中间站。

（4）物料平衡率计算。

（5）及时填写生产记录，批生产记录整理交车间工艺员。

（四）实训报告

认真书写实训报告，内容包括项目名称、起止时间、目的、设施、设备、器具、材料、操作步骤、结果、操作过程出现的问题及解决方案等。

（陈玲玲）

扫一扫，测一测

? 复习思考题

1. 粉碎的含义、基本原理和原则是什么？

2. 常用的粉碎方法有哪些？

3. 水飞法与加液研磨法有何不同？

4. 筛析的目的是什么？操作中的注意事项有哪些？

5. 影响混合的因素和常用的混合方法有哪些？

第七章 浸提技术

PPT课件

知识导览

第一节 浸提技术认知

一、中药成分与疗效

中药材的来源以天然的植物、动物和矿物为主,并包括部分人工合成品[如冰片(合成龙脑)、红升丹]和生物合成品(如微生物细胞工厂生产的青蒿素)。本章所述主要是植物性药材,其所含的化学成分十分复杂。为了制备制剂的需要,通常按照药理作用和组成性质将它们分为药效物质与杂质。其中药效物质包括有效成分和辅助成分,杂质包括无效成分和组织成分。

(一)有效成分

有效成分是指中药中起主要药效的物质,如生物碱、苷类、挥发油、有机酸等。在一种中药中有效成分可能是一个,也可能是数个,而一种有效成分又有多方面的药理作用,其作用机制十分复杂。有效成分通常是指单体化合物。如果经过纯度检查得到一个混合物,其在药理和临床上能够代表或部分代表原药材的疗效,则应称为有效部位。如浸提药剂中的总生物碱、总黄酮、总苷、总挥发油等均属于有效部位。有效部位是指从单一植物、动物、矿物等物质中提取的一类或数类成分组成,一般应占总提取物的 50% 以上。有效部位不仅提取工艺简单,而且有利于发挥药材的综合疗效,符合中医用药特点。

(二)辅助成分

辅助成分是指本身没有特殊疗效,但能增强或缓和有效成分的作用,或有利于有效成分的浸提,或能增强制剂稳定性的物质。如洋地黄中的皂苷可帮助洋地黄毒苷溶解并促进其吸收。大黄中所含的鞣质能缓和大黄的泻下作用,大黄流浸膏比单独服用大黄蒽醌苷泻下作用缓和,副作用小。葛根淀粉可使麻黄碱游离,增加其溶解度。

(三)无效成分

无效成分系指无生物活性,不起药效的物质,有的甚至会影响浸提效能、制剂的稳定性、外观和药效等。例如蛋白质、鞣质、脂肪、树脂、糖类、淀粉、黏液质、果胶等。

(四)组织成分

组织成分系指一些构成药材细胞或其他不溶性物质,如纤维素、栓皮、石细胞等。

随着自然科学的发展,有效成分和无效成分的概念是相对的,应该根据医疗的需要和实际药效酌定。例如,鞣质在收敛固涩药五倍子和没食子中被认为是有效成分,在清热泻下药大黄中被认为是辅助成分,而在多数药材中则是无效成分。多糖通常为无效成分,而猪苓多糖对某些肿瘤有抑制作用,则为有效成分。

还需注意的是,根据中医药理论,采用复方治病是中医药一大特色。因此,绝大多数中药制剂是复方,处方中药的组成少则几味,多则十几味,有的甚至数十味,成分构成极其复杂。中药复方的临床疗效往往体现在复方配伍的综合作用和整体效应上。故在拟订浸提工艺时,应根据临床治疗的需要、处方中各组成药物的性质、拟制备的剂型,并结合生产设备条件、经济技术的合理性等,选择和确定最佳浸提工艺,尽可能浸提出有效成分或有效部位,最低限度地浸提无效甚至有害的组分。在浸提操作时,要严格执行工艺规程,不得随意更改其规定的浸提方法和条件,以免影响制剂质量。

二、中药浸提目的

浸提又称浸出,系指用适宜的溶剂和方法从药材中浸提出有效成分的操作过程,又称提取。用浸提法制得的制剂称浸提制剂或浸出药剂。

中药浸提是中药制剂中最重要、最基本的操作之一。中药浸提有着久远的历史,如至今还在应用的汤剂和酒剂。但大多数传统中药剂型如丸、散、膏、丹等是由中药饮片不经浸提而制成,其服用剂量大、起效慢、生物利用度低、微生物限度易超标等弊端十分突出。为了提高中药疗效,拓宽给药途径,采用适宜手段与技术浸提中药材中的有效成分制备成浸膏或稠膏,以作为制备颗粒剂、片剂、注射剂、气雾剂、滴丸剂、膜剂等现代剂型的原料,既可减少服用剂量,又可满足现代中药的质量要求。通过浸提这一基础操作,以尽可能多地浸提出药材内有效成分,除去其中的无效成分,从而达到提高疗效、促进吸收、减少用量、方便服用等目的,是中药工业与剂型现代化的重要内容之一。

第二节 中药的浸提

一、中药浸提过程

浸提过程是指溶剂进入细胞组织溶解其有效成分后变成浸提液的全部过程。它包括一系列物理或化学过程,其基本特征可分为药材成分被溶解、被胶溶或被分散在溶媒中 3 种情况。中药材的有效成分大多存在于细胞原生质中的液泡内。新鲜药材干燥后,组织内水分蒸发,细胞皱缩,在液泡腔中溶解的活性成分等物质干涸沉积于细胞内,使细胞形成空腔,有利于溶剂向细胞内渗透以及活性成分的扩散。药材粉碎后,细胞受到一定程度的破坏,有利于有效成分被浸提溶剂溶解和浸提,但浸提液中杂质较多。完好细胞内的成分浸提,需经过由药材固相转移至溶剂液相中的传质过程,这个过程通过扩散才能实施。

在中药药剂生产中,需要经过浸提进一步处理的中药材大多数情况下都是植物性药材,所以以下强调的是植物性中药材的浸提过程。

1. 浸润与渗透阶段 当药材粉粒与浸提溶剂接触时,浸提溶剂首先附着在粉粒的表面使之湿润,然后通过毛细管和细胞间隙进入细胞组织中,并渗透进入细胞内。影响浸提溶剂附着于粉粒的表面并使其润湿的因素主要取决于溶液的表面张力和中药含有物的性质。溶液的表面张力越大,粉粒越不容易被润湿。溶剂中加入表面活性剂,表面张力降低,粉粒易被润湿,从而浸提效果得以提高。

药材粉碎后,粉粒的表面是不平滑的。当浸提溶剂与粉粒接触时,粉粒表面附有的空气便形成气膜,阻止浸提溶剂的浸润。一般浸提溶剂的表面张力越大,形成的气膜越不易被破坏,则浸提溶剂越不易附着在粉粒表面。在生产实践中对此的解决办法是强力搅拌和放置,或在浸提溶液中加入适量表面活性剂。

浸提溶剂与粉粒有亲和力才能附着和渗入粉粒内,一般药材组织中的组成物质大部分都带有极性基团,如蛋白质、淀粉、纤维素等。因此,极性溶剂如水、醇等易于附着并渗入药材粉粒内部,而非极性浸提溶剂如石油醚、乙醚、三氯甲烷等,则较难将药材润湿。当用非极性浸提溶剂时,药材应先干燥;当用极性溶剂提取溶剂时,药材应先脱脂。这是因为潮湿的中药不易被非极性溶剂润湿,而含油脂较多的药材不易被极性溶剂润湿。

药材浸润的速度与溶剂性质、药材表面状态、比表面积、药材内部毛细管的大小、浸润时的温度和压力等因素有关。在实践中应结合具体情况,分析上述因素,采取相应措施,加速浸润过程。

2. 解吸、溶解阶段 由于细胞中各种成分间有一定的亲和力,故于溶解前必须克服这种亲和力,才能使各种成分转入溶媒,这种作用称作解吸作用。浸提有效成分时,应选用具有解吸作用的溶媒,如乙醇就有很好的解吸作用。有时也在溶媒中加入适量的酸、碱、甘油或表面活性剂以助解吸,增加有效成分的溶解作用。

浸提溶媒与经解吸后的各种成分接触,使成分转入溶媒中,这是溶解阶段。水能溶解晶质及胶质,故浸提液多含胶体物质。乙醇浸提液含较少的胶质,非极性浸提液则不含胶质。

组织中的溶液使细胞内渗透压升高,促使更多的溶媒渗入其中,并使细胞膨胀或破裂,从而造成浸提的有利条件。

3. 扩散与置换阶段 溶媒在细胞中溶解大量可溶性物质后,细胞内溶液浓度显著增高,使细胞内外产生浓度差和渗透压差。由于浓度差和渗透压的作用,细胞外侧的纯溶剂或稀溶液向细胞内渗透,细胞内高浓度的液体不断地向周围低浓度方向扩散,至内外浓度相等、渗透压平衡时扩散终止,浓度差是渗透或扩散的推动力。

扩散是浸提过程中重要的阶段,扩散的速度决定浸提过程的快慢,而扩散的关键在于保持最大的浓度差。因此,浸提方法的选择和浸提设备的设计都应以创造最大的浓度差为基础。如用浸渍法浸提时,应时常搅拌或将药材悬浸于溶剂中。使用渗漉法时,将提取溶媒从药材上面缓缓向下流动,自底部流出浸液。煎煮法浸提时加强搅拌,及时滤出浓煎液,加入新鲜溶剂。以上做法都是为了创造最大的浓度差,用提取溶媒或稀浸提液随时置换药材粉粒周围的浓浸提液,从而提供最佳条件,以获得最佳的浸提效果。

课堂互动

根据讲述的中药浸提原理分析影响提取的因素有哪些?浸提能进行的关键因素是什么?在浸提过程中先收集得到的浸提液是有效成分多些还是无效成分多些?

二、影响浸提的因素

1. 药材粉碎度 从扩散与置换的过程可以看出,药材粉碎得越细,其表面积就越大,与浸提溶媒的接触面积越大,扩散面积也越大,扩散速度就越快,浸提效果也就越好。但事实证明,粉碎过细并不能提高浸提效率。药材的粉碎程度应视所用溶剂和药材性质而有所区别。如以水为溶剂时,药材易膨胀,浸提时药材可粉碎得粗一些,或者切成薄片和段。以乙醇为溶剂时,因乙醇对药材的膨胀作用小,可粉碎成粗末。药材性质不同,要求的粉碎程度也不同。通常花、叶、全草类等疏松的药材适宜切成段,坚硬的根、茎类药材宜用薄片。药材粉碎得过细不利于浸提,因为：①过细的粉碎使吸附作用增加，扩散速度减慢，造成有效成分的损失；②粉碎得过细，药材中大量细胞破裂，浸提过程变为以溶解为主的过程，浸提的高分子杂质多；③过细的粉末给操作带来困难，使提取液与药材渣分离困难，如用渗漉法浸提时，由于粉粒之间的空隙太小，浸提溶剂流动阻力增大，造成堵塞，使渗漉不完全或停止。

2．浸提溶媒的用量及浸提次数　浸提溶媒的用量应视药材性质、所用溶剂种类和浸提方法而定，一般应大于药材的吸液量并超过有效成分溶解所需要的溶剂量。在溶剂量一定的情况下，多次浸提可提高浸提效率。如水浸提药材时，一般为 2 次，第 1 次用水量为药材量的 8～10 倍，第 2 次为药材量的 5～8 倍。

3．药材浸润　中药材浸提前通常为干品，浸提时应加适量提取溶媒润湿，使药材充分吸收、膨胀后再进行浸提，这样有利于有效成分的浸提。由于有些药材含蛋白质，若未经浸润马上加热会使蛋白质凝固，妨碍溶剂渗入药材内部，影响有效成分的浸提。生产实践中一般先用冷溶剂浸泡 0.5～1 小时后进行加热浸提，但苦杏仁等易酶解的药物除外。

4．浸提温度　温度升高，溶剂黏度降低，植物组织易于软化，促进药材细胞膨胀，增加可溶性成分的溶解和扩散速度，促进有效成分的浸提。此外，温度升高可促进细胞内蛋白质凝固，破坏酶而有利于浸提制品的稳定。一般药材的浸提温度以提取溶媒的沸点或接近沸点为宜。但浸提时，若温度超过 100℃ 则部分鞣质分解。另外，高温所得的浸提液中往往含较多无效成分，放冷后因溶解度降低和胶体变化而出现沉淀或浑浊，影响制剂的质量和稳定性。在浸提过程中应适当控制温度。

5．浸提时间　浸提时间越长，浸提越完全。但扩散达到平衡后，延长浸提时间就不起作用。此外，当扩散达到平衡后，过长时间的浸提会使高分子杂质浸提增加，并易导致已浸提有效成分的水解。如果以水作浸提溶媒还可能发生霉变而失效，影响制品的质量。

6．浓度差　浓度差是指药材组织内的浓溶液与其外部溶液浓度之差。从扩散与置换过程可知，增大浓度差能增加扩散速度，使扩散物质的量增多，浓度差为零时，扩散达到平衡，浸提过程停止。浸提过程中的不断搅拌、经常更换新鲜溶剂、强制浸提液循环流动或采用流动溶剂渗漉等，均为扩大浓度差，提高浸提效果的方法。

7．浸提压力　提高浸提压力有利于加速润湿渗透过程，使药材组织内更快地形成浓溶液，缩短浸提时间。同时加压可使部分细胞壁破裂，亦有利于浸提成分的扩散。加压对组织松软、容易浸润的药材的扩散过程影响不很显著。当药材组织内充满溶剂之后，加大压力对扩散速度则没有影响。

8．药材成分　分子小的成分先溶解扩散。有效成分多属于小分子化合物（相对分子质量<1 000），在最初部分的浸提液中所占比例高，因此一般提取 2～3 次即可。但应指出，有效成分扩散的先决条件还在于其溶解度的大小，易溶物质即使分子较大也能先浸提。如用稀乙醇浸提马钱子时，分子较大的马钱子碱因溶解度较大，比有效成分士的宁先进入溶剂中。

9．新技术的应用　近年来新技术的不断推广，如超临界流体、超声波或微波加热浸提的应用，不仅加快浸提过程，提高浸提效果，而且有助于提高制剂质量。

三、常用浸提溶剂

（一）水

水是常用浸提溶剂之一。水经济易得，极性大，溶解范围广，可与乙醇、甘油及其他极性强的溶剂混合。药材中的生物碱盐、苷类、苦味质、有机酸盐、鞣质、蛋白质、糖、树胶、色素、多糖类（果胶、黏液质、菊糖、淀粉等），以及酶和少量的挥发油都能被水浸提。其缺点是浸提范围广，选择性差，容易浸提大量无效成分，给制剂带来困难，如难以过滤、制剂色泽不佳、易于霉变、不易储存等。而且也能引起一些有效成分（如某些苷类）的水解或促进某些化学变化。按《中国药典》规定，用作浸提溶剂的水系指制药用水，根据制剂工艺的要求可选用饮用水或纯化水。

（二）乙醇

乙醇属于半极性溶剂，溶解性能介于极性与非极性溶剂之间。其可溶解水溶性的某些成分，如生物碱及其盐类、苷类、糖等，也能溶解树脂、挥发油、内酯、芳烃类化合物等非极性溶剂所能溶解的一些成分。乙醇能与水以任意比例混溶。90%以上的乙醇适于浸取挥发油、树脂、叶绿素等；50%～70%的乙醇适于浸提生物碱、苷类等；50%以下的乙醇适于浸提苦味质、蒽醌苷类化合物等。当乙醇含量达到40%时，能延缓许多药物成分如酯类、苷类等的水解，增加制剂稳定性；当乙醇含量达20%以上时具有防腐作用。

乙醇与水比较，乙醇的比热容小、沸点低、汽化热小，故在浸提液的蒸发浓缩等工艺过程中耗用的热量较水少。但乙醇具有挥发性、易燃烧，在生产中应注意安全防护。此外，乙醇还具有一定的药理作用，价格较贵，故使用时乙醇的浓度以能浸提有效成分、满足制备要求为度，不宜过多使用，且须回收。

（三）酒

通常选用饮用酒中的黄酒和白酒。黄酒含16%～20%（ml/ml）乙醇及糖类、酸类、酯类、矿物质等成分。白酒则含有50%～70%（ml/ml）乙醇以及少量酸类、酯类、醛类等成分，为无色澄明液体，气味为特异醇香而有较强的刺激性。醛类、酯类、杂醇油等对某些药物和制剂的稳定性有影响，应用时应注意。酒能溶解和浸提药材的多种成分，是良好的浸提溶剂。酒的性味甘辛大热，有通血脉、行药势、散风寒、矫味矫臭的作用，还可增强某些药剂的治疗效果。故祛风活血、止痛散瘀、治疗风寒湿痹的药剂多用酒作浸提溶剂，但小儿、孕妇、心脏病及高血压患者不宜服用。

（四）乙醚

乙醚是一种非极性溶剂，微溶于水（1∶12），可与乙醇及其他有机溶剂任意混溶。其溶解选择性很强，可溶解树脂、游离生物碱、脂肪、挥发油和某些苷类。大部分溶解于水的有效成分在乙醚中不溶解。乙醚有较强的药理作用，极易燃烧，价格较贵，一般仅用于有效成分的提纯精制。

（五）三氯甲烷

三氯甲烷是一种非极性溶剂，微溶于水，与乙醇、乙醚都能任意混溶。其能溶解生物碱、苷类、挥发油、树脂等，不能溶解蛋白质、鞣质等。三氯甲烷有防腐作用，不易燃烧，但有较强的生理作用，故不宜作为溶剂保存于浸提液中，应尽量除去。一般多用于提纯精制有效成分。

（六）甘油与丙二醇

甘油能与乙醇或水相混溶，不能与三氯甲烷、乙醚及脂肪油相混溶。虽然其溶解范围不及乙醇和水，但仍为一种良好的溶媒。甘油在高浓度时具有防腐作用，可溶解固体的碱、大多数盐类、鞣质和植物中的一些有效成分，也能溶解树胶、可溶性碳水化合物、淀粉等。丙二醇的性质与甘油基本相似，但黏性较小，能与水、乙醇混溶，并可溶解于乙醚或三氯甲烷中。刺激性与毒性很小。能溶解很多有机药物，如性激素、维生素A或维生素D、局部麻醉药等。醇与水等份的混合液能阻止药物的水解，因而可增加某些药物的化学稳定性。

此外，丙酮、石油醚是良好的脱脂溶剂，丙酮尚有脱水作用，常用于新鲜药材的脱水或脱脂。丙酮具有防腐作用，但易挥发、易燃，且有一定的毒性，故不宜作为溶剂保留在制剂中。

思政元素

《中华人民共和国职业病防治法》宣传人人有责

为了预防、控制和消除职业病危害，防治职业病，保护劳动者健康及其相关权益，我国于2002年开始实施《中华人民共和国职业病防治法》，并于2018年进行第四次修正。该法对职业病的定义为：企业、事业单位和个体经济组织等用人单位的劳动者在职业活动中，因接触粉尘、放射性物质和其他有毒、有害因素而引起的疾病。作为药学工作者，我们应该清楚有机溶剂的危害性。有机溶剂沸点低，在常温下容易挥发，进入人体的主要途径是经呼吸道吸入，也可经皮肤进入人体，主要表现为神经毒性，如短时间内接触高浓度有机溶剂可引起麻醉作用等。因此在使用有机溶剂时既要注意使用时的安全性，还要注意使用后的处理，保证其安全性和环保性。

四、浸提辅助剂

为提高浸提效果，增加浸提成分的溶解度以及药剂的稳定性、除去浸提液中的杂质，可在浸提溶剂中加入的一些物质，称为浸提辅助剂。常用的浸提辅助剂有酸、碱等。

（一）调节溶剂 pH 值的浸提辅助剂

为调节浸提溶剂的 pH 值，利于某些有效成分的提取，通常加入一定量酸或碱。

1. 酸　加酸的目的主要是促进生物碱的提取，提高部分生物碱的稳定性，且能使部分杂质沉淀。常用的酸有盐酸、硫酸、乙酸、酒石酸及柠檬酸等。酸的用量不宜过多，以能维持一定的 pH 值即可。因过量的酸能引起某些成分的水解或其他反应。

2. 碱　应用不普遍。常用的碱为氨水，它是一种挥发性弱碱，对有效成分的破坏作用小，用量易控制。此外还可用碳酸钙、氢氧化钙、碳酸钠、碳酸氢钠、氢氧化钠等。加碱的目的是增加酸性成分的溶解度和稳定性。用碱水浸提可使有机酸、黄酮、蒽醌、内酯、香豆素以及酚类成分溶出，还有去除杂质的作用。例如浸提甘草时加入氨溶液可保证甘草酸浸提完全，又如浸提远志时在水中加入少量氨水能防止酸性皂苷水解而产生沉淀。碳酸钠有较强碱性，只限于某些稳定有效成分的浸提。氢氧化钠碱性过强，一般不使用。

（二）表面活性剂

利用表面活性剂能够提高浸提溶剂的浸润效果。在浸提制剂中加入适宜的表面活性剂能降低药材与溶剂间的界面张力、增加药材表面的湿润性，可增加某些成分的溶解性及浸提率。

不同表面活性剂表现的作用不同：阳离子型表面活性剂的盐酸盐等有助于生物碱的浸提；而阴离子型表面活性剂与大多数生物碱可以发生沉淀作用，不适于生物碱的浸提。非离子型表面活性剂一般与药材的有效成分不起化学作用，且毒性较小或无毒，故多选用。如用水提醇沉法提取黄芩苷，酌加聚山梨酯 80 可以提高其收率。

浸提方法不同或使用的表面活性剂不同，浸提效果也有差异。如在 70% 乙醇中加入 0.2% 的聚山梨酯 20 渗漉颠茄草时，其效果较相同浓度的聚山梨酯 80 为好；但如用振荡法浸提，则聚山梨酯 80 较聚山梨酯 20 的浸提效果好。应用时一般将表面活性剂加入最初湿润药粉的浸提溶剂中，用量常为最终产品量的 0.2%。

表面活性剂虽有提高浸提效能的作用，但浸提的杂质亦较多，对生产工艺、制剂的性质及疗效的影响，尚需进一步研究。

（三）酶制剂

酶是一类有催化活性的蛋白质。药材中常含有大量纤维、淀粉、胶质等物质影响浸提效果。通过酶对药材的预处理，可降解某些成分，促进有效成分的溶出。如用纤维素酶、淀粉酶等组成的多元酶系统对中草药进行加工，能使溶解性能和有效成分的溶出率提高。此外，对中药大分子物质如多糖、蛋白质等，经酶制剂处理，可使其分解转化为低聚糖、低聚肽等成分，而这些成分往往具有一定的抗氧化、免疫调节等药理作用，目前已成为中药新药开发的一个重要研究方向。

（四）甘油

甘油是鞣质的良好溶剂，也可以稳定鞣质，但因其黏性过大，常与水或乙醇混合使用。若只作稳定剂使用，可在浸提后加入制剂中。

五、常用浸提方法与设备

中药浸提应根据处方药料的特性和所用溶剂的性质，以及所制剂型的要求和生产规模等，选用适宜的浸提方法和设备。常用的浸提方法主要有煎煮法、回流法、浸渍法、渗漉法、水蒸气蒸馏法、超临界流体萃取法等。

（一）煎煮法

煎煮法是用水作溶剂，将药材加热煮沸一定时间，以浸提其所含成分的一种常用方法。此法适用于有效成分能溶于水且对湿热稳定的药材。此法除用于制备传统汤剂外，还可用于提取有效成分制备其他剂型。该法的特点为：操作简单易行；能浸提大部分所需成分；煎出液的杂质多，尚有少量脂溶性成分，给精制带来不利；煎出液容易霉变和腐败失效，应及时处理；含有不耐热成分或挥发性成分的药材，在煎煮过程中有效成分易破坏或逸散。

1. 操作方法　将加工炮制合格的药材饮片或粉末置于适宜的煎煮容器中，加水浸没药材，浸泡适宜时间，加热至沸，保持微沸至一定时间，用筛或纱布过滤，滤液保存，药渣再依法煎煮，至煎液味淡为止（一般为2～3次）。合并煎出液，供进一步制作所需的制剂。根据煎煮时加压与否，可分为常压煎煮法和加压煎煮法。

2. 常用设备

（1）一般提取器：煎煮容器与煎煮液的质量和药效有密切关系。煎煮容器不能与药材和溶剂发生化学变化。目前在中药制剂小量生产中，通常采用敞口可倾式夹层锅、搪瓷玻璃罐、不锈钢罐等。

（2）多功能中药提取罐：是目前中成药生产企业应用最广的提取设备。该设备可进行常温常压、高温高压或减压低温提取；应用范围广，水提、醇提、提油、蒸制、回收残渣中溶剂等均适用；提取时间短，生产效率高；采用气压自动排渣，生产效率高，操作方便，安全可靠；各项操作设有集中控制台，便于实现机械自动化生产（图7-1）。

（3）球形煎煮罐：阿胶生产厂多用于驴皮的煎煮。在煎煮过程中，球形煎煮罐不停地转动，起到翻动搅拌作用。

（二）回流法

回流法是用乙醇等易挥发的有机溶剂浸提药材中有效成分的方法。加热蒸馏时溶剂虽然蒸发，但遇冷凝装置后冷凝又流回提取器中浸提药材，如此反复，直至有效成分提取完全为止。这样溶剂可循环使用，又能不断更新，故可减少溶剂的消耗，提高浸提效果。其缺点是提取液受热时间长，一些受热易破坏有效成分的药材不适于用此法。

为充分浸提药材的有效成分，尚可采用循环回流冷浸法。小量药粉可采用索氏浸提器，大量生产时采用循环回流浸提装置（图7-2）。以蒸发锅为例，操作时，将药材粗粉置于浸提器的铜丝篮中，有机溶剂经阀由贮液筒流入浸提器，待浸提液充满虹吸管时，则自动经阀流入蒸发锅中，在蒸发锅中加热蒸发，蒸汽沿导管进入冷凝器，冷凝后又流入贮液桶中，再流入浸提器反复浸提。当浸提完时，将蒸汽加入浸提器的夹层中，使药渣中的有机溶剂蒸发，并沿导管经三通阀进入冷凝器而被冷凝。

（三）浸渍法

浸渍法是指用定量的溶剂，在一定温度下将药材浸泡一定时间，使药材有效成分浸出的一种操作方法。该法特点为：①简单易行，浸渍液的澄明度比煎煮液好。②所需时间较长，不宜用水

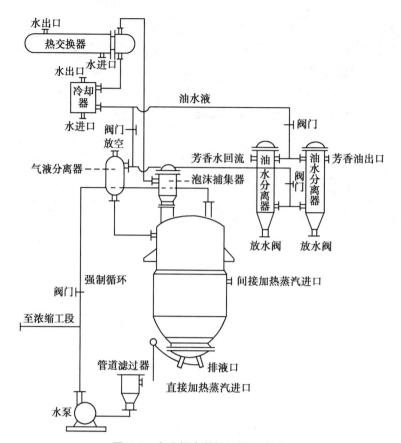

图 7-1   多功能中药提取罐示意图

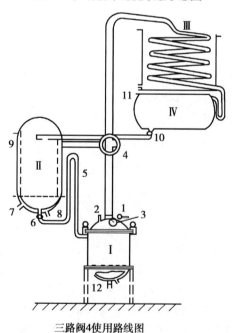

三路阀4使用路线图

⊖ 作冷浸连续抽出或作抽出液的浓缩

⊖ 作温浸连续抽出

① 作溶剂回收

Ⅰ- 蒸发锅；Ⅱ- 索氏浸提器；Ⅲ- 冷凝器；Ⅳ- 贮液筒。
1- 放气阀；2- 温度计；3- 压力表；4- 三路阀；5- 虹吸管；6- 阀（浸提液出口）；7- 蒸汽进口；
8- 冷凝水出口；9- 铜丝篮；10- 阀（浸出液入口）；11- 与抽气机连接口；12- 放浓缩液口。

图 7-2   循环回流冷浸装置示意图

作溶剂,通常选用不同浓度的乙醇或白酒。③浸渍过程中应密闭,防止溶剂的挥发损失。④适用于黏性药材、无组织结构的药材、新鲜药材、易膨胀的药材、价格低廉的芳香性药材;不适用于贵重药材、毒剧药物、有效成分含量低的药材或制备高浓度的制剂。

1. 操作方法　根据浸渍温度与浸渍次数的不同,浸渍法可分为冷浸渍法、热浸渍法和重浸渍法。

(1)冷浸渍法:在常温下进行的操作,又称常温浸渍法。其操作方法是:取加工炮制合格的药材,置于有盖容器内,加入定量的浸提溶剂,加盖密闭,在室温下浸渍至规定时间,经常搅拌或振摇,使有效成分尽量多浸提。滤过,压榨药渣,将压榨液与滤液合并,静置 24 小时后,滤过即得。该法常用于酊剂、酒剂的制备。若将滤液进一步浓缩至规定程度,可制备流浸膏、浸膏、颗粒剂、片剂等。

(2)热浸渍法:该法与冷浸渍法基本相同,不同之处在于浸渍温度较高,用水浴或蒸汽加热,一般在 40～60℃进行浸提,以缩短浸提时间。因浸渍温度较高,浸提液冷却后常有沉淀析出,应分离除去。该法常用于酒剂的制备。

(3)重浸渍法:即多次浸渍法,将全部浸提溶剂分为几份,先用其中一份浸渍药材后,收集浸渍液,药渣再用第二份溶剂浸渍,如此浸渍 2～3 次,最后将浸渍液合并处理,即得。重浸渍法可尽可能多地浸提出有效成分,极大地降低浸提成分的损失量,提高浸提效果。

2. 常用设备　浸渍法所用的主要设备为浸渍器和压榨器。浸渍器为药材浸渍的盛器,压榨器用于挤压药渣残留的浸提液。

(1)浸渍器:生产中常用的浸渍器有搪瓷罐、不锈钢罐等。形状一般为圆筒状,下部有出液口,为防止药材残渣堵塞出口,应设有多孔的假底,假底上铺有滤布,供放置药材并起滤过作用。为防止浸提溶剂挥发损失或污染,浸渍器应有盖。大型浸渍器上安装有搅拌器,以便于搅拌,加速浸提效果,亦可在下端出口安装离心泵,将下部浸提液通过离心泵反复抽至浸渍器上端,起到搅拌作用。采用热浸渍法时,为便于加热,在浸渍器内可安装加热蒸汽蛇管。

(2)压榨器:小量生产时可用螺旋压榨器,大量生产时宜采用水压机。在浸渍过程中药渣所吸附的药液浓度和浸提液相同,浸提液浓度越高,由药渣吸附所引起的成分损失就越大。为防止因药材吸附,减少浸提成分的损失,应压取药渣中的残留液与滤液合并,静置,滤过后备用。

(四)渗漉法

渗漉法是将药材粗末置于渗漉器内,溶剂连续地从渗漉器上部添加,渗漉液不断地从下部流出,从而浸提药材中有效成分的一种方法。渗漉时浸提溶剂渗入药材细胞中溶解大量可溶性物质之后,浓度增高,浸提液相对密度增大而向下移动。上层的浸提溶剂或稀浸提液置换其位置,创造了比较大的浓度差,使扩散能自动连续进行,故浸提效果优于浸渍法。常用的渗漉方法有单渗漉法、重渗漉法、加压渗漉法、逆流渗漉法。

1. 单渗漉法的设备及操作方法

(1)渗漉设备:主要设备为渗漉筒,一般用玻璃、搪瓷、陶瓷、金属等制成,大小视需要而定,也可用具有下口的陶瓷缸代替。渗漉筒的形状有圆锥形和圆柱形,易膨胀的药粉宜选用圆锥形渗漉筒,不易膨胀的药粉宜选用圆柱形渗漉筒。选用时还应注意浸提溶剂的特性,如水易使药粉膨胀,应采用圆锥形渗漉筒,而用乙醇作溶剂则可选用圆柱形渗漉筒。渗漉筒较大时,由于上部药粉的挤压,底部的药粉易被压紧,致使渗漉难以进行。因此可在渗漉筒中分层装上假底,将药粉分为多层。为提高浸提效率,渗漉筒的直径一般应小于粉柱高度。

(2)操作方法:一般分为六个步骤,依次为药材粉碎→润湿→装筒→排气→浸渍→渗漉。

操作时取药材粗粉置有盖容器内,加入为药材粗粉量 60%～70% 的浸提溶剂,均匀润湿后密闭,放置 15 分钟至数小时,使药材充分润湿膨胀后备用。另取脱脂棉一团,撕成薄层,然后在表面上包一层纱布,轻轻垫铺在渗漉筒的底部,再用少量浸提溶剂润湿,然后分次将润湿的药粉装入渗漉筒中,每次投入后均用木锤压平。若浸提溶剂中含乙醇较多时可压紧些,含水较多时可压松些。装完后,用滤纸或纱布将上面覆盖,并加少量玻璃珠或瓷块或干净的小鹅卵石压住,以防添加溶剂时药粉冲浮起来。添加溶剂时,应先打开渗漉筒的浸液出口以排出筒内空气,待浸提溶剂自出口流出时关闭活塞,将流出的溶剂再倒入筒内,并继续添加溶剂至高出药粉4~8cm,加盖放置24~48小时后,适当放松螺旋夹使渗漉液缓缓流出。渗漉液流出速度除另有规定外,一般以1 000g药材每分钟流出1~3ml或3~5ml为宜。渗漉过程中需随时补充浸提溶剂,使药材有效成分充分浸提。浸提溶剂的用量一般为药材粗粉的4~8倍。

（3）渗漉操作注意事项

1）药粉粗细要适度:药粉不能太细,以免堵塞孔隙,妨碍溶剂通过,但也不能太粗,否则影响浸提效果。一般要求大量渗漉时药材切成薄片或0.5cm左右的小段。小量渗漉时粉碎成粗粉（过5~20目筛）。

2）药粉湿润膨胀充分:药粉在装筒前一定要用规定的浸提溶剂充分湿润膨胀。否则药材装入渗漉筒后会因膨胀而造成堵塞,造成停止渗漉,或膨胀不均匀造成渗漉不完全。

3）药粉柱松紧适当:装筒时药粉的松紧要适度,使用压力要均匀,这对浸提效果影响很大。药粉装得过松,溶媒流得过快,溶媒与药粉接触时间短,消耗的溶媒量较多。松紧不均匀会使过松的部位流速太快,而过紧的部位浸提不完全,甚至堵塞。如出现上述现象,应将药粉取出重新装筒。

4）药粉装量适当:渗漉筒内药粉装量不宜太多,一般不超过容器的2/3,留有一定空间盛浸提溶剂。

5）添加溶剂时注意操作顺序和液面高度:药粉填装好后,先打开浸提液出口,再添加溶剂,否则会因加溶剂造成气泡,冲动粉柱而影响渗漉。加入的溶剂必须保持经常高出药面,否则渗漉筒易于干涸开裂,再添加溶剂易从裂隙间流过而影响浸提。

6）控制渗漉速度:渗漉速度太快,有效成分来不及浸提和扩散,渗漉液浓度低;太慢则影响设备利用率和产量。药材质地坚硬或要求制得较高浓度的制剂时,多采用慢漉（1~3ml/min）,使有效成分充分渗出。若药材有效成分易于浸提和扩散时（如生物碱、苷类等）,多采用快漉（3~5ml/min）。大量生产时的渗漉速度一般以渗漉液每小时流出液相当于渗漉容器所用容积的1/48~1/24为宜。有效成分是否渗漉完全,通常可由渗漉液的色、味、嗅等辨别,一般当渗漉液颜色极浅或渗漉液的体积相当于原药材重的10倍时,便可认为基本上已提取完全。如有条件应作已知有效成分的鉴别或测定加以判定。渗漉装置如图7-3所示。

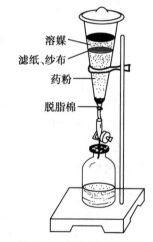

2.其他渗漉法

（1）重渗漉法:是将渗漉液重复用作新药粉的溶剂,进行多次渗漉以提高浸提液浓度的方法。

图7-3　渗漉装置示意图

例如将1 000g药粉分为500g、300g、200g三份,分别装入3个渗漉筒内。将3个渗漉筒串联排列,先用溶剂渗漉500g装的药粉,收集最初流出的浓渗漉液200ml,另器保存。然后继续渗漉,并依次收集渗漉液5份,每份300ml,分别保存。用此5份渗漉液按先后次序分别渗漉300g装的药粉,又收集最初渗漉液300ml,另器保存。继之又依次收集5份渗漉液,每份200ml,分别保存。再用此5份渗漉液依次渗漉200g装的药粉,收集最初渗漉液500ml,另器保存。然后再将其余渗漉液依次渗漉,收集在一起供以后渗漉新药粉之用。并将收集的3份最初渗漉液合并,共得1 000ml渗漉液。

由于重渗漉法中一份溶剂能多次利用,溶剂用量较单渗漉法减少。同时渗漉液中有效成分浓度高,可不必再加热浓缩,避免有效成分受热分解或挥发损失,成品质量较好。但所占容器太多,操作麻烦,费时较多。

（2）加压渗漉法：为了提高渗漉效果,渗漉时可增加粉柱的长度,但随着粉柱长度的增加,溶剂通过的阻力也增加,要克服这种现象,可采用加压渗漉,加压可使溶剂及浸提液较快通过粉柱,使渗漉顺利进行。

（3）逆流渗漉法：这是一种利用液柱静压使溶剂自渗漉器底部向上流,从上口流出渗漉液的方法。溶剂借助于毛细管虹吸和液体静压由下向上移动,故对药粉浸润渗透比较彻底,浸提效果好。

3. 应用特点　渗漉法属动态浸渍,故浸提效果优于浸渍法,不仅提取较完全,而且省去了分离浸提液与药渣的操作。渗漉法对药材的粒度及工艺技术要求较高,操作不当会影响渗漉效果,甚至影响渗漉的正常进行。该法适用于制备高浓度的制剂以及浸提贵重药材、毒性药材和有效成分含量低的药材,新鲜、易膨胀的药材及非组织药材（如乳香、没药、芦荟等）不宜采用此法。

（五）水蒸气蒸馏法

水蒸气蒸馏法是指将药材与水一起共沸、药物的挥发成分与水蒸气一起挥发、冷凝而分离有效成分的一种方法。此法是根据道尔顿定律,相互不溶也不起化学作用的液体混合物的蒸气总压,等于该温度下各组分饱和蒸气压（即分压）之和。因此尽管各组分本身的沸点高于混合液的沸点,但当分压总和等于大气压时,液体混合物即开始沸腾并被蒸馏出来。此法适用于具有挥发性、能随水蒸气一起蒸馏而不被破坏、与水不发生反应、又难溶或不溶于水的化学成分的提取和分离,如挥发油的提取,玫瑰油、原白头翁素等的制备多采用此法。

（六）超临界流体萃取法

超临界流体萃取是利用超临界流体替代传统的有机溶剂,对混合物中各化学成分进行提取的技术。该技术是20世纪80年代发展起来的一项提取分离技术,在中药有效成分萃取领域取得了可喜的成果,在中药生物碱、挥发油、黄酮、有机酸、萜类及天然色素等成分提取方面得到广泛的应用。

1. 超临界流体（SCF）　在一定温度和压力下,物质的气体密度与液体密度相近时也不液化,此时的温度称为该物质的临界温度,相应的压力称临界压力。处于临界温度（T_c）和临界压力（P_c）以上的流体即为超临界流体。超临界流体的性质介于气体与液体之间,与常温、常压下的气体和液体相比,其密度接近于液体而黏度又接近于气体,因而可以溶解药材内的许多成分,并且随着压力的增加而改变超临界流体的极性,其溶解特性亦随之而改变。利用程序升压即可将不同极性的成分进行分步萃取。

可以用作超临界流体的气体很多,如二氧化碳、乙烯、氧化亚氮等。其中二氧化碳性质稳定,不易燃易爆,无色无味无毒害,具有防止氧化及抑制细菌活性的作用,价廉易得,故最为常用。

2. 操作过程　在室温下超临界流体浸提过程分为四个步骤：压缩→浸提→减压→分离。如二氧化碳以气态形式输入到压缩室升压和定温后,成为超临界流体,再将该流体通入提取器中,原料中的可溶性组分即溶解在流体中,然后随同该流体一起经过减压阀降压后进入分离器。在分离器内,溶质（通常为液体或固体）从气体中分离出来,相当于用溶剂提取的提取和蒸馏过程。超临界流体与提取物分离后,经压缩机压缩可循环使用。

3. 应用特点　①利用气体溶剂处于超临界状态下具有高密度、低黏度的性质提取有效成分,然后应用降压的方法将溶解于流体中的溶质分离,起到提取与蒸馏的双重作用,提取速度快,生产周期短,效率高；②萃取温度低,尤其适用于对热不稳定物质的提取,可防止其氧化和降解；③萃取效率高,萃取介质可循环使用；④操作方便,无传统溶剂法提取的易燃易爆等危险,可减少环境污染；⑤属于高压技术（通常在7.15MPa以上）,工艺技术要求高,设备投资费用较大；⑥适用于含量低、产值高、高质量成分的提取。尤其适用于亲脂性、分子量小的物质的萃取；对于分子量大、极性强的物质的萃取需加改性剂及提高萃取压力。

第三节　中药浸提液的分离

中药材经过浸提处理后得到含有有效成分的提取液，该提取液常是混悬液，含有固体需分离，以除去或回收其中的液体或固体。将固体-液体非均相体系用适当方法分开的过程称为固-液的分离。如从中药提取液中分离除去药渣、沉淀物或其他固体杂质，中药提取液的精制，从药渣中回收溶剂等，均需进行分离操作。固体与液体分离的方法很多，常用的方法有沉降分离法、滤过分离法和离心分离法等，在实际生产中可根据被分离物的性质和数量来选用。

一、沉降分离法

沉降分离法系指利用固体微粒本身的重力使其在液体介质中自然下沉，用虹吸法吸取上层澄清液，使固体与液体分离的一种方法。中药浸提液经一定时间的静置冷藏后，固体与液体分层界限明显，利于上清液的虹吸。此种方法分离不够完全，往往还需要进一步滤过或离心分离，但它已去除了大量杂质，有利于进一步分离操作，在实际生产中常采用。该法对料液中固体物含量少、粒子细而轻者不宜使用。

二、滤过分离法

滤过分离法是指混悬液通过多孔的介质（滤材）时，悬浮固体被截留在滤过介质上，液体经介质孔道流出，以实现固体与液体分离的一种固-液分离技术。在制剂生产中，该法被广泛用来分离悬浮液以获得澄明液体或固体物料。通常将待澄明的混悬液称为滤浆，滤浆中的固体微粒称为滤渣，积聚在滤过介质上的滤渣层称为滤饼，透过滤饼与滤过介质的澄明液体称为滤液，洗涤滤饼所得的溶液称为洗涤液。完整的过滤操作应包括滤过、洗涤、机械去湿和卸料四个步骤。

（一）过滤原理

过滤操作基于筛过滤和深层过滤两种机制。筛过滤是指滤浆中大于滤器孔隙的微粒全部被截留在过滤介质的表面，如薄膜过滤。深层过滤是指滤浆中小于滤器孔隙的微粒被截留在过滤介质的深层，如垂熔玻璃漏斗、滤球、砂滤棒等。小于滤器介质孔隙的微粒能被过滤介质截留的原因有3点：①过滤介质固体表面存在范德瓦耳斯力和静电吸引或吸附作用而使微粒被截留；②过滤介质的孔隙数量多、结构不规则，孔隙通道错综迂回而使微粒被截留其间；③滤渣在过滤介质的孔隙上聚集成具有间隙的致密滤层，即形成"架桥现象"，滤液可以通过，小于过滤介质孔隙、大于致密滤层间隙的微粒被截留，从而达到深层过滤的作用。由于深层滤器孔径不可能一致，较大的滤孔可能有部分细小固体通过，因此初滤液常要倒回料液中再滤，这种操作叫"回滤"。

（二）影响过滤的因素

1. 过滤速度　过滤速度是指单位时间内过滤液体的量。过滤速度与滤器两侧的压力差、滤渣层毛细管的半径成正比，与滤浆的黏度、滤渣层的厚度成反比；料液经一段时间过滤后，由于"架桥"作用形成致密的滤渣层，液体由间隙过滤，因此随着过滤时间的延长，过滤的速度变慢。

2. 其他影响因素

（1）滤渣层两侧的压力差：滤渣层两侧的压力差越大，则滤速越快。故常用加压或减压过滤法。

（2）滤器的面积：在过滤的初期，过滤速度与滤器的面积成正比。故滤器的面积越大，滤速越快。

（3）滤材或滤饼毛细管半径：滤速与滤材或滤饼毛细管半径成正比，对可压缩性滤渣，常在料液中加入助滤剂以减少滤饼的阻力。

（4）毛细管长度：滤速与毛细管长度成反比，故沉积的滤渣层越厚则滤速越慢，常将料液预处理，减少滤渣层的厚度，采用随时除去滤渣层的效果较静态滤过好。

（5）滤浆黏度：滤速与滤浆黏度成反比，黏稠性越大，滤速越慢，因此常采用趁热过滤或保温过滤。同时，由于先滤清液、后滤稠液，对黏性物料常在滤浆中加助滤剂，以降低黏度。常用的助滤剂有滤纸浆、硅藻土、活性炭、滑石粉等。

（三）过滤介质

过滤介质又称滤材，它是指支撑滤饼、阻留滤渣而让滤液通过的一类器材的总称。理想的过滤介质应具备以下性质：①是一种惰性物质，有很高的物理和化学稳定性；②能最大限度地通过滤液和阻留滤渣；③有一定的机械强度，能耐受滤过时的压力；④不吸附或很少吸附溶质。但目前尚没有一种滤材完全符合上述要求，只能根据实际需要选用不同的过滤介质。过滤介质的种类很多，现将常用滤材分类介绍如下：

1. 织物介质 主要是用棉、麻、丝、毛、合成纤维、金属丝织成的滤布和未经纺织的精制棉、玻璃纤维等。精制棉多用于少量滤浆的一般滤过，帆布等纺织物多用作抽滤、压滤等具有较大压力差的过滤滤材；玻璃纤维及其织物能耐强酸但不耐强碱，过滤速度较快；石棉纤维适用于酸、碱及其他有腐蚀性药液的过滤。石棉板滤材有较强的吸附力，可除去注射液中的微生物和热原，但亦可吸附药液中有效成分而造成药液浓度下降；绢绸等丝织物能耐稀酸，不耐碱；常用的合成纤维滤材有尼龙-66、锦纶、涤纶、腈纶类的织物，具有较强的耐酸、耐碱性和机械强度，是一类较好的滤材。

2. 粒状介质 如石砾、细沙、玻璃碴、骨炭、木炭、白陶土等材料的堆积层，常用于过滤含滤渣较少的悬浮液。如水和药酒的初滤。

3. 多孔介质 主要是指由各种材料组成的具有较多微孔的材料。

（1）滤纸：滤纸是最常用的滤材。在制剂生产中一般多采用定性滤纸，在一定程度上可耐酸、碱和有机溶剂。

（2）垂熔玻璃容器：系用优质玻璃粉碎成大小均匀的细微颗粒在高温下烧结而成的孔隙错综交叉的多孔性滤板，再固定在玻璃器皿上制成的漏斗状、球状、棒状的滤器。多用于注射液、口服液、眼用溶液的过滤。能耐酸，但不耐碱和氢氟酸。

（3）滤棒：常见的有砂滤棒、多孔素瓷滤棒、陶质砂滤棒和聚乙烯烧结滤棒等。其主要特点是深层滤过效果好，滤速快，适用于大量生产。但可能发生脱砂，且对药液中的药物有较强的吸附性，能改变药液 pH 值。

（4）微孔滤膜：是一种高分子薄膜过滤材料，由醋酸纤维、硝酸纤维、醋酸纤维与硝酸纤维混合物、聚酰胺、聚四氟乙烯等原料制成。其化学性质稳定，适用范围较大，截留微粒能力强。孔径在 0.65μm 以上的只能滤除微粒，孔径在 0.45μm 以下的能截留一般常用滤器所不能截留的微粒，0.22μm 以下的可滤除细菌和芽孢，多用于注射剂等对澄明度要求较高的药液的滤过。微孔滤膜上的微孔总面积大（可占薄膜总面积 80%），滤过速度快且吸附少，故为常用滤器材料之一。

（四）常用过滤方法及设备

过滤的推动力是指滤饼和过滤介质两侧的压力差。通常根据推动力和滤材性质的不同，可将过滤方法分为以下 4 种。

1. 常压过滤 系利用混悬液本身的液位差所形成的压力作为滤过的推动力进行滤过操作。常用玻璃漏斗、搪瓷漏斗、金属夹层保温漏斗，此类滤器常用滤纸或脱脂棉作过滤介质。一般适用于少量药液的过滤。

2. 减压过滤 又称真空过滤。系利用在过滤介质下方抽真空的办法来增加推动力进行过滤的操作。常用的减压过滤器有布氏漏斗、垂熔玻璃滤器和各种滤柱。布氏漏斗常用于非黏稠性和含不可压缩性滤渣的滤液的过滤,如生产注射剂时用于滤除活性炭。垂熔玻璃滤器常用于精滤,适用于注射剂、口服液剂、滴眼液的过滤。

3. 加压过滤 系利用压缩空气或往复泵、离心泵等输送混悬液所形成的压力作为过滤的推动力而进行的过滤操作。压力一般为294~490kPa(3~5kg/cm²)。由于推动力大、滤速快,适用于黏度大、颗粒细、可压缩的各类物料的过滤。但滤饼的洗涤较慢,且滤布易被破坏。常用的加压过滤器有压滤器、板框式压滤机和加压叶滤机。

(1)板框式压滤机(图7-4):由多个滤板与滤框相互交错排列,两端有封头、封尾。在滤板与滤框间安放根据过滤要求选用的过滤介质。在滤板与滤框的接管上套大小合适的密封圈,密封圈的厚度应根据所用过滤介质的厚度决定,应使两者在工作状态下基本等厚,否则会造成大量渗漏。封圈材料的耐温程度根据工作温度选择,丁基橡胶密封圈的工作温度不得高于100℃。板框式压滤机是一种在加压状态下间歇操作的过滤设备,适用于过滤黏性大、颗粒较小、可压缩的各类难过滤的物料,特别适用于含有少量固体的混悬液,亦可用于过滤温度较高(100℃或更高)的液体或接近饱和的溶液。

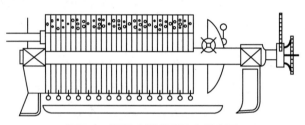

图7-4　板框式压滤机装合示意图

滤板和滤框外形多为正方形(图7-5),在板和框的两个上角开有小孔,叠合后构成供滤浆或洗涤水进入的通道。板与框之间隔有滤布,框架与滤布围成容纳滤浆和滤饼的空间。滤板为支撑滤布而设,为形成流出滤液的通道而在滤板上刻有凹槽。滤板又有洗涤板和一般滤板之分,洗涤板的上角有暗孔与洗涤水道相通,而过滤板的另一下角装有洗涤液出口阀。为了便于识别,在板、框外侧制有小钮或其他标志。滤板为一钮,滤框为二钮,洗涤板为三钮。组合时即按钮数以1-2-3-2-1的顺序排列,所需板框数目由生产能力和滤浆浓度等因素确定。

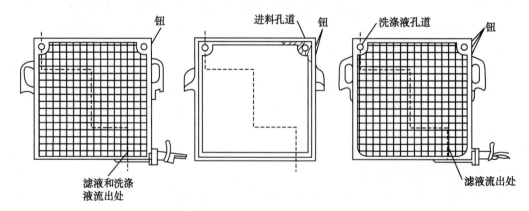

图7-5　滤板和滤框的构造

过滤时,混悬液在一定压力下经滤浆孔道由滤框的暗孔进入框内,滤液分别穿过框两侧滤布,自相邻滤板沟槽流出液出口排出。固体被截留在框内空间形成滤饼,框内充满滤饼时,结束过滤操作。洗涤时,需先关闭悬浮液进口阀和洗涤板下方滤液出口阀门,再将洗涤水压入洗涤水通道,经洗涤板角上的暗孔进入板面与滤布之间。洗涤水穿过第一层滤布及滤框内的滤饼层,再过第二层滤布,最后由过滤下方的洗液出口排出(图7-6)。洗涤后,旋松压紧装置,将各板、框拉开,卸下滤饼,清洗滤布,整理板框,重新装好,以进行下一个操作循环。

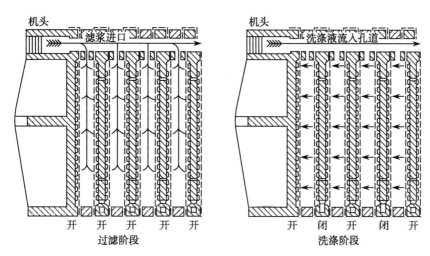

图 7-6 板框式压滤机工作原理示意图

板框式压滤机可用帆布、羊毛毡、合成纤维布等作滤材,其优点是过滤面积大,压力可调节,操作容易控制,在制剂生产中使用较多。其缺点是不能连续工作,费工时(尤其是取滤饼),因滤饼压得紧,洗涤液不易通过,易造成短路。

(2)加压叶滤机:由多个滤叶组成的过滤设备,滤叶的结构是在坚固的金属网上放上滤材(滤布),上有出液口,每个滤叶类似一个大的滤棒。操作时,将滤叶装入密闭的机壳中,待滤液自进口进入叶滤机中,各滤叶各自过滤,即将滤液压入滤布内部,微粒被滤布挡在进液侧,清液被压至滤布另一侧,汇集从出口流出。该机过滤面积大,效率高,优于板框式压滤机。

4.薄膜过滤 薄膜过滤是利用对组分有选择透过性的薄膜,实现混合物组分分离的一种操作。膜分离过程的推动力有压力差、浓度差,还有分压差和电位差。膜分离过程通常是一个高效的分离过程,被分离的物质大多数不发生相的变化;膜分离通常在接近室温的条件下进行,能耗低;操作简便,不产生二次污染。该操作与蒸发、萃取、离子交换等分离操作比较,不仅可避免组分受热变质或混入杂质,而且还具有显著的经济效益。常用的有微孔滤膜过滤、超滤等技术。主要用于中药提取液中的鞣质、蛋白质、淀粉、树脂等大分子物质以及微生物等的分离。

 课堂互动

现需将某一复方制剂制成液体制剂,请问将其中药材浸提之后过滤可能用到哪些滤材和过滤方法?

三、离心分离法

离心分离法系指通过离心使料液中固体与液体或两种不相混溶的液体,产生大小不同的离心力而达到分离的方法。离心分离效率高,在制剂生产中遇到含水率较高、含不溶性微粒粒径很小或黏度很大的滤浆,或需将两种密度不同且不相混溶的液体混合物分开,用沉降分离法和一般的滤过分离法难以进行或不易分开时,可考虑选用适宜的离心机进行离心分离。

四、超　滤

超滤（ultrafiltration，UF）是薄膜分离技术的一种，以多孔薄膜作为分离介质，依靠薄膜两侧的压力差作推动力来分离溶液中不同分子量的物质，从而达到脱盐、浓缩、分级和提纯等要求。其具有不存在相转换、不需加热、能量消耗少、操作条件温和、不必添加化学试剂、不损坏热敏药物等优点，多用于滤除5～100nm的颗粒，因此超滤是纳米数量级的过滤技术。超滤可用于分子的分离。

（一）超滤原理

含两种或多种溶质的溶液通过超滤膜时，溶剂和分子较小的溶质可以通过滤膜，而分子较大的溶质则被滤膜截留，从而实现分离。

（二）超滤膜

超滤膜是超滤技术的关键。制膜的材料有醋酸纤维素、聚丙烯、聚砜、聚酰胺等。超滤膜按形态分为平膜、管膜、中空纤维膜等数种。超滤膜的孔径规格一般以分子量截留值为指标，而不以孔径尺寸来表示。例如分子量截留值为10 000的膜，系指能将溶液中相对分子质量10 000以上的溶质绝大多数（>90%）截留在膜前。

（三）影响超滤的因素

1.浓度　浓度低的溶液较浓度高的溶液不易形成凝胶层，因而低浓度溶液超滤速度快。

2.分子的形状和大小　分子量小的溶质滤速较快，分子量相同时珠状分子比链状分子容易通过滤膜。

3.温度　温度低时溶液黏度增高，因而滤速较慢，反之较快。

4.黏度　液体黏度高时滤速慢，故在可能的范围内可升高温度来降低黏度，以提高滤速。

5.搅拌程度　加强膜面液体的搅动，能使液体与膜交界层中溶质的反扩散加快，有利于提高滤速。

6.压力　增加压力不一定都能增加滤速，只有低浓度的溶液，增加压力才能提高滤速。

7.溶液pH值　一些蛋白质溶液在其等电点时滤速低，应尽可能调节pH值使其偏离等电点。

8.溶质的溶解度　溶解度低的溶质易生成凝胶层，因而滤速慢。

9.溶质间的相互影响　溶液中的大分子物质可能形成次级膜而影响小分子物质通过。当溶液中含有表面活性物质时，可使聚集的分子囊束分散，滤速提高。

（四）超滤的应用

超滤广泛应用于医药、化工、食品和轻工业等行业。例如，在医药工业和生物化工中用于药物、注射剂的精制；蛋白质、酶、核酸、多糖类药物的超滤浓缩；蛋白质和酶类制剂的超滤脱盐；不同分子量的生化药物用串联式超滤装置进行分级分离和纯化。对于不能用高压消毒灭菌的制剂，用超滤除菌更适合。

知识链接

纳米过滤

纳米过滤是介于反渗透与超滤之间的一种以压力为驱动的新型膜分离技术。纳米滤过膜是多孔性的，平均孔径为2nm，截留分子量范围一般小于1 000而大于100。其截留分子量范围比反渗透膜大而比超滤膜小，即纳米滤膜可以截留能通过超滤膜但不能通过反渗透膜的溶质。

纳米过滤技术是一种很有前途的分离技术。无论在工业上还是实验室中都可使用纳米过滤技术分离、提取、回收各种料液中的有效成分并能减少污染，节约能源。目前纳米过滤已用于维生素的分离纯化、缩氨酸的脱盐与浓缩、水的脱盐及废水处理等。

第四节　中药浸提液的精制

中药浸提液一般来说体积都较大、含量低、杂质多。为提高疗效，增加制剂的稳定性，常需进一步精制，将浸提液中的杂质及无效成分除去，以减少服用剂量，便于制剂。

一、精制的含义和目的

将中药浸提液中所含有的无效成分及杂质除去的操作，称为中药浸提液的精制。中药材经过浸提处理后得到的浸提液，往往是含有大量杂质及无效成分的混合物，必须经过分离纯化技术的处理去除非药用成分，制得较纯的药物成分。其目的是提高疗效，便于制剂，减少服用剂量，增加制剂稳定性，达到纯化等。

二、常用精制方法

（一）醇沉法

1. 工艺依据　本法是先以水为溶剂浸提药材有效成分，再用不同浓度的乙醇沉淀去除浸提液中杂质的方法，又称水提醇沉法。其工艺设计的主要依据是：①根据药材中各种成分在水和乙醇中的溶解性不同。通过水和不同浓度的乙醇交替处理，可保留生物碱盐类、苷类、氨基酸、有机酸等有效成分，去除蛋白质、糊化淀粉、黏液质、油脂、脂溶性色素、树脂、树胶、部分酶类等杂质。一般认为，料液中含乙醇量达到 50%～60% 时可去除淀粉等杂质，无机盐在 60% 的乙醇中开始沉淀，当含醇量达 75% 以上，除鞣质、水溶性色素、树脂等少数无效成分外，其余大部分杂质均可沉淀而去除。②根据工业生产的实际情况。因为中药材体积大，若用乙醇以外的有机溶剂提取，用量多，损耗大，成本高，且有些有机溶剂不利于安全生产。

2. 一般操作过程　该精制方法是将中药材饮片先用水浸提，再将浸提液浓缩至比重为 1.1 左右，将药液放冷，边搅拌边缓慢加入乙醇达规定含醇量，密闭冷藏 24～48 小时，滤过得醇沉精制液。

3. 操作中应注意的问题

（1）药液浓度适宜：药液过稀则需用大量乙醇，造成浪费；过浓则醇沉时会迅速出现大量沉淀，易包裹有效成分，造成损失。浓缩时最好采用减压低温，特别是经水醇反复数次沉淀处理后的药液，不宜用直火加热浓缩。浓缩前后应视情况调节 pH 值，以保留更多的有效成分，尽可能去除无效物质。例如，黄酮苷类在弱碱性水溶液中溶解度增大，生物碱在酸性溶液中溶解度增大，而蛋白质在 pH 值接近等电点时易沉淀去除。

（2）加乙醇的时间：待药液冷却后加乙醇，否则乙醇受热挥发而损失。

（3）醇沉浓度：随着醇沉浓度的升高，在去除更多杂质的同时，有效成分也易被沉淀更多地包裹而损失。颗粒剂、合剂一般使含醇量达 50%～60%；而口服液为提高澄明度，含醇量可达 60%～70%。

（4）加乙醇方式：通常可分 2 种方式，一为分次醇沉，即每次回收乙醇后再加乙醇调至规定含醇量，使含醇量逐步提高，这样有利于除去杂质，减少杂质对有效成分的包裹一起沉出而损失。二为梯度醇沉，即逐步提高乙醇浓度，最后才回收乙醇，其操作方便，但乙醇用量大。无论采用何种加醇方式，操作时均应将乙醇慢慢地加入浓缩药液中，边加边搅拌，使含醇量逐步提高，杂质慢慢分级沉出。

（5）密闭冷藏：降温促进沉淀沉降析出，并可防止乙醇挥发。加乙醇时药液的温度不能太高，加至所需含醇量后，将容器口盖严以防乙醇挥发。等含醇药液慢慢降至室温后再移至冷库中，于5～10℃下静置24～48小时，若含醇药液降温太快，微粒碰撞机会减少，沉淀颗粒较细，难以滤过。待充分静置冷藏后，先虹吸上清液，可顺利滤过，下层稠液再慢慢抽滤。

（6）洗涤沉淀：采用醇沉相同浓度的乙醇洗涤沉淀，可减少有效成分损失。

水提醇沉的方法从20世纪50年代后期起至今被普遍采用，有的甚至把此种工艺视为中药提取精制的"通则"。然而，中药材采用本法精制处理存在不少值得商榷的问题。例如，乙醇沉淀所去除的成分是否都是无效杂质；经醇沉处理的液体制剂在保存期间容易产生沉淀或黏壁现象；经醇沉回收乙醇后的药液往往黏性较大，较难浓缩，且其浸膏黏性也大，制粒困难；经醇沉处理的制剂疗效不如未经醇沉处理的制剂疗效好；醇沉处理生产周期长，成本高。因此，在没有充分的理论和实践依据之前，不宜盲目套用本法。

（二）大孔树脂吸附法

大孔树脂是20世纪60年代末在离子交换树脂和其他吸附剂应用的基础上发展起来的一类新型树脂，于20世纪70年代末开始应用于分离、纯化中药浸提液。大孔树脂一般为白色球形颗粒状，具有多孔立体结构，能吸附液体中的物质，故又称为大孔树脂。大孔树脂理化性质稳定，不溶于水和有机溶剂，但可吸收溶剂而膨胀，在室温下耐稀酸、稀碱，因此在工业脱色、环境保护、制药工业等方面得到了广泛应用。对有机化合物选择性好，且不受无机盐类及强离子、低分子化合物存在的影响。

中药浸提液经大孔树脂处理后得到的精制物药效成分的浓度大大提高，而杂质大幅度降低，水提液中的大量糖类、无机盐、黏液质等成分可有效地被除去，降低产品的吸潮性，减少了制剂的服用量，有利于提高产品的稳定性和质量控制，满足现代剂型生产的需要。由于其独特的作用优势，大孔树脂现已广泛应用于中药的分离和富集。

1. 大孔树脂吸附原理　大孔树脂通过物理吸附和树脂网状孔穴的分子筛作用达到分离提纯的目的。大孔树脂的吸附性是由于范德瓦耳斯力或氢键形成的结果。分子筛性是由大孔树脂多孔性网状孔穴的存在所决定的。因此，不同的有机化合物根据其与大孔树脂吸附效果的不同以及分子量大小的差异，在树脂的吸附机制和筛分原理作用下实现分离。

2. 影响大孔树脂吸附的因素

（1）树脂本身的性质：大孔树脂是一种表面吸附剂，其吸附性与其比表面积、表面电性、能否与化合物形成氢键等有关。极性基团的引入使其表面电性发生改变或形成氢键的能力发生变化，影响吸附效果。其吸附性依据为"相似相溶"原理。

（2）溶剂的性质：被吸附的化合物在溶剂中的溶解度对吸附性能也有很大的影响。通常一种物质在某种溶剂中溶解度大，树脂对其吸附力就弱，反之则强。而酸性物质的吸附在酸性溶液中进行，碱性物质在碱性溶液中进行较为适宜。

（3）被吸附化合物的性质：根据被吸附化合物的分子量大小选择合适孔径的树脂，以达到有效分离的目的。在同一种树脂中，树脂对分子量大、极性大的化合物吸附作用较大。另外，能与树脂形成氢键的化合物易被吸附。

（4）上样溶液浓度：大孔树脂吸附量一般与上样溶液浓度成反比，通常以较低浓度进行吸附较为有利，如果上样溶液浓度偏高，则吸附量会显著减小。例如，用NKA-9树脂吸附绿茶浸提液中的茶多酚时，随上样溶液中茶多酚浓度的增加吸附量反而降低。

（5）吸附流速：对于同一浓度的上样溶液，吸附流速过大，树脂的吸附量就会下降。但吸附流速过小，吸附时间就会延长，在实际应用时，为提高生产效率，应综合考虑来确定最佳吸附流速，既保证吸附效果，又保证较高的工作效率。

（三）其他方法

目前在实际生产中虽然仍以水提醇沉法应用最为广泛，是目前中药制剂精制最常用的方法。但是，由于水提醇沉法精制能力局限，超滤、澄清剂吸附法和水沉法等越来越受到重视，在中药提取液的精制方面起到不可忽视的作用。

1.醇提水沉法 本法是先以适宜浓度的乙醇提取药材成分，再用水除去浸提液中杂质的方法。其基本原理及操作大致与水提醇沉法相同。适用于蛋白质、黏液质、多糖等杂质较多药材的浸提和精制，使它们不易被醇浸提。由于先用乙醇提取，树脂、油脂、色素等杂质可溶于乙醇而被浸提出来，故将醇浸提液回收乙醇后再加水搅拌，静置冷藏一定时间，待这些杂质完全沉淀后过滤去除。

2.澄清剂吸附法 澄清剂吸附法是指借助于澄清剂的作用，使固体微粒与介质分离的方法。这种方法主要应用于某些虽经过滤但仍不能得到澄清液体的中药水浸提液的精制。

（1）作用原理：澄清剂选择性地与溶液中的胶质、蛋白质、鞣质络合而共沉，经过滤除去水浸提液中颗粒较大者以及具有沉淀趋势的悬浮微粒，保留有效高分子物质；澄清剂吸附性比较强，能将固体微粒吸附在其表面；澄清剂能在滤器表面形成一层滤渣层，将细小微粒截留在滤器的上方。

（2）澄清剂：理想的澄清剂应该是惰性的，无毒，不溶于需澄清的药液中，不吸附药液中的有效成分。常用的澄清剂有 101 果汁澄清剂、甲壳素、蛋清、纸浆、活性炭、滑石粉、明胶 - 鞣质、白陶土、ZTC1＋1 澄清剂、聚酰胺等。

知识链接

酶法

酶是一种蛋白质，现在常用于吸附澄清的有果胶酶、蛋白酶。澄清的条件是 $50\sim55℃$，pH 值为 $5\sim5.5$。用酶法代替醇沉工艺，不仅节约时间，而且周期短，可大幅降低生产成本。有报道用酶法澄清生脉饮口服液，得到澄清、稳定的溶液。

3.透析法 透析法是利用小分子物质在溶液中可通过半透膜，而大分子物质不能通过半透膜的性质，达到分离大小分子的方法。中药浸提液中的多糖、蛋白质、鞣质、树脂等高分子物质不能通过半透膜，而浸提液中的低分子化合物能通过半透膜，可用透析法将它们分开。视透析的目的确定收集透析液还是收集膜内残留物。一般认为，中药浸提液中多糖、蛋白质、鞣质、树脂等高分子物质为无效物质。例如分离和纯化皂苷、蛋白质、多肽、多糖等物质时，可用透析法以除去无机盐、单糖、双糖等杂质。反之也可将大分子的杂质留在半透膜内，而将小分子的物质通过半透膜进入膜外溶液中，而加以分离精制。

透析是否成功与透析膜的规格关系极大。透析膜的膜孔有大有小，要根据欲分离成分的具体情况而选择。透析膜有动物性膜、火棉胶膜、羊皮纸膜（硫酸纸膜）、蛋白质胶膜、玻璃纸膜等。为了加速透析，必要时可适当加热或应用电透析法。透析是否完全，可用定性反应检查膜内药液有效成分或指标成分。

4.盐析法 盐析法是在含蛋白质等高分子物质的溶液中加入大量的无机盐，使其溶解度降低沉淀析出，而与其他成分分离的一种方法。此法适用于有效成分为蛋白质的药物，既能使蛋白质分离纯化，又不致使其变性。此外，提取挥发油时，盐析法也常用于提高药材蒸馏液中挥发油的含量及蒸馏液中微量挥发油的分离。

盐析时盐溶液的浓度除用摩尔浓度、百分比浓度外，常用"饱和度"来表示。盐的饱和度是指该盐的饱和溶液的体积占混合后溶液总体积的百分数。例如，3 体积的含蛋白质溶液加 1 体积饱和盐溶液,该盐的饱和度为25%。

中药精制的方法还有很多,如结晶法、沉淀法、热处理冷藏法、反渗透法、色谱法等,因受条件的限制或新方法的原因,在生产中运用不是很普遍,但在某些特殊的中药处理中还是会使用。

第五节 蒸 发

蒸发是中药制剂原料成形前处理的重要单元操作。蒸发是经传热过程,将挥发性大小不同的物质进行分离,是利用热能除去部分溶剂,获得高浓度药液的工艺操作。蒸发在任何温度下都能进行,故蒸发又分为自然蒸发和沸腾蒸发。为提高生产效率,制剂生产中多采用沸腾蒸发。中药浸提液经蒸发制成一定规格的半成品或进一步制成成品,如中药合剂、流浸膏等的制备。

蒸馏也是制剂生产中重要的基本操作。蒸馏的目的通常在于分离,并获得易挥发的液体,常用于如以乙醇等有机溶剂浸提药材浸提液的溶媒回收及溶媒与有效成分(有时需进一步浓缩)的分离。蒸发的目的在于除去易挥发的液体,从而获得浓缩产物。如药材浸提液的浓缩等,可通过蒸馏与蒸发等操作来完成。

一、影响蒸发的因素

影响蒸发的因素,可用式(7-1)来表示:

$$m \propto \frac{S(F-f)}{P} \qquad\qquad 式(7\text{-}1)$$

式(7-1)中,m 为单位时间内液体的蒸发量,S 为液体暴露面积,P 为大气压,F 为在一定温度时液体的饱和蒸气压,f 为在一定温度时液体的实际蒸气压。从公式可知,m 与 S、$(F-f)$ 成正比,与 P 成反比。即蒸发的表面积越大,$(F-f)$ 的差保持最大,液体表面的压力越小,蒸发的效果就越好。故为了提高蒸发的效率,必须注意下列因素:

1. 足够的加热温度 依据热传导及分子动力学观点,汽化是由于分子受热后分子动能克服分子内聚力而产生的逸出。要维持液体处于沸点温度,必须要有足够的加热温度。故有效成分耐热的可适当提高被蒸发液体的温度,加快蒸发的速度。

2. 药液蒸发面的面积 从蒸发公式(7-1)可知,在一定温度下,单位时间内的蒸发量与蒸发面积大小 S 成正比,S 越大蒸发越快。故常采用直径大、锅底浅的广口蒸发锅。

3. 搅拌 液体的汽化程度在液面最大,由于热能的损失,液面的温度下降最快,加之液面液体的不断蒸发,液面的浓度逐渐增大,液面的黏度也增加,因而液面易产生结膜现象,不利于传热及蒸发,故常用搅拌以维持良好的表面状态,克服结膜现象,使蒸气发散加快,提高蒸发速度。

4. 液面外蒸气的浓度 在其他因素不变的情况下,蒸发速度与蒸发时液面上的蒸气压(蒸气浓度)有关。蒸气浓度大,分子不易逸出,蒸发速度慢,反之则快。故在浓缩蒸发的车间里使用电扇、排风扇等通风设备,及时排除液面蒸气,以加速蒸发的进行。

5. 液面外蒸气的温度 蒸发速度可随着蒸发温度的增加而加快。即温度越高,单位体积的空气内可能含有的蒸气越多。反之,如将较高的温度下降及已饱和的蒸气重新冷却,则一部分蒸气又重新凝结为液体。因此,在蒸发液面上部通入热风可促进蒸发,如片剂包糖衣时鼓入热风,可加速水分的蒸发。

6. 液体表面的压力 从式(7-1)可知,P 与 m 成反比,即液体表面压力越大,蒸发速度越慢。因此为了减小压力,可采用减压蒸发,既可加速蒸发,又可避免药物有效成分受热而破坏。

7. 液体本身的静压力 液体静压力愈小,蒸发进行得愈快。这是由于蒸发仅发生在液体表面上,内部溶媒需要通过对流或扩散作用达到液体表面才能蒸发除去,而液体静压的大小对液体的对流与沸点有一定影响。液体层愈厚,静压愈大,所需促进对流的热量也愈大,液体的对流不易良好进行。故蒸发时需要少量多次加料以提高蒸发效率。

课堂互动

根据影响蒸发的因素分析,在实际生产中采取哪些措施可以提高蒸发的效率?

二、常用蒸发方法与设备

(一)常压蒸发

液体在一个大气压下进行的蒸发,称为常压蒸发。被蒸发浓缩液体中的有效成分耐热,而溶剂又无燃烧性、无毒、无害、无经济价值者可用此法进行浓缩。常压蒸发的设备及操作较简单,但浓缩速度慢,加热时间长,开放操作易使药液受污染,操作场所湿度大。小量蒸发时可采用瓷质蒸发皿等容器,大量可采用蒸发锅。药厂多采用夹层锅,夹层内通入蒸汽加热,有的夹层锅固定在空心轴上,轴上的涡轮可使锅任意转动,以便于出料。

(二)减压蒸发

减压蒸发即在密闭的容器内,抽出液面上的空气使溶液沸点降低进行蒸发的方法。其具有温度低、速度快、可防止受热易分解成分被破坏等优点,一般减压蒸发温度要求在40～60℃。适用于不耐热的中药浸提液的浓缩。多数含生物碱、苷类及维生素等有效成分的浸提液均以减压蒸发为宜。药厂生产多采用大型减压蒸发装置用于蒸发(图7-7)。操作时先开启真空泵将容器内部分空气抽出,然后将待浓缩的液体自进口吸入,并继续抽气至压力降到最低时,徐徐开启蒸汽进口,保持锅内液体适度沸腾为度。被浓缩液体的蒸气经隔膜装置与气沫分开,进入冷凝器冷凝,然后流入接收器中。浓缩完毕后先关闭真空泵,开启放气阀放入空气,浓缩液即可经阀门放出。

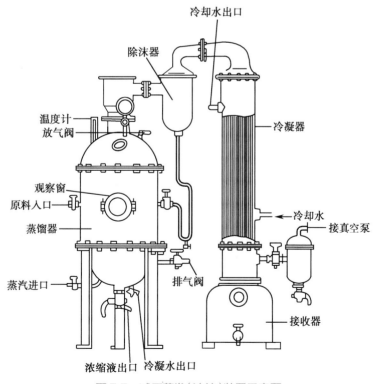

图 7-7 减压蒸发(浓缩)装置示意图

（三）薄膜蒸发

薄膜蒸发是使液体在蒸发时形成薄膜，增加汽化表面积进行蒸发的方法。增加液体的汽化表面积是加速蒸发的重要因素。液体形成薄膜时具有极大的汽化表面积，热的传播较快而均匀。它具有使药液受热温度低、时间短、速度快、有效成分不易破坏、可连续操作和缩短生产周期等优点。薄膜蒸发可在常压和减压下进行，特别适用于有效成分不耐热的浸提液的蒸发。

薄膜蒸发的方式有两种：一是使液膜快速流过加热面进行蒸发；另一种是使药液剧烈地沸腾而产生大量泡沫，以泡沫的内外表面为蒸发面进行蒸发。前者在短暂的时间内能达到最大蒸发量，但蒸发速度与热量供应之间的平衡较难掌握，药液变稠后易黏附在加热面上，加大热阻，影响蒸发，故较少使用。后者目前使用较多，一般采用流量计控制液体流速，以维持液面恒定，否则也易发生前者的弊端。目前药厂生产中应用的薄膜蒸发器种类很多，按其结构主要分为升膜式薄膜蒸发器、刮板式薄膜蒸发器与离心式薄膜蒸发器。

1. 升膜式薄膜蒸发器（图7-8）　为生产中常用的一种升膜式蒸发器，主要由蒸发室、预热器、气液分离器及冷凝器组成。其蒸发室的管束很长，而在蒸发室中的液面维持较低，适用于浓缩量较大、有热敏性、黏度不大于 0.05Pa·s 及易产生泡沫的药液，不适于高黏度、有结晶析出或易结垢的料液。

2. 刮板式薄膜蒸发器　是一种利用高速旋转的刮板转子将料液分布成均匀的薄膜而进行蒸发的高效浓缩设备。其结构主要是在一个直立的夹套圆筒加热器内安装有快速旋转（300r/min）的叶片（刮板）。刮板有固定式及滑动式两种。固定式刮板薄膜蒸发器（图7-9）系将刮板固定于旋转轴上，刮板外缘与筒体内壁的间隙一般为 0.8~2.5mm。滑动式刮板靠轴旋转时产生的离心力使刮板与加热面内壁接触，液膜厚度与料液黏度及转速有关，可达 0.03mm。

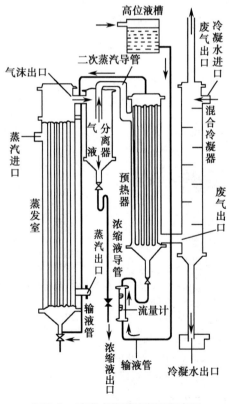

图7-8　升膜式薄膜蒸发器示意图

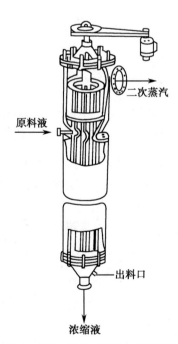

图7-9　固定式刮板薄膜蒸发器示意图

固定式刮板薄膜蒸发器适用于高黏度的热敏性物料蒸发浓缩。有的固定式刮板薄膜蒸发器采用了离心式滑动沟槽转子，除了可强化传热外，操作过程不易起泡和结垢，故适用于易起泡沫、易结垢流体的浓缩。刮板式薄膜蒸发器的蒸发程度比较大，一般为6∶1至10∶1，最大可达51∶1。可将其串联在升膜式或降膜式蒸发器后，使较稀的中药浸提液蒸发至100Pa·s以上。其缺点是结构复杂，动力消耗较大，单位体积的传热面小。

（四）多效蒸发

多效蒸发是根据能量守恒定律确认的低温低压（真空）蒸汽含有的热能与高温高压含有的热能相差很小，而汽化热反而高的原理设计的。将前效所产生的二次蒸汽引入后一效作为加热蒸汽，组成双效蒸发器。将二效的二次蒸汽引入三效供加热用，组成三效蒸发器；同理，组成多效蒸发器。最后一效引出的二次蒸汽入冷凝器。为了维持一定的温度差，多效蒸发一般在真空下操作，尤其适用于水浸液的浓缩，浓缩液的相对密度可达1.2～1.3。

三效蒸发器（图7-10）主要由3个加热器和3个外循环浓缩器相连而成。来自锅炉房的一次蒸汽进入一效加热器时药液加热浓缩，一效蒸发出的二次蒸汽引入二效加热器中，作为二效加热器的热源。将二效蒸发器的二次蒸汽引入三效蒸发罐供加热用，这样组成了三效蒸发器。

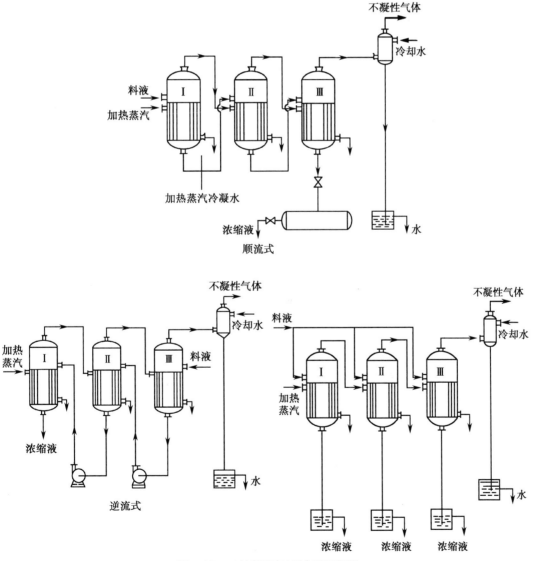

图7-10 三效蒸发（浓缩）器示意图

第六节　干　燥

干燥是利用热能除去湿物料中所含的水分或其他溶剂,从而获得干燥物品的操作过程。干燥与中药生产密切相关,干燥的好坏将直接影响产品的使用、质量和外观等。在药剂生产中,干燥常用于原辅料除湿,新鲜药材的除水,水丸、颗粒剂、浸膏剂等除去溶剂。

干燥的目的是:

1. 便于药材的进一步加工处理　原料药物干燥后脆性增强有利于粉碎;粉末或颗粒干燥后流动性增强,便于充填或压制成片。

2. 增加药物的稳定性　原料药或成品干燥之后含水量降低,可减缓有效成分的分解,防止药品变质,药品的保质期可延长;不利于微生物的生长和繁殖。

3. 保证产品的内在和外观质量　不少制剂对水分含量有严格的规定,尤其对有机溶剂的残留量有严格的限制,只有通过干燥才能达到质量要求。

4. 方便贮藏和运输　原料药和成品经干燥后体积减小、重量减轻,便于包装、贮藏和运输,降低运输成本。

课堂互动

试比较蒸发与干燥有何不同。怎样理解干燥过程?

一、影响干燥的因素

(一)水分的存在方式

水分在物料中的存在状态有 3 种,即表面的水、毛细管中的水和细胞内的水。物料表面的水通过一般的加热汽化即可除去。毛细管中的水与同温同压下的表面水相比需要消耗较多的能量才能汽化。细胞内的水由于被细胞膜包围和封闭,需经缓慢的扩散作用,扩散至膜外才能汽化除去,所以细胞内的水较难干燥。

结合水是指存在于细小毛细管中的水分和渗透到物料细胞中的水分。此种水分与物料的结合力为物理化学结合力,结合力较强,水分难以从物料中去除。

非结合水是指存在于物料表面的润湿水分、粗大毛细管中的水分和物料孔隙中的水分。此种水分与物料结合力弱,易于去除,因为其所产生的蒸气压等于同温度水的蒸气压。

物料与一定温度、湿度的空气相接触时,将会发生排出水分或吸收水分的过程,直到物料表面所产生的蒸气压与空气中的蒸汽分压相等为止,物料中的水分与空气处于动态平衡状态,此时物料中所含的水分称为该空气状态下物料的平衡水分。干燥不能去除平衡水分。

(二)物料的性质

物料的性质包括物料的形状大小,料层的厚度及水分的结合方式。如颗粒状物料比粉末状、块状、膏状物料干燥速率快,因为粉末之间空隙小,内部水分扩散慢。物料堆积越厚,暴露的面积越小,干燥也越慢。故应将物料摊平、摊薄。

(三)干燥介质的温度、湿度与流速

在适当的范围内提高空气的温度会加快蒸发速度,加大蒸发量,有利于干燥。但应根据物料的性质选择适宜的干燥温度,以防止某些成分被破坏。干燥时若用静态干燥法则温度宜由低到高缓缓升温,而流化操作则需较高温度方可达到干燥目的。

干燥介质的温度及流速的影响包括两方面:①被干燥物料的相对湿度;②干燥面上空间的相对湿度。物料本身湿度大,水汽量大,则干燥空间的相对湿度也大,物料干燥时间长,干燥效率低。因此密闭的烘房、烘箱为避免相对湿度饱和而停止蒸发,常采用吸湿剂如石灰、硅胶等吸除空间水分,或采用排风、鼓风装置使空间气体流动更新。流化操作由于采用热气流干燥,因此常先将气流本身进行干燥或预热,以达降低相对湿度的目的。

(四)干燥速度及干燥方法

在干燥的过程中,首先使物料表面水分蒸发,然后内部水分扩散至表面继续蒸发。若干燥速度过快,温度过高,则物料表面水分蒸发过快,内部的水分来不及扩散到物料表面,致使粉粒黏结,甚至熔化结壳,阻碍内部的水分扩散和蒸发,使干燥不完全,形成外干内湿的假干燥现象,不利于物料贮存或易造成霉变。

干燥的方法与干燥速率也有较大关系。静态干燥如烘房、烘箱等因物料处于静态、物料暴露面小,水蒸气散失慢,干燥效率差。沸腾干燥、喷雾干燥属流化操作,被干燥物料在动态情况下,粉粒彼此分开,不停地跳动,与干燥介质接触面大,干燥效率高。

(五)干燥的压力

压力与蒸发量成反比,因而减压是促进蒸发、加快干燥的有效手段。减压干燥能降低干燥温度、加快蒸发速度、提高干燥效率,使产品疏松易碎、制剂质量稳定。

二、常用干燥方法与设备

在制药工业中,被干燥物料的形状是多种多样的,有颗粒状、粉末状、丸状固体,也有浆状(如中药浓缩液)、膏状(如流浸膏)流体。物料的性质各不相同,如热敏性、酸碱性、黏性、易燃性等。对干燥产品的要求也各有差异,如含水量、形状、粒度、溶解性及卫生要求等。生产规模及生产能力各不相同。因此,采用的干燥方法与设备也是多种多样的。

(一)鼓式干燥

鼓式干燥是将湿物料蘸取涂在光滑的金属转鼓上形成薄层,利用热传导进行干燥的方法,又称鼓式薄膜干燥或滚筒式干燥。鼓式干燥设备分为单鼓式和双鼓式。单鼓式的工作原理是利用表面光滑的金属鼓,鼓内用热空气、电阻丝或蒸汽加热,当鼓转动时,从贮液槽中蘸取药液在鼓面涂成一薄层,鼓转动一圈时,此薄层药液已经干燥且被刮刀刮下。转动第二圈时再次蘸取药液,如此连续转动,达到干燥药料的目的。而双滚筒干燥机需要干燥处理的料液由高位槽流入滚筒干燥器的受料槽内,由布膜装置使物料薄薄地(膜状)附在背向转动的滚筒表面,滚筒内通有蒸汽,物料在滚筒转动中由筒壁传热使其湿分汽化,滚筒在一个转动周期中完成布膜、汽化、脱水等过程,干燥后的物料由刮刀刮下。干燥过程中蒸发出的水分,视其性质可通过密闭罩引入相应的处理装置内进行粉尘捕集或排放。

　　鼓式薄膜干燥器的热能利用比较经济，其干燥速率与鼓面大小、鼓面温度、药料的浓度及药膜的厚度有关。干燥时鼓的转速调节很重要，要求以物料转到刮刀处已充分干燥为度。鼓的转速一般为4～10r/min，必要时还可调节药液浓度或药膜厚度达到干燥目的。鼓内凝集的水分必须随时由吸液管排除，否则会降低干燥效率。

　　该法可连续生产，干燥物料呈薄片状，易于粉碎。常用于中药浸膏的干燥和膜剂的制备。若将鼓式薄膜干燥器装上密封外壳，连接真空泵，便可在减压条件下操作。适用于对热敏感的药料干燥。

（二）气流干燥

　　气流干燥是利用热干燥气流或单纯的干燥空气进行干燥的方法。气流干燥的原理是通过控制气流的温度、湿度、速度来达到干燥的目的。其干燥效率与气流的温度、湿度和流速有关，温度越高、流速越快、相对湿度越低，越有利于干燥。由于物料处于静止状态，所以干燥速度较慢。

　　气流干燥有烘干、晒干、阴干等多种方式，其中烘干最为常用。设备有干燥箱、烘房和烘柜。烘箱是一种常用的干燥设备，主要由干燥室和加热装置组成。干燥室内有多层架子，供放置装物料的盛器。加热器通常应用电热或蒸汽加热。空气经过加热器升温，并在流动中将热能传递给被干燥的物料，同时也将湿物料蒸发的湿气带走。为了获得更好的干燥效果，可将烘箱内的自然气流改为强制气流，如可在烘箱内装鼓风装置，以利于将湿空气迅速排出。为了克服湿蒸气到达箱体上部时发生冷凝，常使用气流由上至下的模式。

（三）减压干燥

　　又称真空干燥，系指在密闭的容器中抽去空气后进行干燥的方法。减压干燥器由干燥柜、冷凝器与冷凝液收集器、真空泵三部分组成。其特点是干燥温度低，速度快。物料呈疏松海绵状，易于粉碎。适用于不耐高温的药物干燥。

（四）喷雾干燥

　　喷雾干燥器由干燥塔、喷雾器、热空气和输送热空气进入干燥塔的设备以及细粉与废气分离装置四部分组成。喷雾器是喷雾干燥设备的关键组成部分，它影响产品的质量和能量消耗。工作时先打开鼓风机，空气经滤过器、预热器加热至280℃左右后，自干燥器上部沿切线方向进入干燥塔，塔内温度一般在120℃以下，待达到该温度数分钟后，再将药液自导管经流量计输送到喷头，在进入喷头的压缩空气（392～490kPa）作用下，药液由喷头形成雾滴喷入干燥塔，再与热气流混合后很快被干燥。已干燥的细粉落入收集桶内，部分干燥的粉末随含水分的热气流进入气粉分离器后收集于布袋内，热废气从排气口排出（图7-11）。

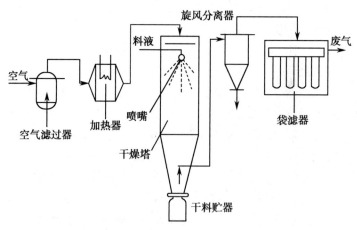

图7-11　喷雾干燥装置示意图

喷雾干燥是流化技术用于液态物料干燥的一种较好方法。系将被干燥的液体物料浓缩至一定浓度,利用雾化器将一定浓度的液态物料喷成雾状液滴,使总表面积增大(当雾滴直径为 $10\mu m$ 时,每升液体所形成的雾滴总表面积可达 $400\sim600m^2$),当与干燥介质热空气相遇时,在数秒钟内即可完成水分蒸发,被干燥成松脆的极细粉末或颗粒。其优点是瞬间干燥,尤适用于含热敏性有效成分的物料。经喷雾干燥后的产品质量好,保持原来的色香味,成品溶解性能好。因成品干燥后粉末极细,无须再进行粉碎加工,从而缩短了生产工序。物料生产过程密闭不受污染,控制系统一体化,操作方便。可根据需要控制和调节产品的粗细度和含水量等质量指标。喷雾干燥的不足之处是进风温度较低时,热效率只有 30%～40%。设备清洗较麻烦,有人用蒸汽熏洗设备收到较好的效果。

(五)沸腾干燥

又称流化床干燥,是流化技术的新发展,它是利用热空气流使湿颗粒悬浮,呈流态化,似"沸腾状",热空气在湿颗粒间通过,在动态下进行热交换,带走水汽而达到干燥目的的一种方法。主要用于湿粒性物料如片剂及颗粒剂的湿颗粒干燥和水丸的干燥。该法物料磨损较轻,干燥速度快,效率高,干燥均匀,产量大。热空气经过高效过滤器,没有杂质和异物的带入。干燥时不需翻料,且能自动出料,节省劳动力,操作方便。其占地面积小,适用于大规模生产。但该法热能消耗大,清扫设备较麻烦,尤其是有色颗粒干燥时给清洁工作带来困难。

常用设备有卧式多室沸腾干燥装置(图7-12),由空气预热器、沸腾干燥室、旋风分离器、细粉捕集室和排风机等组成。这种沸腾干燥床流体阻力较低,操作稳定可靠,产品的干燥程度均匀,且物料的破碎率低,应用较广。

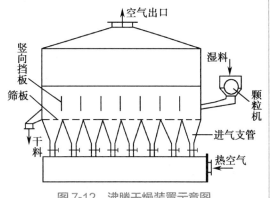

图 7-12　沸腾干燥装置示意图

(六)其他干燥方法

在生产中为了满足各种制剂的需要,根据药物的特殊性和生产条件的允许,还可采取以下的干燥方法:

1. 红外线干燥　红外线干燥是利用红外线辐射器产生的电磁波被含水物料吸收后直接转变为热能,使物料中水分受热汽化而干燥的一种方法,属于辐射加热干燥。红外线干燥的原理是红外线辐射器所产生的电磁波以光的速度辐射到被干燥的物料上,增加物料分子热运动的动能,使物料中的分子强烈振动,温度迅速升高,将水等液体分子从物料中驱出而达到干燥的目的。红外线有近红外线和远红外线之分,远红外线的干燥速率是近红外线干燥的 2 倍,是热风干燥的 10 倍,因此目前远红外线干燥在制药中被广泛应用,如隧道式远红外干燥灭菌烘箱(图7-13)。

2. 冷冻干燥　系先将被干燥液态物料冷冻成固体,再在低温减压条件下,使固态的冰直接升华为水蒸气排出而达干燥目的的方法。其特点是:物料在高真空和低温条件下干燥,尤适用于热敏性物品的干燥。干品多孔疏松,易于溶解且含水量低,有利于药品长期贮存。如抗生素、血浆、疫苗等生物制品以及中药粉针剂和止血海绵剂等。

3. 吸湿干燥　系将干燥剂置于干燥柜或干燥室的架盘下层,将湿物料置于架盘上层进行干燥的方法。该法适用于含水量较少的药品及某些含有芳香性成分的药材干燥,如糖衣片剂、中药浸膏散剂等。干燥器可分为常压干燥器和减压干燥器,小型的多为玻璃制成。常用的干燥剂有无水氧化钙(生石灰)、无水氯化钙、硅胶等,大多数可经高温解吸再生而回收利用。

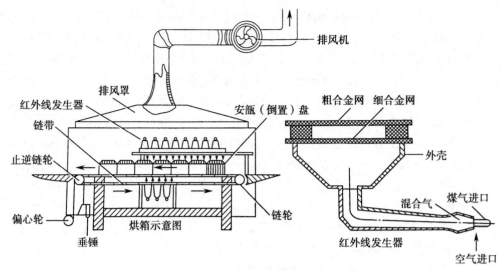

图 7-13　隧道式远红外干燥灭菌烘箱示意图

实训四　浸提实训操作

一、浸提岗位实训

（一）实训目的
1. 建立浸提岗位工作情景。
2. 掌握多功能中药提取罐、渗漉器的标准操作规程。
3. 熟练掌握浸提岗位操作方法。
4. 掌握浸提质量控制要点和生产管理要点。
5. 学会正确进行清场，对浸提设备进行正常的维护和保养。

（二）实训条件
1. **场地**　浸提车间。
2. **设备**　多功能中药提取罐、渗漉器。
3. **器具**　磅秤、不锈钢桶等。
4. **材料**　柴胡、黄芩、金银花、连翘、丹参、薄荷、鱼腥草、半夏（姜制）、乙醇、纱布等。

（三）操作步骤
1. **生产前准备**

（1）所有人员上岗前必须按规定穿戴工作服、帽、鞋，正确使用劳保用品。

（2）检查工作场所、设备、工具、容器是否具有"清场合格"标识，是否有与生产无关物品，操作空间是否无妨碍，是否已取得"生产许可证"。

（3）检查药材粗粉的外观、粒度及重量是否符合渗漉要求。

（4）将渗漉器底部滤板用纱布包裹铺平，关闭出渣门，检查有无渗漏。

（5）将药粉置于有盖不锈钢桶内，加乙醇（约为粗粉的 0.8 倍）搅拌均匀，湿润密闭放置 1 小时以上，使充分膨胀。

上述准备工作完成后，进入实际作业。

2. **生产操作**　根据药材浸提的需要，水煎煮浸提和挥发油浸提、乙醇回流浸提、渗漉浸提，按《多功能提取罐标准操作规程》进行操作。

（1）水煎煮浸提和挥发油浸提

1）投料：关闭并锁紧出渣门。按次序投料，收取投料后的物料袋并收集黏附的余料，并将物料袋按规定叠好回收。待所有物料投完之后，向罐内加纯化水至投料量的7倍，关闭投料口，开始提取。

2）加热浸提：开通冷凝水，打开蒸汽阀门。首次浸提时间为微沸1小时，收集油水混合物至基本装满油水分离器，打料时真空度应为 −0.06～−0.04MPa，料液视情况抽入浸提液储罐或直接进入双效节能蒸发器。

3）第2次浸提加水量同样为投料量的7倍，浸提时间同样为微沸1小时，收集挥发油，抽出料液。

4）第3次浸提加水7倍，微沸1小时，不再收集挥发油，抽出料液。

5）第3次浸提完成后，关闭蒸汽阀门，开启放料阀，将料渣弃去，料液转入减压浓缩，挥发油用密封桶储存，检验合格后凭合格检验报告单、合格证及质量保证人员签署的半成品（中间产品）交接单交配料灌装工序。

6）在整个浸提过程中，设备容器上的各种标示牌应当与其状态和内存物料相对应，不得错用混用。整个过程同样必须有严密、规范、及时、真实的记录。操作人必须对填报内容负责，由班长对记录进行复核。

7）按清洁规程对多功能中药提取罐进行清洁。

（2）乙醇回流浸提：药材加入浸提罐中，加入乙醇，向夹层中通入蒸汽加热，开启冷凝水循环系统，溶剂气化，经冷凝又回流至浸提罐内。其他内容同水煎煮浸提操作。

（3）渗漉浸提

1）装筒：将润湿膨胀后的药物拌松散，然后用不锈钢勺盛粉，均匀地装入渗漉筒，约装10cm厚，用T形棒压匀，力度均匀，重复上述操作，一层一层地装，适当加压，药粉填装不得超过渗漉筒的2/3。

2）浸渍：药粉上盖不锈钢孔板压牢，打开渗漉筒下方的放料阀，并放一容器，然后从渗漉筒上方慢慢添加乙醇液，待排出药粉粉粒之间的空气并有乙醇流出，关闭放料阀，继续添加乙醇至高出筒内药材面，盖上漉筒、浸渍24小时。

3）渗漉：浸渍达到工艺规定时间后，打开放料阀进行渗漉，控制渗漉速度一般为1000g药材每分钟流出2～3ml，渗漉液放入贮液缸内，在渗漉过程中，必须不断添加溶剂，使乙醇液始终高于药材面，防止药材干涸开裂，定时检查渗漉速度，及时真实填写记录。

4）渗漉结束后，统计渗漉液总量，及时真实地填写生产记录，交减压蒸发岗位。

5）浸提液放尽后，开启出渣门，排出药渣，将药渣洗涤，洗涤液交蒸发岗位回收乙醇。

3．生产结束后工作　生产结束后，按清洁规程对生产设备、器具、场所进行清洁。清场完毕，由质量保证人员确认（发清场合格证），并做好记录。

4．填写设备运行记录　认真书写实训报告，内容包括实训项目名称、起止时间、设施、设备、器具、材料、操作步骤、结果、问题及解决方案等。

二、蒸发（浓缩）岗位实训

（一）实训目的

1．建立蒸发（浓缩）的生产情景。

2．熟练掌握蒸发（浓缩）岗位操作法、常用蒸发（浓缩）设备标准操作规程，掌握生产操作要点，正确判断浓缩液质量；能及时发现蒸发（浓缩）过程中出现的问题并能迅速加以解决。

3．学会正确进行清场，能熟练对蒸发（浓缩）设备进行清洁和日常维护，正确填写生产记录。

（二）实训条件

1．场地　蒸发（浓缩）车间。

2．设备　水力喷射真空系统、双效节能蒸发器。

3．器具　电子台秤、贮液罐、不锈钢盘等。

4．材料　75%乙醇、消毒液、浸提岗位实训所得药液等。

（三）操作步骤

1．生产前准备

（1）接受生产任务。

（2）领料：领取前期已经提取的中药浸提液，办理交接手续，并签字记录。

（3）注意严格执行各项目《岗位标准操作规程》《仪器使用、维护保养及检修标准操作规程》及《蒸发（浓缩）生产工艺规程》。

2．生产操作

（1）启动水力喷射系统：检查水泵电源、储水槽水位及各阀门是否正常。启动多级水泵。开启并观察真空表指示变化，待真空度达到 -0.05MPa 时可以开始进料。

（2）进料：打开相应进料阀，进料时必须先进一效，后进二效。

（3）蒸发：调节真空阀、放空阀和进气阀，使整个系统保持动态平衡。操作过程必须保持平稳，以防止跑料，并在此基础上尽量避免使用放空阀，以努力避免能源消耗。

（4）补料

1）随着蒸发的进行，器内料液不断减少，为了保持较高的蒸发速率，必须及时补料。

2）补料时应将进料阀打开 1/3～1/2，不可全开，以保持蒸发的平稳。

3）补料时以补至达到首次进料量为度，需指出的是，最后阶段的补料应当考虑到一、二效蒸发速度的差异，应当以料液进完之后能保证两效同时有效工作尽可能长的时间为标准。

4）必须注意：由于补入的料液温度与各效内原有料液不同，可能会破坏系统原有的平衡。因此，在补料过程中及完成之后必须对系统作适当的微调，以恢复运行的平稳。补料过程中应当严防跑料。

（5）排水：生产过程中的蒸汽冷凝水装满贮水槽之后必须及时排水，以保证系统能长时间平稳运行。在排水前后，由于会影响系统的真空度，因而必然破坏系统的平衡，因此必须对系统作适当调整，并应严防跑料。

（6）并料：在蒸发的最后阶段，因料液量太少，可能已无法用二效蒸发，此时应将二效内的料液并入一效。

1）关闭进气阀，观察真空度，待一效真空表达到 -0.05MPa 以上并略有上升时，关掉一、二效之间的真空阀，停掉多级水泵（真空源），排空二效，同时打开一、二效的进料阀，此时二效内的料液即可抽入一效。

2）移（并）料完成后应当将整个系统恢复原状，并向二效内吸入纯化水。

（7）出料：浓缩即将完成时，在检查料液各项指标合格且数量符合工艺要求之后，停掉多级水泵（真空源），将系统排空，料液转往下一道工序。

3．生产结束后工作　生产结束后，按清洁规程对生产设备、器具、场所进行清洁。清场完毕，由质量保证人员确认（发清场合格证），并做好记录。

4．填写设备运行记录　认真书写实训报告，内容包括实训项目名称、起止时间、设施、设备、器具、材料、操作步骤、结果、问题及解决方案等。

三、干燥岗位实训

（一）实训目的

1. 建立干燥的生产情景。

2. 熟练掌握干燥岗位操作方法、常用干燥设备标准操作规程,掌握生产操作要点及影响成品质量的关键点;能及时发现干燥过程中出现的问题并能迅速加以解决。

3. 学会正确进行清场,能熟练对干燥设备进行清洁和日常维护,正确填写生产记录。

（二）实训条件

1. 场地　干燥车间。

2. 设备

（1）热风循环烘箱:是厢式干燥器的一种形式,是一个方形箱体,箱内有框架、带孔（或网）的料盘、蒸汽加热翘片管或无缝换热钢管或裸露的电热元件加热器,箱体周围包有绝热保护层,还有吸气口、排气口、循环风机等组件。工作时借助于风机产生的循环流动热风,吹到潮湿物料的表面达到干燥的效果。

（2）真空干燥机:为箱体结构,内设热源,是由干燥柜、真空泵、冷凝器、冷凝液收集器等组成。工作时在密闭的容器中抽去空气使其达到一定的真空度,从而在低温条件下得到较高的干燥效率。

3. 器具　天平、电子台秤、盛器等。

4. 材料　浓缩后所得清膏或高浓度浓缩液或湿颗粒、75% 乙醇等。

（三）操作步骤

1. 生产前准备

（1）接受生产任务。

（2）领料:领取前期已经浓缩的中药浓缩液（清膏或湿颗粒）,办理交接手续,并签字记录。

（3）注意严格执行各项目《岗位标准操作规程》《仪器使用、维护保养及检修标准操作规程》及《干燥生产工艺规程》。

2. 生产操作

（1）真空干燥机干燥

1）投料:开启烘箱门,将清膏加入物料盘中,放入烘箱内,关闭烘箱门并压紧。

2）干燥:开通冷凝水,打开蒸气阀门和出气阀门,关闭放空阀,开启真空阀并调节阀门使其真空度不超过额定位置,干燥一段时间使物料达到干燥要求。

3）出料:干燥达到需要的程度后,关闭进气阀,关闭真空阀,打开放气阀,待真空表读数为零时缓缓打开烘箱门,取出物料,称重（操作时必须双人复核,操作人、复核人均须签字）,装入洁净的容器中,贴物料卡,转入下一道工序。

4）设备出现运行异常时应及时停止,查找原因,自行处理,不能自行处理的,再向车间有关人员报告。

（2）喷雾干燥机干燥

1）将氮气分压关闭,开总阀,然后将分压调至 0.4MPa。

2）系统内导入氮气。至氧气浓度低于规定的浓度（3%）时,然后启动循环风机 5～10 分钟,使氧气浓度维持在 3%（系统不漏气）。

3）开启雾化器（频率为 0Hz）,开启电加热,开供料泵,开蠕动泵,当温度达到 100℃后（设定温度在 100℃以上）,调节雾化器频率至 30～40Hz。

4）当热风入口温度达到已设定温度并稳定时,将雾化器的频率慢慢调至 50Hz。开启蠕动泵,喷溶剂，使出口温度达到设定值并稳定（此时可观察溶剂是否喷出，出口温度的变化情况）。当入口温度与出口温度达到设定值时，迅速将溶剂切换至原料液，并调节雾化器旋钮至规定转速。

5）喷料完毕后，将原料液切换至溶剂，并且雾化器频率调至 50Hz，并喷雾 10 分钟左右，此后供料泵关闭，电加热关闭（此时关闭氮气），慢慢减速雾化器转速至 20Hz 左右。当进口温度降到 90℃关闭可燃气体开关，关闭冷冻机开关，并用空气置换系统内的氮气，雾化器在温度为 90℃以下时可关闭，循环风机在温度为 60℃以下时可关闭。

6）当控氧仪氧气浓度达到 21% 后，可开检查门并清理物料。关闭电源及氮气各个分流阀。

（3）沸腾干燥机干燥

1）接通控制箱电源，打开压缩空气阀，调节气体压力（0.5～0.6MPa）。

2）根据需要设定进风温度（先按 3 秒设定键，然后按加、减数字键到所需温度，最后再按 3 秒设定键即可）。

3）投料：将制好的湿颗粒加入料斗，将料斗推入箱体，待料斗就位正确后，方可推入充气开关，上下气囊进入 0.1～0.15MPa 压缩空气，使料斗上下处于密封状态。

4）干燥：开启加热器进出手动截止阀。按风机启动键，待风机启动结束后，按启动搅拌键，则搅拌运转，干燥开始。进风温度通过自动控制系统慢慢上升到设定温度左右，待出风温度上升到 60℃左右时，物料即将干燥。

5）烘干过程颗粒有不均匀的现象，必须停止烘干，将料斗拉出来翻粒，再推进去继续干燥。

6）检查物料的干湿度：干燥到预定的时间停止搅拌，取样判断，物料是否达到需要的含湿度。

7）出料：当干燥达到需要的程度，关闭热源，拉出冷风门开关，待物料冷却后同时停止风机、搅拌机，推拉捕集袋升降气缸数次，使袋上的积料抖落，拉出充气开关，待气囊密封圈放气后方可将料斗拉出，关闭控制箱电源和蒸汽源、压缩空气源。

3．生产结束后工作　生产结束后，按清洁规程对生产设备、器具、场所进行清洁。清场完毕，由质量保证人员确认（发清场合格证），并做好记录。

4．填写设备运行记录　认真书写实训报告，内容包括实训项目名称、起止时间、设施、设备、器具、材料、操作步骤、结果、问题及解决方案等。

（罗红梅）

? 复习思考题

1．影响浸提的因素主要包括哪些？

2．简述浓度差的意义和增加浓度差的方法。

3．浸提时药材不宜粉碎过细，为什么？

4．简述提高蒸发效率应注意的问题。

5．干燥物料的速度是否越快越好，为什么？

扫一扫，测一测

第八章　浸提药剂

PPT课件

知识导览

第一节　浸提药剂认知

一、浸提药剂的含义与特点

浸提药剂，又称浸出药剂，是指采用适当的溶剂与方法，从药材中浸提有效成分，制成供内服或外用的制剂。大部分浸提药剂可直接应用于临床，如合剂、糖浆剂、酒剂等；也有一些浸提药剂常作为制备其他制剂的原料，如流浸膏剂、浸膏剂。

（一）浸提药剂的优点

1. 能综合浸提饮片中的多种有效成分，保证制剂的综合疗效。
2. 吸收快，奏效迅速。
3. 减少服用量，使用方便。
4. 加入矫味剂后气味得到改善，患者易于接受。
5. 浸提药剂中加入了适宜的防腐剂，并经灭菌处理，密封包装，质量稳定。

（二）浸提药剂的缺点

1. 浸提药剂不能随证加减。
2. 放置时间长易出现沉淀物。

二、浸提药剂的分类

浸提药剂按所用浸提溶剂和所加辅料不同可分为：

1. 水浸提药剂　如汤剂、合剂等。

2. 含醇浸提药剂　如酒剂、酊剂、流浸膏剂等。

3. 含糖浸提药剂　如糖浆剂、煎膏剂等。

除上述浸提剂型外，以饮片浸提物为原料，可制备颗粒剂、片剂、注射剂等多种剂型。

三、浸提药剂生产环境要求

浸提药剂系非无菌药品的液体制剂。根据《药品生产质量管理规范》（2010 年修订）及其附录的规定，生产车间应根据药品品种、生产操作要求及外部环境状况等配置空调净化系统，使生产区有效通风,并有温度、湿度控制和空气净化过滤,保证药品的生产环境符合要求。温度和相对湿度应与生产工艺要求相适应,室内温度一般控制在 18～26℃,相对湿度一般控制在 45%～65%。洁净区与非洁净区之间的压差应当不低于 10Pa。生产的暴露工序区域及其直接接触药品的包装材料最终处理的暴露工序区域的洁净级别,应达到《药品生产质量管理规范》(2010 年修订)及其附录"无菌药品"D 级洁净区的要求。中药材净制、炮制、提取、精制、外包装的环境卫生执行一般生产区环境卫生规程。企业可根据产品的标准和特性对该区域采取适当的微生物监控措施。

第二节　汤　　剂

一、概　　述

汤剂是指将药物饮片或粗粒加水煎煮或沸水浸泡去渣取汁制成的液体剂型。主要供内服,外用多为洗浴、熏蒸及含漱。汤剂是我国应用最早、最广泛的一种剂型。

(一)汤剂的优点

1. 适应中医辨证论治的需要,能随证加减,处方灵活性大。
2. 制备方法简便。
3. 可充分发挥成分的综合疗效。
4. 属液体制剂,吸收快,药效迅速。

(二)汤剂的缺点

1. 多需临用前煎服,使用不方便,不利于危重患者应用。
2. 服用量大,味苦。
3. 易发霉、发酵,不能久贮。
4. 常以水为溶剂,药用成分提取不完全,尤其是脂溶性和难溶性成分。
5. 有些成分会被药渣再吸附,且挥发性成分易于逸散,有些成分可能会分解,有些成分会沉淀损失。

二、汤剂的制备

汤剂主要用煎煮法制备,制备工艺流程为:煎煮前准备→药材的浸润→煎煮→去渣取汁→成品。

1. 原辅料的准备　根据处方要求将所需药材配齐,准确称量。

2. 药材的浸润　药材煎煮前需要用冷水浸泡一定时间,花、叶、草、茎等质地疏松的药材浸泡 20～30 分钟,根、根茎、种子、果实类质地坚硬的药材浸泡 60 分钟左右。

3. 煎煮

(1)用水量:煎药用水量既要保证药用成分浸提完全,又要避免成品服用量过大,传统经验是将饮片放入煎锅内,加水至超过药面 3～5cm 为度,第二煎可超过药面 1～2cm;或按第一煎加水 8～10 倍,第二煎加水 6～8 倍。

(2)火候:煎药时先用武火加热至沸腾,再用文火保持微沸状态。

(3)煎煮次数及时间:煎煮次数一般 2～3 次即可。煎煮时间的长短,应根据饮片性质、饮片质地、投料量的多少、设备加水量的多少、火力的强弱以及临床用药的要求等适当增减。一般煎药时间:①解表行气及质地轻松、气味芳香的药物,第一次煎沸 15～20 分钟,第二、三次为 10～

15 分钟;②一般性药物,第一次煎沸 20~30 分钟,第二、三次为 15~25 分钟;③滋补、质地坚实的药物,第一次煎沸 40~60 分钟,第二、三次为 30~40 分钟,有特殊要求的药物可达数小时。

(4)特殊中药的处理:为保证疗效,在汤剂的制备过程中某些药材需要特殊处理。主要有以下方式:①先煎,质地坚硬的矿石类、贝壳类、角甲类药材,某些毒性药材(乌头、附子),有效成分久煎才有效的药材需要提前煎煮至规定程度;②后下,含挥发性成分或不宜久煎的药材,需在其他药材煎好前 10 分钟加入混煎;③包煎,质地轻松的粉末药材,含淀粉、黏液质较多的药材及附绒毛的药材为防止药材沉于锅底引起焦化、糊化,或悬浮于液面引起"溢锅"现象,需要装入纱布袋共煎;④烊化,胶类或糖类药物用煎出液或热水溶化后,与混煎液混合服用;⑤另煎,一些贵重药材为防止与其他药材混煎时被药渣吸附或沉淀损失,需单独煎煮;⑥冲服,某些贵重药材、挥发性极强或不溶解的药材制成细粉,置煎出液中混匀服用;⑦取汁兑服,新鲜药材压榨取汁兑入混煎液中服用。

4．去渣取汁 汤剂煎煮至规定时间后,应趁热及时分离,弃去药渣,合并煎液,静置后取上清液服用。一般头煎取 200ml 左右,二煎取 100ml 左右,儿童酌减。煎液分 2 次或 3 次服用。

三、典型品种举例

例 麻黄汤

【处方】 麻黄 9g 桂枝 6g 甘草(炙)3g 杏仁 9g

【制法】 麻黄先煎约 15 分钟,再与甘草、杏仁合煎 15 分钟,继而加入桂枝合煎 15 分钟,滤取煎液,再将药渣煎煮 25 分钟,合并两次煎液,即得。

【功能与主治】 发汗解表、平喘止咳,用于表寒证。

第三节 合 剂

一、概 述

(一)中药合剂定义

中药合剂是指饮片用水或其他溶剂,采用适宜方法提取制成的口服液体制剂,单剂量灌装者也可称"口服液"。中药合剂是在汤剂基础上改进而来。

(二)中药合剂的特点

1．优点

(1)能综合浸提饮片中的多种有效成分,保证制剂的综合疗效。

(2)与汤剂一样,吸收快,奏效迅速。

(3)将各次煎出液合并后经浓缩至规定浓度,患者减少服用量,同时服用的药液有效成分较传统汤剂准确可靠。

(4)加入矫味剂后气味得到改善,患者易于接受。

(5)克服汤剂临用前煎药的麻烦,若单剂量包装则携带、保存和服用更方便。

(6)制剂中加入了适宜的防腐剂,并经灭菌处理,密封包装,质量稳定。

2．缺点

(1)中药合剂不能随证加减。

(2)放置时间长易出现沉淀物。中药合剂的质量标准虽然允许成品在贮存期间可有微量轻摇易散的沉淀,但中药合剂与口服液放置时间过长,则沉淀较多。

二、合剂的质量要求及检查

合剂在生产与贮藏期间应符合下列规定。

1. 饮片应按各品种项下规定的方法提取、纯化、浓缩制成口服液体制剂。

2. 根据需要可加入适宜的附加剂。除另有规定外，在制剂确定处方时，如需加入抑菌剂，该处方的抑菌效力应符合抑菌效力检查法（《中国药典》2020 年版四部通则 1121）的规定。山梨酸和苯甲酸的用量不得超过 0.3%（其钾盐、钠盐的用量分别按酸计），羟苯酯类的用量不得超过 0.05%，如加入其他附加剂，其品种与用量应符合国家标准的有关规定，不影响成品的稳定性，并应避免对检验产生干扰。必要时可加入适量乙醇。

3. 合剂若加蔗糖，除另有规定外，含蔗糖量一般不高于 20%（g/ml）。

4. 除另有规定外，合剂应澄清。在贮存期间不得有发霉、酸败、异物、变色、产生气体或其他变质现象，允许有少量摇之易散的沉淀。

5. 一般应检查相对密度、pH 值等。

6. 除另有规定外，合剂应密封，置阴凉处贮存。

除另有规定外，合剂应进行以下相应检查。

【装量】 单剂量灌装的合剂，照《中国药典》2020 年版四部合剂（通则 0181）项下方法检查，应符合规定。

检查法：取供试品 5 支，将内容物分别倒入经标化的量入式量筒内，在室温下检视，每支装量与标示装量相比较，少于标示装量的不得多于 1 支，并不得少于标示装量的 95%。

多剂量灌装的合剂，按照《中国药典》2020 年版四部最低装量检查法（通则 0942）检查，应符合规定。

【微生物限度】 除另有规定外，按照《中国药典》2020 年版四部非无菌产品微生物限度检查：微生物计数法（通则 1105）和控制菌检查法（通则 1106）及非无菌药品微生物限度标准（通则 1107）检查，应符合规定。

三、合剂的制备

（一）中药合剂（口服液）生产工艺流程
物料准备→浸提→精制→浓缩→配液与滤过→灌装→灭菌→灯检。

（二）制备方法
在中药合剂（口服液）生产过程中，单元操作可能涉及制药用水、提取精制、配制、滤过、浓缩、灌装、灭菌、检漏、贴签、装盒等，本节仅介绍与中药合剂（口服液）成形工艺相关的主要过程单元。

1. 物料准备 由于中药品种来源复杂，生产前要对饮片进行品种鉴定，含量测定，炮制加工，称量配齐。

2. 浸提 依据各品种项下规定的方法浸提。一般采用煎煮法，如果处方中有芳香挥发性成分，可以用"双提法"提取；当然也可以根据其有效成分的特性，采用渗漉法、回流法等方法，选用不同浓度的乙醇或其他溶媒对饮片进行浸提。

3. 精制 根据处方中有效成分与浸提溶剂的性质采取适宜方法进行精制。目前，大多数中药合剂与口服液的制备采用水提醇沉精制处理。近年来中药合剂与口服液的澄清和滤过工艺有了新的发展，如用酶作为澄清剂精制，用甲壳素作絮凝剂精制处理。

4. 浓缩 精制后的提取液须进行浓缩。其浓缩的程度，一般以每日服用量在 30～60ml 为度。经乙醇精制处理的中药合剂与口服液，应回收乙醇再浓缩，每日服用量控制在 20～40ml。

5. 配液与滤过 在浓缩液中加入一定量的矫味剂与防腐剂后,搅拌均匀,经半成品测定合格后需进行滤过。为保证中药合剂或口服液的质量,通常采用多级滤过,即先粗滤、后精滤。

6. 灌装 中药合剂一般灌装于多剂量小口瓶中;口服液灌装于单剂量指型瓶中。

灌封时常用灌封机。该类设备是用于易拉盖口服液瓶的自动定量灌装和封口设备。由于药液的准确性和轧盖的严密性、平整性在很大程度上决定了产品的包装质量,所以口服液灌封机是口服液生产设备中的重要设备。根据口服液瓶在灌封过程中完成送瓶、灌药液、加盖、封口的运动形式,灌封机可分为直线式和回转式两种,两种灌封机均为连续式灌封机型(图8-1、图8-2)。

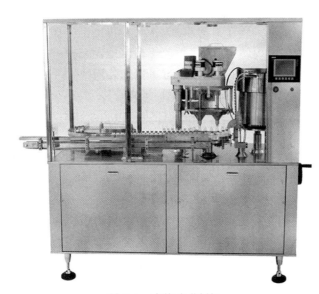

图 8-1 直线式灌封机

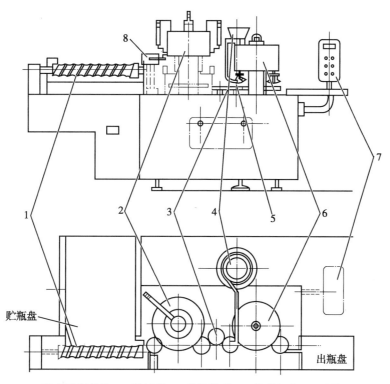

1- 绞龙送瓶机构;2- 贮液槽;3- 拨瓶轮组;4- 输盖机构;5- 下盖口;
6- 轧盖封口机构;7- 操作面板;8- 控制无瓶机构。

图 8-2 回转式灌封机结构示意图

7. 灭菌 中药合剂与口服液分装后必须进行灭菌,以保证药品质量的稳定性。一般采用煮沸灭菌法、流通蒸汽灭菌、热压灭菌法进行灭菌。若生产过程严格遵守无菌操作,灌装后可不经灭菌直接包装。最终灭菌工艺有时可使沉淀增加,故灭菌也有于过滤前进行的。

课堂互动

中药口服液经过灭菌处理,是否属于无菌制剂?

8. 灯检 取灭菌合格的药品置于灯检机上,按灯检机标准操作规程进行操作,挑出含杂质、玻璃屑、浑浊等不合格品,放于周转铝盘中,摆放于指定地点,标明品名、批号、药量、件数、操作人。不合格品由专人收集处理。经灯检合格后方可供包装用。

四、生产过程中可能出现的问题与解决办法

1. 口感差 中药合剂或口服液生产过程中若口感差,会降低患者的依从性,对此可选用适宜的掩味技术。常用的掩味技术有添加矫味剂、胶浆剂、味觉细胞麻痹剂、苦味阻滞剂等。也可复合应用不同作用机制的掩味技术,掩味效果将显著增强。

2. 澄明度不合格 中药合剂或口服液生产过程中常出现沉淀太多,澄明度不够的现象。因此,中药合剂或口服液的澄清与滤过工艺研究特别重要,常用静置滤过或高速离心法除去沉淀,或进一步采用水醇法、吸附澄清法、高分子絮状沉淀法。同时生产过程中可根据需要采用膜滤过、大孔树脂吸附分离等技术进一步分离纯化,以减少服用剂量、提高澄明度。

3. 其他 中药合剂或口服液生产过程中常出现瓶子有裂隙、瓶身有疤;液体状态、装量不符合标准;瓶盖轧歪等异常现象,在灯检时要注意拣出不合格品,将可利用的不良品集中收集、清点数量、送至中间库做回收处理。

五、典型品种举例

例1 银黄口服液
【处方】 金银花提取物(以绿原酸计)2.4g 黄芩提取物(以黄芩苷计)24g
【制法】 以上二味,黄芩提取物加水适量使溶解,用8%氢氧化钠溶液调节pH值至8,滤过,滤液与金银花提取物合并,用8%氢氧化钠溶液调节pH值至7.2,煮沸1小时,滤过,加入单糖浆适量,加水至近全量,搅匀,用8%氢氧化钠溶液调节pH值至7.2,加水至1 000ml,滤过,灌封,灭菌,即得。
【功能与主治】 清热疏风,利咽解毒。用于外感风热、肺胃热盛所致的咽干、咽痛、喉核肿大、口渴、发热;急慢性扁桃体炎、急慢性咽炎、上呼吸道感染见上述证候者。
【用法与用量】 口服。一次10~20ml,一日3次;小儿酌减。
例2 清热解毒口服液
【处方】 石膏670g 金银花134g 玄参107g 地黄80g 连翘67g 栀子67g 甜地丁67g 板蓝根67g 龙胆67g 黄芩67g 知母54g 麦冬54g 制成1 000ml(100支)
【制法】 以上十二味,除金银花、黄芩外,其余石膏等十味药先加水温浸1小时,煎煮(待煮沸后,再加入金银花和黄芩)二次,第一次1小时,第二次40分钟,滤过,合并滤液,滤液浓缩至相对密度约为1.17(80℃),加入乙醇使含醇量达65%~70%,冷藏48小时,滤过,滤液回收乙醇,加矫味剂适量,加入活性炭5g,加热30分钟,滤过,加水至1 000ml,滤过,灌封,灭菌,即得。

【功能与主治】 清热解毒。用于热毒壅盛所致的发热面赤、烦躁口渴、咽喉肿痛；流感、上呼吸道感染见上述证候者。

第四节 糖 浆 剂

一、概 述

糖浆剂是指含有原料药物的浓蔗糖水溶液。除另有规定外，糖浆剂中含糖量不低于 45%（g/ml）。单纯蔗糖的近饱和水溶液称"单糖浆"，也简称"糖浆"，其含糖浓度为 85%（g/ml）或 64.7%（g/g）。

中药糖浆剂因含糖等营养成分，在制备和储藏过程中极易被微生物污染，导致糖浆霉变。为防止霉变现象的发生，生产中除采取防止污染措施外，常加入适宜的防腐剂以抑制微生物的生长或繁殖，使糖浆剂符合卫生学要求。常用的防腐剂有对羟基苯甲酸酯类、苯甲酸和苯甲酸钠、山梨酸、乙醇、甘油、挥发油等。

> **课堂互动**
>
> 是否所有的糖浆剂均需要加入防腐剂？

糖浆剂根据其组成和用途不同，分为 3 类：

1. 单糖浆 为蔗糖的近饱和水溶液，浓度为 85%（g/ml）或 64.7%（g/g），可用作口服液体制剂的矫味剂、混悬微粒的助悬剂，还可作为丸剂、片剂的黏合剂等。高浓度糖浆还是包糖衣的主要材料。

2. 芳香糖浆 为含芳香性物质或果汁的浓蔗糖水溶液。主要用作液体药剂的矫味剂，如橙皮糖浆等。

3. 药用糖浆 为含药物或中药提取物的浓蔗糖水溶液，能发挥相应的治疗作用，如川贝枇杷糖浆。

二、糖浆剂的质量要求及检查

1. 含蔗糖量应不低于 45%（g/ml）。

2. 根据需要可加入适宜的附加剂。如需加入抑菌剂，除另有规定外，在制剂确定处方时，该处方的抑菌效力应符合《中国药典》2020 年版四部抑菌效力检查法（通则 1121）的规定。

3. 除另有规定外，糖浆剂应澄清。在贮存期间不得有发霉、酸败、产生气体或其他变质现象，允许有少量摇之易散的沉淀。

4. 一般应检查相对密度、pH 值等。

5. 除另有规定外，糖浆剂应密封，避光置干燥处贮存。

除另有规定外，糖浆剂应进行以下相应检查。

【装量】 单剂量灌装的糖浆剂，按照《中国药典》2020 年版四部制剂通则糖浆剂（通则 0116）项下方法检查，应符合规定。

检查法：取供试品 5 支，将内容物分别倒入经标化的量入式量筒内，尽量倾净。在室温下检视，每支装量与标示装量相比较，少于标示装量的不得多于 1 支，并不得少于标示装量的 95%。

多剂量灌装的糖浆剂,照《中国药典》2020年版四部最低装量检查法(通则0942)检查,应符合规定。

【微生物限度】　除另有规定外,按照《中国药典》2020年版四部非无菌产品微生物限度检查:微生物计数法(通则1105)和控制菌检查法(通则1106)及非无菌药品微生物限度标准(通则1107)检查,应符合规定。

三、糖浆剂的制备

中药糖浆剂的制备工艺流程为:物料准备→浸提→精制→浓缩→配制→滤过→灌装→包装。

(一)物料准备

1. 饮片准备　按中药合剂的要求处理,生产前要对饮片进行品种鉴定、含量测定、炮制加工,称量配齐。

2. 蔗糖　制备糖浆剂所用的蔗糖必须符合《中国药典》规定,应是经精制的无色或白色干燥的结晶品,极易溶于水,水溶液较稳定。

(二)浸提、精制、浓缩

药物成分的浸提、精制、浓缩与合剂制备工艺相同。

(三)配制

根据药物性状的不同,糖浆剂的配制方法有3种:

1. 热溶法　将蔗糖加入沸腾纯化水或中药浸提浓缩液中,加热使其溶解,再加入可溶性药物,混合溶解后,滤过,从滤器上加适量纯化水至规定容量即得。加热法适用于单糖浆、不含挥发性成分的糖浆剂、受热较稳定的药物糖浆和有色糖浆的制备。

此法的优点是蔗糖易于溶解,糖浆易滤过澄清,蔗糖中所含少量蛋白质及微生物可被加热凝固而滤除,使糖浆易于保存。但加热时间不宜太长(一般沸后5分钟),温度不宜超过100℃,否则转化糖含量过高可致制剂的颜色变深。最好在水浴或蒸汽浴上溶解,趁热滤过。

2. 冷溶法　在室温下将蔗糖溶解于纯化水或含药物的溶液中,完全溶解后,滤过即得。冷溶法适用于含挥发油或挥发性药物的糖浆剂、受热不稳定的糖浆剂的制备,也可用于单糖浆的制备。

此法的优点是因转化糖少,制得的糖浆色泽较浅或呈无色。但蔗糖溶解时间较长,生产过程中容易受微生物污染,故需用密闭容器来溶解。

3. 混合法　是指药物与单糖浆直接混合而制成的糖浆剂。根据药物状态和性质有以下几种混合方式:①若药物为水溶性固体,可先用少量蒸馏水制成浓溶液,药物溶解度较小者,可适当添加辅助溶剂使其溶解后,再与计算量单糖浆混匀;②若药物为可溶性液体,可直接与单糖浆混匀;③如有挥发油可先溶于少量乙醇等辅助溶剂或增溶剂,再与单糖浆混匀;④若药物为含乙醇的制剂(如酊剂、流浸膏等),当其与单糖浆混合时会发生浑浊不易澄清,可加适量甘油助溶或加滑石粉作为助滤器滤净;⑤若药物为水浸提药剂,加热至沸腾5分钟后滤过,滤液与单糖浆混匀即可,必要时浸提液浓缩物用浓乙醇处理,回收乙醇后的母液再与单糖浆混匀;⑥若药物为干浸膏,先粉碎成细粉后加少量适宜的稀释剂如甘油等,在无菌研钵中研匀,再与单糖浆混匀。

(四)滤过

将配制好的糖浆剂加入适量防腐剂、矫味剂等搅匀,滤过,从滤器上添加适量的新沸过的蒸馏水至处方规定量,即得。

(五)灌装

在清洁避菌的环境中及时灌装于灭菌的洁净干燥容器中。灌装过程中主要使用灌装机。

1. 四泵直线式灌装机　四泵直线式灌装机是目前中药制药企业常用的糖浆灌装设备,适用于圆形、方形或异形瓶（除倒锥瓶外）等玻璃瓶、塑料瓶及各种听、杯等容器，全机可自动完成输送、灌装等工序。其灌装机主要由理瓶机构、输瓶机构、灌装机构、挡瓶机构、动力部分等组成（图8-3）。

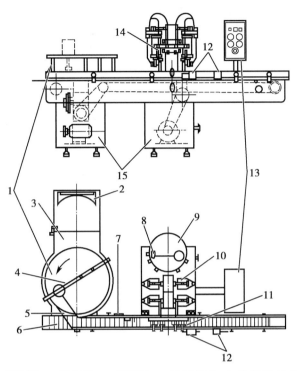

1-理瓶圆盘；2-推瓶板；3-贮瓶盘；4-拨瓶杆；5-输瓶轨道；6-传送带；7-限位器；8-液位阀；
9-贮液槽；10-计量泵；11-喷嘴调节器；12-挡瓶器；13-控制面板；14-定向器；15-电器箱。

图8-3　四泵直线式灌装机结构示意图

2.自动灌装生产线　该生产线主要由洗瓶机、直线式灌装机、单头旋盖机、转鼓贴标机组成，可以自动完成冲洗瓶、理瓶、输瓶、计量灌装、旋盖（或轧防盗盖）、贴标签、印批号等工序（图8-4）。

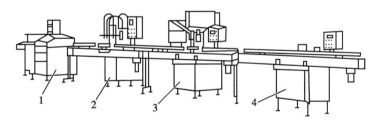

1-洗瓶机；2-灌装机；3-旋盖机；4-贴标机。

图8-4　液体灌装自动线示意图

3.塑料瓶糖浆灌装联动机组　该机组适用于药厂塑料瓶或圆瓶的理瓶、气洗瓶、灌装、上盖、旋盖等糖浆的包装生产。其规格件少且更换简单、操作人员少、通用性强、设计先进、机构合理、自动化程度高、运行平稳可靠、生产效率高，实现了机电一体化。

（六）包装

糖浆剂通常采用玻璃包装，封口主要有螺纹盖封口、滚轧防盗盖封口、内塞加螺纹盖封口。糖浆剂玻璃规格为25～1 000ml，常用规格为25～500ml。包装包括上盖、贴签，装单盒、中盒、大箱，完成全部包装后送成品库。

四、生产过程中可能出现的问题与解决办法

中药糖浆剂生产过程中要及时进行含糖量的测定；配料操作时，要随时检查糖浆的相对密度和含糖量，防止糖含量不合格。

中药糖浆剂在贮存过程中最容易出现长霉发酵、产生沉淀以及变色等问题。

1. 长霉发酵　其原因主要是因为中药糖浆剂含糖等营养成分，在制备和贮藏过程中极易被微生物污染，导致糖浆剂霉败变质。故在糖浆剂生产中应注意原辅料、用具、环境及容器的清洁卫生，以免被微生物污染。必要时加入适宜的防腐剂以阻止或延缓微生物的增殖，使糖浆质量符合卫生学要求，加防腐剂时一定要注意到糖浆 pH 值对防腐剂防腐效能的影响。

2. 产生沉淀　其原因主要有以下几种：①药材中的细小颗粒或杂质净化处理不够；②提取液中所含的高分子物质，在贮存过程中胶态粒子"陈化"聚集沉出；③提取液中有些成分在加热时溶于水，但冷却后则逐渐沉淀析出；④糖浆剂的 pH 值发生改变，某些物质沉淀析出。对于提取液中的高分子物质和热溶冷沉类物质，不能一概视为"杂质"，《中国药典》2020 年版规定"在贮藏期间允许有少量轻摇易散的沉淀"。但是，糖浆剂中仍应尽可能减少沉淀，可采取加入乙醇沉淀、热处理冷藏滤过、加表面活性剂增溶、离心分离、超滤等方法研究改进。

3. 变色　糖浆剂出现变色问题，主要是制备时加热温度高，时间长，特别是在酸性条件下加热，可促使生成转化糖而使颜色变深；含着色剂的糖浆剂，在还原性物质和光线的作用下可逐渐退色。因此糖浆剂生产过程中应注意加热温度、时间等，贮存过程中注意温湿度、光线等环境要求。

五、典型品种举例

例1　人参五味子糖浆

【处方】　人参20g　五味子30g　乙醇34ml　单糖浆适量　制成 1 000ml

【制法】　将人参、五味子酌予碎断，加乙醇34ml与沸水180ml，浸泡3日，滤过，残渣再加水180ml，同法浸渍2日，滤过，合并两次滤液，静置。取上清液300ml，加防腐剂及单糖浆适量，使总量至 1 000ml，搅匀，滤过，即得。

【功能与主治】　益气敛阴，安神。用于病后体虚，失眠。

【用法与用量】　口服，一次 10ml，一日 2 次。

例2　川贝枇杷糖浆

【处方】　川贝母流浸膏45ml　桔梗45g　枇杷叶300g　薄荷脑0.34g

【制法】　以上四味，川贝母流浸膏系取川贝母45g，粉碎成粗粉，用70%乙醇作溶剂，浸渍5天后，缓缓渗漉，收集初渗漉液38ml，另器保存，继续渗漉，待可溶性成分完全漉出，续渗漉液浓缩至适量，与初渗漉液混合，继续浓缩至45ml，滤过。桔梗和枇杷叶加水煎煮二次，第一次2.5小时，第二次2小时，合并煎液，滤过，滤液浓缩至适量，加入蔗糖400g及防腐剂适量，煮沸使溶解，滤过，滤液与川贝母流浸膏混合，放冷，加入薄荷脑和含适量杏仁香精的乙醇溶液，加水至 1 000ml，搅匀，即得。

【功能与主治】　清热宣肺，化痰止咳。用于风热犯肺、痰热内阻所致的咳嗽痰黄或咳痰不爽、咽喉肿痛、胸闷胀痛；感冒、支气管炎见上述证候者。

【用法与用量】　口服。一次 10ml，一日 3 次。

第五节　煎膏剂

一、概　述

煎膏剂系指饮片用水煎煮,取煎煮液浓缩,加炼蜜或糖(或转化糖)制成的半流体制剂。

由于煎膏剂经浓缩并含较多的糖或蜜等辅料,故具有药物浓度高、体积小、味甜可口、便于服用等优点。煎膏剂的效用以滋补为主,兼有缓和的治疗作用,药性滋润,故又称膏滋。煎膏剂多用于慢性疾病,如益母草膏多用于妇女活血调经;养阴清肺膏多用于阴虚肺燥,干咳少痰等症。但由于煎膏剂须经过较长时间的加热浓缩,故受热易变质及以挥发性成分为主的中药不宜制成煎膏剂。

二、煎膏剂的质量要求及检查

1. 饮片按各品种项下规定的方法煎煮,滤过,滤液浓缩至规定的相对密度,即得清膏。

2. 如需加入饮片原粉,除另有规定外,一般应加入细粉。

3. 清膏按规定量加入炼蜜或糖(或转化糖)收膏;若需加饮片细粉,待冷却后加入,搅拌混匀。除另有规定外,加炼蜜或糖(或转化糖)的量,一般不超过清膏量的3倍。

4. 煎膏剂应无焦臭、异味,无糖的结晶析出。

5. 除另有规定外,煎膏剂应密封,置阴凉处贮存。

除另有规定外,煎膏剂应进行以下相应检查。

【相对密度】　除另有规定外,取供试品适量,精密称定,加水约2倍,精密称定,混匀,作为供试品溶液。照《中国药典》2020年四部相对密度测定法(通则0601)测定,应符合各品种项下的有关规定。凡加饮片细粉的煎膏剂,不检查相对密度。

【不溶物】　取供试品5g,加热水200ml,搅拌使溶化,放置3分钟后观察,不得有焦屑等异物。加饮片细粉的煎膏剂,应在未加入细粉前检查,符合规定后方可加入细粉。加入药粉后不再检查不溶物。

【装量】　照《中国药典》2020年四部最低装量检查法(通则0942)检查,应符合规定。

【微生物限度】　照《中国药典》2020年四部非无菌产品微生物限度检查:微生物计数法(通则1105)和控制菌检查法(通则1106)及非无菌药品微生物限度标准(通则1107)检查,应符合规定。

三、煎膏剂的制备

煎膏剂的制备工艺流程:物料准备→煎煮→浓缩→收膏→灌装与贮存→成品。

(一)物料准备

1. 饮片的处理　按处方要求将加工炮制合格的饮片准确称量配齐;若为新鲜果品类如桑椹、雪梨等应先去果核,洗净后压榨取汁,果渣与其他药一并煎煮,滤汁合并后浓缩;胶类饮片如阿胶、鹿角胶等应采用烊化的方法制成胶液,在收膏时加入清膏中;细料药粉碎成细粉,收膏后放冷加入煎膏中搅匀。

2. 辅料的选择与处理　煎膏剂中常用蜂蜜、蔗糖、冰糖、红糖、饴糖作辅料。无论选用何种辅料,在加入清膏前均应炼制。

（1）蜂蜜：详见丸剂生产。

（2）糖：制备煎膏剂所用的糖，除另有规定外，应使用《中国药典》收载的蔗糖，由于糖的品质不同，制成的煎膏剂质量及效用也有差异。煎膏剂采用的糖有冰糖、白糖、红糖、饴糖等。白糖味甘性寒，有润肺生津、和中益肺、舒缓肝气的作用。红糖又称红砂糖、黄糖，是一种未经提纯的糖，其营养价值比白糖高，具有补血、破瘀、疏肝、祛寒等功效，尤其适用于产妇、儿童及贫血者服用，具有矫味、营养和辅助治疗作用，故中医常用红糖做煎膏剂。饴糖甘温质润，具有益脾气、养脾阴、温中焦、缓急止痛的作用。

各种糖在有水分存在时都可发酵变质，使用前均应加以炼制。炼制糖的目的是：使糖的晶粒熔融，去除部分水分，净化杂质，杀死微生物。炼糖时，使糖部分转化，控制糖的适宜转化率，可以防止煎膏剂产生"返砂"现象。

糖的炼制方法：一般可按糖的种类及质量加适量水进行炼制。

具体操作：如白砂糖可加水 50% 左右，用高压蒸汽或直火加热熬制，并不断搅拌至糖液呈金黄色，泡发亮光及微有青烟发生时停止加热，以免烧焦。冰糖含水量少，炼制时间宜短，且应在开始炼制时加适量水，以免烧焦；饴糖含水量高，炼制时可以不加水，且炼制时间较长。为使糖转化，炼制时可加入适量柠檬酸或酒石酸（一般为糖量的 0.1%～0.3%），至糖转化率达 40%～50% 时取出，冷至 70℃，加碳酸氢钠中和后备用。红糖含杂质多，转化后一般加糖量 2 倍的水稀释，静置适当时间，除去沉淀备用。

（二）煎煮

根据原料性质进行煎煮，一般加水煎煮 2～3 次，每次 1～3 小时。处方中有含糖或者淀粉多的药材，煎煮时间应长些，煎煮次数要多些。如参芪膏、十全大补膏的制备。若为新鲜果类，则宜洗净后榨取果汁，其渣加水煎煮，合并果汁与水煎液备用。煎液用适宜的滤器过滤。

（三）浓缩

将提取液加热浓缩至规定的相对密度，或以搅拌棒趁热蘸取浓缩液滴于桑皮纸上，以液滴的周围无渗出水迹为度，即得"清膏"。

（四）收膏

清膏中加规定量的炼糖或炼蜜。继续加热，不断搅拌并捞除液面上的泡沫至规定标准。除另有规定外，炼蜜或糖的用量一般不超过清膏量的 3 倍。收膏时随着稠度增加，加热温度可相应降低。收膏稠度视各品种而定，一般是夏天宜老、冬天宜嫩。收膏的标准经验判定：夏天挂旗、冬天挂丝；示指与拇指共捻，能拉出约 2cm 的白丝（俗称"打白丝"）；滴于冷水中不散但不成珠状；滴于桑皮纸上周围不现水迹即可。《中国药典》规定用相对密度控制煎膏剂的稠度，相对密度一般在 1.40 左右。若需加饮片细粉，在煎膏冷却后加入，搅拌混匀。

（五）灌装与贮存

为便于煎膏剂的取用，应用大口容器盛装。容器应洗净，干燥灭菌后使用。灌装时应待煎膏充分冷却后再装入容器，然后加盖，置阴凉处贮存。切勿热时灌装，热时加盖，以免水蒸气冷凝回流入膏滋中而使煎膏产生霉败现象。

四、生产过程中可能出现的问题与解决办法

1. 煎膏剂稠度　煎膏剂过嫩似糖浆剂或过老似浸膏剂，收膏的稠度与季节和气候有关，夏天湿度大，空气含水量高；冬天湿度小，空气含水量低。在收膏时要掌握好标准，一般是夏天宜老、冬天宜嫩，用搅拌棒趁热蘸取膏液，以夏天挂旗、冬天挂丝为度。

2. 返砂　返砂的原因与煎膏剂所含的总糖和转化糖的量有关。总糖量超过单糖浆浓度，晶核生长与成长都有加快，因此煎膏剂中总糖量应控制在 85% 以下为宜。为控制糖的转化率，可

加入糖量 0.1%～0.3% 的柠檬酸或酒石酸，使糖的转化率达 40%～50% 时，煎膏剂返砂问题即可解决。

五、典型品种举例

例　枇杷叶膏

【处方】　枇杷叶 5 000g

【制法】　取枇杷叶，加水煎煮 3 次，合并煎液，滤过，滤液浓缩成相对密度为 1.21～1.25（80℃）的清膏。每 100g 清膏加炼蜜 200g 或蔗糖 200g，加热熔化，混匀，浓缩至规定的相对密度，即得。

【功能与主治】　清肺润燥，止咳化痰。用于肺热燥咳，痰少咽干。

【用法与用量】　口服，一次 9～15g，一日 2 次。

第六节　流浸膏剂与浸膏剂

一、概　述

（一）含义

流浸膏剂是指饮片用适宜的溶剂提取，蒸去部分溶剂，调整至规定浓度而成的制剂。除另有规定外，流浸膏剂每 1ml 与原药材 1g 相当。

浸膏剂是指药材用适宜的溶剂提取，蒸去部分或全部溶剂，调整至规定浓度而成的制剂。浸膏剂分干浸膏和稠浸膏两种，每 1g 相当于原药材 2～5g，干浸膏含水量约为 5%，呈干燥块或粉末固体状；稠浸膏一般含水量为 15%～20%，呈半固体状。

流浸膏剂与浸膏剂只有少数品种可直接供临床应用，如颠茄浸膏、大黄浸膏；而绝大多数品种是作为配制其他制剂的原料。流浸膏剂一般多用于配制合剂、酊剂、糖浆剂等液体制剂。如甘草流浸膏剂用于调配杏仁止咳糖浆；浸膏剂多用于配制散剂、胶囊剂、颗粒剂、丸剂、片剂等。

（二）特点

1. 优点

（1）贮存时间长：流浸膏剂至少含 20% 以上的乙醇，若水为溶剂，其成品中亦需加入 20%～25% 的乙醇作防腐剂，以利于贮存；浸膏剂不含或含极少量溶剂，有效成分稳定，能久贮。

（2）患者服药量减少：流浸膏剂、浸膏剂是经提取精制而成，服用量明显减少，患者易于接受。

（3）有效成分含量准确：有效成分明确的浸膏剂、流浸膏剂制备时均要做含量测定，调整制剂的浓度，因而服用剂量准确。

2. 缺点　贮存条件要求高，需要遮光密闭贮存。流浸膏剂在贮存中如发生乙醇含量降低，可使制剂沉淀分层；干浸膏剂由于含水量低，易吸潮结块而变质，稠浸膏易失水硬化而结块。

二、流浸膏剂与浸膏剂的质量要求及检查

1. 除另有规定外，流浸膏剂每 1ml 相当于原药材 1g；浸膏剂每 1g 相当于原药材 2～5g。

2. 除另有规定外，流浸膏剂多采用渗漉法制备，也可用浸膏剂稀释制成；浸膏剂用煎煮法或渗漉法制备，全部提取液应低温浓缩至稠膏状，加稀释剂或继续浓缩至规定的量。

3. 流浸膏剂久置若产生沉淀时，在乙醇和有效成分含量符合各品种项下规定的情况下，可滤过除去沉淀。

4. 除另有规定外,应置遮光容器内密封,流浸膏剂应置阴凉处贮存。

除另有规定外,流浸膏剂、浸膏剂应进行以下相应检查。

【乙醇量】 除另有规定外,含乙醇的流浸膏照《中国药典》2020 年版四部乙醇量测定法(通则 0711)测定,应符合规定。

【甲醇量】 除另有规定外,含乙醇的流浸膏照《中国药典》2020 年版四部甲醇量检查法(通则 0871)检查,应符合各品种项下的规定。

【装量】 照《中国药典》2020 年版四部最低装量检查法(通则 0942)检查,应符合规定。

【微生物限度】 照《中国药典》2020 年版四部非无菌产品微生物限度检查:微生物计数法(通则 1105)和控制菌检查法(通则 1106)及非无菌药品微生物限度标准(通则 1107)检查,应符合规定。

三、流浸膏剂与浸膏剂的制备

(一)流浸膏的制备

除另有规定外,流浸膏剂多用渗漉法制备。渗漉时应先收集药材量的 85% 初漉液另器保存,续漉液经低温浓缩后与初漉液合并,调整浓度至规定标准,静置,取上清液分装即得;若药用成分明确者,应做含量测定。若溶剂为水,且药用成分又耐热,可不必收集初漉液,将全部漉液常压或减压浓缩后,加适量乙醇作防腐剂。

另外,流浸膏剂还可以用浸膏剂稀释而成。

流浸膏剂成品应置棕色遮光容器内密封,置阴凉处贮存。

课堂互动

用乙醇做溶剂,以渗漉法制备流浸膏时,为何要分析收集渗漉液?

(二)浸膏剂的制备

浸膏剂一般多采用渗漉法、煎煮法,有的也采用回流或浸渍法。干浸膏制备过程中,干燥操作往往比较费时麻烦,可将浸膏摊铺在涂油或撒布一层药粉的烘盘内,在 80℃ 以下干燥,制成薄片状物,也可在浸膏中掺入适量原药细粉或药渣粉、淀粉稀释后干燥,如直接制得干浸膏粉,既能缩短时间,又能防止药物的分解或失效,最好采用喷雾干燥法。

第七节 酒剂与酊剂

一、概 述

酒剂又名药酒,系指饮片用蒸馏酒提取调配而制成的澄清液体制剂。酒剂是中药传统剂型之一。酒辛甘大热,能行血通络,散寒,故祛风活血、止痛散瘀等方剂常制成酒剂。内服酒剂以谷类酒为原料。酒剂制备简便,易于保存,但儿童、孕妇以及心脏病、高血压等患者不宜使用。内服酒剂可加适量的糖和蜂蜜矫味。

酊剂系指原料药物用规定浓度的乙醇提取或溶解而制成的澄清液体制剂,也可用流浸膏稀释制成。供口服或外用。酊剂以乙醇为溶剂,且含药量高,故服用剂量小,亦易于保存,酊剂一般不加糖或蜂蜜矫味或着色。

酒剂和酊剂均应密封,置阴凉处贮存,并控制含醇量。

二、酒剂与酊剂的质量要求及检查

（一）酒剂的质量要求及检查

1. 生产内服酒剂应以谷类酒为原料。

2. 蒸馏酒的浓度及用量、浸渍温度和时间、渗漉速度，均应符合各品种制法项下的要求。

3. 可加入适量的糖或蜂蜜调味。

4. 配制后的酒剂须静置澄清，滤过后分装于洁净的容器中。在贮存期间允许有少量摇之易散的沉淀。

5. 酒剂应检查乙醇含量和甲醇含量。

6. 除另有规定外，酒剂应密封，置阴凉处贮存。

除另有规定外，酒剂应进行以下相应检查。

【总固体】 含糖、蜂蜜的酒剂照第一法检查，不含糖、蜂蜜的酒剂照第二法检查，应符合规定。

第一法　精密量取供试品上清液 50ml，置蒸发皿中，水浴上蒸至稠膏状，除另有规定外，加无水乙醇搅拌提取 4 次，每次 10ml，滤过，合并滤液，置已干燥至恒重的蒸发皿中，蒸至近干，精密加入硅藻土 1g（经 105℃ 干燥 3 小时，移至干燥器中冷却 30 分钟），搅匀，在 105℃ 干燥 3 小时，移至干燥器中，冷却 30 分钟，迅速精密称定重量，扣除加入的硅藻土量，遗留残渣应符合各品种项下的有关规定。

第二法　精密量取供试品上清液 50ml，置已干燥至恒重的蒸发皿中，水浴上蒸干，在 105℃ 干燥 3 小时，移至干燥器中，冷却 30 分钟，迅速精密称定重量，遗留残渣应符合各品种项下的有关规定。

【乙醇量】 照《中国药典》2020 年版四部乙醇量测定法（通则 0711）测定，应符合各品种项下的规定。

【甲醇量】 照《中国药典》2020 年版四部甲醇量检查法（通则 0871）检查，应符合规定。

【装量】 照《中国药典》2020 年版四部最低装量检查法（通则 0942）检查，应符合规定。

【微生物限度】 照《中国药典》2020 年版四部非无菌产品微生物限度检查：微生物计数法（通则 1105）和控制菌检查法（通则 1106）及非无菌药品微生物限度标准（通则 1107）检查，除需氧菌总数每 1ml 不得过 500cfu，霉菌和酵母菌总数每 1ml 不得过 100cfu 外，其他应符合规定。

知识链接

汤液和醪醴

　　汤液和醪醴都是以五谷作为原料，经过加工制作而成。古代用五谷熬煮成的清液，作为五脏的滋养剂，即为汤液；用五谷熬煮，再经发酵酿造，作为五脏病的治疗剂，即为醪醴。虽然五谷均为汤液、醪醴的原料，但经文又指出，"必以稻米"。因其生长在高下得宜的平地，上受天阳，下受水阴，而能得"天地之和"，故效用纯正完备；春种深秋收割，尽得秋金刚劲之气，故其薪"至坚"，所以必以稻米作为最佳的原料，稻薪作为最好的燃料。古代的这种汤液醪醴，对后世方剂学的发展有很深的影响。如现代所用的汤剂、酒剂，以及方药中使用的粳米、秫米、薏苡仁、赤小豆等，都是直接从《黄帝内经》的汤液醪醴发展而来的。

（二）酊剂的质量要求及检查

1. **外观**　酊剂应澄清。酊剂组分无显著变化的前提下，久置允许有少量摇之易散的沉淀。

2. **酊剂应有含量标准**　除另有规定外，含有毒性药的酊剂，每 100ml 应相当于原饮片 10g；

其有效成分明确者,应根据其半成品的含量加以调整,使符合各酊剂项下的规定。其他酊剂,每100ml相当于原饮片20g。

3.贮存　除另有规定外,酊剂应置遮光容器内密封,置阴凉处贮存。

除另有规定外,酊剂应进行以下相应检查。

【乙醇量】　照《中国药典》2020年版四部乙醇量测定法(通则0711)测定,应符合各品种项下的规定。

【甲醇量】　照《中国药典》2020年版四部甲醇量检查法(通则0871)检查,应符合规定。

【装量】　照《中国药典》2020年版最低装量检查法(通则0942)检查,应符合规定。

【微生物限度】　除另有规定外,照《中国药典》2020年版四部非无菌产品微生物限度检查:微生物计数法(通则1105)和控制菌检查法(通则1106)及非无菌药品微生物限度标准(通则1107)检查,应符合规定。

三、酒剂与酊剂的制备

(一)酒剂的制备

酒剂的生产工艺流程如下:物料准备→浸提→静置→过滤→包装与贮存。

1.物料准备

(1)饮片:按处方要求将饮片加工炮制合格,称量配齐。

(2)蒸馏酒:酒剂用酒应符合《食品安全国家标准　蒸馏酒及其配制酒》(GB 2757—2012)关于蒸馏酒相关质量要求,生产内服酒应用谷类酒为原料。蒸馏酒的浓度和用量均应符合各品种制法项下的规定。一般祛风湿类酒剂所用的酒浓度可高些,而滋补类酒剂的酒浓度可低些。

(3)矫味剂与着色剂的选择:目的是增加酒剂的色、香、味,掩盖其不良气味。

1)矫味剂:常用矫味剂有糖或蜂蜜。①糖:一般为冰糖,蔗糖,红糖等,优点有成本低,澄明度好;②蜂蜜:一般为炼蜜,蜂蜜具有矫味及治疗的功能,多用于滋补类酒剂,但是澄明度较差。

2)着色剂:选焦糖调色或应用处方中的有色药材如红花、紫草、红曲、姜黄等增色。

2.浸提　酒剂可用浸渍法、渗漉法或其他适宜方法制备。

(1)冷浸法:该法生产周期较长,但制得的酒剂澄明度较好。

(2)热浸法:因温度关系,该法浸提药用成分完全,时间短,但澄明度较差,且酒与挥发性成分易挥发损失。

(3)渗漉法:该法适用于大量药酒的制作,需要一定的设备。

3.静置、过滤　必要时加入适量糖或蜂蜜矫味,搅拌均匀,将浸提液静置,待杂质充分沉淀后去上清液,滤过。需加矫味剂或着色剂的酒剂应在浸提完毕后加入,搅匀,密闭静置,澄清,滤过。

4.包装与贮存　将检验合格的酒剂灌装于洁净的细口中性玻璃内,密封,置阴凉处贮存。

(二)酊剂的制备

酊剂的制备方法因原料性质不同而异,可用渗漉法、浸渍法、溶解法或稀释法等。

1.渗漉法　以饮片为原料,以规定浓度的乙醇为溶剂,按渗漉法操作,收集渗漉液达到规定量后,静置,滤过,即得。如颠茄酊等。

2.浸渍法　以饮片为原料,以规定浓度的乙醇为溶剂,按冷浸渍法操作,收集浸渍液,静置24小时,滤过,自滤器上添加浸渍时所用乙醇至规定量,即得。如十滴水等。

3.溶解法　以化学药物及中药有效部位或提纯品为原料,将处方中药物直接加入规定浓度的乙醇溶解至需要量,即得。如复方樟脑酊等。

4.稀释法　以药物的流浸膏或浸膏为原料,加入规定浓度的乙醇稀释至需要量,混合后,静置至澄清,虹吸上清液,残渣滤过,合并上清液及滤液,即得。如远志酊等。

四、典型品种举例

例1 十滴水

【处方】 樟脑25g 干姜25g 大黄20g 小茴香10g 肉桂10g 辣椒5g 桉油12.5ml

【制法】 以上七味，除樟脑和桉油外，其余干姜等五味粉碎成粗粉，混匀，用70%乙醇作溶剂，浸渍24小时后进行渗漉，收集渗漉液约750ml，加入樟脑和桉油，搅拌使完全溶解，再继续收集渗漉液至1 000ml，搅匀，即得。

【性状】 本品为棕红色至棕褐色的澄清液体；气芳香，味辛辣。

【功能与主治】 健胃，祛暑。用于因中暑而引起的头晕、恶心、腹痛、肠胃不适。

【用法与用量】 口服。一次2～5ml；儿童酌减。

【注意】 孕妇忌服。驾驶员和高空作业者慎用。

例2 三两半药酒

【处方】 当归100g 炙黄芪100g 牛膝100g 防风50g

【制法】 以上四味，粉碎成粗粉，用白酒2 400ml与黄酒8 000ml的混合液作溶剂，浸渍48小时后，缓缓渗漉，在渗漉液中加入蔗糖840g搅拌溶解后，静置，滤过即得。

【功能与主治】 益气活血，祛风通络。用于气血不和，感受风湿所致的痹病，症见四肢疼痛、筋脉拘挛。

【用法与用量】 口服，一次30～60ml，一日3次。

【注意】 高血压患者慎服；孕妇忌服。

实训五 浸提药剂制备技术及质量评定

（一）实训目的

1. 掌握浸提药剂制备工艺流程和制备方法。

2. 能根据浸提药剂剂型的不同选择合适的方法进行操作。

3. 能对浸提药剂进行质量检查。

（二）实训条件

1. 场地 实验室或实训车间。

2. 材料 益母草、远志、土槿皮、红糖、乙醇、浓氨溶液等。

3. 仪器和设备 不锈钢锅、电磁炉、电子天平、蒸发皿、筛网、渗漉桶、磨口瓶、铁研船、捣筒等。

（三）实训内容

1. 益母草膏

【处方】 益母草1 000g 红糖252g

【制法】 取益母草，切碎，加水煎煮二次，每次2小时，合并煎液，滤过，滤液浓缩至相对密度为1.21～1.25（80℃）的清膏。每100g清膏加红糖200g，加热溶化，混匀，浓缩至规定的相对密度，即得。

【功能与主治】 活血调经。用于经闭痛经及产后瘀血腹痛。

【用法与用量】 口服。一次10g，一日1～2次。

2. 远志流浸膏

【处方】 远志（中粉）1 000g 浓氨溶液适量 乙醇（65%）加至1 000ml

【制法】　取远志中粉,照渗漉法,用 60% 乙醇作溶媒,浸渍 24 小时后,以每分钟 1～3ml 的速度缓缓渗漉,收集初漉液 850ml,另器保存,继续渗漉,待有效成分完全漉出,收集续漉液,在 60℃ 以下浓缩至稠膏状,加入初滤液,混合后滴加浓氨试液适量使微显碱性,并有氨臭,用 60% 乙醇稀释使成 1 000ml,静置,待澄清,滤过,即得。

【功能与主治】　祛痰药。用于咳嗽不爽。

【用法与用量】　口服,一次 0.5～2ml,一日 3 次。

【注】

(1)远志内含有酸性皂苷和远志酸,在水溶液中渐渐水解而产生沉淀,因此,加适量氨溶液使成微碱性,以延缓苷的水解,而产生沉淀。

(2)装渗漉筒前,应先用溶剂将药粉湿润。装筒时应注意分次投入,逐层压平,松紧适度,切勿过松、过紧。投料完毕用滤纸或纱布覆盖,加几粒干净碎石以防止药材松动或浮起。加溶剂时宜缓慢并注意使药材间隙不留空气,渗漉速度以 1～3ml/min 为宜。

(3)药材粉碎程度与浸提效率有密切关系。对组织疏松的药材,选用其粗粉浸提即可;而质地坚硬的药材,则可选用中等粉或粗粉。粉末过细可能导致较多量的树胶、鞣质、植物蛋白等黏稠物质的浸提,对主药成分的浸提不利,且使浸提液与药渣分离困难,不易滤清使产品浑浊。

(4)收集 85% 初漉液,另器保存。因初漉液有效成分含量较高,可避免加热浓缩而导致成分损失和乙醇浓度改变。

3.土槿皮酊

【处方】　土槿皮 20g　乙醇(80%)适量　制备量为100ml

【制法】　取土槿皮粗粉,置广口瓶中,加 80% 乙醇 100ml,密闭浸渍 3～5 日,时加振摇或搅拌,滤过,残渣压榨,滤液与压榨液合并,静置 24 小时,滤过,自滤器上添加 80% 乙醇使成 100ml,搅匀,滤过,即得。

【功能与主治】　杀菌,治脚癣。

【用法与用量】　外用,将患处洗净擦干,涂于其上,一日 1～2 次。

【注】

(1)本品所用原料土槿皮以二号粉为宜,粉末过细过滤较困难。

(2)在浸渍期间,应注意时常振摇或搅拌,为提高浸提效率,可采用重浸渍法。

(四)实训提示

1.可模拟实际生产过程,以生产指令的方式下达工作任务,使学生了解药品生产企业生产管理过程,培养学生生产管理意识。

2.应注意按处方要求正确称量,双人核对。

3.实训过程应注意进行半成品质量检查,以逐步培养学生的质量意识。

4.操作中应注意清洁卫生,操作完毕应对操作环境进行清场。

5.可编制批生产记录表、清场记录表,要求学生实训后填写。

(五)实训结果与结论

品种	煎膏剂		流浸膏剂		酊剂	
外观						
质量检查	含糖量		乙醇含量		乙醇含量	
成品量						
结论						

(李　卿)

扫一扫，测一测

? 复习思考题

1. 简述糖浆剂的配制方法。

2. 简述酒剂的含义、特点。

3. 简述口服液（合剂）生产过程中可能出现的问题及解决办法。

4. 简述酊剂的制备方法。

PPT课件

第九章 液体药剂

1. 掌握液体药剂的含义、特点、分类、质量要求及各类液体药剂的制备方法、操作要点。

2. 熟悉表面活性剂的定义、特点、分类、性质及液体药剂常用溶剂和附加剂。

3. 了解增加药物溶解度及液体药剂稳定性的方法与各类液体药剂的质量要求。

知识导览

第一节 液体药剂认知

一、液体药剂的含义与特点

液体药剂有广义和狭义之分,广义的液体药剂是指所有以液态形式存在并使用的药物制剂。本章所讲述的液体药剂是狭义的液体药剂,不包括注射剂和浸出制剂中有关液体药剂的内容。

(一)液体药剂的含义

液体药剂系指药物在一定条件下,以不同的分散方式和状态分散在适宜分散介质中所制成的液体形态的制剂,可供内服和外用。

(二)液体药剂的特点

液体药剂是临床上广泛使用的一类剂型。

1.优点 与固体制剂相比,液体药剂有如下优点。

(1)药物分散度大:可直接通过胃肠生物膜吸收,比相应的固体制剂的分散度大,吸收快,显效迅速。

(2)浓度易控制:以减少对胃肠道的刺激性。有些固体药物,如口服用溴化物、灌肠用水合氯醛等。

(3)易于分剂量:特别是溶液剂与乳剂易准确分剂量,易于服用,尤其适宜于老年患者和婴幼儿。

(4)液体药剂还可掩盖药物的不良气味,如混悬剂和水包油(O/W)型乳剂。

(5)某些难溶性药物制成混悬剂可增加药物的稳定性或有缓释作用。

(6)有利于提高某些固体药物的生物利用度。

(7)流动性大,能深入腔道,如灌肠剂。

2.缺点

(1)化学稳定性差:某些药物易水解降低药效,甚至失效。

(2)物理稳定性较差:非均相液体药剂中药物的分散度大,分散粒子具有很高的比表面能,易聚集合并。

(3)生物稳定性差:口服液体药剂大多以水为溶剂,容易霉变,常需加入防腐剂;而非水性溶剂又多有不良药理作用。

（4）液体药剂体积较大：贮藏、运输、携带不方便。

二、液体药剂的分类

液体药剂按分散体系分为低分子溶液、胶体溶液、混悬液和乳浊液型液体药剂；按给药途径分为内服、外用两大类。

（一）按分散体系分类

1. 均相分散体系　药物以分子或离子状态分散，属热力学稳定体系，包括低分子溶液剂和高分子溶液剂。

2. 非均相分散体系　药物以微粒或液滴分散，属热力学不稳定体系，包括溶胶剂、乳浊液和混悬液。

分散体系中各类液体药剂微粒的大小与特征见表9-1。

表9-1　分散体系中微粒的大小及特征

分散体系类型	微粒大小	特征
低分子溶液	<1nm	以分子或离子形式分散，透明溶液，无界面，均相体系
高分子溶液	1～100nm	以高分子形式分散，无界面，均相体系
溶胶剂	1～100nm	以多分子聚集体形式分散，有界面，非均相体系
乳浊液	>100nm	以液体微粒形式分散，有界面，热力学和动力学不稳定，非均相体系
混悬液	>500nm	以固体微粒形式分散，有界面，热力学和动力学不稳定，非均相体系

（二）按给药途径分类

1. 内服液体药剂　如合剂、糖浆剂、口服乳剂、口服混悬剂等。

2. 外用液体药剂　主要有以下3种：①皮肤用液体药剂，如洗剂、搽剂等；②五官科用液体药剂，如滴鼻剂、洗耳剂与滴耳剂、含漱剂等；③腔道用液体药剂，如灌肠剂、灌洗剂等。

三、液体药剂常用溶剂与附加剂

溶剂是液体药剂的重要组成部分，对药物起着溶解和分散作用，溶剂的性质直接影响液体药剂的制备、性质、稳定性和临床疗效。除溶剂外，为增加其安全性、有效性、稳定性、适用性，液体药剂可根据需要添加适宜的附加剂。

（一）液体药剂常用溶剂的要求

溶剂对药物的溶解和分散有重要作用，同一种药物用不同的溶剂溶解或分散，其作用和用途也不尽相同。如碘，其水溶液口服治疗甲状腺功能亢进，而其乙醇溶液（碘酒）外用、甘油溶液用于黏膜消毒。

液体药剂的溶剂应符合以下要求：①对药物具有良好的溶解性或分散性；②化学性质稳定，不与主药或附加剂发生化学反应；③不影响主药的疗效和含量检测；④毒性小，无不适气味，无刺激性；⑤来源广，成本低。但完全符合以上条件的溶剂很少，生产中应根据药物性质、制剂要求和临床需要合理选择适宜的溶剂。

（二）液体药剂常用溶剂

药物的溶解或分散与溶剂的种类和极性有密切关系。按介电常数大小，溶剂可分为极性溶剂、半极性溶剂和非极性溶剂。

1．极性溶剂

（1）水：水是最常用的溶剂，本身无药理作用，能与乙醇、甘油、丙二醇等溶剂以任意比例混合，能溶解绝大多数无机盐类和极性大的有机药物，能溶解药材中的生物碱盐、苷类、糖类、树胶、鞣质、黏液质、蛋白质、酸类及色素等。但水性液体制剂不稳定，容易产生霉变、水解等反应，如果水溶液中不加入防腐剂则不宜长期贮存。配制以水为溶剂的液体药剂应使用《中国药典》规定的纯化水。

（2）甘油（丙三醇）：甘油为常用溶剂，在外用液体药剂（尤其是黏膜用药剂）中应用较多。本品为无色、澄清的黏稠液体，味甜，有引湿性；与水或乙醇能以任意比例混溶，能溶解苯酚、鞣质、硼酸等物质。甘油无水物对皮肤有刺激性和脱水作用，含水 10% 以上的甘油无刺激性。在外用液体药剂中，甘油具有防止皮肤干燥（保湿）、滋润皮肤，延长药物局部疗效等作用。在内服药剂中含甘油12% 以上时，可使药剂带有甜味并能防止鞣质析出。含甘油 30% 以上具有防腐作用，但成本高。

（3）二甲基亚砜（DMSO）：本品为无色液体，有引湿性，具大蒜臭味；能与水、乙醇或乙醚等溶剂以任意比例混溶，溶解范围广，有"万能溶剂"之称。二甲基亚砜能促进药物在皮肤和黏膜上的渗透，可用作吸收促进剂、溶剂和防冻剂等（仅供外用），但有轻度刺激性。

2．半极性溶剂

（1）乙醇：乙醇为常用溶剂，可与水、甘油、丙二醇等溶剂以任意比例混溶，能溶解多种有机药物和药材中的有效成分，如生物碱及其盐类、苷类、挥发油、树脂、鞣质、有机酸和色素等。20% 以上的乙醇有防腐作用，40% 以上的浓度则能延缓某些药物的水解。但乙醇有一定的调节生理功能的作用，且有易挥发、易燃烧等性质。为防止乙醇挥发，成品应密闭贮存。

（2）丙二醇：药用规格一般是 1, 2- 丙二醇，丙二醇兼具甘油的优点，毒性与刺激性均小，可与水、乙醇、甘油等溶剂以任意比例混溶。丙二醇的水溶液能促进药物在皮肤和黏膜上的渗透，可作为内服及肌内注射用药的溶剂。但丙二醇有辛辣味，口服应用受到限制。

（3）聚乙二醇（PEG）：液体药剂中常用的聚乙二醇相对分子质量为 300～600，为无色澄明黏性液体，有轻微的特殊臭味，能与水、乙醇、丙二醇、甘油等溶剂混溶。不同浓度的 PEG 水溶液是一种良好的溶剂，能溶解许多水溶性无机盐和水不溶性有机药物。对易水解药物有一定的稳定作用，在外用液体药剂中对皮肤无刺激性而具柔润性。

3．非极性溶剂

（1）脂肪油：主要指《中国药典》上收载的一些植物油，如麻油、大豆油、花生油、棉籽油等。脂肪油能溶解脂溶性药物如激素、挥发油、游离生物碱和许多芳香族药物。脂肪油可用作内服药剂的溶剂，如维生素 A、维生素 D 等，也作外用药剂的溶剂，如洗剂、搽剂、滴鼻剂等。脂肪油易酸败，也易受碱性药物的影响而发生皂化反应。

（2）液状石蜡：为饱和烃类化合物的混合物，是无色透明的油状液体。有轻质和重质两种，前者相对密度为 0.828～0.860，常用于外用液体药剂；后者相对密度为 0.860～0.890，常用于软膏剂或糊剂。本品能与非极性溶剂混合，能溶解生物碱、挥发油及一些非极性药物等。本品在肠道中不分解也不吸收，使粪便变软，有润肠通便作用。

（3）乙酸乙酯：无色或淡黄色流动性油状液体，微臭，有挥发性和可燃性，在空气中容易氧化、变色，需加入抗氧剂。本品能溶解甾体药物、挥发油及其他油溶性药物，常作为外用液体药剂的溶剂。

（4）肉豆蔻酸异丙酯：本品为无色澄明，几乎无气味的流动性油状液体，不易氧化和水解，不易酸败，不溶于水、甘油、丙二醇，但溶于乙醇、丙酮、乙酸乙酯和矿物油中，能溶解甾体药物和挥发油。本品无刺激性和过敏性，能促进药物经皮吸收，常用作外用药剂的溶剂。

（三）液体药剂的附加剂

为了克服液体药剂的霉败现象，改善其色、香、味，使患者乐于服用和防止差错等，液体药剂中常常加入防腐剂、矫味剂和着色剂等。其中防腐剂在本书第三章中已叙述,本节仅介绍矫味剂和着色剂。

1. 矫味剂 矫味剂是一种能改变味觉的物质,在药剂中用来掩盖药物的不良气味,改进药剂的味道,有些矫味剂同时也具有矫臭作用。

(1)甜味剂:包括天然与合成两大类,天然甜味剂有蔗糖、甜菊苷等,合成甜味剂有糖精钠、阿斯巴甜等。①蔗糖及单糖浆应用最广泛,具有芳香味的果汁糖浆如橙皮糖浆及桂皮糖浆等能矫味矫臭;②甜菊苷的甜度约是蔗糖的 300 倍,甜度持久且不被吸收,但甜中有苦,常与蔗糖和糖精钠合用;③糖精钠甜度为蔗糖的 200~700 倍,常用量为 0.03%,水溶液长时间放置甜味会降低,在体内不被吸收,无营养价值,常与单糖浆、蔗糖或甜菊苷合用,为咸味药常用的甜味矫味剂;④阿斯巴甜,也称蛋白糖,为二肽类甜味剂,甜度比蔗糖高 150~200 倍,且无后苦味,不致龋齿,能有效降低热量,适用于糖尿病、肥胖症患者。

(2)芳香剂:可改善药剂的不良臭味,包括天然香料和人工香料两大类。天然香料常用天然芳香性挥发油,为芳香族有机化合物,如薄荷油、桂皮油、橙皮油、茴香油或桂皮水、橙皮酊等;根据其组成,由人工合成制得的芳香性物质一般称香精,如苹果香精、香蕉香精,通常由多种成分组成。在液体药剂中,以水果味的香精最为常用,其香气浓郁而稳定。

(3)胶浆剂:通过其黏稠性干扰味蕾的味觉而矫味,多用于矫正涩酸味。常用的有羧甲基纤维素钠、甲基纤维素、海藻酸钠、阿拉伯胶、西黄蓍胶等制成的胶浆。为增加其矫味效果,常在胶浆剂中加入适量糖精钠或甜菊苷等。

(4)泡腾剂:药剂中常以碳酸氢钠、有机酸(如柠檬酸、酒石酸)及适量香精、甜味剂等组成泡腾剂,遇水后产生大量二氧化碳,二氧化碳溶于水呈酸性,能麻痹味蕾而矫味,从而改善盐类的苦味、涩味和咸味。

2. 着色剂 又称色素,分天然色素和人工合成色素两类,可改善药剂的外观颜色,用于识别药剂的浓度,区分应用方法和减少患者对服药的厌恶感。

(1)天然色素:常用的有植物性和矿物性色素,用作食品和内服药剂的着色剂。植物性色素有甜菜红、姜黄、β-胡萝卜素、叶绿素铜钠盐等。矿物性色素有氧化铁(外用呈肤色)。

(2)人工合成色素:人工合成色素的特点是色泽鲜艳,价格低廉,但大多毒性较大,应注意用量不宜过多。我国批准的内服合成色素有胭脂红、苋菜红、柠檬黄、日落黄、姜黄、靛蓝及亮蓝,用量不得超过万分之一。常用的外用色素有伊红、品红、亚甲蓝(美蓝)以及苏丹黄 G 等。

3. 其他 为了增加液体药剂的稳定性,有时尚需加入 pH 调节剂、抗氧剂、金属络合剂等。

四、液体药剂的质量要求及检查

(一)液体药剂的质量要求

口服溶液剂、口服混悬剂、口服乳剂在生产与贮藏期间均应符合下列有关规定。

1. 除另有规定外,口服溶液剂的溶剂、口服混悬剂的分散介质常用纯化水。

2. 根据需要可加入适宜的附加剂,如抑菌剂、分散剂、助悬剂、增稠剂、助溶剂、润湿剂、缓冲剂、乳化剂、稳定剂、矫味剂以及色素等,其品种与用量应符合国家标准的有关规定。除另有规定外,在制剂确定处方时,如需加入抑菌剂,该处方的抑菌效力按照《中国药典》2020 年版四部抑菌效力检查法(通则 1121)检查,应符合规定。

3. 制剂应稳定、无刺激性,不得有发霉、酸败、变色、异物、产生气体或其他变质现象。

4. 除另有规定外,应避光、密封贮存。

5. 口服滴剂包装内一般应附有滴管和吸球或其他量具。

6. 口服乳剂的外观应呈均匀的乳白色,用半径为 10cm 的离心机以转速 4 000r/min 离心 15 分钟,不应有分层现象。乳剂可能会出现相分离的现象,但经振摇应易再分散。

7.口服混悬剂应分散均匀,放置后若有沉淀物,经振摇应易再分散。口服混悬剂在标签上应注明"用前摇匀";以滴计量的滴剂在标签上要标明每毫升或每克液体药剂相当的滴数。

(二)液体药剂的质量检查

除另有规定外,口服溶液剂、口服混悬剂和口服乳剂应进行以下相应检查。

【装量】　除另有规定外,单剂量包装的口服溶液剂、口服混悬剂和口服乳剂的装量,照下述方法检查,应符合规定。

检查法:取供试品10袋(支),将内容物分别倒入经标化的量入式量筒内,检视,每支装量与标示装量相比较,均不得少于其标示量。

凡规定检查含量均匀度者,一般不再进行装量检查。

多剂量包装的口服溶液剂、口服混悬剂、口服乳剂和干混悬剂,按照《中国药典》2020年版四部最低装量检查法(通则0942)检查,应符合规定。

【装量差异】　除另有规定外,单剂量包装的干混悬剂照下述方法检查,应符合规定。

检查法:取供试品20袋(支),分别精密称定内容物,计算平均装量,每袋(支)装量与平均装量相比较,装量差异限度应在平均装量的±10%以内,超出装量差异限度的不得多于2袋(支),并不得有1袋(支)超出限度1倍。

凡规定检查含量均匀度者,一般不再进行装量差异检查。

【干燥失重】　除另有规定外,干混悬剂按照《中国药典》2020年版四部干燥失重测定法(通则0831)检查,减失重量不得过2.0%。

【沉降体积比】　口服混悬剂照下述方法检查,沉降体积比应不低于0.90。

检查法:除另有规定外,用具塞量筒量取供试品50ml,密塞,用力振摇1分钟,记下混悬物的开始高度 H_0,静置3小时,记下混悬物的最终高度 H,按沉降体积比 $F = \dfrac{H}{H_0}$ 计算。

干混悬剂按各品种项下规定的比例加水振摇,应均匀分散,并照上法检查沉降体积比,应符合规定。

【微生物限度】　除另有规定外,照《中国药典》2020年版四部非无菌产品微生物限度检查:微生物计数法(通则1105)和控制菌检查法(通则1106)及非无菌药品微生物限度标准(通则1107)检查,应符合规定。

五、液体药剂生产车间环境要求

液体药剂生产车间要求室内压力大于室外压力,温度18～26℃,相对湿度45%～65%。口服液体非无菌制剂生产的暴露工序区域及其直接接触药品的包装材料最终处理的暴露工序区域的洁净级别,根据《药品生产质量管理规范》(2010年修订)及其附录的要求,应达到"无菌药品"附录中D级洁净区的要求。

第二节　表面活性剂

一、表面活性剂的含义与特点

物体相与相之间的交界面称为界面,其中把气体与液体或与固体之间的交界面称为表面。在界面上所发生的一切物理化学现象称为界面现象(习惯上也称为表面现象)。

1. 表面活性剂的含义　表面活性剂是指具有很强的表面活性、能够显著降低界面张力（或表面张力）的物质。表面活性剂除可以降低表面张力外，还具有增溶、乳化、润湿、去污、杀菌、消泡和起泡等作用。有些物质如乙醇、甘油等低级醇，由于不具备表面活性剂分子结构特征，所以它们虽具有一定的降低表面张力的能力，但不完全具备其他作用，因此不属于表面活性剂。

2. 表面活性剂的特点　表面活性剂降低表面张力的能力主要取决于其分子结构特点，即表面活性剂结构同时含有亲水性和疏水性两种性质的基团，具"两亲性"。表面活性剂一端为亲水的极性基团，如羧酸、磺酸、氨基或胺基及它们的盐，也可是羟基、酰胺基、醚键等，亲水基团易溶于水或易被水润湿，故称为亲水基；另一端为亲油的非极性烃链，烃链的长度一般在8个碳原子以上，疏水基团具有亲油性，故称为亲油基（疏水基）。由于表面活性剂亲水基团和疏水基团分别选择性地作用于界面上两种极性不同的物质，从而显现出降低表面张力的作用。例如，肥皂是脂肪酸钠（R•COONa），其碳氢链R为亲油基团，－COONa为亲水基团。

二、表面活性剂的分类

表面活性剂按其解离情况分为离子型和非离子型两大类，其中离子型表面活性剂根据其起表面活性作用的离子，又分为阴离子型、阳离子型和两性离子型表面活性剂3类。

（一）阴离子型表面活性剂

本类表面活性剂起表面活性作用的是阴离子部分，主要包括肥皂类、硫酸化物以及磺酸化物。

1. 肥皂类　为高级脂肪酸的盐类，其分子结构通式为$(RCOO^-)_nM^{n+}$。常用脂肪酸的烃链R在$C_{11}\sim C_{18}$，以硬脂酸、油酸、月桂酸等较常用。根据其金属离子M^{n+}的不同，可分为碱金属皂（如油酸钠）、碱土金属皂（如硬脂酸钙）。

本类表面活性剂的共同特点是具有良好的乳化能力，容易被酸所破坏，碱金属皂还可被钙、镁盐等破坏，电解质可使之盐析，具有一定的刺激性，一般用于外用制剂。

2. 硫酸化物　为硫酸化油和高级脂肪醇的硫酸酯类，其分子结构通式为$R\cdot O\cdot SO_3^-M^+$。常用的有：

（1）硫酸化蓖麻油（土耳其红油）：为黄色或橘黄色黏稠液体，有微臭，可与水混合，为无刺激性的去污剂和润湿剂，可代替肥皂洗涤皮肤，亦可作载体使挥发油或水不溶性杀菌剂溶于水中。

（2）高级脂肪醇硫酸酯类：如十二烷基硫酸钠（又称月桂醇硫酸钠）等，其乳化能力很强，较肥皂类稳定，在低浓度时对黏膜有一定刺激作用，所以应用受到一定限制，主要用作外用乳膏的乳化剂，有时也用作增溶剂，但不宜用于注射剂。

3. 磺酸化物　主要有脂肪族磺酸化物、烷基芳基磺酸化物、烷基萘磺酸化物等，分子结构通式为$R\cdot SO_3^-M^+$。其水溶性和耐钙、镁盐的能力虽比硫酸化物稍差，但不易水解，特别在酸性水溶液中稳定。常用的有脂肪族磺酸化物，如二辛基琥珀酸磺酸钠（商品名"阿洛索-OT"）；烷基芳基磺酸化物，如十二烷基苯磺酸钠，广泛用作洗涤剂。

（二）阳离子型表面活性剂

此类表面活性剂起表面活性作用的是阳离子部分。分子结构中含有一个五价的氮原子，也称为季铵盐型表面活性剂。其特点是水溶性大，在酸性与碱性溶液中均较稳定，具有良好的表面活性和杀菌作用。

1. 苯扎氯铵（商品名为洁尔灭）和苯扎溴铵（商品名为新洁尔灭）　均为白色或淡黄色粉末或胶状体，具有杀菌、渗透、清洁、乳化作用。苯扎溴铵杀菌力很大，穿透力强，毒性低，主要用作杀菌与防腐。

2. 氯（溴）化十六烷基吡啶（商品名为西北林）　本品为白色粉末，易溶于水及醇，pH值5～10时具杀菌力。一般消毒用其0.1%的水溶液，0.5%或0.1%的乙醇溶液用于凝胶、栓剂等作防腐剂。

（三）两性离子型表面活性剂

此类表面活性剂的分子结构中同时含有阴、阳离子基团，在不同 pH 值介质中可表现出阴离子或阳离子型表面活性剂的性质，在碱性水溶液中呈现阴离子型表面活性剂的性质，具有较好的起泡性、去污力；在酸性水溶液中则呈现阳离子型表面活性剂的性质，具有很强的杀菌能力。根据来源不同有天然的，也有人工合成制品。

1. 天然的两性离子型表面活性剂　由磷酸酯型的阴离子部分和季铵盐型阳离子部分组成，主要来源于大豆和蛋黄，分别称为大豆磷脂和蛋黄卵磷脂。磷脂结构中有两个疏水基团，故不溶于水，但对油脂的乳化能力很强，可制成乳滴细小而不易被破坏的乳剂，常用于注射用乳剂及脂质体的制备。

2. 合成的两性离子型表面活性剂　阴离子部分主要是羧酸盐，阳离子部分主要是胺盐或季铵盐。由胺盐构成者为氨基酸型，由季铵盐构成者为甜菜碱型。氨基酸型在等电点（一般为微酸性）时，亲水性减弱，可能产生沉淀；甜菜碱型不论在酸性、碱性或中性溶液中均易溶解，在等电点时也无沉淀，适用于任何 pH 值的溶液。

（四）非离子型表面活性剂

非离子型表面活性剂在水中不解离，其分子结构中亲水基团多为甘油、聚乙二醇和山梨醇等多元醇，亲油基团多为长链脂肪酸或长链脂肪醇以及烷基或芳基等，它们以酯键或醚键相结合。本类表面活性剂由于不解离，不受电解质和溶液 pH 值的影响，毒性和溶血性小，能与大多数药物配伍，在药剂中应用广泛，常用作增溶剂、润湿剂、乳化剂等。可供外用或内服，个别品种可作注射剂的附加剂。

1. 脱水山梨醇脂肪酸酯类（脂肪酸山梨坦类）　由脱水山梨醇与不同的脂肪酸缩合形成的酯类化合物，商品名为司盘类（Spans）。

根据所结合的脂肪酸种类和数量不同，本类表面活性剂有以下常用品种：司盘 20（脱水山梨醇单月桂酸酯）、司盘 40（脱水山梨醇单棕榈酸酯）、司盘 60（脱水山梨醇单硬脂酸酯）、司盘 65（脱水山梨醇三硬脂酸酯）、司盘 80（脱水山梨醇单油酸酯）、司盘 85（脱水山梨醇三油酸酯）等。

本类表面活性剂的 HLB 值为 1.8～8.6，亲油性较强，常用作油包水（W/O）型乳剂的乳化剂或 O/W 型乳剂的辅助乳化剂。多用于搽剂和软膏中，亦可用于注射用乳剂的辅助乳化剂。

2. 聚氧乙烯脱水山梨醇脂肪酸酯类（聚山梨酯类）　是在司盘类表面活性剂分子结构的剩余羟基上，结合聚氧乙烯基而成的醚类化合物，商品名为吐温类（Tweens）。由于分子中含有大量亲水性的聚氧乙烯基—$(C_2H_4O)_nO^-$，故其亲水性显著增强，称为水溶性表面活性剂，主要作增溶剂、O/W 型乳化剂、润湿剂和助分散剂。

根据所结合的脂肪酸种类和数量不同，常用的有：吐温 20（聚氧乙烯脱水山梨醇单月桂酸酯）、吐温 40（聚氧乙烯脱水山梨醇单棕榈酸酯）、吐温 60（聚氧乙烯脱水山梨醇单硬脂酸酯）、吐温 65（聚氧乙烯脱水山梨醇三硬脂酸酯）、吐温 80（聚氧乙烯脱水山梨醇单油酸酯）、吐温 85（聚氧乙烯脱水山梨醇三油酸酯）等。

3. 聚氧乙烯脂肪酸酯类　系由聚乙二醇与长链脂肪酸缩合而成的酯，商品名为卖泽类（Myrijs）。其水溶性和乳化性很强，常用作 O/W 型乳剂的乳化剂。常用的有聚乙二醇 400 单硬脂酸酯，为蜡状或液状，用于 O/W 型乳膏基质。

4. 聚氧乙烯脂肪醇醚类　是由聚乙二醇与脂肪醇缩合而成的醚，商品名为苄泽类（Brijs）。因聚氧乙烯聚合度和脂肪醇的不同而有不同的品种，在药剂上用作乳化剂和增溶剂。常用的有西土马哥（由聚乙二醇与十六醇缩合而成）、平平加 O（由 15 单位的氧乙烯与油醇形成的缩合物）及埃莫尔弗（由 20 单位以上的氧乙烯与油醇形成的缩合物）等。

5. 聚氧乙烯 - 聚氧丙烯共聚物　又称泊洛沙姆（poloxamer），是由聚氧乙烯和聚氧丙烯聚合而成。聚氧乙烯基具有亲水性，而聚氧丙烯基随着分子量的增大亲油性增强。该类表面活性剂对皮肤无刺激性和过敏性,对黏膜刺激性较小,毒性也比其他非离子型表面活性剂小。常用的有泊洛沙姆188、泊洛沙姆407,其中泊洛沙姆188作为一种O/W型乳化剂,是目前用于静脉乳剂的首选合成乳化剂,用本品制备的乳剂能够耐受热压灭菌和低温冷冻而不改变其物理稳定性。

三、表面活性剂的性质

(一)胶束的形成和临界胶束浓度

表面活性剂溶于水中,低浓度时可被吸附在溶液表面,亲水基团朝向水中,亲油基团朝向空气中,在溶液表面定向排列。表面活性剂溶于水形成正吸附达到饱和后,溶液表面不能再吸附,此时当增加浓度时,表面活性剂分子即逐步转入溶液内部。由于表面活性剂分子的亲油基团与水的亲和力较小,而亲油基团之间的吸引力又较大,致使表面活性剂分子亲油基团之间相互吸引、缔合,从而形成多分子或离子(通常是50~150个)组成的聚合体,这种聚合体称胶束(又称胶团)。若以水为溶剂时,其亲油基团向内,亲水基团向外定向排列成球形、圆柱形甚至板层状等(图9-1)。

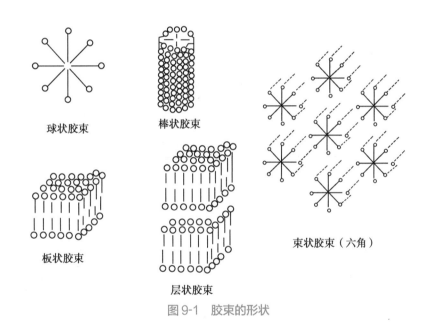

球状胶束　　棒状胶束

板状胶束　　层状胶束　　束状胶束(六角)

图9-1　胶束的形状

开始形成胶束的浓度,即表面活性剂在溶剂中形成胶束的最低浓度称临界胶束浓度(CMC)。每一种表面活性剂都有它自己的临界胶束浓度,到达临界胶束浓度时,溶液的一些理化性质会随之发生变化,如表面张力降低、增溶作用增强、起泡性能及去污力增大,出现丁铎尔现象,以及渗透压、黏度、密度等发生突变,此时分散系由真溶液转变成胶体溶液。

(二)亲水亲油平衡值

用来表示表面活性剂亲水亲油能力强弱的数值称为亲水亲油平衡值(HLB值)。表面活性剂亲水亲油能力的强弱取决于其分子结构中亲水基团和亲油基团的多少。表面活性剂的HLB值愈高,其亲水性愈强;HLB值愈低,其亲油性愈强。如司盘类表面活性剂是亲油性的,其HLB值为1.8~8.6,聚山梨酯类是亲水性的,其HLB值为9.6~16.7。常用表面活性剂的HLB值见表9-2。

不同HLB值的表面活性剂具有不同的用途,详见表9-3。

表 9-2　常用表面活性剂的 HLB 值

品名	HLB 值	品名	HLB 值
司盘 85	1.8	西黄蓍胶	13.2
司盘 65	2.1	聚山梨酯 21	13.3
单硬脂酸甘油酯	3.8	聚山梨酯 60	14.9
司盘 80	4.3	聚山梨酯 80	15.0
司盘 60	4.7	乳化剂 OP	15.0
司盘 40	6.7	卖泽 49	15.0
阿拉伯胶	8.0	聚山梨酯 40	15.6
司盘 20	8.6	平平加 O	15.9
苄泽 30	9.5	卖泽 51	16.0
聚山梨酯 61	9.6	泊洛沙姆 188	16.0
明胶	9.8	西土马哥	16.4
聚山梨酯 81	10.0	聚山梨酯 20	16.7
聚山梨酯 65	10.5	卖泽 52	16.9
聚山梨酯 85	11.0	苄泽 35	16.9
卖泽 45	11.1	油酸钠	18.0
烷基芳基磺酸盐	11.7	油酸钾（软皂）	20.0
油酸三乙醇胺	12.0	十二烷基硫酸钠	40.0

表 9-3　不同 HLB 值表面活性剂的应用

HLB 值	应用	HLB 值	应用
0.8～3	大部分消泡剂	8～16	O/W 型乳化剂
3～8	W/O 型乳化剂	13～15	去污剂
7～9	润湿剂	15～18	增溶剂

表面活性剂的 HLB 值具有加和性，几种不同的表面活性剂混合后的 HLB 值，可用式（9-1）计算：

$$HLB_{ab} = \frac{HLB_a W_a + HLB_b W_b}{W_a + W_b} \qquad \text{式（9-1）}$$

式（9-1）中，HLB_{ab} 为混合表面活性剂的 HLB 值；HLB_a 为表面活性剂 a 的 HLB 值；HLB_b 为表面活性剂 b 的 HLB 值；W_a 为表面活性剂 a 的重量；W_b 为表面活性剂 b 的重量［式（9-1）不能用于混合离子型表面活性剂的 HLB 值的计算］。

例 1　某处方中含有 15g 单甘油酯（HLB 值为 3.8），6g 聚山梨酯 21（HLB 值为 13.3），两者混合后 HLB 值为多少？

已知：$W_a = 15g$　$HLB_a = 3.8$　$W_b = 6g$　$HLB_b = 13.3$

求：$HLB_{ab} = ?$

解：根据公式

$$HLB_{ab} = \frac{HLB_a W_a + HLB_b W_b}{W_a + W_b}$$

$$HLB_{ab} = \frac{3.8 \times 15 + 13.3 \times 6}{15 + 6} = 6.5$$

答：两者混合后 HLB 值为6.5。

例2 欲配制 $100g HLB$ 值为6.8的乳化剂，需聚山梨酯80（HLB 值为15.0）和司盘65（HLB 值为2.1）各多少克？

已知：$HLB_{ab}=6.8$ $HLB_a=15.0$ $HLB_b=2.1$

求：$W_a=?$ $W_b=?$

解：设 $W_a=x$，那么 $W_b=(100-x)$

根据公式

$$HLB_{ab}=\frac{HLB_aW_a+HLB_bW_b}{W_a+W_b}$$

得：

$$6.8=\frac{[15\times x+2.1\times(100-x)]}{100}$$

$$x=36.4(g)$$

$$W_b=(100-36.4)=63.6(g)$$

答：需聚山梨酯80和司盘65分别为36.4g和63.6g。

（三）昙点与克氏点

1. 昙点 某些含聚氧乙烯基的非离子型表面活性剂的溶解度，随温度升高而增大，当达到某一温度时，其溶解度急剧下降，溶液由澄明变为浑浊或分层，但冷却后溶液又恢复澄明，这种由澄清变浑浊或分层的现象称起昙，该转变温度称昙点（浊点）。产生起昙现象的原因，主要是此类表面活性剂分子结构中所含的聚氧乙烯基与水分子形成的氢键在温度升高到昙点时断裂，使表面活性剂溶解度急剧下降并析出，导致溶液出现浑浊；当溶液温度下降至昙点以下时，氢键又可重新形成。

表面活性剂的昙点可因盐类或碱性物质的加入而降低。另外，有些含聚氧乙烯基的表面活性剂，如泊洛沙姆188，极易溶于水，在达到沸点时也没有起昙现象。含有可能产生起昙现象的表面活性剂的药剂，由于加热灭菌等影响而导致表面活性剂的增溶或乳化能力下降，可能会使被增溶或被乳化的物质析出。因此，含此类表面活性剂的药剂应注意加热灭菌温度的影响。

2. 克氏点 离子型表面活性剂一般随温度升高，其溶解度随之加大。当温度升高到某一特定值时，其溶解度会急剧升高，该特定温度即称克氏点（Krafft 点），其对应的溶解度即为该离子型表面活性剂的临界胶束浓度。克氏点是离子型表面活性剂的特征值，是表面活性剂使用温度的下限，即在温度高于 Krafft 点时，表面活性剂才能更大程度地发挥作用。如十二烷基硫酸钠和十二烷基磺酸钠的克氏点分别为8℃和70℃，从理论上说后者在室温下的表面活性作用不够理想。

（四）表面活性剂的毒性

一般而言，阳离子型表面活性剂的毒性最大，其次是阴离子型表面活性剂，非离子型表面活性剂的毒性相对较小。阳离子型和阴离子型表面活性剂还有较强的溶血作用，非离子型表面活性剂也有轻微的溶血作用，其中聚山梨酯类的溶血作用通常比其他含聚氧乙烯基的表面活性剂小。溶血作用强弱顺序为聚氧乙烯烷基醚＞聚氧乙烯烷基芳基醚＞聚氧乙烯脂肪酸酯＞聚山梨酯类。聚山梨酯类溶血作用的强弱顺序为聚山梨酯20＞聚山梨酯60＞聚山梨酯40＞聚山梨酯80。

表面活性剂用于静脉给药的毒性大于口服给药的毒性，外用时呈现较小的毒性，主要表现在刺激性方面，以非离子型表面活性剂对皮肤和黏膜的刺激性为最小。

四、表面活性剂在中药药剂学中的应用

表面活性剂在工业、农业、日用品生产中的应用非常广泛，在中药药剂中是极为重要的一类附加剂，各类表面活性剂由于它们表现的性质不同，因此有不同的用途。

1. 增溶作用 增溶系指物质由于表面活性剂胶束的作用而增大溶解度的作用。具有增溶能

力的表面活性剂称为增溶剂,可用于:①难溶性药物的增溶;②改善中药注射剂的澄明度;③增加药物制剂的稳定性。

2．乳化作用　不相混溶的 2 种或 2 种以上液体组成的体系,由于第 3 种物质的存在,使其中一种液体以细小液滴分散在另一液体中,这一过程称为乳化。具有乳化作用的第 3 种物质,称乳化剂。

表面活性剂在乳浊液中能降低油 - 水界面张力,从而使乳浊液易于形成;同时,表面活性剂分子能在分散相液滴周围形成一层保护膜,防止液滴相互碰撞时的聚结合并,从而提高乳浊液的稳定性。

3．润湿作用　润湿是指液体在固体表面上的黏附现象,促进液体在固体表面铺展或渗透的表面活性剂称为润湿剂。表面活性剂分子能定向地吸附在固 - 液界面上,排出固体表面吸附的气体,降低固 - 液间界面张力,使固体易被润湿而均匀分散在液体介质中。

在制备混悬剂时常遇到的一个问题是药物粉末不易被润湿,漂浮于液体表面或下沉。例如硫粉末,若不加入润湿剂,不易制得符合质量要求的硫黄洗剂。润湿剂还用于片剂制备,在片剂颗粒成分中加入适当润湿剂,由于表面活性剂的两亲性,增加了制剂或颗粒表面与胃肠液的亲和性,加速了片剂的润湿、崩解和溶解过程。

4．起泡作用与消泡作用　由于亲水性较强的表面活性剂吸附在液 - 气表面,降低了液体的表面张力以及增加液体黏度,使泡沫形成并稳定,有发生泡沫作用和有稳定泡沫作用的表面活性剂分别称起泡剂和稳泡剂。表面活性剂作为起泡剂和稳泡剂,主要应用在皮肤、腔道黏膜给药的剂型中。

消泡剂是指用来破坏泡沫的表面活性剂,通常具有较强的亲油性,HLB 值为 1.5～3。在药剂生产中,常遇到中药水浸出液,含有一些天然两亲性物质如皂苷、蛋白质、树胶和高分子化合物,在蒸发浓缩或剧烈搅拌时产生大量稳定的泡沫,阻碍操作的进行,可以用加入消泡剂的方法克服这一困难。

5．去污作用　去污剂,又称洗涤剂,指可以除去污垢的表面活性剂。HLB 值一般为 13～15,常用的有油酸钠及其他脂肪酸钠皂和钾皂、十二烷基磺酸钠或其他烷基磷酸钠等。

6．消毒作用和杀菌作用　表面活性剂可与细菌生物膜蛋白质发生强烈作用而使之变性或被破坏。苯扎溴铵、甲酚磺酸钠等大部分阳离子型表面活性剂和小部分阴离子型表面活性剂都可作消毒剂、杀毒剂。主要用于手术前皮肤消毒、医疗器械与环境消毒、伤口或黏膜消毒等。

第三节　溶液型液体药剂

一、增加药物溶解度的方法

多数药物制成治疗所需浓度的溶液并不困难,但有一些药物由于溶解度较小,即使制成饱和溶液也达不到治疗所需浓度。如氯霉素在水中溶解度为 0.25%,而临床上使用的是含氯霉素 12.5% 的注射剂,因此要求设法增加其溶解度。增加溶解度的常用方法主要有以下几种:

1．加入增溶剂　增溶是指某些难溶性药物在表面活性剂的作用下,在溶剂中(主要指水)溶解度增大并形成澄清溶液的过程。具有增溶能力的表面活性剂称增溶剂,被增溶的物质称为增溶质。

对于以水为溶剂的药物,增溶剂的最适 HLB 值为 15～18。常用的增溶剂多为非离子型表面活性剂如聚山梨酯类和聚氧乙烯脂肪酸酯类等,例如氢化可的松在水中的溶解度为 1:3 571,可用吐温 80 制成 1:500 的适用于五官科的澄明抗炎水溶液。

一般情况下，正确的增溶操作是：增溶剂与增溶质直接混合，必要时加少量溶剂，使其完全溶解，再逐步与剩余溶剂或其他成分混合，可使增溶量增加。若将增溶剂先溶于全部溶剂中再加入增溶质，常不能达到预期结果。如用吐温80增溶维生素A，若先将吐温80溶于水，再加维生素A，则几乎不能增溶。

2. 使用助溶剂 助溶系指难溶性药物由于第三种物质的加入而使其溶解度增加的现象，加入的第三种物质称为助溶剂。

一般认为，助溶剂能与难溶性药物形成络合物、有机分子复合物或缔合物等方式增加药物的溶解度。例如，碘在水中的溶解度为1:2 950，而在10%碘化钾溶液中可制成含碘5%的水溶液，这是因为碘化钾与碘形成可溶性络合物而增大碘在水中的溶解度。常用的助溶剂有：一些有机酸及其钠盐，如苯甲酸钠，水杨酸钠，对氨基苯甲酸等；酰胺类化合物，如乌拉坦、尿素、烟酰胺、乙二胺等；一些水溶性高分子，如聚乙二醇、羧甲基纤维素钠等。有时，一些无机盐如硼砂、碘化钾、氯化钾也可用作助溶剂。

3. 应用潜溶剂 有的溶质在混合溶剂中的溶解度要比其在各单一溶剂中的溶解度大，这种现象称为潜溶，所使用的混合溶剂称为潜溶剂。如甲硝唑在水中溶解度为10%（W/V），使用水-乙醇混合溶剂，溶解度提高5倍。

常用的潜溶剂是由水和一些极性溶剂组成，如乙醇、丙二醇、甘油、聚乙二醇等。在生产中主要根据使用目的来选择潜溶剂。如苯巴比妥难溶于水，制成钠盐能溶于水，但水解后产生沉淀和变色，若用聚乙二醇与水的混合溶剂，溶解度增大而且稳定。

4. 制成盐类 一些难溶性弱酸、弱碱，可使其成盐而增大溶解度。对于弱酸性药物，如含羧基、磺酰胺基、亚胺基等酸性基团，可用碱或有机胺与其作用生成溶解度较大的盐。对于弱碱性药物，常用无机酸或有机酸与其作用生成盐。同一种弱酸性或弱碱性药物用不同的碱或酸制成的盐，其溶解度不同。一般来说，有机酸的钠盐或钾盐的溶解度都很大。

对于不同的弱酸或弱碱成盐后，除考虑到溶解度满足临床要求外，还需考虑到溶液的pH值、稳定性、吸湿性、毒性及刺激性等因素。

5. 改变部分化学结构 某些难溶性药物常在其分子结构中引入亲水性基团，增加它在水中的溶解度。如维生素B_2在水中的溶解度为1:2 950以上，但在结构中引入$-PO_3HNa$形成维生素B_2磷酸酯钠，溶解度可增大约300倍。但要注意，在结构中引入一些基团后，此时的药物已经不是原有的药物，可能形成该药物的同类药物，在溶解性改变的同时，其药理作用往往也会有所改变。

二、溶液型液体药剂概述

溶液型液体药剂系指药物以小分子或离子（直径在1nm以下）状态分散在液体分散介质中所制成的单相溶液型制剂，供内服或外用。根据需要可在溶液型液体药剂中加入助溶剂、抗氧剂、矫味剂、着色剂等附加剂。

溶液型液体药剂因是均相分散体系，在溶液中的分散度最大，溶液呈均匀分散状态，药液澄明并能通过半透膜，服用后与机体的接触面积最大，吸收完全而迅速，所以在作用和疗效方面比固体药剂快，而且比同一药物的混悬剂或乳剂也快。此外，溶液型液体药剂分散均匀，分剂量方便灵活。

溶液型液体药剂有溶液剂、芳香水剂、甘油剂及醑剂等。

三、溶液型液体药剂的制备

（一）溶液剂

1. 概述 溶液剂系指非挥发性药物制成的澄明溶液（浓氨溶液例外），供内服或外用。溶剂大多为水,也可用乙醇或油为溶剂,如硝酸甘油乙醇溶液、维生素 D 油溶液。溶液剂具有服用方便、剂量准确、作用迅速等优点,以量取代替称取,特别适用于小剂量药物。有些药物目前最好的供应方式仅为溶液形式,如过氧化氢溶液、浓氨溶液等。

2.制法 溶液剂一般有 3 种制法,即溶解法、稀释法和化学反应法。

(1)溶解法:该法是将药物直接溶于溶剂中的制备方法,适用于较稳定的化学药物。

溶解法制备溶液剂时,应注意:①处方中若含有增溶剂、助溶剂、pH 调节剂、防腐剂、抗氧剂等附加剂,应先加入附加剂后再加入药物;②某些溶解缓慢的药物,在溶解过程中可采用粉碎、搅拌、加热等措施;③易氧化的药物溶解时,宜将加热的溶剂放冷后再溶解药物,同时应加适量抗氧剂;④易挥发性药物或不耐热药物应在最后加入或冷至 40℃ 以下再加入;⑤如处方中含有糖浆、甘油等黏稠液体时,用量器取后应将黏附在容器壁上的液体用溶剂洗下;⑥溶剂为油、乙醇等非水溶剂时,所用容器均应干燥。

(2)稀释法:该法是将浓溶液用溶剂稀释成所需浓度溶液的制备方法,即先将药物制成高浓度溶液或易溶性药物制成储备液,临用前再用溶剂稀释至所需的浓度。例如,工业生产的浓氨溶液一般含氨(NH_3)为 $25.0\% \sim 28.0\%$(g/g),而药典规定的稀氨溶液浓度为 $9.5\% \sim 10.5\%$(g/ml),因而只能用稀释法制备稀溶液。

(3)化学反应法:该法系指将 2 种或 2 种以上的药物通过化学反应制成新的药物溶液的方法,待化学反应完成后,滤过,自滤器上添加溶剂至全量即得,如复方硼砂溶液等。

(二)芳香水剂

1.概述 芳香水剂系指芳香挥发性药物(多为挥发油)的饱和或近饱和水溶液。用水与乙醇的混合液作溶剂制成的芳香水剂,含较多挥发油,称为浓芳香水剂。露剂系指含挥发性成分的中药饮片用水蒸气蒸馏法制成的芳香水剂。

芳香水剂应澄明,必须具有与原有药物相同的气味,不得有异臭、沉淀或杂质。由于挥发油或挥发性物质在水中的溶解度很小(约为 0.05%),故芳香水剂的浓度一般都很低。一般用作矫味剂、矫臭剂,有时也有祛痰止咳、平喘、解热等治疗作用。芳香水剂多数易分解、变质甚至霉变,所以不能大量配制和久贮。

2.制法 芳香水剂的制法因原料不同而不同,以纯挥发油和化学药物为原料时多用溶解法和稀释法制备;含挥发性成分的中药饮片为原料时多用水蒸气蒸馏法制备。

(1)溶解法:因挥发油和挥发性药物在水中的溶解量均很少,为了加快其溶解速度,必须尽可能地增加溶质与水接触的面积,因此一般多采用振摇法和加分散剂法来制备芳香水剂。固体分散剂常用滑石粉、滤纸浆,液体分散剂常用乙醇、吐温等,固体分散剂不仅可以增加溶质与水的接触面积,而且可以在过滤介质上形成滤渣层,起助滤作用。

(2)稀释法:取浓芳香水剂 1 份,加纯化水若干份,稀释而成。

(3)水蒸气蒸馏法:一般收集药材重量的 6~10 倍蒸馏液,除去过量的挥发性物质或重蒸馏 1 次,必要时用润湿的滤纸滤过,使成澄明溶液,即得。为防止直火蒸馏时因局部温度过高导致部分药材炭化而产生异臭,故在蒸馏器下端安装假底。

水蒸气蒸馏法分为 3 种:通水蒸气蒸馏、共水蒸馏、水上蒸馏。

(三)甘油剂

1.概述 甘油剂系指药物的甘油溶液,专供外用。甘油具有黏稠性、防腐性和吸湿性,对皮肤黏膜有柔润和保护作用,附着于皮肤黏膜能使药物滞留患处而起延效作用,且能缓和药物的刺激性,常用于耳、鼻、咽喉和牙齿等疾病的治疗。甘油对一些药物如碘、酚、硼酸、鞣酸有较好的溶解能力,制成的溶液也较稳定。甘油剂引湿性较大,应密闭保存。

2.制法 甘油剂一般用溶解法、化学反应法制备,甘油因相对密度较大,其百分比浓度一般用重量表示。

（四）醑剂

1．概述　醑剂系指挥发性药物的浓乙醇溶液。凡用于制备芳香水剂的药物一般都可以制成醑剂，供外用或内服。挥发性药物在乙醇中的溶解度比水中大，所以醑剂中挥发性药物的浓度可以比芳香水剂大得多，为5%～20%。醑剂含乙醇量一般为60%～90%，当醑剂与以水为溶剂的制剂混合时，往往会出现浑浊。制备过程中，滤器与滤纸宜先用乙醇润湿，以防挥发性成分析出而使滤液浑浊。

醑剂有的用于临床治疗，如樟脑醑、亚硝酸乙酯醑等，有的仅作为芳香矫味剂使用，如复方橙皮醑、薄荷醑等。

2．制法　醑剂常用溶解法及蒸馏法制备。由于醑剂是高浓度醇溶液，所用容器应干燥，密闭于容器中，置冷暗处保存。由于醑剂的挥发油易氧化、酯化或聚合，久贮易变色，甚至出现黏性树脂物沉淀，故不宜长期贮藏。

四、典型品种举例

例1　复方碘溶液

【处方】　碘50g　碘化钾100g　纯化水加至1 000ml

【制法】　先配制碘化钾饱和溶液，再加入碘并使之溶解，最后加纯化水至全量，搅匀，即得。

【作用与用途】　调节甲状腺功能，用于因缺碘所引起的疾病，如甲状腺肿、甲状腺功能亢进的辅助治疗，亦可作为甲状腺术前给药。

【附注】　本品俗称鲁氏碘液，碘在水中溶解度为1∶2 950，加碘化钾作助溶剂，增加碘的溶解度，并使溶液稳定。

例2　复方薄荷脑醑

【处方】　薄荷脑3g　苯酚5g　乙醇630ml　纯化水加至1 000ml

【制法】　取薄荷脑、苯酚溶于乙醇中，然后缓缓加入纯化水，边加边搅拌使成1 000ml，搅匀，即得。

【作用与用途】　主要用于小儿皮肤止痒。

【附注】　本品配制时，当薄荷脑和苯酚在乙醇中溶解后方可缓缓加水；本品宜遮光、密封，在阴凉处（不超过20℃）贮藏。

例3　碘甘油

【处方】　碘1g　碘化钾1g　纯化水1ml　甘油加至100ml

【制法】　取碘化钾加水溶解后，加碘，搅拌使之溶解，再加甘油至100ml，搅匀，即得。

【作用与用途】　消毒防腐，用于口腔黏膜感染，牙龈炎、牙周炎等的治疗。

【贮藏】　本品配制时宜控制水量，也不宜用水稀释，以免增加刺激性；碘在甘油中的溶解度约1%（g/g），可加碘化钾助溶，并增加稳定性。

第四节　胶体溶液型液体药剂

一、概　　述

胶体溶液型液体药剂系指大小在1～100nm的分散相质点分散于分散介质中形成的液体药剂。分散介质大多为水，少数为非水溶剂。胶体溶液可分为高分子溶液剂和溶胶剂。

当分散相为高分子化合物，且以单分子形式分散时，属于均相分散体系，为热力学稳定体系，称为高分子溶液剂；当分散相为多分子聚集体（胶体微粒）时，属于非均相分散体系，为热力学不稳定体系，称为溶胶剂。由于两者分散相粒径均在 1～100nm，性质上有某些相似之处，故将它们一并列入胶体溶液型液体药剂。生活中常用来作黏合剂的淀粉浆（俗称淀粉糊）就是一种高分子溶液剂，是淀粉的水溶液；盐酸利多卡因胶浆为淡黄色的黏稠液体，常用于上消化道内镜检查时的局部麻醉。

二、胶体溶液的分类

（一）高分子溶液剂

高分子溶液剂系指高分子化合物溶解于溶剂中形式的均相液体药剂。以水为溶剂者，称为亲水性高分子溶液剂（又称胶浆剂、亲水胶体溶液）；以非水溶剂制备的称为非水性高分子溶液剂。

高分子在药剂学中应用广泛，一些高分子本身就具有药理作用，如肝素用于血栓栓塞、心肌梗死等疾病，右旋糖酐可作为血浆代用品；高分子也可与药物形成高分子前药或高分子络合物，以使药物长效化，增加药物稳定性，减少毒副作用，如聚乙二醇化胰岛素、聚维酮碘络合物等。亲水性高分子溶液剂有一定的黏稠性和保护作用，在药剂生产中常用作乳化剂、黏合剂、助悬剂和片剂的包衣材料等。

（二）溶胶剂

溶胶剂系指多分子聚集体（胶体微粒）分散于分散介质中形成的非均相液体药剂。溶胶剂外观与溶液一样为透明液体，但具有丁达尔（Tyndall）效应，是一种高度分散的热力学不稳定体系。由于其质点小，分散度大，存在强烈的布朗运动，能克服重力作用而不下沉，因而具有动力学稳定性；但由于系统内粒子界面能大，促使质点聚集变大，以降低界面能。当聚集质点的大小超出了胶体分散体系的范围时，质点本身的布朗运动不足以克服重力作用，而从分散介质中析出沉淀，这种现象称为聚沉，溶胶聚沉后往往不能恢复原态。

目前溶胶剂在制剂中直接应用较少，通常是使用经亲水胶体保护的溶胶制剂，如氧化银溶胶就是被蛋白质保护而制成的制剂，用作眼、鼻收敛杀菌药。

> **知识链接**
>
> **其他类型胶体简介**
>
> 1. **保护胶体**　疏水胶体不能形成水化层，当向疏水胶体溶液中加入一定量亲水胶体溶液时，胶粒表面吸附了亲水胶体，产生了亲水性，能阻碍胶粒间相互接触，从而增加了原疏水胶体的稳定性。所加的亲水胶体（高分子化合物）称为保护胶体。
>
> 2. **凝胶**　有些亲水胶体溶液如明胶水溶液、琼脂水溶液等，在温热条件下为黏稠性液体（溶胶）。当温度降低时，因是链状分散的高分子化合物形成网状结构，作为溶剂的水被包含在网状结构之中，形成了不流动的半固体状物，称为凝胶。凝胶再失去网状结构内的水分，即变为干胶。
>
> 3. **触变胶**　有些胶体溶液如硬脂酸铝分散于植物油中形成的胶体溶液，在一定温度下静置时逐渐变为凝胶，当搅拌或振摇时，又复变为溶胶（即可流动的胶体溶液），胶体溶液这种可逆的变化性质称为触变性，具有触变性的胶体称为触变胶。

三、胶体溶液的性质

（一）高分子溶液的性质

1. 带电性 高分子化合物结构中某些基团（如−OH、−COOH、−NH$_2$、−SH）因解离而带有电，有的带正电，有的带负电。带正电荷的高分子水溶液有：琼脂、血红蛋白、血浆蛋白、碱性染料（亚甲蓝、结晶紫）、明胶等；带负电的高分子溶液有：淀粉、阿拉伯胶、西黄蓍胶、鞣酸、树脂、磷脂、酸性染料（伊红、靛蓝）、海藻酸钠等。蛋白质分子中含有氨基和羧基，所带电荷受溶液 pH 值影响，可以带正电荷也可以带负电荷。当溶液的 pH 值＜等电点时，蛋白质分子带正电荷，当溶液的 pH 值＞等电点时，蛋白质分子带负电荷，而在溶液 pH 值＝等电点时，蛋白质分子不带电荷，此时高分子溶液的许多性质都发生变化，如黏度、渗透压、溶解度、电导率等都变为最小值。高分子溶液的带电性在药剂学中有很重要的用途。由于高分子溶液带有电荷，因而有电泳现象，可以用电泳法测得高分子化合物所带的电荷种类。同时，胶体溶液的带电性有利于维持其稳定性。

2. 渗透压 亲水性高分子溶液与溶胶不同，有较高的渗透压，渗透压的大小与高分子溶液的浓度有关，浓度越高渗透压越大。

3. 黏性 高分子溶液是黏稠性流体，其黏度与相对分子质量有关，相对分子质量越大，黏性越高。黏性用黏度来表示，测定其黏度可以确定其相对分子质量。

4. 可滤过性 高分子溶液中的分散相质点大小介于真溶液和混悬液之间，胶体溶液的分散相可以通过滤纸，而不能透过半透膜。这一特性与真溶液不同，与粗分散体系也不相同。因此，提纯胶体即除去胶体溶液中夹杂的盐类杂质，可用透析与电渗析法。

5. 聚结稳定性 高分子化合物含有大量亲水基团，能与水形成牢固的水化膜，可阻止高分子化合物分子之间的相互凝聚，这种性质对高分子化合物的稳定性起重要作用。但两种带相反电荷的高分子溶液混合时，可因电中和而发生絮凝。

（二）溶胶剂的性质

1. 光学性质 当一束强光线通过溶胶剂时，从侧面可见到圆锥形光束，称为丁达尔效应。这是由于胶粒粒度小于自然光波长引起光散射所产生的。

2. 动力学性质 溶胶剂中的胶粒在分散介质中有自发的不规则的运动，这种运动称为布朗运动。这种运动是由于胶粒受溶剂水分子不规则地撞击产生的。溶胶粒子的扩散速度、沉降速度及分散介质的黏度等都与溶胶的动力学性质有关。溶胶剂由于胶粒存在布朗运动，可以认为溶胶是动力学稳定体系。

3. 电学性质 溶胶胶粒上既有使其带电的离子，也含有一部分反离子，形成的带电层称为吸附层。另一部分反离子散布在吸附层的外围，形成与吸附层电荷相反的扩散层。这种由吸附层和扩散层构成的电性相反的电层称双电层。由于双电层的存在而产生电位差，称 ζ 电位。

溶胶剂由于双电层结构而荷电，可以荷正电，也可以荷负电。在电场的作用下胶粒或分散介质产生移动，在移动过程中产生电位差，这种现象称为界面动电现象。溶胶剂的电泳现象（即带电质点在电场中的移动）就是界面动电现象所致。

四、胶体溶液的稳定性

（一）高分子溶液剂

高分子的水化膜和荷电是保证高分子溶液稳定性的主要因素。当二者发生变化时易出现聚结沉淀。如：①向溶液中加入脱水剂，如乙醇、丙酮等可破坏水化膜；②向溶液中加入大量的电解质，由于电解质强烈的水化作用，夺去了高分子质点水化膜的水分而使其沉淀，这一过程称盐析；③带相反电荷的两种高分子溶液混合时，由于相反电荷中和而产生聚结沉淀；④亲水胶体溶液久置也能因陈化现象而聚结、沉淀。或因其他因素如光、热、空气、pH 值、射线等影响，使胶体微粒凝结成大颗粒，继而沉淀（称为絮凝现象）。

（二）溶胶剂

溶胶剂由于双电层的存在而产生电位差，称 ζ 电位。溶胶 ζ 电位的高低决定了胶粒之间斥力的大小，是决定溶胶稳定性的主要因素。溶胶质点由于表面所形成的双电层中离子的水化作用，使胶粒外形成水化膜，在一定程度上增加了溶胶的稳定性。胶粒的电荷越多，扩散层就越厚，水化膜也就越厚，溶胶越稳定。溶胶剂属热力学不稳定和动力学稳定性系统。由于胶粒表面电荷产生静电斥力，以及胶粒荷电所形成的水化膜，都增加了溶胶剂的聚结稳定性。因重力作用胶粒产生沉降，但由于胶粒的布朗运动又使其沉降速度变得极慢，增加了动力稳定性。

五、胶体溶液的制备

（一）高分子溶液的制备

高分子溶液的制备多采用溶解法。溶解过程包括有限溶胀过程和无限溶胀过程。首先是水分子渗入高分子化合物分子间的空隙中，与其亲水基团发生水化作用而使体积膨胀，这个过程称有限溶胀过程。由于高分子空隙间充满了水分子，降低了高分子化合物分子间的作用力（范德瓦耳斯力），溶胀过程继续进行，最后高分子化合物完全分散在水中而形成高分子溶液，这一过程称为无限溶胀过程。无限溶胀过程常需加以搅拌或加热方能完成。

制备时取所需水量的 1/2～4/5，将高分子化合物撒在液面上，使其充分吸水膨胀胶溶，必要时略加搅拌。例如将明胶碎成小块，放于水中浸泡 3～4 小时，使其吸水膨胀，这是有限溶胀的过程，然后加热并搅拌使其形成明胶溶液，这是无限溶胀的过程。琼脂、阿拉伯胶、羧甲基纤维素钠等胶体溶液的制备均属于这一过程。淀粉遇水立即膨胀，即有限溶胀过程非常快，但其无限溶胀过程必须加热至 60～70℃才能制成淀粉浆。胃蛋白酶等高分子药物，其有限溶胀和无限溶胀过程进行得都很快，需将其撒于水面，待其自然溶胀后再搅拌可形成溶液，如果将它们撒于水面后立即搅拌则形成团块，这时在团块周围形成水化层，使溶胀过程变得相当缓慢，给制备过程带来困难。

（二）溶胶剂的制备

1. 分散法　是将药物的粗粒子分散达到溶胶粒子分散范围的方法。根据分散方法的不同，分为机械分散法、胶溶分散法、超声波分散法。

（1）机械分散法：常采用胶体磨进行制备。分散药物、分散介质以及稳定剂从加料口处加入胶体磨中，胶体磨以 10 000r/min 的转速高速旋转将药物粉碎成胶体粒子范围，可以制成质量很好的溶胶剂。

（2）胶溶分散法：亦称解胶法，它不是使脆的粗粒分散成溶液，而是使刚刚聚集起来的分散相又重新分散的方法。

（3）超声波分散法：是用 20 000Hz 以上超声波所产生的能量使分散粒子分散成溶胶剂的方法。

2. 凝聚法　通过适当改变药物在溶液中的物理条件或通过化学反应使形成的质点符合溶胶分散相质点大小的要求。凝聚法分为物理凝聚法、化学凝聚法。

六、典型品种举例

例　**胃蛋白酶合剂**

【处方】　胃蛋白酶 20g　稀盐酸 20ml　单糖浆 100ml　橙皮酊 20ml　5% 羟苯乙酯乙醇液 10ml

纯化水加至 1 000ml

【制法】 将单糖浆与稀盐酸加入约 800ml 纯化水中,搅匀后,将橙皮酊和羟苯乙酯乙醇缓缓加入上述溶液中,最后将胃蛋白酶撒于液面上,待其自然膨胀、溶解后,加纯化水至全量,轻轻搅匀,即得。

【作用与用途】 本品用于缺乏胃蛋白酶或消化功能降低引起的消化不良。

【附注】 胃蛋白酶在 pH 值为 1.5～2.5 时分解蛋白质的活力最强,需用稀盐酸调节 pH 值,但盐酸含量不得超过 0.5%,且配制时应用冷水,不得加热,以免胃蛋白酶失活,贮存时应低于室温以保持其活性。

第五节 乳浊液型液体药剂

一、概　述

1. 乳浊液的含义　乳浊液型液体药剂又称乳剂,系指两种或两种以上互不相溶的液体混合,其中一种液体以液滴形式分散在另一种液体中形成的非均相液体药剂,可供内服或外用。形成液滴的液体称分散相、内相或非连续相,容纳分散相的另一种液体则称分散介质、外相或连续相。

2. 乳浊液的特点

(1)乳剂中液滴的分散度很大,药物吸收和药效的发挥快,生物利用度高。

(2)油性药物制成乳剂能保证剂量准确,而且服用方便,如鱼肝油。

(3)水包油型乳剂可掩盖药物的不良臭味,并可加入矫味剂。

(4)外用乳剂能改善对皮肤、黏膜的渗透性,减少刺激性。

(5)静脉注射乳剂注射后分布较快、药效高、有靶向性。

3. 乳浊液的基本组成　为了得到稳定的乳剂,除水相、油相外,还必须加入第三种物质,这第三种物质称为乳化剂,即乳剂由水相、油相和乳化剂组成,三者缺一不可。根据乳化剂的种类、性质及相体积比形成水包油(O/W)或油包水(W/O)型。也可制成复乳,如 W/O/W 或 O/W/O 型。

课堂互动

讨论:如何鉴别乳剂类型?

二、乳浊液的形成

(一)提供乳化所需的能量

乳化过程包括分散和稳定两个过程。分散过程是指内相液体形成液滴均匀地分散于分散介质中,即内相液体被切分成小液滴而分布于外相中,小液滴的表面积和界面自由能均增大,因此要完成分散过程必须通过乳化机械做功提供乳化能量。切分后的乳滴愈细,制备量愈大,需要的乳化能愈多,要求乳化机械做功愈强。

(二)加入适宜乳化剂

乳化剂是乳剂形成与稳定的必要条件。乳化剂在乳化过程的作用是:

1. 形成牢固的乳化膜　乳化膜是阻碍液滴合并的屏障。乳化剂能被吸附在油、水界面上,并在液滴的周围有规律地定向排列,即其亲水基团伸向水、亲油基团伸向油形成乳化膜。乳化剂的这种排列愈整齐,乳化膜就愈牢固,乳剂愈稳定。

2.降低界面张力　在乳剂形成过程中产生的分散小液滴具有高界面自由能,有很强的液滴凝聚合并降低界面自由能的倾向,从而破坏乳剂分散状态。合适的乳化剂的乳化膜能有效地降低界面张力和界面自由能,使乳剂易于形成并保持其分散和稳定状态。

3.决定乳剂的类型　决定乳剂类型的因素有多种,主要的是乳化剂的性质和乳化剂的 *HLB* 值。亲水性较大的乳化剂吸附于油、水界面时使水的界面张力降低较大,可形成 O/W 型乳剂;亲油性较大的乳化剂降低油的界面张力较大则形成 W/O 型乳剂。其规律是:与乳化剂亲和力较大,即界面张力较小的相构成外相。

(三)具有适宜的相比

乳剂中油、水两相的容积比称为相比。制备乳剂时分散相浓度一般在 10%～50%。相容积比在 25%～50% 时乳剂的稳定性好。如分散相浓度 > 50% 时,乳滴易发生碰撞而合并或转相。乳剂的相比也是决定乳剂类型的重要因素,因此制备乳剂时要有适宜的相比。

三、乳　化　剂

1.乳化剂的种类　乳化剂是乳剂的重要组成部分,理想的乳化剂应具有较强的乳化能力;无毒、无刺激性;有一定的生理适应能力,稳定性好。具体应用时应结合药物性质、乳剂类型、乳化方法等因素综合考虑,选择合适的乳化剂。常用乳化剂按其性质不同,有以下几类:

(1)天然乳化剂:这类乳化剂种类较多,组成复杂,大多为高分子有机化合物,其主要特点是亲水性强,为 O/W 型乳化剂,乳剂形成时被吸附于乳滴表面,形成多分子乳化膜,多数有较大的黏度,能增加乳剂的稳定性。常用的有:阿拉伯胶、西黄蓍胶、明胶、杏胶、磷脂、胆固醇等。①其中阿拉伯胶与西黄蓍胶在药剂学中应用较普遍,但单独应用时乳化能力均较弱,一般将二者互相配合使用效果较好;②明胶为两性蛋白质,用量为油量的 1%～2%,易受溶液的 pH 值及电解质的影响而产生凝聚作用,亦常与阿拉伯胶合并使用;若与阿拉伯胶合用,当 pH 值在明胶的等电点以下时可产生聚集而影响乳化作用;③磷脂、大豆卵磷脂或蛋黄卵磷脂能显著降低液相间的界面张力,乳化作用较强,可形成 O/W 型乳剂,一般用量为 1%～3%,可供内服或外用,纯品可作注射用;④胆固醇系由羊毛脂皂化分离而得,主要含有羊毛醇,具吸水性,能形成 W/O 型乳剂;⑤西黄蓍胶,其水溶液的黏度较高,乳化力较差,通常与阿拉伯胶合用以增加乳剂的黏度和稳定性。

(2)合成乳化剂:主要指表面活性剂,其种类多,乳化能力强,性质稳定,混合使用或与油溶性极性化合物(如高分子固态醇、甘油酸酯)联合使用,可形成复合凝聚膜,增加乳剂的稳定性。常用的有:①阴离子型表面活性剂,如肥皂、十二烷基硫酸钠等,多用作外用乳剂的乳化剂。②阳离子型表面活性剂,许多含有高分子烃链或稠合环的有机胺和季铵化合物,与鲸蜡醇合用可作为有效乳化剂,同时还有防腐作用。③非离子型表面活性剂,如聚氧乙烯脱水山梨醇脂肪酸酯类、脱水山梨醇脂肪酸酯类,这类物质毒性、刺激性均较小,性质稳定,能与大多数药物配伍,因此应用广泛。这类乳化剂可单独使用,也可与其他表面活性剂合用作乳化剂。

(3)固体粉末乳化剂:有些不溶性的固体粉末能被油水两相润湿到一定程度,聚集在两相间形成固体微粒膜,防止分散相液滴彼此接触合并,且不受电解质的影响。氢氧化镁、氢氧化铝、二氧化硅、硅藻土、白陶土等亲水性固体粉末,可用于制备 O/W 型乳剂;而氢氧化钙、氢氧化锌、硬脂酸镁、炭黑等为亲油性固体粉末,可用于制备 W/O 型乳剂。

(4)辅助乳化剂:是指与乳化剂合并使用而增加乳剂稳定性的一类物质。此类乳化剂的乳化能力一般很弱或无乳化能力,但它能提高乳剂中某一相的黏度,并能使乳化膜强度增大,防止液滴的合并。用来增加水相黏度的辅助乳化剂有甲基纤维素、羧甲基纤维素钠、羟丙基纤维素、海藻酸钠、阿拉伯胶、西黄蓍胶、琼脂、黄原胶、果胶等;增加油相黏度的辅助乳化剂有单硬脂酸甘油酯、蜂蜡、鲸蜡醇、硬脂酸、硬脂醇等。

2. 乳化剂的选择

（1）根据乳剂的类型选择：一般 O/W 型乳剂应选择 O/W 型乳化剂，W/O 型乳剂应选择 W/O 型乳化剂。乳化剂的 *HLB* 值为选择乳化剂提供了依据。

（2）根据乳剂的给药途径选择：口服乳剂所用乳化剂应无毒、无刺激性；外用乳剂所用乳化剂应无刺激性；注射用乳剂应选择磷脂、泊洛沙姆等为乳化剂。

（3）根据乳化剂性能选择：应选择乳化性能强，性质稳定，受外界因素如酸、碱、盐等影响小，无毒，无刺激性的乳化剂。

（4）混合乳化剂的选择：为更好地发挥乳化效果，增加界面膜的强度，提高乳剂的稳定性，满足乳剂制备不同 *HLB* 值的需要，可选用混合乳化剂。但应注意阴、阳离子型表面活性剂不得混合使用。

四、乳浊液的稳定性

（一）乳浊液的不稳定现象

1. 转相（又称转型）　系指乳浊液由一种类型（如 O/W 型）转变为另一种类型（W/O 型）的现象。转相的主要原因是乳化剂类型的转变。如油酸钠是 O/W 型乳化剂，遇氯化钙后生成油酸钙，变为 W/O 型乳化剂，乳剂则由 O/W 型变为 W/O 型。向乳剂中加入相反类型的乳化剂也可使乳剂转相，特别是两种乳化剂的量接近相等时更容易转相。转相时两种乳化剂的量比称转相临界点。在转相临界点上乳剂不属于任何类型，处于不稳定状态，可随时向某种类型乳剂转变。

2. 乳析　又称分层现象，系指乳剂长时间静置后出现乳滴上浮或下沉的现象。分层的主要原因是分散相和分散介质之间的密度差。O/W 型乳剂中水相含电解质较多而密度很大时，一般出现油滴上浮而分层的现象。两相的密度差愈小，乳滴愈小，外相的黏度愈大，乳剂分层的速度越慢。分层的乳剂乳滴仍保持完整，经振摇后仍能恢复均匀分散状态，乳滴大小也不变。

3. 絮凝　系指乳剂中分散相液滴发生可逆的聚集成团的现象。絮凝时聚集和分散是可逆的，通常是乳滴破裂或乳剂转相的前奏。当乳滴的电荷减少时，ζ 电位降低，乳滴产生聚集而絮凝。发生絮凝主要跟乳剂中的电解质和离子型乳化剂有关，与乳剂的黏度、相体积比以及流变性也有密切关系。

4. 破裂　系指乳剂中分散相液滴合并，进而分成油水两相的现象。乳浊液一经破裂，经振摇亦不能恢复。

乳浊液破裂的原因主要有：①温度过高可引起乳化剂水解、凝聚、黏度下降以促进分层；过低可引起乳化剂失去水化作用，使乳浊液破坏；②加入相反类型的乳化剂；③添加油水两相均能溶解的溶剂（如丙酮）；④添加电解质；⑤离心力的作用；⑥微生物的增殖、油的酸败等均可引起乳浊液破裂。

5. 酸败　系指乳浊液受外界因素（如光、热、空气等）及微生物作用的影响，使乳浊液中的油或乳化剂发生变质的现象。可通过添加适当的稳定剂（如抗氧剂等）、防腐剂等，以及采用适宜的包装及贮存方法，防止乳浊液的酸败。

（二）影响乳浊液稳定性的因素

乳浊液属于热力学不稳定的非均相体系，其分散相有趋于合并而使体系不稳定的性质。由于分散体系及外界条件的影响，常常导致乳剂分层、絮凝、转相、破裂或酸败。影响乳浊液稳定性的因素有：

1. 乳化剂的性质与用量　在乳剂的制备过程中，先借助机械力将分散相分割成微小液滴，使其均匀地分散在连续相中；乳化剂在被分散的液滴周围形成薄膜，防止液滴合并。因此选用乳化剂时,应使用能显著降低界面张力的乳化剂或能形成较牢固的界面膜的乳化剂,以利于乳剂的稳定。一般乳化剂用量越多,则乳剂越易于形成且稳定。但用量过多可造成外相过于黏稠,不易倾倒,通常用量为0.2%~10%。

2．内外相的相对密度差　乳剂内外相存在密度差时,易出现分层现象。乳剂分层的速度符合Stokes公式,可采取减少乳滴的直径、增加连续相的黏度、降低分散相与连续相之间的密度差等措施来降低分层速度。其中最常用的方法是适当增加连续相的黏度。

3．分散相的浓度与乳滴大小　当分散相浓度达到74%以上时,容易转相或破裂。一般最稳定的乳浊液分散相浓度为50%左右,而浓度在25%以下或74%以上时均不稳定。同时,乳滴越小,乳剂越稳定。

4．黏度和温度　乳剂黏度越大性质越稳定,但所需要的乳化功也越大。黏度与界面张力均随温度的升高而降低,故提高温度有利于乳化,但是同时也增加了液滴的动能,促进了液滴的合并,甚至会使乳剂转相。因此过冷、过热均可使乳剂稳定性降低甚至破裂。实验证明,最适宜的乳化温度为50~70℃,但贮藏温度以室温为佳,温度过高易引起乳剂的分层。

5．制备方法及乳化器械　油相、水相及乳化剂的混合次序及药物的加入方法影响乳剂的形成及稳定性;乳化器械所产生的机械能在制备过程中转化成乳剂形成所必需的乳化功,且决定了乳滴的大小。

6．其他因素　外加物质(如电解质、反应型乳化剂、pH调节剂、脱水剂等)、离心力、微生物污染等,也会影响乳浊液的稳定性。

五、乳浊液的制备

（一）乳剂的制法

乳剂制备前需考虑:①乳剂中分散相的体积比应在25%~50%;②根据乳剂的类型选择合适HLB值的(混合)乳化剂;③注意调节乳剂的黏度和流变性;④必要时加入适量抗氧剂、防腐剂;⑤确定适宜的药物添加方法。若药物能溶于内相或外相,可先溶于内相或外相中,然后制成乳剂;若药物不溶于内相也不溶于外相时,可用亲和性大的液相研磨,再制成乳剂,也可以在制成的乳剂中研磨药物,使药物分散均匀。

乳浊液的制备方法主要有以下几种:

1．干胶法　又称油中乳化法,即将水相加入含有乳化剂的油相中研磨制成初乳,再加外相稀释至全量即得。其流程为:油+乳化剂→研匀→加水→成初乳→加水至全量。

具体制备工艺是先将乳化剂和油置于干燥的乳钵中,研匀,按比例一次性加入纯化水,迅速向同一方向用力研磨,直到出现噼啪声,即成稠厚的初乳,然后边研磨边加水至全量,混匀即得。

本法的特点是先制备初乳,初乳中的油、水、胶有一定的比例。若用植物油,其比例为4:2:1;若用液状石蜡,其比例为3:2:1;若用挥发油,比例为2:2:1。本法主要适用于阿拉伯胶,或阿拉伯胶与西黄蓍胶的混合胶作乳化剂的乳剂制备。若用其他胶作乳化剂则其比例应有所改变。

在制初乳时若添加的水量不足或加水过慢,极易形成W/O型初乳,使在其后的加水研磨稀释中不仅难以转变为O/W型,而且极易破裂。倘在初乳中添加水量过多,则因外相水液的黏度降低过甚,以致不能把油很好地分散成球粒。一般胶油混合液加水后研磨不到1分钟就能形成良好的初乳。此时在研磨过程中能听到在黏稠液中油相被撕裂成油球而乳化的噼啪声。初乳至少需研磨1分钟以上,以发挥乳化剂的乳化与稳定的作用。

2．湿胶法　又称水中乳化法,即将油相加入含有乳化剂的水相中研磨制成初乳,再加外相稀释至全量即得。其流程为:水+乳化剂→研匀→加油→成初乳→加水至全量。

具体制备工艺是先将乳化剂分散于水中,再将油加入,用力研磨使成初乳,然后加水将初乳稀释至全量,混匀即得。本法也需制备初乳,初乳中油、水、胶的比例同干胶法。

在进行干胶法或湿胶法操作时须注意:①量取油或水的容器需干燥,以保证乳化顺利进行;②两相的混合次序应严格遵守。

3.新生皂法 系将植物油与含碱(如氢氧化钠或氢氧化钙等)的水相分别加热至一定温度后,混合搅拌使发生皂化反应,生成的肥皂类可以作为乳化剂降低油水两相的界面张力,从而制得稳定的乳剂。如油相中硬脂酸与水相中三乙醇胺在一定温度(70℃以上)下混合时生成硬脂酸三乙醇胺皂,可作为 O/W 型乳化剂。本法多用于乳膏的制备。

新生皂法所制得的乳剂要比用肥皂直接乳化的制品品质优良。此法按新生皂性质可制得 O/W 型或 W/O 型乳剂。一般来说,氢氧化钾、氢氧化钠或三乙醇胺等生成的一价皂可得 O/W 型乳剂,氢氧化钙等生成二价皂或三价皂可得 W/O 型乳剂。

4.两相交替加入法 将水和油分次少量交替加入乳化剂中,边加边搅拌,形成乳剂。天然胶类、固体粉末乳化剂等可用此法制备乳剂。当乳化剂用量较多时,也可采用本法。

5.机械法 将油相、水相、乳化剂混合后用乳化机械制成乳剂。机械法制备乳剂可以不考虑混合顺序,可借助于机械提供的强大能量,很容易制成乳剂。常用乳化机械有高压乳匀机、胶体磨、真空乳化搅拌机、超声波乳化装置等。

(二)乳剂中添加药物的方法

1.水溶性药物,先制成水溶液,在初乳制成后加入。

2.油溶性药物,先溶于油,乳化时尚需适当补充乳化剂用量。

3.在油、水中均不溶解的药物,研成细粉后加入乳剂中。

4.大量生产时,药物能溶于油的先溶于油,可溶于水的先溶于水,然后将油、水两相混合进行乳化。

六、典型品种举例

例 鱼肝油乳

【处方】 鱼肝油 50.0ml 阿拉伯胶(细粉)12.5g 西黄蓍胶(细粉)0.4g 挥发杏仁油 0.1ml 糖精钠 0.01g 三氯甲烷 0.2ml 蒸馏水加至 100ml

【制法】

1.干胶法 取鱼肝油和阿拉伯胶粉于干燥乳钵中,研匀后,一次加入蒸馏水 25ml,迅速向同一方向研磨,直至形成稠厚的初乳,再加糖精钠水溶液、挥发杏仁油、三氯甲烷、西黄蓍胶浆与适量蒸馏水使成 100ml,搅匀即得。

2.湿胶法 先将阿拉伯胶粉与水混合成胶浆,再将油相分次小量加入,在乳钵中研磨乳化使成初乳(所用的油、水、胶比例亦为 4:2:1),再添加其余成分至足量。

【工艺分析】 阿拉伯胶为乳化剂,西黄蓍胶为辅助乳化剂,可增加分散媒的黏度,提高乳剂的稳定性。挥发杏仁油、糖精钠作矫味剂。三氯甲烷作防腐剂。

【功能与主治】 维生素类药,主要用于维生素 A、D 缺乏症。用于治疗夜盲症、骨软化症、佝偻病。

【用法与用量】 口服,一日 3 次,一次 10～30ml。

【制备过程注意事项】 制备时容器应洁净、干燥,油、水、胶的比例应准确,研磨时向同一方向;干胶法应将比例量的水一次性加入并迅速研磨至成初乳;湿胶法应将油相分次小量加入,边加边研磨使成初乳。

第六节　混悬液型液体药剂

一、概　　述

1. 含义　混悬型液体药剂系指难溶性固体药物以固体微粒状态分散于分散介质中而形成的非均相液体药剂。混悬剂属于粗分散体系，分散相质点一般为 0.5~10μm，但凝聚体的粒子可小到 0.1μm，大到 50μm。多用水作分散介质，也可用植物油作分散介质。

2. 特点　混悬剂在医疗上有许多特点：①对局部有保护和覆盖创面作用；②能延长药物作用时间；③混悬液中的分散相由于颗粒较大，受重力作用易沉降，影响了剂量的准确性，故毒性药物或剂量小的药物不宜制成混悬剂，以确保用药安全；④为了维持其分散体系的均匀性，保证在分取剂量时准确，混悬剂标签上必应注明"用前摇匀"或"服前摇匀"。

3. 需要制成混悬剂的药物　一般下列情况可考虑制备混悬剂：①难溶性药物需制成液体制剂供临床应用；②药物剂量超过了溶解度而不能以溶液剂形式应用；③两种溶液混合时药物的溶解度降低或产生难溶性化合物；④为了使药物产生长效作用。

4. 混悬剂的质量要求　①颗粒细腻均匀，大小符合该剂型要求；②颗粒的沉降速度要慢，沉降后不应结块，经振摇后能均匀分散；③黏稠度适宜，便于倾倒且不瓶壁。④口服混悬剂的色、香、味应适宜，贮存时不霉败、不分解、药效稳定；⑤外用者应易于涂展，不易流散，能较快干燥，干燥后能形成保护膜。

知识链接

干混悬剂

　　干混悬剂系指难溶性固体药物与适宜辅料制成粉末状物或粒状物，临用时加水振摇即可分散成混悬剂。制成干混悬剂有利于解决混悬剂在保存过程中的稳定性问题。干混悬剂属于混悬剂，加水分散后应符合混悬剂的质量要求。如钡餐。

二、影响混悬液稳定性的因素

　　混悬剂的分散相微粒粒径大于胶粒，微粒的布朗运动不显著，易受重力作用而沉降，故属于动力学不稳定体系。另外，其微粒仍有较大的界面能，容易聚集，又属于热力学不稳定体系。影响混悬液型液体药剂稳定性的主要因素有：

1. 混悬微粒的沉降　混悬剂中微粒与分散介质之间存在密度差，因重力作用，静置时会发生沉降，在一定条件下，微粒沉降速度符合 Stokes 公式。

$$V=\frac{2r^2(\rho_1-\rho_2)g}{9\eta}$$

式（9-2）

式（9-2）中，V 为微粒沉降速度，r 为微粒半径，ρ_1 为微粒密度，ρ_2 为分散介质密度，η 为分散介质的黏度，g 为重力加速度。由以上公式可以看出，沉降速度 V 与 r^2、$(\rho_1-\rho_2)$ 成正比，与 η 成反比，V 越大，体系越不稳定。为了增加混悬液的稳定性，常采取的措施有：①减小粒径；②增加分散介质黏度；③减小微粒与介质之间的密度差。其中最有效的方法是减小微粒半径。

2. 混悬微粒的润湿　固体药物能否润湿与混悬剂制备的难易、质量好坏及稳定性关系极大。难润湿的药物微粒不易均匀分散在分散介质中，稳定性差。加入表面活性剂（润湿剂）可改变固体药物的润湿性,降低固-液间的界面张力,去除固体微粒表面的气膜,使制成的混悬剂稳定。

3. 混悬微粒的荷电与水化　混悬剂中的微粒由于吸附或解离等原因而带电,微粒表面电荷与分散介质中相反离子之间可构成双电层,具有ζ电位。由于微粒表面带电,水分子可在微粒周围形成水化膜,这种水化作用随双电层的厚薄而改变。微粒的电荷与水化增加了混悬剂的聚结稳定性,因微粒相遇时受电荷的水化膜的排斥而阻止微粒合并,有利于混悬剂的稳定。

加入少量电解质,改变双电层的厚度与结构,增加混悬剂的聚结不稳定或产生絮凝。当ζ电位很大时,虽然增加了混悬液的聚结稳定性,但微粒沉降后,易形成紧密的结块而难以分散。疏水性微粒主要靠微粒带电而水化,这种水化作用对电解质敏感。但亲水性药物微粒的水化作用很强,水化作用受电解质的影响较小。

4. 絮凝与反絮凝　混悬剂中微粒分散度比较大,因而具有较大的表面自由能,微粒具有降低表面自由能的趋势,将趋于聚集。但由于微粒荷电,电荷的排斥力阻碍了微粒产生聚集。加入适当的电解质能使ζ电位降低,可减少微粒间的排斥力。当ζ电位降低到一定程度,混悬剂中的微粒可形成疏松的絮状聚集体,使混悬剂处于稳定状态。混悬微粒形成絮状聚集体的过程称为絮凝,加入的电解质称为絮凝剂。絮凝状态下的混悬剂沉降虽快,但沉降体积大,沉降物不结块,一经振摇又能迅速恢复均匀的混悬状态。

向絮凝状态的混悬剂中加入电解质,使絮凝状态变为非絮凝状态的这一过程称为反絮凝,加入的电解质称为反絮凝剂。反絮凝剂可增加混悬剂的流动性,使之易于倾倒,方便取用。絮凝剂与反絮凝剂可以是不同浓度的同一电解质。

知识链接

混悬微粒的沉降形式

混悬微粒的沉降有2种情况:

(1)自由沉降:即微粒先大后小沉降,小微粒填充于大的微粒之间形成坚实饼状物,不易再分散。

(2)絮凝沉降:即数个微粒聚集到一起沉降,此沉降物疏松,易重新分散。

显然,混悬剂如发生沉降,絮凝沉降为较为理想的沉降方式。

5. 微粒增长与晶型的转变　混悬液属于过饱和溶液,在放置过程中,药物微粒的大小与数量在不断变化,粒径较小的微粒易溶解,在贮藏过程中逐渐在大微粒表面析出,使得大微粒逐渐增大,沉降速度加快。因此,在制备混悬剂时,不仅要考虑到微粒大小,还应考虑粒子大小的一致性。

结晶性药物可能有几种晶型,称为同质多晶型。同一药物的多种晶型只有一种最稳定,其他晶型均为亚稳定型。亚稳定型的溶出速度与溶解度比稳定型大,且体内吸收好。亚稳定型在贮藏过程中有逐步转化为稳定型的趋势。通过添加亲水性高分子材料、表面活性剂,可延长晶型的转化时间和延缓微粒的增大。

6. 分散相的浓度和温度　在同一分散介质中,分散相的浓度增大,易使微粒碰撞结合而沉淀,混悬剂的稳定性降低。温度对混悬剂的影响更大,温度变化不仅改变药物的溶解度和溶解速度,还能改变微粒的沉降速度、絮凝速度、沉降体积比,从而改变混悬剂的稳定性。因此,混悬剂一般应贮藏于阴凉处。

三、混悬液的稳定剂

混悬剂为不稳定体系,为增加其稳定性,在制备时常加入使混悬剂稳定的附加剂,称为稳定剂,主要包括润湿剂、助悬剂、絮凝剂与反絮凝剂等。

1. 润湿剂　疏水性药物如硫黄、阿司匹林等不易被水润湿,加之微粒表面吸附有空气,给制备混悬剂带来困难,这时必须加入润湿剂,使药物能被水润湿,将固 - 气两相转变为固 - 液两相的结合状态,以产生较好的分散效果。甘油、乙醇等的润湿效果不强。表面活性剂有很好的润湿效果,为常用的润湿剂,其 *HLB* 值为 7~9,具有适宜的溶解度。外用润湿剂可选用肥皂、十二烷基硫酸钠、硫酸化蓖麻油等;内服润湿剂可选用聚山梨酯类、磷脂类、泊洛沙姆等。

2. 助悬剂　助悬剂的作用是增加混悬剂中分散介质的黏度,从而降低微粒的沉降速度;助悬剂可被吸附在微粒表面,形成机械性或电性的保护膜,增加微粒的亲水性,防止微粒间互相聚集或产生结晶的转型,从而增加混悬剂的稳定性。通常可根据混悬剂中药物微粒的性质与含量,选择不同的助悬剂。

(1) 低分子助悬剂:如甘油、糖浆、山梨醇等低分子溶液,可增加分散介质的黏度,也可增加微粒的亲水性。内服混悬剂应使用糖浆等,兼有矫味作用;外用制剂常使用甘油。亲水性物质宜少加,疏水性物质要多加。

(2) 高分子助悬剂:可分为天然的与合成的两类,天然高分子助悬剂常用的有阿拉伯胶粉末(或胶浆)、西黄蓍胶、琼脂及海藻酸钠、白及胶、果胶等;合成高分子助悬剂常用的有甲基纤维素、羧甲基纤维素钠、羟乙基纤维素、羟丙基甲基纤维素、聚乙烯吡咯烷酮、聚乙烯醇等。

(3) 硅酸类:如硅藻土、硅酸铝、胶体二氧化硅等。由于硅藻土有特殊的泥土味道,多用于外用制剂。

(4) 触变胶:触变胶具有触变性,如 2% 硬脂酸铝在植物油中可形成触变胶,常用作混悬型注射液、滴眼剂的助悬剂。

3. 絮凝剂与反絮凝剂　使用絮凝剂和反絮凝剂时要注意:①同种电解质,因用量不同,可以是絮凝剂,也可以是反絮凝剂。如柠檬酸盐、酒石酸盐、酸性酒石酸盐、磷酸盐、氯化铝等。②要求微粒细、分散好的混悬剂,需要使用反絮凝剂;大多数需要储存放置的混悬剂宜选用絮凝剂,其沉降体系疏松,易于分散。③注意絮凝剂、反絮凝剂和助悬剂之间是否有配伍禁忌,一般应在试验的基础上加以选择。

四、混悬液的制备

1. 分散法　系将药物粉碎成微粒,直接分散在液体介质中制成混悬剂。微粒大小应符合混悬剂要求的分散程度。小剂量制备时可直接用研钵研磨,大量制备时可用乳匀机、胶体磨。操作要点如下:

(1) 对于氧化锌、炉甘石、碱式硝酸铋、碳酸钙等亲水性药物,一般先干研到一定程度,再加液研磨到适宜分散度,最后加入处方中其余的液体至全量。加液研磨可使粉碎过程易于进行。加入的液体量一般为 1 份药物加 0.4~0.6 份液体,即能产生最大的分散效果。

(2) 疏水性药物如硫黄,其表面吸附大量空气,易漂浮在水面上,不能被水润湿,必须加入一定量的润湿剂,与药物研匀以驱除微粒表面的空气,再加液体混合研匀。

2. 凝聚法　是指利用化学反应或改变药物溶解度条件,使分子或离子状态的药物凝集成不溶性药物微粒以制备混悬剂的方法。常用方法有化学凝聚法、物理凝聚法。

五、典型品种举例

例　磺胺嘧啶混悬液

【处方】　磺胺嘧啶 100g　氢氧化钠 16g　柠檬酸钠 50g　柠檬酸 29g　单糖浆 400ml　4%

羟苯乙酯乙醇液 10ml 纯化水加至 1 000ml

【制法】 将磺胺嘧啶混悬于 200ml 纯化水中,将氢氧化钠加适量纯化水溶解后缓缓加入磺胺嘧啶混悬液中,边加边搅拌,使磺胺嘧啶与氢氧化钠反应生成磺胺嘧啶钠溶解;将柠檬酸、柠檬酸钠加适量纯化水溶解,过滤,缓缓加入磺胺嘧啶钠溶液中不断搅拌,析出磺胺嘧啶;最后加入单糖浆和 4% 羟苯乙酯乙醇液,加纯化水至全量,搅匀,即得。

【作用与用途】 本品用于溶血性链球菌、脑膜炎球菌、肺炎球菌等感染。

【附注】 柠檬酸钠与柠檬酸组成缓冲液,调节混悬液的 pH 值;单糖浆为甜味矫味剂、助悬剂;羟苯乙酯为防腐剂,应在搅拌下缓慢加入,避免因溶剂变化析出结晶。

实训六 液体药剂的制备及质量评定

(一)实训目的

1. 掌握液体药剂的制备方法及操作要点。

2. 能对常见的液体药剂药品进行分类判断;能预见影响液体药剂稳定性的因素并提出解决方法。

3. 能对液体药剂进行外观、装量、装量差异等项目的检查。

(二)实训条件

1. **场地** 实验室或实训车间。

2. **材料** 薄荷油、碘、樟脑、胃蛋白酶、羧甲基纤维素钠、炉甘石、沉降硫、硫酸锌等。

3. **仪器和设备** 天平、乳钵或球磨机、二维(或三维)运动混合机、药筛、玻璃器皿等。

(三)实训内容

1. 薄荷水

【处方】 薄荷油 2ml 滑石粉 15g 纯化水加至 1 000ml

【作用与用途】 芳香调味药与驱风药,用于胃肠胀气,或作溶剂。

【制法】

(1)称取精制滑石粉 15g,置干燥乳钵中,将薄荷油 2ml 加到滑石粉上,充分研匀。

(2)量取纯化水 950ml,分次加到乳钵中,先加少量,研匀后再逐渐加入其余部分的纯化水,每次都要研匀。

(3)将上述混合液移至有塞玻璃瓶中,余下的纯化水将研钵中的滑石粉冲洗入玻璃瓶。

(4)加塞用力振摇 10 分钟,用湿润过的滤纸反复滤过,直至滤液澄明。

(5)再从滤器上添加纯化水至 1 000ml,摇匀,即得。

【附注】

(1)因挥发油在水中的溶解度小(约 0.05%),为了增加其溶解度,必须尽可能增加溶质与水的接触面积,因此一般多采用振摇法和加分散剂法制备芳香水剂。

(2)常用的固体分散剂有滑石粉、滤纸浆等;液体分散剂有乙醇和聚山梨酯 80 等。制备时加固体分散剂不仅可增加溶质与水的接触面积,且可在滤器上形成滤床,起助滤作用,吸附多余的挥发油及杂质,使溶液澄明。

(3)本品亦可用增溶法制备,即薄荷油 2.0ml,聚山梨酯 80 12g,纯化水加至 1 000ml。还可用增溶 - 复溶剂法制备,即取薄荷油 2.0ml,加聚山梨酯 80 20g,90% 乙醇溶液 600ml,纯化水加至 1 000ml。

(4)加精制滑石粉作分散剂时,研磨时间不宜过长,以免滑石粉过细而使溶液浑浊,需反复滤过才能澄明。

【质量要求】

(1) 本品为澄明水溶液,具薄荷香气。

(2) 制剂应稳定、无刺激性,不得有长霉、酸败、变色、异物、产生气体或其他变质现象。如出现浑浊或沉淀,则不得再供药用。

(3) 除另有规定外,单剂量包装的口服溶液剂,照下述方法进行装量检查:取供试品 10 袋(支),将内容物分别倒入经标化的量入式量筒内,检视,每支装量与标示装量相比较,均不得少于其标示量。

凡规定检查含量均匀度者,一般不再进行装量检查。

2. 复方碘溶液

【处方】 碘 50g 碘化钾 100g 纯化水加至 1 000ml

【作用与用途】 调节甲状腺功能,用于因缺碘所引起的疾病,如甲状腺肿、甲状腺功能亢进的辅助治疗,亦可作为甲状腺术前给药。

【制法】

(1) 取纯化水适量(为碘化钾量的 0.8~1 倍量),将碘化钾置于容器中,搅拌使其全部溶解。

(2) 加入碘,搅拌使碘溶解。

(3) 加纯化水至全量,混匀,即得。

【附注】

(1) 碘具有强氧化性、腐蚀性和挥发性,称取时可用玻璃器皿或蜡纸,不宜用纸衬垫,不应直接置于天平托盘上称量,以防腐蚀天平;称取后不宜长时间露置空气中;切勿接触皮肤与黏膜。

(2) 碘难溶于水(1:2 950),故加碘化钾作助溶剂,以增大其溶解度。制备时,为使碘能迅速溶解,宜先将碘化钾加适量纯化水溶解成浓溶液,然后加入碘溶解。碘化钾与碘生成易溶于水及醇的络合物。其结合形式为 $I_2 + KI \rightarrow KI_3$。

(3) 碘溶液具氧化性,应贮存于密闭玻璃塞瓶内,不得直接与木塞、橡胶塞及金属塞接触。为避免被腐蚀,可加一层玻璃纸衬垫。

【质量要求】 本品为红棕色液体,有碘的特臭。

3. 胃蛋白酶合剂

【处方】 胃蛋白酶(1:3 000)15g 稀盐酸 10ml 单糖浆 50ml 橙皮酊 10ml 羟苯乙酯醇液(5%)5ml 纯化水加至 500ml

【作用与用途】 本品为助消化药。用于缺乏胃蛋白酶或病后消化功能减退引起的消化不良症。

【制法】

(1) 取纯化水适量加稀盐酸,搅匀,加单糖浆,搅匀。

(2) 缓缓加入橙皮酊、羟苯乙酯醇液,随加随搅拌。

(3) 将胃蛋白酶撒布在液面上,待其自然膨胀溶解后,再加纯化水至全量,轻轻搅拌混匀,即得。

【附注】

(1) 胃蛋白酶极易吸潮,故称取时宜迅速。处方中胃蛋白酶消化力为 1:3 000,若用其他规格的胃蛋白酶时则应折算。

(2) 胃蛋白酶在 pH 值 1.5~2.5 时活性最大,故处方中加稀酸调节 pH 值。但胃蛋白酶不得与稀盐酸直接混合,须将稀盐酸加适量纯化水稀释后配制,因含盐酸量超过 0.5% 时,胃蛋白酶活性被破坏。

(3) 本品不宜用热水配制,不宜剧烈搅拌,以免影响活力,应将其胃蛋白酶撒布在液面上,待其自然吸水膨胀而溶解,再轻轻搅拌混匀即得。宜新鲜配制。

(4) 本品亦可加 10%~20% 甘油以增加胃蛋白酶的稳定性和调味的作用;加橙皮酊作矫味

剂,但酊剂的含醇量不宜超过 10%;单糖浆具矫味和保护作用,但以 10%~15% 为宜,20% 以上对蛋白消化力有影响。

(5)本品不宜过滤,如必须过滤时,滤材需先用相同浓度的稀盐酸润湿,以饱和滤材表面电荷,消除对胃蛋白酶活力的影响,然后过滤。最好采用不带电荷的滤器,以防凝聚。

【质量要求】 本品为淡黄色澄清液体,有芳香气味。

4.羧甲基纤维素钠胶浆

【处方】 羧甲基纤维素钠 25g 甘油 300ml 羟苯乙酯醇液(5%)20ml 纯化水加至 1 000ml

【作用与用途】 本品为润滑剂,用于腔道、器械检查或检查肛门时起润滑作用。

【制法】

(1)取羧甲基纤维素钠撒布于盛有适量纯化水的烧杯中,使其自然溶胀,然后稍加热使其完全溶解。

(2)加入羟苯乙酯醇溶液、甘油,最后加纯化水至全量,搅拌均匀,即得。

【附注】

(1)羧甲基纤维素钠在冷、热水中均能溶解,但在冷水中溶解缓慢,配制时,可先将羧甲基纤维素钠撒在水面上,切忌立即搅拌,使慢慢自然吸水充分膨胀后,再加热即溶解。否则因搅拌而形成团块,使水分子难以进入而导致难以溶解制成溶液。若先用甘油研磨而分散开后,再加水时则不结成团块,会很快溶解;或先用少量乙醇湿润羧甲基纤维素钠,再加水溶解则更为方便。

(2)处方中加甘油可以起保湿、增稠和润滑作用。本品 pH 值在 5~7 时黏度最高。

(3)羧甲基纤维素钠遇阳离子型药物及碱土金属、重金属盐会发生沉淀,故不宜用季铵盐类和汞类防腐剂。

【质量要求】 本品为具流动性的无色黏稠液体,应密闭保存。

5.液状石蜡乳

【处方】 液状石蜡 120ml 阿拉伯胶 40g 羟苯乙酯醇液(5%)1ml 纯化水加至 300ml

【作用与用途】 本品为轻泻剂,用于治疗便秘,尤其适用于高血压、动脉瘤、痔、疝气及手术后便秘的患者,可以减轻排便的痛苦。

【制法】

(1)干胶法:将阿拉伯胶分次加入液状石蜡中,研匀,一次性加纯化水 80ml,研磨至发出噼啪声,即成初乳。再加纯化水适量,研磨后,转移至量杯或其他容器中,加羟苯乙酯醇液及纯化水至全量,混匀,即得。

(2)湿胶法:取 80ml 纯化水置烧杯中,加入阿拉伯胶粉配成胶浆,置乳钵中为水相,再将液状石蜡分次加入水相中,边加边研磨成初乳,加纯化水稀释,转移至量杯或其他容器中,加羟苯乙酯醇溶液,最后加纯化水至全量,混匀,即得。

【附注】

(1)制备初乳时,干法应选用干燥乳钵,油相与胶粉(乳化剂)充分研匀后,按油:水:胶比例为 3:2:1,一次加比例量的水并迅速沿同一方向旋转研磨。

(2)制备初乳时若添加水量过多,因外相水液的黏度较低,不利于油分散成油滴,制得的乳剂也不稳定,易破裂。故在操作时应严格控制操作规程。

(3)制备乳剂时,必须待初乳形成后,再加水稀释。

【质量要求】 乳剂外观应均匀细腻,无悬浮、沉淀、分层,无气泡或气泡较少。乳滴直径越小,乳剂越稳定,乳剂颜色也越呈乳白色。高品质的乳剂甚至隐泛蓝色乳光。乳剂的稳定性是最重要的质量指标,有如下几种考察方法。

(1)离心法:取 5ml 乳剂至离心管内,以 4 000r/min 的转速离心 15 分钟,如不分层则认为质量较好。

（2）快速加热试验：取 5ml 乳剂至具塞试管中，塞紧并置 60℃ 恒温水浴 60 分钟，如不分层则乳剂稳定。

（3）冷藏法：取 5ml 乳剂至具塞试管中，塞紧，冷藏 30 分钟，如不分层（或乳滴不粗化）则乳剂稳定。

6. 石灰搽剂

【处方】 植物油 20ml　氢氧化钙饱和水溶液 20ml

【作用与用途】 本品用于轻度烫伤，具有收敛、止痛、润滑、保护等作用。

【制法】 取植物油及氢氧化钙饱和水溶液，置具塞的试管中，用力振摇，使成乳浊液，即得。

【附注】 石灰搽剂是由氢氧化钙与植物油中所含的少量游离脂肪酸进行皂化反应，所形成的钙皂（新生皂）作乳化剂，乳化植物油而制成 W/O 型乳剂。植物油可为菜油、花生油、麻油、棉籽油等。

【质量要求】 同液状石蜡乳。

7. 炉甘石洗剂

【处方】 炉甘石 15.0g　氧化锌 5.0g　羧甲基纤维素钠 0.25g　甘油 5ml　纯化水加至 100ml

【作用与用途】 本品有轻度收敛止痒作用，局部涂搽用于急性湿疹、亚急性皮炎。

【制法】

（1）取炉甘石、氧化锌研细过 100 目筛，加甘油、少量纯化水研磨成糊状。

（2）另取羧甲基纤维素钠加蒸馏水溶解后，分次加入上述糊状液中，随加随搅拌。

（3）加纯化水至全量，搅匀，即得。

【附注】

（1）炉甘石和氧化锌均为不溶于水的亲水性药物，可被水湿润，故先加入甘油研磨成糊状，再与羧甲基纤维素钠胶浆混合，使其吸附在微粒周围形成保护膜，阻碍微粒的聚合，增加稳定性。

（2）若本品配制方法不当或选用的助悬剂不适宜，则不易保持混悬状态，且涂用时有沙砾感。久贮沉淀的颗粒易聚结，虽振摇亦难再分散。为此，应注意选择适宜的稳定剂以提高混悬剂的稳定性。如应用纤维素衍生物等高分子物质作助悬剂；应用三氯化铝作絮凝剂；应用聚山梨酯 80 在混悬颗粒周围形成电性保护膜；应用柠檬酸钠作反絮凝剂等。

【质量要求】

（1）沉降体积比的测定：将配制好的炉甘石洗剂置 100ml 具塞量筒内，密塞，振摇 1 分钟，记录混悬液的初始高度 H_0，再分别将放置 5 分钟、10 分钟、20 分钟、30 分钟、60 分钟的沉降物高度 H_u 记录于表 9-4 中。按沉降体积比 $F = H_u/H_0$，计算各个放置时间下的沉降体积比，记入表 9-4 中。以沉降容积比 $F(H_u/H_0)$ 为纵坐标，时间 t 为横坐标，绘制沉降曲线图。沉降体积比在 0～1，其数值越大，混悬剂越稳定。

表 9-4　炉甘石洗剂的沉降体积比

时间 /min	沉降物高度 H_u	沉降体积比 F
0（H_0）		
5		
10		
20		
30		
60		

（2）重新分散试验：将装有炉甘石洗剂的具塞量筒放置一定时间（48小时或1周），使其沉降，然后将具塞量筒倒置翻转（一反一正为一次），并将量筒底部沉降物重新分散所需翻转的次数记录下来。所需翻转的次数愈少，则混悬剂重新分散性愈好，若始终未能分散，表示结块，亦应记录。

8. 复方硫黄洗剂

【处方】 硫酸锌 3.0g　沉降硫 3.0g　樟脑醑 25ml　甘油 10ml　羧甲基纤维素钠 2.0g　纯化水加至 100ml

【作用与用途】 本品有保护皮肤与抑制皮脂分泌的作用，适用于痤疮、疥疮、皮脂溢出及酒渣鼻等。

【制法】

（1）取羧甲基纤维素钠，撒布于盛有适量纯化水的烧杯中，使其自然溶胀，稍加热使其完全溶解，制成胶浆状。

（2）另取沉降硫分次加入甘油研磨细腻后，与羧甲基纤维素钠胶浆混合。

（3）取硫酸锌溶于适量纯化水中，滤过，将滤液缓缓加入上述混合液中。

（4）缓缓加入樟脑醑，随加随研。

（5）加纯化水至全量，搅匀，即得。

【附注】

（1）硫黄为强疏水性药物，不被水湿润但能被甘油所湿润，故应先加入甘油充分湿润研磨，再与其他药物混悬均匀。

（2）羧甲基纤维素钠应先制成胶浆使用。

（3）加入樟脑醑时，应以细流缓缓加入水中并不断搅拌，防止析出樟脑结晶。

（4）硫黄颗粒表面易吸附空气而形成气膜，聚集浮于液面上。加入羧甲基纤维素钠可增加分散介质的黏度，并能吸附在微粒周围形成保护膜，增加稳定性。

【质量要求】 沉降体积比测定和重新分散试验，同炉甘石洗剂。

（四）实训提示

1. 可模拟实际生产过程，以生产指令的方式下达工作任务，使学生了解药品生产企业生产管理过程，培养学生生产管理意识。

2. 应注意按处方要求正确称量，双人核对。

3. 实训过程应注意进行半成品质量检查，以逐渐培养学生的质量意识。

4. 操作中应注意清洁卫生，操作完毕应对操作环境进行清场。

5. 可编制批生产记录表、清场记录表，要求学生实训后填写。

（五）实训结果与结论

液体药剂品种	质量检查项目		
	外观性状	成品装量	其他检查项目
薄荷水			
复方碘溶液			
胃蛋白酶合剂			
羧甲基纤维素钠胶浆			
液状石蜡乳			
石灰搽剂			
炉甘石洗剂			
复方硫黄洗剂			

（刘舜慧）

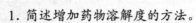

复习思考题

1. 简述增加药物溶解度的方法。
2. 试述表面活性剂的应用与 *HLB* 值的关系。
3. 简述液体药剂的分类方法。
4. 根据 Stokes 公式,如何减慢混悬微粒的沉降速度?
5. 简述使乳剂破坏的因素。

第十章 注射剂与其他灭菌药剂

学习目标

1. 掌握注射剂的制备方法、过程单元操作要点及热原的含义和除去的方法。
2. 熟悉制备注射剂(含输液剂)时可能出现的问题及解决办法。
3. 了解注射剂、输液剂、注射用无菌粉末、滴眼剂、海绵剂的含义、特点、种类、质量要求。

第一节 注射剂认知

一、注射剂的含义、特点与分类

(一)注射剂的含义

注射剂系指原料药物或与适宜的辅料制成的供注入体内的无菌制剂。

中药注射剂问世已 80 余年,1939 年研制成功了我国同时也是世界上第一个中药注射剂——柴胡注射液。20 世纪 50 年代中期到 60 年代初期,上海等地研制出茵栀黄注射液、板蓝根注射液等 20 余个品种,为中药注射剂的进一步发展开辟了道路。20 世纪 80 年代,开始出现大剂量、静脉注射中药注射剂,刺五加注射液是第一个大剂量静脉注射的中药注射剂,双黄连粉针是第一个大剂量静脉注射的中药粉针剂。目前,国内已通过国家质量标准的中药注射剂已达 100 余种,《中国药典》2020 年版收载中药注射剂 5 种,分别为止喘灵注射液、灯盏细辛注射液、注射用双黄连(冻干)、注射用灯盏花素和清开灵注射液,并对所有中药注射剂品种增加了重金属和有害元素限度标准,对于解决中药注射剂的安全性问题必将起到积极的作用。

(二)注射剂的特点

1. 药效迅速、作用可靠。在临床应用时以液体状态直接注射入人体组织、血管或器官内,所以吸收快,作用迅速。尤其是静脉注射,药液可直接进入血液循环,更适合于抢救危重病症患者之用。不受消化系统及食物的影响,剂量准确,作用可靠。

2. 适用于不能口服药物的患者。如伴有昏迷、抽搐、惊厥等症状或有消化系统障碍的患者均不能口服给药,采用注射给药是有效的给药途径。

3. 适用于不宜口服的药物。某些药物由于本身的性质不易被胃肠道吸收,或具有刺激性,或易被消化液破坏,可制成注射剂以避免其不足。

4. 可发挥局部定位作用。如局部麻醉、关节腔注射、穴位注射等。

5. 使用不便、注射时疼痛、质量要求高。由于注射剂是直接注射入人体组织,所以质量要求比其他剂型更严格,使用不当更易发生危险。

6. 制备工艺复杂,对生产条件与环境要求高,且生产成本高。

(三)注射剂的分类

注射剂可分为注射液、注射用无菌粉末和注射用浓溶液等 3 类。

1. 注射液　系指原料药物或与适宜的辅料制成的供注入体内的无菌液体制剂,包括溶液型、乳状液型或混悬液型等注射液。可用于肌内注射、静脉注射、静脉滴注等。其中,供静脉滴注用的大容量注射液(除另有规定外,一般不小于100ml,生物制品一般不小于50ml)也称为输液。中药注射剂一般不宜制成混悬液型注射液。

2. 注射用无菌粉末　系指原料药物或与适宜的辅料制成的供临用前用无菌溶液配制成注射液的无菌粉末或无菌块状物。可用适宜的注射用溶剂配制后注射,也可用于静脉输液配制后静脉滴注。以冷冻干燥法制备的生物制品注射用无菌粉末,也称为注射用冻干制剂。

3. 注射用浓溶液　系指原料药物或与适宜的辅料制成的供临用前稀释后静脉滴注用的无菌浓溶液。

二、注射剂的给药途径

在临床医疗上,注射剂的给药途径可分为皮内注射、皮下注射、肌内注射、静脉注射、脊椎腔注射等。给药途径不同,作用也不相同。

1. 皮内注射　药液注射于表皮与真皮之间。因该部位对药物的吸收少而缓慢,故用量少,一次注射量在0.2ml以下。主要用于过敏性试验或疾病诊断,如青霉素皮试和结核菌素试验。

2. 皮下注射　药液注射于真皮与肌肉之间。药物吸收速度较肌内注射慢,注射剂量通常为1～2ml。皮下注射剂主要是无刺激性的水溶液,具有刺激性的药物或混悬液型注射剂不宜作皮下注射。常用于接种疫苗或疾病治疗。

3. 肌内注射　注射于肌肉组织中,注射部位大都在臀肌或上臂三角肌。肌内注射剂量一般为1～5ml。肌内注射除水溶液外,尚可注射油溶液、混悬液及乳浊液。油溶性注射剂在肌肉中吸收缓慢而均匀,可起延效作用。

4. 静脉注射　静脉注射分静脉推注与静脉滴注,前者用量小,一般5～50ml;后者用量大,可多达数千毫升。静脉注射药效最快,常作急救、补充体液和供营养之用。

5. 脊椎腔注射　系将药物注入脊椎四周蛛网膜下腔内。由于脑脊液本身量少,循环又较慢,神经组织比较敏感,易出现渗透压的紊乱,能很快引起头痛和呕吐,所以脊椎腔注射产品质量应严格控制,其渗透压应与脊椎液相等,容积在10ml以下。

另外还有局部病灶注射及穴位注射等给药途径。

三、注射剂的质量要求及检查

(一)注射剂的质量要求

注射剂在生产与贮藏期间应符合下列规定。

1. 注射剂所用的原辅料应从来源及生产工艺等环节进行严格控制,并应符合注射用的质量要求。

2. 注射剂所用溶剂应安全无害,并与其他药用成分兼容性良好,不得影响活性成分的疗效和质量。一般分为水性溶剂和非水性溶剂。

3. 配制注射剂时,可根据需要加入适宜的附加剂。附加剂的选择应考虑到对药物疗效和安全性的影响,使用浓度不得引起毒性或明显的刺激,且避免对检验产生干扰。常用的抗氧剂有亚硫酸钠、亚硫酸氢钠和焦亚硫酸钠等,一般浓度为0.1%～0.2%。多剂量包装的注射液可加适宜的抑菌剂,抑菌剂的用量应能抑制注射液中微生物的生长。加有抑菌剂的注射液,仍应采用适宜的方法灭菌。静脉给药与脑池内、硬膜外、椎管内用的注射液均不得加抑菌剂。常用的抑菌剂为0.5%苯酚、0.3%甲酚、0.5%三氯叔丁醇、0.01%硫柳汞等。

4. 注射剂的灌装标示装量不大于 50ml 时,可适当增加装量(表 10-1)。除另有规定外,多剂量包装的注射剂,每一容器的装量一般不得超过 10 次注射量,增加的装量应能保证每次注射用量。

表 10-1　注射剂灌装时应增加的灌装量

标示装量 /ml	标示装量 /ml	
	易流动液	黏稠液
0.5	0.10	0.12
1	0.10	0.15
2	0.15	0.25
5	0.30	0.50
10	0.50	0.70
20	0.60	0.90
50	1.00	1.50

注射剂灌装后应尽快熔封或严封。接触空气易变质的原料药物,在灌装过程中应排除容器内的空气,可填充二氧化碳或氮等气体,立即熔封或严封。

5. 注射剂熔封或严封后,一般应根据原料药物性质选用适宜的方法进行灭菌,必须保证制成品无菌。注射剂应采用适宜方法进行容器检漏。

6. 溶液型注射液应澄清;除另有规定外,混悬型注射液中原料药物粒径应控制在 15μm 以下,含 15～20μm(间有个别 20～50μm)者,不应超过 10%,若有可见沉淀,振摇时应容易分散均匀。乳状液型注射液,不得有相分离现象;静脉用乳状液型注射液中 90% 的乳滴粒径应在 1μm 以下,除另有规定外,不得有 >5μm 的乳滴。除另有规定外,输液应尽可能与血液等渗。

7. 注射剂常用容器有玻璃安瓿、玻璃瓶、塑料安瓿、塑料瓶(袋)、预装式注射器等。容器的密封性须用适宜的方法确证。

8. 除另有规定外,注射剂应避光贮存。

9. 注射剂的标签或说明书中应标明其中所用辅料的名称,如有抑菌剂还应标明抑菌剂的种类及浓度;注射用无菌粉末应标明配制溶液所用的溶剂种类,必要时还应标注溶剂量。

(二)注射剂的质量检查

除另有规定外,注射剂应进行以下相应检查。

【无菌】　按照《中国药典》2020 年版四部无菌检查法(通则 1101)检查,应符合规定。

【细菌内毒素】　或【热原】除另有规定外,静脉用注射剂按各品种项下的规定,按照《中国药典》2020 年版四部细菌内毒素检查法(通则 1143)或热原检查法(通则 1142)检查,应符合规定。

【可见异物】　除另有规定外,按照《中国药典》2020 年版四部可见异物检查法(通则 0904)检查,应符合规定。

【不溶性微粒】　除另有规定外,用于静脉注射剂、静脉滴注、鞘内注射、椎管内注射的溶液型注射液、注射用无菌粉末及注射用浓溶液按照《中国药典》2020 年版四部不溶性微粒检查法(通则 0903)检查,均应符合规定。

【重金属及有害元素残留量】　除另有规定外,中药注射剂按照《中国药典》2020 年版四部铅、镉、砷、汞、铜测定法(通则 2321)测定,按各品种项下每日最大使用量计算,铅不得超过 12μg,镉不得超过 3μg,砷不得超过 6μg,汞不得超过 2μg,铜不得超过 150μg。

【中药注射剂的有关物质】　按各品种项下规定,按照《中国药典》2020 年版四部注射剂有关物质检查法(通则 2400)检查,应符合有关规定。

【渗透压摩尔浓度】 除另有规定外,静脉输液及椎管注射用注射液按各品种项下的规定,按照《中国药典》2020 年版四部渗透压摩尔浓度测定法(通则 0632)测定,应符合规定。

【装量】 注射液及注射用浓溶液照下述方法检查,应符合规定。

检查法:供试品标示装量不大于 2ml 者,取供试品 5 支(瓶);2ml 以上至 50ml 者,取供试品 3 支(瓶)。开启时注意避免损失,将内容物分别用相应体积的干燥注射器及注射针头抽尽,然后缓慢连续地注入经标化的量入式量筒内(量筒的大小应使待测体积至少占其额定体积的 40%,不排尽针头中的液体),在室温下检视。测定油溶液、乳状液型或混悬液时,应先加温摇匀,再用干燥注射器及注射针头抽尽,同前法操作,放冷,检视。每支(瓶)的装量均不得少于其标示量。

生物制品多剂量供试品:取供试品 1 支(瓶),按标示的剂量数和每剂的装量,分别用注射器抽出,按上述步骤测定单次剂量,应不低于标示量。

标示装量为 50ml 以上的注射液及注射用浓溶液照《中国药典》2020 年版四部最低装量检查法(通则 0942)检查,应符合规定。

也可采用重量除以相对密度计算装量。准确量取供试品,精密称定,求出每 1ml 供试品的重量(即供试品的相对密度);精密称定用干燥注射器及注射针头抽出或直接缓慢倾出供试品内容物的重量,再除以供试品相对密度,得出相应的装量。

预装式注射器和弹筒式装置的供试品:除另有规定外,标示装量不大于 2ml 者,取供试品 5 支(瓶);2ml 以上至 50ml 者,取供试品 3 支(瓶)。供试品与所配注射器、针头或活塞装配后将供试品缓慢连续注入容器(不排尽针头中的液体),按单剂量供试品要求进行装量检查,应不低于标示装量。

【装量差异】 除另有规定外,注射用无菌粉末照下述方法检查,应符合规定。

检查法:取供试品 5 瓶(支),除去标签、铝盖,容器外壁用乙醇擦净,干燥,分别迅速精密称定;容器为玻璃瓶的注射用无菌粉末,首先开启内塞,使容器内外气压平衡,盖紧后精密称定。然后倒出内容物,容器用水或乙醇洗净,干燥,分别精密称定每一容器的重量,求出每瓶(支)的装量与平均装量。每瓶(支)装量与平均装量相比较(如有标示装量,则与标示装量相比较),应符合表 10-2 的规定。

表 10-2 《中国药典》2020 年版规定的注射用无菌粉末装量差异

平均装量或标示装量	装量差异限度
0.05g 及 0.05g 以下	±15%
0.05g 以上至 0.15g	±10%
0.15g 以上至 0.50g	±7%
0.50g 以上	±5%

凡规定检查含量均匀度的注射用无菌粉末,一般不再进行装量差异检查。

四、注射剂生产环境要求

注射剂为无菌制剂,无菌制剂按生产工艺可分为两类:采用最终灭菌工艺的为最终灭菌产品;部分或全部工序采用无菌生产工艺的为非最终灭菌产品。

根据《药品生产质量管理规范》(2010 年修订)及其附录 1 的规定,注射剂物料准备、产品配制和灌装或分装等操作必须在洁净区内分区域(室)进行,应根据产品特性、工艺和设备等因素,确定无菌制剂生产用洁净区的级别,生产操作环境可参照表 10-3、表 10-4 中的示例进行选择。

每一步生产操作的环境都应当达到适当的动态洁净度标准,尽可能降低产品或所处理的物料被微粒或微生物污染的风险。生产的人员、设备和物料应通过气锁间进入洁净区,采用机械连续传输物料的,应当用正压气流保护并监测压差。

表 10-3　最终灭菌产品生产车间环境要求示例

洁净度级别	最终灭菌产品
C 级背景下的局部 A 级	高污染风险[①]的产品灌装(或灌封)
C 级	1. 产品灌装(或灌封) 2. 高污染风险[②]产品的配制和过滤 3. 眼用制剂、无菌软膏剂、无菌混悬剂等的配制、灌装(或灌封) 4. 直接接触药品的包装材料和器具最终清洗后的处理
D 级	1. 轧盖 2. 灌装前物料的准备 3. 产品配制(指浓配或采用密闭系统的配制)和过滤直接接触药品的包装材料和器具的最终清洗

备注:[①]此处的高污染风险是指产品容易长菌、灌装速度慢、灌装用容器为广口瓶、容器需暴露数秒后方可密封等状况;[②]此处的高污染风险是指产品容易长菌、配制后需等待较长时间方可灭菌或不在密闭系统中配制等状况。

表 10-4　非最终灭菌产品的无菌生产操作示例

洁净度级别	非最终灭菌产品
B 级背景下的 A 级	1. 处于未完全密封[①]状态下产品的操作和转运,如产品灌装(或灌封)、分装、压塞、轧盖[②]等 2. 灌装前无法除菌过滤的药液或产品的配制 3. 直接接触药品的包装材料、器具灭菌后的装配以及处于未完全密封状态下的转运和存放 4. 无菌原料药的粉碎、过筛、混合、分装
B 级	1. 处于未完全密封[①]状态下的产品置于完全密封容器内的转运 2. 直接接触药品的包装材料、器具灭菌后处于密闭容器内的转运和存放
C 级	1. 灌装前可除菌过滤的药液或产品的配制 2. 产品的过滤
D 级	直接接触药品的包装材料、器具的最终清洗、装配或包装、灭菌

备注:[①]轧盖前产品视为处于未完全密封状态;[②]根据已压塞产品的密封性、轧盖设备的设计、铝盖的特性等因素,轧盖操作可选择在 C 级或 D 级背景下的 A 级送风环境中进行。A 级送风环境应当至少符合 A 级区的静态要求。

第二节　热　　原

一、热原的含义与特点

热原系指由微生物产生的能引起恒温动物体温异常升高的致热性物质的总称。它是微生物的一种内毒素,相对分子质量一般为 1×10^6 左右,是由磷脂、脂多糖和蛋白质组成的复合物,其中脂多糖是内毒素的主要成分。大多数细菌都能产生热原,主要是某些细菌的代谢产物、细菌尸体及内毒素。致热能力最强的是革兰氏阴性杆菌。真菌和病毒也能产生热原。

含有热原的注射剂注入人体内后会引起机体特殊致热反应，大约半小时就能产生发冷、寒战、恶心呕吐、体温升高等不良反应，有时体温可升至 40℃ 以上，严重者出现昏迷、虚脱，甚至危及生命，临床上称为"热原反应"。

二、热原的基本性质

1. 水溶性　由于磷脂结构上连接有多糖，所以热原能溶于水，其浓缩水溶液往往有乳光。

2. 滤过性　热原体积小，直径 1～5nm，能通过一般的滤器和微孔滤膜。但选择适宜的超滤膜进行超滤，则可截除大部分甚至全部热原。

3. 耐热性　热原在 60℃ 加热 1 小时不受影响，100℃ 也不会分解，但在 120℃ 加热 4 小时能破坏 98% 左右，180～200℃ 干热 2 小时、250℃ 干热 30～45 分钟或 650℃ 加热 1 分钟可彻底破坏。在通常注射剂的灭菌条件下，难以破坏热原。

4. 不挥发性　热原本身不挥发，但可随水蒸气的雾滴夹带入蒸馏水中，故蒸馏水器均设隔膜装置。

5. 被吸附性　热原能被活性炭、白陶土、硅藻土等吸附，但属非特异性吸附，药物也会被吸附而损失。热原还可被离子交换树脂，尤其是阴离子交换树脂所交换而除去。

6. 其他　热原能被强酸、强碱、强氧化剂（如高锰酸钾或过氧化氢等）所破坏，超声波及某些表面活性剂（如去氧胆酸钠）也能使之失活。

三、注射剂被热原污染的途径

1. 注射溶剂　注射用水是热原污染的主要来源。尽管水本身并非微生物良好的培养基，但易被空气或含尘空气中的微生物污染。若蒸馏设备结构不合理，操作与接收容器不当，放置时间过久等都会被热原污染。故注射用水应新鲜制备。

2. 原辅料　中药提取物或含蔗糖、葡萄糖、乳糖、蛋白质等辅料，由于易致细菌生长繁殖而引起热原污染。

3. 容器、用具、管道与设备等　如未按 GMP 要求认真清洗处理，易致热原污染。

4. 制备过程与生产环境　工作人员不按操作规程生产，操作时间过长，环境未净化和气温太高，产品未及时灭菌或灭菌不彻底，都能增加污染机会而产生热原。

5. 输液器具　有时输液本身不含热原，而往往由于输液器具（输液瓶、乳胶管、针头与针筒等）污染而引起热原反应。

四、除去热原的方法

1. 吸附法　注射剂常用优质针剂用活性炭处理，常用量为 0.1%～0.2%（W/V），可增至 0.5%，也可与硅藻土配合应用。此外，还有脱色、助滤作用。但应注意活性炭可吸附药物成分（生物碱、黄酮类等）。

2. 离子交换法　由于热原这类大分子上含磷酸根与羧酸根，往往带有负电荷，故易被强碱性阴离子交换树脂所交换，从而除去热原。

3. 凝胶滤过法　以葡聚糖凝胶（分子筛）为滤过介质，可去除热原。

4. 超滤法　一般用 3.0～15nm 超滤膜除去热原。如超滤膜过滤 10%～15% 的葡萄糖注射液可除去热原。

5.反渗透法　用反渗透法通过三醋酸纤维膜可除去热原。

6.高温法　凡能经受高温加热处理的容器与用具，如针头、针筒或其他玻璃器皿，在洗净后，于250℃加热30分钟以上，可破坏热原。

7.酸碱法　玻璃容器、用具可用重铬酸钾硫酸清洗液或稀氢氧化钠液处理，可破坏热原。

五、热原的检查方法

1.热原检查法　也称家兔法，系将一定剂量的供试品静脉注入家兔体内，在规定时间内，观察家兔体温升高的情况，以判定供试品中所含热原的限度是否符合规定。本法为目前各国药典中最权威的热原检查方法，但不能用于注射剂生产过程中的实时质量监控，且不适用于放射性药物、肿瘤抑制剂等本身可能引起体温升高的细胞毒性药物制剂。

（1）检查法：取适用的家兔3只，测定其正常体温后，15分钟以内自耳静脉缓缓注入规定剂量并温热至约38℃的供试品溶液，然后每隔30分钟按前法测量其体温1次，共测6次，以6次体温中最高的一次减去正常体温，即为该家兔体温的升高温度（℃）。如3只家兔中有1只体温升高0.6℃或高于0.6℃，或3只家兔体温升高的总和达1.3℃或高于1.3℃，应另取5只家兔复试，检查方法同上。

（2）结果判断：在初试的3只家兔中，体温升高均低于0.6℃，并且3只家兔体温升高总和低于1.3℃；或在复试的5只家兔中，体温升高0.6℃或高于0.6℃的家兔不超过1只，并且初试、复试合并8只家兔的体温升高总和为3.5℃或低于3.5℃，均判定供试品的热原检查符合规定。

在初试的3只家兔中，体温升高0.6℃或高于0.6℃的家兔超过1只；或在复试的5只家兔中，体温升高0.6℃或高于0.6℃的家兔超过1只；或在初试、复试合并8只家兔的体温升高总和超过3.5℃，均判定供试品的热原检查不符合规定。

2.细菌内毒素检查法　也称鲎试剂法，系利用鲎试剂来检测或量化由革兰氏阴性菌产生的细菌内毒素，以判断供试品中细菌内毒素的限量是否符合规定的一种方法。

鲎试剂是从鲎的血液中提取出的冻干试剂，可以与细菌内毒素发生凝集反应。除了内毒素，鲎试剂还与某些β-葡聚糖反应，产生假阳性结果。如遇含有β-葡聚糖的样品，可使用去G因子鲎试剂或G因子反应抑制剂来排除鲎试剂与β-葡聚糖的反应。

本法操作简单、结果可靠，适用于不能用家兔法进行热原检查的品种，如放射性药物、肿瘤抑制剂等，并且特别适用于生产过程的热原控制。

第三节　注射剂的溶剂

《中国药典》2020年版规定注射剂所用溶剂应无毒、无热原，按规定量注入体内不产生毒副作用，不影响吸收，并能为组织所吸收。一般分为水性溶剂和非水性溶剂。水性溶剂最常用的为注射用水，也可用0.9%氯化钠溶液或其他适宜的水溶液。非水性溶剂常用植物油，主要为供注射用大豆油，或选用其他非水性溶剂，如乙醇、丙二醇、聚乙二醇等溶剂。

一、注射用水

注射用水的制备详见本书第五章制药用水相关内容。

二、注射用油

常用的注射用油有注射用大豆油等植物油。注射用油的质量要求应符合《中国药典》2020年版四部中对大豆油（供注射用）质量要求：为淡黄色的澄清液体，无异臭、酸败味；相对密度为0.916～0.922，折光率为1.472～1.476；碘值应为126～140，皂化值应为188～195，酸值应不大于0.1，过氧化值应不大于3.0。须检查吸光度、过氧化物、不皂化物、棉籽油、碱性杂质、水分、重金属、砷盐、脂肪酸组成、微生物限度等，供无灭菌工艺的无菌制剂使用时应进行无菌检查。

注射用油的酸值表示油中游离脂肪酸的多少，酸值越高质量越差，酸值高表明油脂酸败严重，不仅影响药物稳定性，且有刺激作用；碘值表示油中不饱和键的多少，碘值越高不饱和键越多，油越易氧化；皂化值表示油中游离脂肪酸和结合成酯的脂肪酸总量，可看出油的种类和纯度，如过低表明油脂中脂肪酸相对分子质量较大或含不皂化物（如胆固醇等）杂质较多，如过高则脂肪酸相对分子质量较小，亲水性较强，失去油脂的性质。

一般的植物油含有少量游离脂肪酸、各种色素和植物蛋白等杂质，易受空气、光线和微生物的影响而发生氧化、水解反应，引起酸败变质。因此，植物油必须经精制后才能供注射用。

三、注射用其他溶剂

注射用其他溶剂主要有乙醇、丙二醇、聚乙二醇、甘油等，由于能与水混溶，一般可与水混合使用，以增加药物的溶解度或稳定性。

1. 乙醇　本品与水、甘油、挥发油等可任意混溶，可供静脉或肌内注射。采用乙醇为注射溶剂浓度可达50%。但乙醇浓度超过10%时可能会有溶血作用或疼痛感。

2. 丙二醇　本品为1,2-丙二醇，与水、乙醇、甘油可混溶，能溶解多种挥发油，注射用溶剂或复合溶剂常用量为10%～60%，用作皮下或肌内注射时有局部刺激性。其溶解范围较广，已广泛用作注射溶剂，供静脉注射或肌内注射。因不同浓度的丙二醇水溶液有冰点下降的特点，可用于制备防冻注射剂。

3. 聚乙二醇　本品与水、乙醇相混溶，化学性质稳定，PEG300、PEG400均可用作注射用溶剂，以PEG400更常用。

4. 甘油　本品为1,2,3-丙三醇，与水或乙醇能任意混溶。本品黏度和刺激性较大，不单独作注射用溶剂，常与乙醇、丙二醇、水等组成复合溶剂。

第四节　注射剂的附加剂

配制注射剂时，可根据药物性质加入适宜的附加剂。除主药以外，一般能增加注射剂的稳定性与有效性的物质统称注射剂附加剂，如抗氧剂、pH调节剂、抑菌剂、增溶剂、乳化剂、渗透压调节剂等。所用附加剂应不影响药物疗效，避免对检验产生干扰，使用浓度不得引起毒性或过度的刺激。附加剂在注射剂中的主要作用是增强药物的理化稳定性，增加主药的溶解度，抑制微生物生长，减轻对组织的刺激性等。

一、增加主药溶解度的附加剂

加入助溶剂、增溶剂及制成可溶性盐等可增加主药的溶解度，使药物迅速吸收，减少刺激性或毒性。常用增溶剂有吐温 80（肌内注射中常用，静脉注射中慎用或少量使用）、胆汁、甘油（常用于以鞣质为主要成分的注射剂）等。

二、帮助主药混悬乳化的附加剂

1. 助悬剂　常用的助悬剂有明胶、甲基纤维素、羧甲基纤维素钠、果胶等，能增加分散介质的黏度以降低微粒的沉降速度，同时增加微粒亲水性。

2. 乳化剂　常用乳化剂有吐温 80、豆磷脂、卵磷脂、普朗尼克（pluronic）F-68 等，以增加注射用乳浊液的物理稳定性，保证临床用药安全有效。

三、防止主药氧化的附加剂

1. 抗氧剂　为了防止注射剂中药物的氧化变质，提高注射剂的稳定性，常向注射剂中加入抗氧剂。常用的抗氧剂有焦亚硫酸钠（0.1%～0.2%，适用于偏酸性药液）、亚硫酸氢钠（0.1%～0.2%，适用于偏酸性药液）、硫代硫酸钠（0.1%～0.3%，适用于偏碱性药液）、亚硫酸钠（0.1%～0.2%，适用于偏碱性药液）、维生素 C（0.05%～0.2%）等。

2. 金属络合剂　金属络合剂通过与金属离子发生络合反应，降低药液中游离金属离子浓度，避免其对主药成分氧化反应的催化作用。常用的金属络合剂有乙二胺四乙酸（EDTA）、乙二胺四乙酸二钠盐（EDTA-2Na）等。

3. 惰性气体　为增强抗氧化效果，常在配液或灌注时通入供注射用的高纯度惰性气体（如 N_2、CO_2），以置换药液和容器中的空气。

四、抑制微生物增殖的附加剂

采用低温灭菌、滤过除菌或无菌操作法制备的注射剂以及多剂量包装的注射剂可加适宜的抑菌剂，抑菌剂用量应能抑制注射剂内微生物的生长。常用抑菌剂有 0.5% 苯酚、0.3% 甲酚、0.5% 三氯叔丁醇等。对于一次注射量超过 15ml 的注射剂、静脉输液及用于脑池内、硬膜外及椎管内注射用的注射剂，均不得添加任何抑菌剂。

五、调节 pH 值的附加剂

血液 pH 值的恒定（7.35～7.45）是细胞生理活动的必要条件，所以原则上应尽可能使注射剂接近中性。由于人体的血液具有一定的缓冲作用，一般注射剂 pH 值为 4～9 时机体可以承受；超过此范围，就会产生局部刺激性，影响组织对药物的吸收，甚至影响机体正常的生理功能。同时通过调整注射剂的 pH 值，可增加药物的溶解度及稳定性。常用的 pH 调节剂有盐酸、氢氧化钠、碳酸氢钠、磷酸氢二钠与磷酸二氢钠等。

六、减轻疼痛的附加剂

局部镇痛剂可以缓解注射方式给患者带来的痛觉刺激，改善患者用药的依从性。常用的局部镇痛剂有利多卡因（0.05%～1.0%）、盐酸普鲁卡因（1.0%）、苯甲醇（1.0%～2.0%）、三氯叔丁醇（0.3%～0.5%）。

七、调整渗透压的附加剂

注射剂的渗透压应与血浆渗透压相等或接近。0.9% 氯化钠溶液、5% 葡萄糖溶液和血浆的渗透压相等，故为等渗溶液。如果注射剂的渗透压过高或过低，注入机体时会产生影响。肌内注射人体可耐受 0.45%～2.7% 氯化钠溶液产生的渗透压。当静脉注射大量低渗溶液时，水分子可进入红细胞内，使之膨胀破裂，造成溶血现象，会产生头胀、胸闷、寒战、高热等症状，甚至尿中出现血红蛋白。当注射高渗溶液时，红细胞内水分渗出，细胞萎缩。但只要注射量少，注射速度缓慢，由于血液可自行调节，渗透压可很快恢复正常。脊髓腔内注射易受渗透压的影响，必须调至等渗。

常用的渗透压调节剂有氯化钠、葡萄糖等。渗透压调节方法有：冰点降低数据法和氯化钠等渗当量法。表 10-5 为常用药物的 1% 水溶液的冰点降低值和氯化钠等渗当量，根据这些数据，可以计算并配制成等渗溶液。

表 10-5　常用药物水溶液的冰点降低值与氯化钠等渗当量

名称	1%(g/ml)水溶液冰点降低值 /℃	药物氯化钠等渗当量值 E	等渗浓度溶液的溶血情况		
			浓度 /%	溶血 /%	pH 值
硼酸	0.28	0.47	1.9	100	4.6
盐酸乙基吗啡	0.19	0.15	6.18	38	4.7
硫酸阿托品	0.08	0.13	8.85	0	5.0
盐酸可卡因	0.09	0.14	6.33	47	4.4
氯霉素	0.06				
依地酸钙钠	0.12	0.21	4.50	0	6.1
盐酸麻黄碱	0.16	0.28	3.2	96	5.9
无水葡萄糖	0.10	0.18	5.05	0	6.0
葡萄糖（含 H_2O）	0.091	0.16	5.51	0	5.9
氢溴酸后马托品	0.097	0.17	5.67	97	5.0
盐酸吗啡	0.086	0.15			
碳酸氢钠	0.381	0.65	1.39	0	8.3
氯化钠	0.58		0.9	0	6.7
青霉素 G 钾		0.16	5.48		6.2
硝酸毛果芸香碱	0.133	0.22			
聚山梨酯 80	0.01	0.02			
盐酸普鲁卡因	0.12	0.18	5.05	91	5.6
盐酸丁卡因	0.109	0.18			

（1）冰点降低数据法：一般情况下，血浆冰点值为 −0.52℃，因此任何溶液的冰点降低到 −0.52℃，即与血浆等渗。应加入渗透压调节剂的用量可用式（10-1）计算。

$$W = \frac{0.52 - a}{b}$$

式（10-1）

式（10-1）中，W 为每 100ml 溶液中需加入的渗透压调节剂的量（g）；a 为药物溶液测得的冰点降低值（℃）；b 为 1% 渗透压调节剂的冰点降低值（℃）。

例1　配制等渗氯化钠溶液 100ml，需氯化钠多少克？

查表 10-5，可知 1% 氯化钠的冰点下降度为 0.58℃，血浆的冰点下降度为 0.52℃。

已知 $b=0.58$，纯化水 $a=0$，按式（10-1）计算得：

$$W=\frac{0.52-0}{0.58}=0.9$$

即配制 100ml 等渗氯化钠溶液需用氯化钠 0.9g。

例2　配制 2% 盐酸普鲁卡因溶液 200ml，需加多少克氯化钠可调节成等渗溶液？

查表 10-5，可知 1% 盐酸普鲁卡因溶液的冰点下降度 $a=0.12$℃，1% 氯化钠溶液的冰点下降度 $b=0.58$℃，依式（10-1）计算得：

$$W=\frac{0.52-0.12\times2}{0.58}=0.48$$

即配制 2% 盐酸普鲁卡因溶液 100ml 需加入氯化钠 0.48g，配制 2% 盐酸普鲁卡因溶液 200ml 需加入氯化钠的量为 $200\times0.48\%=0.96$g。

对于成分不明或查不到冰点降低数据的注射剂，可通过实验测定该药物溶液的冰点降低值，再依式（10-1）计算。

（2）氯化钠等渗当量法：氯化钠等渗当量是指与 1g 药物呈等渗效应的氯化钠的质量（g），用 E 表示。可先查出 1g 药物氯化钠等渗当量（E），再按式（10-2）计算氯化钠加入量：

$$X=0.9\%\times V-EW \qquad\qquad 式（10-2）$$

式（10-2）中，X 为配成体积为 V ml 的某药物等渗溶液需加入氯化钠的量（g）；0.9% 为氯化钠等渗溶液浓度（g/ml）；V 为欲配制某药物等渗溶液的体积（ml）；E 为 1g 药物氯化钠等渗当量（可由表 10-5 查得或经实验测定）；W 为欲配制某药物的量（g）。

例3　配制葡萄糖等渗溶液 100ml，需加无水葡萄糖多少克？

查表 10-5，可知 1g 无水葡萄糖的氯化钠等渗当量为 0.18，即表示 1g 无水葡萄糖与 0.18g 氯化钠在同一体积溶液中可产生相同的渗透压效应。根据氯化钠等渗溶液浓度为 0.9%，可得 $0.9\%\times100/0.18=5$g。即配制葡萄糖等渗溶液 100ml 需无水葡萄糖 5g，换言之，5% 葡萄糖溶液为等渗溶液。

例4　配制 2% 氢溴酸后马托品等渗溶液 500ml，需加入多少克氯化钠？

由表 10-5 可知 1g 氢溴酸后马托品的氯化钠等渗当量 $E=0.17$，依式（10-2）计算：

$$X=0.9\%\times500-0.17\times2\%\times500=2.8g$$

即配制 2% 氢溴酸后马托品等渗溶液 500ml，需加入氯化钠 2.8g。

（3）等张溶液与等渗溶液：等张溶液系指渗透压与红细胞膜张力相等的溶液，属于生物学概念；而等渗溶液系指与血浆渗透压相等的溶液，属于物理化学概念。如果红细胞膜对某些药物水溶液而言可看作是一理想的半透膜，那么它们的等渗和等张浓度相等，如 0.9% 氯化钠溶液。但红细胞膜是一生物膜，只是具有一定的半透膜性质，并不是一理想的半透膜，所以对于一些药物如盐酸普鲁卡因、甘油、丙二醇等，虽然将根据等渗浓度计算并配制的等渗溶液注入体内，仍会发生不同程度的溶血现象，即它们的等渗和等张浓度不相等。

由此可知，等渗和等张溶液并非同一概念，等渗溶液不一定等张，等张溶液也不一定等渗，如无水葡萄糖的等渗浓度为 5%，而等张浓度为 9.4%。因此，为临床安全用药，应对这类药物进行溶血试验，必要时加入葡萄糖、氯化钠等调节成等张溶液。

第五节　中药注射剂的制备

一、中药注射剂制备的工艺流程

中药注射剂的生产过程包括原辅料和容器的前处理、称量、配制、滤过、灌封、灭菌、质量检查、包装等步骤。注射剂为无菌制剂，生产过程中不仅要按照生产工艺流程进行生产，还应严格执行 GMP 的要求，以保证注射剂的质量和用药安全。小容量中药注射剂生产工艺流程如图 10-1 所示。

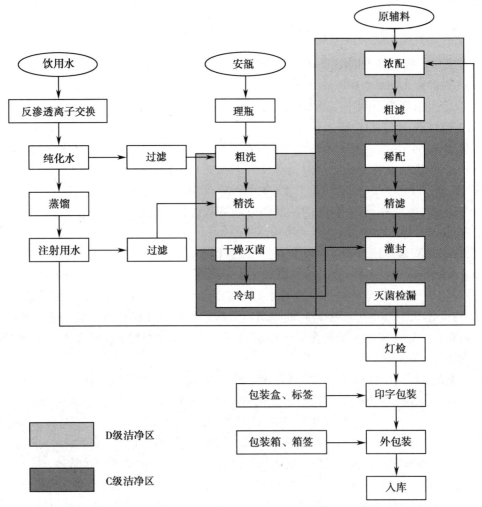

图 10-1　小容量中药注射剂生产工艺流程图

二、注射剂的容器与处理

（一）注射剂的容器

注射剂常用容器有玻璃安瓿、玻璃瓶、塑料安瓿、塑料瓶（袋）、预装式注射器等。以下主要介绍玻璃安瓿。

作为灌装注射剂的安瓿，不仅在制备过程中需经高温灭菌，而且应适合在不同环境下长期储藏,玻璃质量的好坏直接影响注射剂的稳定性,如导致 pH 值改变、变色或产生沉淀等。因此,注射剂玻璃容器应符合以下质量要求:①应无色透明;②应具有低的膨胀系数、优良的耐热性;③熔点低,易于熔封;④不得有气泡、麻点及砂粒;⑤应有足够的物理强度,能耐受热压灭菌时产生的较高压力差,并避免在生产、装运和保存过程中所造成的破损;⑥应具有高度的化学稳定性。

制造安瓿的玻璃主要有中性玻璃、含钡玻璃、含锆玻璃,可根据药液的性质选择适宜材质的安瓿。中性玻璃是低硼酸硅盐玻璃,化学稳定性好,适合于近中性或弱酸性注射剂,如各种输液、葡萄糖注射液、注射用水等。含钡玻璃的耐碱性好,可作碱性较强注射剂的容器,如磺胺嘧啶钠注射液(pH 值为 10～10.5)。含锆玻璃系含少量锆的中性玻璃,具有更高的化学稳定性,耐酸、碱性能好,可用于盛装如乳酸钠、碘化钠、磺胺嘧啶钠、酒石酸锑钠等。

注射剂容器一般是指由硬质中性玻璃制成的安瓿或容器,亦有塑料容器。最终灭菌小容量注射剂的内包装容器一般采用曲颈安瓿,其容积通常有 1ml、2ml、5ml、10ml、20ml 等几种规格,目前国内普遍使用的有两种,即刻痕色点曲颈易折安瓿和色环易折安瓿。刻痕色点曲颈易折安瓿就是在曲颈部位刻有一微细的刻痕,在刻痕上方标有直径为 2mm 的色点,折断时施力于刻痕中间的背面,折断后,断面平整(图 10-2)。色环易折安瓿是将一种膨胀系数高于安瓿玻璃 2 倍的低熔点粉末熔固在安瓿颈部成环状,冷却后由于两种膨胀系数不同,在环部产生一圈永久应力,用力一折即平整折断,不易产生玻璃屑和微粒。

目前安瓿多为无色,有利于检查药液的澄明度。对需要遮光的光敏性药物,根据琥珀色可滤除紫外线的性质,可采用琥珀色玻璃安瓿。因琥珀色安瓿中含氧化铁,而痕量的氧化铁有可能溶解进入药液中,故若产品中含有成分能被铁离子催化的,则不能使用琥珀色玻璃容器。

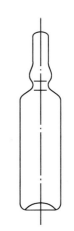

图 10-2 曲颈易折安瓿示意图

由于在临床应用安瓿灌封的注射剂时需打破玻璃安瓿,再用针筒抽取药液,存在玻璃屑的潜在隐患及空气的污染,且可能因抽取不完全而影响剂量准确性。目前,在国外已上市一种新型的特殊药用包装方式,即预灌封注射容器,主要由 3 个基本部分组成:注射针筒、推杆和胶塞,由药品生产企业将药品预先充入注射容器中提供给医院使用。其同时具有贮存和注射药物的功能,使用比较便捷,剂量准确,能够降低污染,减少潜在医疗事故的发生。如胰岛素注射液等常采用此种形式。

(二)注射剂容器的处理

最终灭菌小剂量注射剂使用的容器多为玻璃安瓿,其一般的处理工序为:安瓿检查→切割→圆口→洗涤→干燥→灭菌等。

1.安瓿的检查 为了保证注射剂的质量,安瓿必须按《中国药典》要求进行一系列的检查,包括物理和化学检查。物理检查内容主要包括:安瓿外观、尺寸、应力、清洁度、热稳定性等;化学检查内容主要有容器的耐酸、碱性和中性检查等。需进行必要的装药试验,以检查安瓿与药液的相容性。

2.安瓿的切割与圆口 安瓿需先经过切割,使安瓿颈具有一定的长度,便于灌装。切割后的安瓿应瓶口整齐,无缺口、裂口、双线,长短符合要求。切口不好,其颈口截面粗糙,经相互碰撞及洗涤,玻璃碎屑易掉入安瓿内,增加洗瓶的难度,甚至影响药液的澄明度,因此需要圆口。圆口系利用强烈火焰喷烘颈口截面,使熔融光滑。

3.安瓿的洗涤 安瓿作为盛放注射药品的容器,在其制造及运输过程中难免会被微生物及尘埃粒子所污染,为此在灌装药液前安瓿必须进行洗涤,并要求在最后一次清洗时,须采用经微孔滤膜精滤过的注射用水加压冲洗,然后再经灭菌干燥方能灌注药液。

安瓿一般使用去离子水灌瓶蒸煮,质量较差的安瓿须用 0.1%～0.5% 盐酸溶液或 0.5% 醋酸水溶液,灌瓶蒸煮(100℃、30 分钟)热处理。其目的是使得瓶内的灰尘、沙砾等杂质经加热浸泡后落入水中,容易洗涤干净,同时也让玻璃表面的硅酸盐水解及微量的游离碱和金属盐溶解,提高安瓿的化学稳定性。

将蒸煮后的安瓿进行洗涤,大生产多采用喷淋式安瓿洗涤机、气水喷射式安瓿洗涤机或超声波安瓿洗涤机等设备进行处理,洗净后进入下一道工序。

目前国内药厂使用的安瓿洗涤设备主要有 3 种。

(1)喷淋式安瓿洗涤机组:该机组由喷淋机、甩水机、蒸煮箱、水过滤器及水泵等机件组成。喷淋机主要由传送带、淋水板及水循环系统组成(图 10-3)。这种生产方式的生产效率高,设备简单,曾被广泛采用,但存在占地面积大、耗水量多、淋洗效果难以保证等缺点。

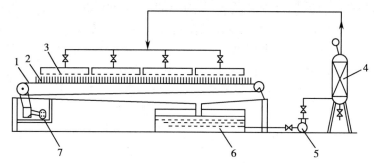

1- 输送带;2- 安瓿盘;3- 多孔喷嘴;4- 过滤器;5- 循环泵;6- 集水箱;7- 电动机。

图 10-3　安瓿冲淋机

(2)气水喷射式安瓿洗涤机组:该机组适用于大规格安瓿和曲颈安瓿的洗涤,是目前水针剂生产上常用的洗涤方法。气水喷射式洗涤机组主要由供水系统、压缩空气及其过滤系统、洗瓶机三大部分组成。洗涤时,利用洁净的洗涤水及经过过滤的压缩空气,通过喷嘴交替喷射安瓿内外部将安瓿洗净。整个机组的关键设备是洗瓶机(图 10-4)。

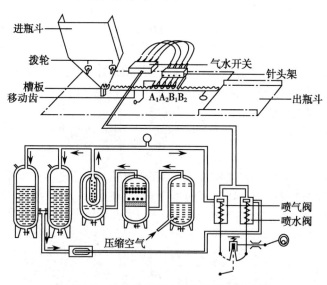

图 10-4　气水喷射式安瓿洗涤机组示意图

(3)超声波安瓿洗涤机组:该机组是国外制药工业近 20 年来新发展起来的一种利用超声波技术清洗安瓿的先进设备(图 10-5)。利用超声波使浸于清洗液中的安瓿与液体的接触界面处产生"空化",从而使安瓿表面的污垢因受冲击而脱落,进而达到清洗安瓿的目的。其具有清洗洁净度高、清洗速度快等特点,特别是对盲孔和各种几何状物体,洗净效果独特。目前,该机组可分为简易式与回转式超声安瓿洗涤机,其中后者可实现连续自动操作,劳动条件好,生产能力大,尤其适用于大批量安瓿的洗涤,但附属设备较多,设备投资较大。

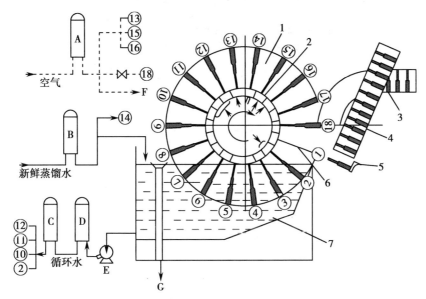

1- 针鼓转盘; 2- 固定盘; 3- 出瓶装置; 4- 安瓿斗; 5- 推瓶器; 6- 针管; 7- 超声波洗涤槽。

A、B、C、D. 过滤器; E. 循环泵; F. 吹除玻璃屑; G. 溢流回收; ①～⑱: 工位号。

图 10-5　18 工位连续回转式超声波安瓿洗涤机的工作原理

4. 安瓿的干燥与灭菌　安瓿洗涤后,一般置于 120～140℃烘箱内干燥。需无菌操作或低温灭菌的安瓿在 180℃干热灭菌 1.5 小时。大生产中多采用隧道式远红外灭菌烘箱和电热隧道式灭菌烘箱,温度为 200℃左右,有利于安瓿的烘干、灭菌连续化。安瓿干燥灭菌后应密闭保存,并及时应用。

此外,若生产厂家采用洗灌封生产联动线,则可实现安瓿洗涤、干燥、灭菌等处理工序的自动化。

安瓿干燥灭菌设备的类型较多,烘箱是最原始的干燥设备,因其规模小、机械化程度低、劳动强度大,目前大多被隧道式灭菌烘箱所代替,常用的有隧道式远红外灭菌烘箱和电热隧道式灭菌烘箱。隧道式远红外灭菌烘箱(图 10-6)是一种连续式干燥灭菌设备,该设备结构简单、造价低、维修方便、生产能力大,在药品生产中有着广泛的应用。电热隧道式灭菌烘箱(图 10-7)是目前最先进的连续式干燥灭菌设备,其优点是自动化程度高,符合 GMP 生产要求,并能有效提高产品质量和改善生产环境,但造价昂贵,能耗高,维修复杂。

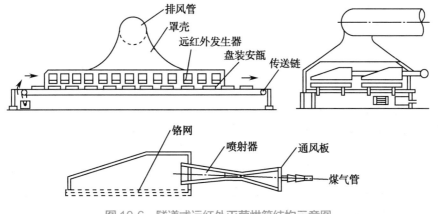

图 10-6　隧道式远红外灭菌烘箱结构示意图

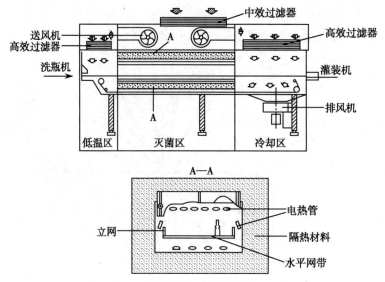

图 10-7　电热隧道式灭菌烘箱结构示意图

三、中药注射剂原料的准备

　　中药注射剂处方中的原料原则上应为具有法定标准的有效成分、有效部位、提取物、饮片等，应根据质量控制的要求完善其质量标准，必要时增加相关质量控制项目。注射剂用饮片一般应固定品种、药用部位、产地、加工、采收期等，以炮制品入药的应明确详细的炮制方法。

　　中药注射剂的原料形式有以下几种：①以中药中所提取的有效成分为原料；②以中药中所提取的有效部位为原料；③以中药中所提取的总提取物为原料。中药注射剂原液的制备要求最大限度地除去杂质，并尽可能地保留其有效成分。

　　提取与纯化路线的选择依据是：①根据处方中药物所含成分的理化性质；②结合中医药理论确定的功能主治与现代药理研究；③处方的传统用法、剂量；④制成注射剂后应用的部位及作用时间。

1. 提取与纯化

　　（1）蒸馏法：本方法主要用于提取挥发性的成分。如柴胡、野菊花、鱼腥草、艾叶、徐长卿、防风、细辛、大蒜、薄荷、荆芥等，均可采用此方法对其有效成分进行提取。具体操作方法是将药材粗粉或薄片放入蒸馏器内，加水适量，待充分吸水膨胀后，加热蒸馏或通水蒸气蒸馏，收集馏出液。若药材中有效成分为挥发油或其他挥发性成分，则可存在于馏出液内。为提高蒸馏效率和防止有效成分被热破坏，也可采用减压蒸馏法。

　　操作过程中需注意：①挥发油的饱和水溶液澄明度较差时，可加入少量精制滑石粉或硅藻土进行吸附滤过处理，或加入适量的增溶剂。②通过蒸馏法制得的注射剂原液，不得含有或少量含有电解质。③若渗透压比较低时，需要加入适量的氯化钠对其渗透压进行调节后再进行配制。

　　（2）水提醇沉法：本方法系利用药材中的大多数有效成分（如生物碱盐、苷类、有机酸类、氨基酸、多糖等）既溶于水又溶于醇的特性，用水提取、浓缩后，加入适量乙醇，可以改变其溶解度从而将药液中的杂质全部或部分除去。

　　（3）醇提水沉法：本法系指中药材用一定浓度的乙醇以渗漉法、回流法进行提取，该方法可提取出药材中的生物碱及其盐类、苷类、挥发油类及有机酸类等；虽然多糖类、蛋白质、淀粉等无效成分不易溶出，但树脂、油脂、色素等杂质却仍可提取出来。因此，醇提取液经过回收乙醇之后，再加入一定量的水并冷藏处理一定时间,可使杂质更好地沉淀而除去。当乙醇浓度达到40%~50%时,可有效提取强心苷、鞣质、蒽醌及其苷类、苦味质等;当乙醇浓度达到60%~70%时,可有效提取苷类;当乙醇浓度达到更高浓度时,则可有效提取生物碱、挥发油、树脂和叶绿素等。

(4)双提法:若处方中所含药材既需要提取其挥发性成分,又需要提取其不挥发性成分时,则可使用本方法对有效成分进行提取。先将药材以蒸馏法提出其挥发性成分后,再以水提醇沉法或其他方法提取其不挥发性成分,最后将两部分合并,以供配制注射液使用。

(5)超滤法:中药水煎液中有效成分的分子量一般在1 000以下,而无效成分(鞣质、蛋白质、树脂等)分子量一般较大,在常温和一定压力下(外源氮气压或真空泵压),将中药提取液通过一种装有高分子多微孔膜的超滤器,可达到有效去除杂质并保留有效成分的目的。

常用的高分子膜有醋酸纤维膜(CA膜)、聚砜膜(PS膜)、聚乙烯醇膜(PVA膜)等。通常选用截留蛋白质分子量为10 000~30 000的膜孔范围,用于中药注射剂的制备。

本方法的特点是:①以水为溶剂,保持传统的煎煮方法;②操作条件温和,不加热,不用有机溶剂,有利于保持原药材的生物活性和有效成分的稳定性;③易于除去鞣质等杂质,注射剂的澄明度和稳定性较好。

此外,尚有树脂吸附法、酸碱沉淀法、反渗透法、透析法、离子交换法、有机溶剂萃取法等可供选用。

2. 除去注射剂原液中鞣质的方法

(1)鞣质的性质:鞣质是一种多元酚的衍生物,广泛存在于植物药材中,既溶于水又溶于醇,具有较强的还原性,其在加热时或在酸、酶、强氧化剂中可发生氧化、水解、缩合反应,生成一些不溶性的物质。

(2)除去鞣质的目的:一般纯化方法不易将鞣质除尽,经灭菌后会产生沉淀,影响注射剂的澄明度、稳定性;鞣质与蛋白质会形成不溶性的鞣酸蛋白,注入人体内会产生疼痛,在注射部位往往结成硬块。

(3)除去鞣质的方法

1)明胶沉淀法:本方法系利用蛋白质可与鞣质在水溶液中形成不溶性鞣酸蛋白从而沉淀的性质以有效除去鞣质。该反应在pH值为4.0~5.0时最为灵敏。在中药水煎浓缩液中,加入2%~5%明胶溶液,直至不产生沉淀为止,静置,滤过,除去沉淀,浓缩滤液后,加入乙醇使其含量达75%以上,以除去过量明胶。

2)改良明胶沉淀法:水煎液浓缩,加入2%~5%明胶后稍经放置,不须滤过即再加入乙醇至含酸量达70%~80%,静置过夜,滤过即得。该法可降低明胶对中药中黄酮类成分和蒽醌类成分的吸附作用。

3)醇溶液调pH值法(碱性醇沉法):将中药的水煎液浓缩后加入乙醇使其浓度达80%以上,放置冷藏,滤除沉淀后,再用40%氢氧化钠调节pH值为8,此时鞣质生成钠盐且不溶于乙醇而析出,经放置即可滤过除去。需要注意的是:醇浓度与pH值越高,除去鞣质的效果越好,但有些酸性成分会被同时除去。醇溶液的pH值一般不超过8。

4)聚酰胺除鞣质法:聚酰胺又称尼龙、锦纶、卡普隆,是由酰胺聚合而成的高分子化合物。其分子内含有大量的酰胺键,可与酚类、酸类、醌类、硝基类化合物形成氢键而吸附这些物质,从而达到除去的目的。但要注意的是硝基化合物、酸类成分、醌类成分也可成氢键吸附。

四、注射剂的配制与滤过

(一)注射剂的配制

1. 原辅料的质量要求及投料量的计算 由于注射给药途径的特殊性及中药来源、所含成分比较复杂，以药材、饮片投料的需经必要的提取纯化工艺制得提取物；以中药的有效成分、有效部位、提取物直接投料的，须依据半成品（中间体）质量标准进行检验，合格后方可投料。半成品（中间体）的内控质量标准主要包含两方面的内容，一是指杂质检查（蛋白质、鞣质、树脂、草酸盐、钾离子等）符合注射用标准；二是检查指标成分总量占总固体的百分率应符合注射用标准：有效成分制成的注射剂，其单一成分的含量应不少于90%；多成分制成的注射剂，总固体中结构明确成分的含量应不少于60%。

供注射用的辅料必须符合法定标准所规定的各项杂质检查与含量限度，或符合相应的内控标准，检验合格方可使用。

配制前，应正确计算原料的用量，称量时应双人核对。以中药的有效成分或有效部位投料时，可按规定浓度或限度计算投料量；以总提取物投料时，可按提取物中指标成分含量限度计算投料量。在注射剂配制后，若在制备过程中（如灭菌过程）药物有效成分的含量易下降，应酌情增加投料量。投料量可按式（10-3）计算：

$$中间体实际用量 = \frac{（实际灌注量 + 实际灌注时损耗量）\times 成品标示量 \%}{中间体实际含量} \qquad 式（10\text{-}3）$$

2.配制用具的选择与处理　配制用具必须采用化学稳定性好的材料制成，如玻璃、搪瓷、不锈钢、耐酸耐碱陶瓷及无毒聚氯乙烯、聚乙烯塑料等。一般配制浓的盐溶液不宜选用不锈钢容器，需加热的药液不宜选用塑料容器。常用装有搅拌器的夹层锅配液，以便加热或冷却。配制用具在使用前要用洗涤剂或清洁液处理，洗净并沥干。临用时，再用新鲜注射用水荡洗或灭菌后备用。操作完毕后应及时清洗。

3.配制方法　分为浓配法和稀配法两种。浓配法系将全部药物加入部分溶剂中配成浓溶液，加热或冷藏后过滤，然后稀释至所需浓度。此法有利于去除一些溶解度较小的杂质，适用于原料质量一般的注射剂的配制。稀配法系将全部药物加入所需溶剂中，一次配成所需浓度，再行过滤。此法适用于原料质量好的注射剂的配制。

由于中药成分复杂，虽经提取精制但仍然残存一些杂质，常采用浓配法。一般在配液时采用吸附法、热处理与冷藏（即先加热至100℃，再冷却至0～4℃）等方法去除杂质。

在吸附法中，常用的吸附剂如活性炭、滑石粉等，在水溶液中除能吸附树脂、鞣质、色素等杂质，还可改善注射剂的澄明度，尚有助滤作用。热处理与冷藏法亦称变温法，某些如树脂、鞣质等高分子杂质在水中呈胶体状态，不易凝聚和沉淀，经加热处理，可破坏其胶体状态而使之凝聚，再进行冷藏，降低其动力学稳定性，使沉淀析出，即可滤除杂质。一般使用方法是在药液中加入0.1%～1%的针剂用活性炭（使用前应在150℃干燥3～4小时），加热煮沸一定时间，适当搅拌，然后置0～4℃冷藏适当时间，滤过。在使用过程中，需注意活性炭在酸性溶液中吸附作用较强，在碱性溶液中反而易脱吸附，使杂质增加，同时也会吸附一些化学成分如生物碱、苷类、有机酸等，导致有效成分损失。滑石粉吸附力较小，但对胶体有良好的分散作用，临用前应在115℃活化1小时。纸浆也具有一定的助滤和脱色作用。

配制油性注射剂时，常将注射用油先经115℃干热灭菌1～2小时，冷至主药熔点以下20～30℃时趁热配制，待油温降至60℃以下，滤过。但滤过温度不宜太低，否则会因黏度增大导致滤过困难。

药液配制后，应进行半成品质量检查，检查项目主要包括pH值、相关成分含量等，检查合格后方可进一步滤过和灌封。

（二）注射剂的滤过

1.常用滤器　滤过是保证注射剂澄明的关键操作，一般分为粗滤、精滤。如药液中沉淀物较多，或加活性炭处理的药液，须粗滤后方可精滤，以免沉淀堵塞滤孔。常用于初滤的滤材有：

滤纸、长纤维脱脂棉、绸布、绒布、尼龙布等。常用的滤器有：三角玻璃漏斗、布氏漏斗、滤棒。精滤常用滤器有：垂熔玻璃漏斗、微孔滤膜及滤器等。砂滤棒适用于大生产初滤；垂熔玻璃滤器 G_3 常压过滤，G_4 加压或减压过滤，G_6 除菌过滤；微孔滤膜用于精滤（0.45～0.8μm）或无菌过滤（0.22～0.3μm），板框过滤器用于大生产预滤。

2. 滤过方式

（1）高位静压滤过装置：此种装置适用于楼房，配液间和储液罐在楼上，待滤药液通过管道自然流入滤器，滤液流入楼下的贮液瓶或直接灌入容器。利用液位差形成的静压，促使经过滤器的滤材自然滤过。该法简便、压力稳定、质量好，但滤速慢。

（2）减压滤过装置：是在滤液贮存器上不断抽去空气形成负压，促使在滤器上方的药液经滤材流入滤液贮存器内。

（3）加压滤过装置：系用离心泵输送药液通过滤器进行滤过。其特点是：压力稳定、滤速快、质量好、产量高。由于全部装置保持正压，空气中的微生物和微粒不易侵入滤过系统，同时滤层不易松动，因此滤过质量比较稳定。适用于配液、滤过、灌封在同一平面工作。

无论采用何种滤过方式和装置，由于滤材的孔径不可能完全一致，故最初的滤液不一定澄明，需将初滤液回滤，直至滤液澄明度完全合格后，方可正式滤过，供灌封。

在注射剂生产中，一般采用加压三级过滤，先将药液用常规的滤器如砂滤棒、板框压滤器初滤，垂熔玻璃漏斗或预滤膜等办法进行精滤后，再用微孔滤膜末端过滤。

五、注射剂的灌封、灭菌、灯检、印字与包装

（一）注射剂的灌封

1. 灌装方法 滤液经检查合格后进行灌装和封口，即灌封，可分为手工灌封和机械灌封两种。手工灌封因生产效率低现已经被淘汰，而药厂多采用全自动灌封机。其大致由空安瓿加瓶斗、进瓶转盘、传动齿板、装量控制器、灌液针头、火焰熔封灯头、拉丝钳等组成。

在灌装药液前，先试装若干支安瓿，经检查合格后再行灌装；要求灌装时灌注针头及药液不得碰到安瓿瓶口，灌注量应比标示量稍多，以弥补瓶壁黏附及用药时针头吸留的损失。对于易氧化药物溶液的灌注，需向安瓿中通入惰性气体如氮气、二氧化碳等，以取代安瓿中的空气。对于装量为1～2ml的安瓿，一般要求先灌注后通气；对于装量为5ml以上的安瓿，则先通气后灌注药液，最后再通气，以尽可能排尽安瓿内的残余空气。

安瓿封口要求严密、不漏气，顶端圆整光滑，无尖头、泡头、瘪头和焦头。封口方法有拉封与顶封两种，其中拉封对药液的影响更小，应用更广泛。

2. 灌装设备 注射剂灌封是注射剂装入容器的最后一道工序，也是注射剂生产中最重要的工序。因此，灌封设备的合理设计及正确使用会直接影响注射剂产品质量的优劣。

安瓿的灌封操作可在安瓿灌封机上完成。根据安瓿排整、灌注、充氮和封口等灌封的一般工艺过程，安瓿灌封机一般包括传送、灌注和封口等部分，以完成安瓿灌封的各道工序操作（图10-8）。

（1）传送部分：该部分功能是在一定的时间间隔（灌封机工作周期）内，将定量的安瓿按一定的距离间隔排放于灌封机的传送装置上，并由传送装置输送至灌封机的各工位，完成相应的工序操作，最后将安瓿送出灌封机。

（2）灌注部分：该部分功能是将规定体积的药液注入安瓿中，并向瓶内充入氮气，以提高药液的稳定性。灌注部分主要由凸轮杠杆装置、吸液灌液装置和缺瓶止灌装置组成。

（3）封口部分：该部分功能是用火焰加热已灌装药液的安瓿颈部，待其熔融后，采用拉丝封口工艺使安瓿密封。主要由压瓶装置、加热装置和拉丝装置组成。

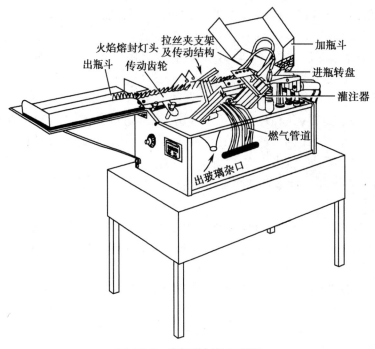

火焰熔封灯头　拉丝夹支架及传动结构　加瓶斗

出瓶斗　传动齿轮　进瓶转盘

灌注器

燃气管道

出玻璃杂口

图 10-8　安瓿灌封机示意图

知识链接

灌封中常出现的问题及原因分析

（1）剂量不准：可能是剂量调节装置的螺丝松动。

（2）封口出现毛细孔：可能是熔封火焰强度不够。

（3）出现大头、瘪头等现象：可能是火焰太强或安瓿受热不均匀。

（4）焦头现象：灌药时给药太急，针头往安瓿内灌药时不能立即回缩或针头安装不正等，均可能使安瓿颈部沾有药液，熔封时药液炭化而引起焦头。

当出现问题时应根据具体情况分析原因，通过改进操作方法或调整设备运行状态来解决问题。

3.安瓿洗灌封联动线　前述水针剂安瓿的清洗、灌注、封口等设备都是在不能密闭或不能完全密闭的单机设备上完成的，这种生产方式容易造成产品的污染或混淆。目前，新型水针剂洗灌封生产联动线实现了水针剂生产过程的密闭、连续以及关键工位的单向流保护，具有设备紧凑、生产能力高、符合 GMP 要求、产品质量高等优点，使我国的水针剂生产水平跨上了一个新的高度。其主要由安瓿超声波清洗机、烘干灭菌机和安瓿灌封机 3 台单机组成（图 10-9）。

（二）注射剂的灭菌与检漏

1.灭菌　除采用无菌操作生产的注射剂外，一般注射剂在熔封后应立即进行灭菌，一般注射剂从配液到灭菌不应超过 12 小时。灭菌方法与灭菌时间应根据药物的性质来选择，既要保证灭菌效果，又要保证注射剂的稳定性，必要时可采取几种灭菌方法联合使用。在避菌条件较好的情况下生产的注射剂可采用流通蒸汽灭菌，一般 1～5ml 安瓿常用 100℃、30 分钟；10～20ml 安瓿常用 100℃、45 分钟灭菌。要求按灭菌效果 $F_0 > 8$ 进行验证。

2.检漏　灭菌后的安瓿应立即进行漏气检查。一般采用灭菌和检漏结合的两用灭菌锅。待灭菌结束，打开锅门，用冷水喷淋安瓿使温度降低，然后关紧锅门并抽气，漏气安瓿内气体亦被抽出，再加入有色溶液（0.05% 曙红或亚甲蓝）并浸没安瓿。缓缓放入空气并开启锅门，用热水淋洗

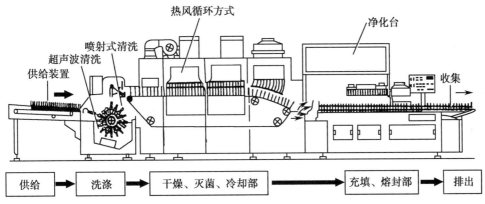

图 10-9　安瓿洗烘灌封联动机组示意图

安瓿，然后将因安瓿内负压状态而吸入有色溶液的漏气安瓿剔除。也可将灭菌后的安瓿趁热浸入有色溶液中，当冷却时，由于漏气安瓿内部压力降低而吸入有色溶液，使药液染色而被检出。

3. 灭菌、检漏设备　目前，国内注射剂生产多采用湿热火菌。湿热灭菌是利用饱和水蒸气或沸水来杀灭细菌。真空检漏步骤为：将安瓿置于 0.09MPa 真空度的真空密闭容器中至少 15 分钟，然后向容器内灌注有色溶液，将安瓿全部浸没，有色溶液将渗入封口不严密的安瓿内部，使药液染色，从而检出不合格的安瓿。目前多采用灭菌检漏两用灭菌锅（图 10-10）。

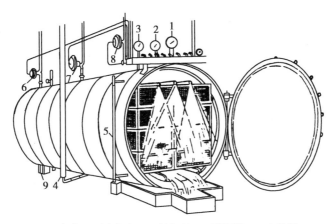

1- 温度表；2- 压力表；3- 真空表；4- 蒸汽管；5- 水位计；
6- 自来水阀；7- 射水阀；8- 抽气阀；9- 自来水出口。

图 10-10　灭菌检漏两用灭菌锅

（三）注射剂的灯检

对安瓿进行澄明度检查是确保针剂质量的又一道关键工序。在针剂生产过程中难免会带入一些异物，如未滤除的不溶物、容器或滤器的剥落物以及空气中的尘埃等。这些异物一旦随药液进入人体，即会对人体产生不同程度的伤害，因此必须对安瓿进行澄明度检查，将含有异物的不合格安瓿剔除。目前国内的针剂生产厂家大多采用人工目测法对安瓿进行澄明度检查。该法使用的光源为 40W 的日光灯，工作台及背景为不反光的黑色（检查有色异物时用白色）。检查时，将待检安瓿置于检查灯下距光源约 200mm 处，轻轻摇动安瓿，目测药液内有无异物微粒。人工目测法设备简单，但劳动强度大，眼睛极易疲劳，检出效果差异较大。

为克服人工目测法的不足，国内外已开发出多种安瓿澄明度检查仪（图 10-11）。其原理是利用旋转的安瓿带动药液旋转，当安瓿突然停止旋转时，药液因惯性会继续旋转一段时间。在安瓿停止旋转的瞬间，用光束照射安瓿，此时在背后的荧光屏上会同时出现安瓿和药液的图像。再通过光电系统采集运动图像中微粒的大小和数量信号，从而检查出含有异物的不合格安瓿，并将其剔除。与人工目测法相比,澄明度检查仪具有较好的检测效果。此外,澄明度检查仪还具有结构简单、操作和维修方便、劳动强度低、检出率高等优点。缺点是对有色安瓿的灵敏度很低。

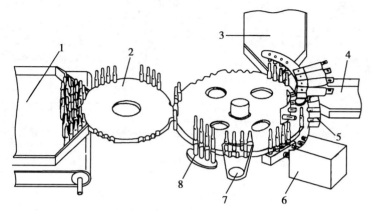

1- 输瓶盘;2- 拨瓶盘;3- 合格贮瓶盘;4- 不合格贮瓶盘;
5- 空瓶、药液量过少检查;6- 异物检查;7- 转瓶;8- 顶瓶。

图 10-11　安瓿澄明度光电自动检查仪的主要工位示意图

(四)注射剂的印字与包装

经检验合格的注射剂,应及时印字和包装,整个过程包括安瓿印字、装盒、加说明书、贴标签等工序。印字后的安瓿即可装入纸盒内,盒外应贴标签。

印字内容包括品名、规格、批号等,以免产品之间发生混淆。目前国内药厂已淘汰手工印字和简单的机械印字,多采用的是由开盒机、印字机、贴签机和捆扎机 4 个单机联动而成的半机械化安瓿印包机,提高了安瓿的印包效率。其流程如图 10-12 所示。

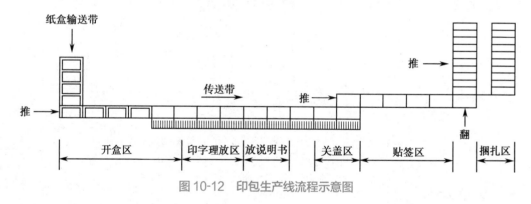

图 10-12　印包生产线流程示意图

六、生产过程中可能出现的问题与解决办法

中药注射剂具有作用迅速、生物利用度高等特点,能较好地发挥中药治疗急病重症的作用,临床表现良好。中药注射剂的研究和发展,对于我国中医药事业的发展有着重要的意义。但是由于中药成分极其复杂,传统生产工艺不够现代,其生产质量仍存在一些问题。

(一)澄明度问题

澄明度是中药注射剂稳定性考核项目之一,也是评价其质量的重要指标之一。中药注射剂因其制备工艺条件的问题,在灭菌后或在贮藏过程中会产生浑浊或沉淀,导致澄明度不合格。一般解决的方法如下:

1. 去除杂质　中药注射剂在其制备的过程中,一些高分子化合物(如鞣质、淀粉、树胶、果胶、黏液质、树脂、色素等杂质)在前处理过程中未能除尽,当温度、pH 值等因素发生变化时,这些成分就会进一步发生聚合变性,使溶液呈现浑浊或出现沉淀;同时,有些注射剂中含有的成分本身就不够稳定,在制备或贮藏过程中易发生水解、氧化等,也会对注射剂的澄明度造成一定的影响。因此,在制备注射剂时应根据中药所含成分的性质,采取适宜的提取工艺,以尽可能除去杂质,并在操作过程中需注意保持相关成分的稳定。

2.调节药液的 pH 值　药液的 pH 值对注射剂的澄明度影响较大,中药中某些成分的溶解度与药液的 pH 值密切相关。若 pH 值调节不当,则很容易产生沉淀。一般为碱性的有效成分(如生物碱等),药液的 pH 值应调节至偏酸性为宜;一般为酸性或弱酸性的有效成分(如有机酸等),药液的 pH 值应调节至偏碱性为宜。

3.热处理冷藏　中药注射剂中含有的高分子物质一般呈胶体分散状态,具有热力学不稳定性及药动学不稳定性,易受温度的影响导致胶粒聚集,使药液浑浊或沉淀。因此在注射剂灌封前,先对药液进行热处理冷藏,以加速药液中胶体杂质的凝结,然后过滤除去杂质、沉淀后再灌封,采取这种措施可有效提高注射液的澄明度及其稳定性。

4.合理选用注射剂的附加剂　有些中药注射剂其本身所含有的成分溶解度较小,经灭菌或放置后也会导致部分析出,此时可加入适宜的增溶剂、助溶剂或使用复合溶剂,使澄明度得到明显改善。

(二)刺激性问题

中药注射剂在其使用过程中所产生的刺激性问题,也是限制中药注射剂发展的重要原因之一。引起中药注射剂刺激性问题的原因有很多,一般解决的方法如下:

1.消除有效成分本身的刺激性　注射液中所含的某些成分在注射时本身就具有较强的刺激性。因此,在不影响治疗效果的前提下,可通过适当降低药物的浓度、调节药液的 pH 值或添加适宜止痛剂的方法来减少刺激性。

2.去除杂质　中药注射剂中存在杂质,特别是鞣质含量较高时,可使注射部位产生肿痛或硬结。药液中的钾离子浓度偏高,也会在一定程度上产生刺激性。应通过适当的纯化工艺以有效去除杂质。

3.调节药液的 pH 值　注射剂的 pH 值过高或过低,均会造成局部的刺激作用,引起疼痛。在配制药液时应对其进行适当的调节。

4.调节药液渗透压　药液的渗透压过高或过低,也会对机体产生一定的刺激性。在配制药液时应尽可能调节成等渗溶液。

(三)疗效问题

中药注射剂疗效的不稳定性,往往使临床治疗效果受到影响。影响中药注射剂疗效的因素,除了原药材的质量差异外,组方的配伍、用药剂量、提纯方法的合理性都与之相关。一般解决疗效问题的方法如下:

1.控制原药材质量　由于中药来源、产地、采收、加工炮制等方面的差异,导致中药有效成分的含量有所不同,应从控制原料入手,以保证每批注射剂的质量稳定。

2.提高有效成分溶解度　有些中药有效成分的溶解度较小,可通过增溶、助溶或其他增溶解度的方法,以提高有效成分的溶解度,从而满足临床治疗的需要。

3.调整剂量优化工艺　中药注射剂与中药传统的口服用法相比,剂量相对较小,导致临床疗效不明显,可采用新技术、新方法,以提高中药注射剂中有效成分的含量,确保临床疗效的发挥。

七、典型品种举例

例1　柴胡注射液
【处方】　柴胡 1 000g　氯化钠 8g　聚山梨酯 80 10ml　注射用水适量制成 1 000ml

【制法】 取柴胡(饮片或粗粉)1 000g加10倍水,加热回流6小时后蒸馏,收集初蒸馏液6 000ml后,重蒸馏至1 000ml。含量测定(276nm处吸光度为0.8),加氯化钠和聚山梨酯80,使其全部溶解,滤过,灌封,100℃灭菌30分钟即得。

【功能与主治】 清热解表。用于治疗感冒,流行性感冒及疟疾等的发热。

【用法与用量】 肌内注射,一次2～4ml,一日1～2次。

例2 止喘灵注射液

【处方】 麻黄150g 洋金花30g 苦杏仁150g 连翘150g 注射用水适量 制成1 000ml

【制法】 以上四味,加水煎煮二次,第一次1小时,第二次0.5小时,合并煎液,滤过,滤液浓缩至约150ml,用乙醇沉淀处理二次,第一次溶液中含醇量为70%,第二次为85%,每次均于4℃冷藏放置24小时,滤过,滤液浓缩至约100ml,加注射用水稀释至800ml,测定含量,调节pH值,滤过,加注射用水至1 000ml,灌封,灭菌,即得。

【功能与主治】 宣肺平喘,祛痰止咳。用于痰浊阻肺、肺失宣降所致的哮喘、咳嗽、胸闷、痰多;支气管哮喘、喘息性支气管炎见上述证候者。

【用法与用量】 肌内注射。一次2ml,一日2～3次;7岁以下儿童酌减。1～2周为一疗程,或遵医嘱。

第六节 输液剂与血浆代用液

一、输液剂的含义与种类

输液剂又称为大容量注射剂,是指供静脉滴注用的大剂量注射剂。除另有规定外,注射量一般不小于100ml。输液剂使用剂量大,直接进入血液循环,故能快速产生药效,是临床救治危重和急症患者的主要用药方式。在临床医疗工作中,输液剂占有十分重要的地位。

临床上常用输液剂的类型有:

1.电解质输液 用于补充体内水分、电解质,纠正体内酸碱平衡等。如氯化钠注射液、复方氯化钠注射液、乳酸钠注射液等。

2.营养输液 用于不能口服吸收营养的患者,主要提供营养成分和热能,包括:糖类、蛋白质、人体必需的氨基酸、维生素和水分等。如葡萄糖注射液、氨基酸输液、脂肪乳注射液等。

3.胶体输液 是一类与血浆渗透压相等的胶体溶液,也称渗透压输液、血浆代用液。用于维持血压和增加血容量,以防患者休克。由于胶体溶液中的高分子不易通过血管壁,可使水分较长时间在血液循环系统内保持,产生增加血容量和维持血压的效果。必要时可与氨基酸输液合用,可克服代血浆只有扩张血容量作用而无营养功能的缺点。胶体输液有多糖类、明胶类、高分子聚合物等。如右旋糖酐、淀粉衍生物、明胶、聚维酮(PVP)等。

4.含药输液 如甲硝唑输液、苦参碱输液等。

二、输液剂的质量要求

由于输液剂用药剂量大且直接注入血管,因此质量要求比普通注射剂更为严格。

1.安全性 不能引起对组织刺激或发生毒性反应,必须经过必要的动物实验,确保使用安全。

2.稳定性 输液系水溶液,从制造到使用要经过一段时间,故要求具有必要的物理稳定性和化学稳定性,确保产品在贮存期内安全有效。

3.无菌　输液成品中不应含有任何活的微生物，必须达到药典无菌检查的要求。染菌输液引起脓毒症、败血病、内毒素中毒甚至死亡。

4.无热原　无热原亦是输液剂的重要质量指标，须进行热原检查。

5.澄明度　在规定的条件下检查，不得有肉眼可见的浑浊或异物。微粒产生原因：①工艺操作中，车间空气洁净度差，药品内包装质量（接口和密封盖），滤器选择不当，滤过方法不好。灌封操作不合要求，工序安排不合理。②胶塞与输液容器质量不好。③原辅料质量对澄明度有显著影响，因此必须严格控制原辅料的质量。

6.渗透压　输液要有一定的渗透压，其渗透压要求与血浆的渗透压相等或相近。

7.pH值　输液的 pH 值要求与血液的相等或相近（血液 pH 值为 7.4）。

8.降压物质　有些注射液，如复方氨基酸注射液，其降压物质必须符合规定，以保证用药安全。

三、输液剂生产车间环境要求

根据《药品生产质量管理规范》（2010 年修订）及其附录 1 的规定，输液剂生产车间环境要求参考本章第一节表 10-3 中的示例进行操作。输液剂的灌封生产车间环境要求应达到 C 级背景下的局部 A 级。

四、输液剂的制备

（一）制备工艺流程

输液剂的制备工艺流程因其包装形式不同而分为 3 种，分别为玻璃瓶输液剂、塑料瓶输液剂与塑料袋输液剂，其制备工艺流程如图 10-13 至图 10-15 所示。

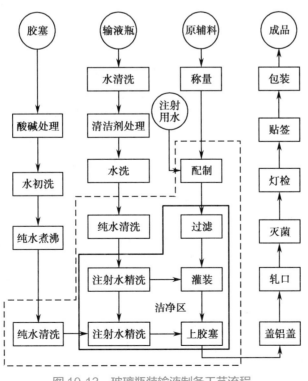

图 10-13　玻璃瓶装输液制备工艺流程

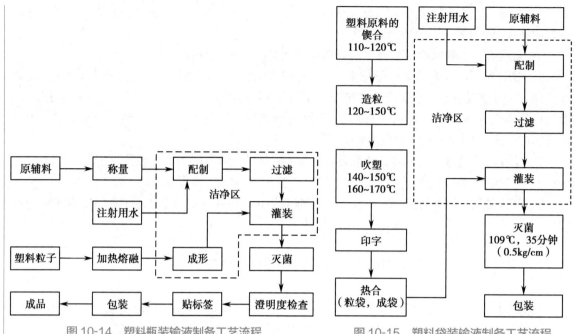

图10-14　塑料瓶装输液制备工艺流程　　　　图10-15　塑料袋装输液制备工艺流程

（二）原辅料的质量要求

输液的药物原料及辅料必须符合《中国药典》现行版质量标准，为优质注射用原料，配制输液必须采用新鲜的注射用水，并严格控制热原、pH值和铵盐。输液配制时，通常加入活性炭，活性炭必须采用一级针剂用活性炭。

（三）输液包装材料及其处理

1. 输液容器及其处理　目前输液容器主要包括玻璃瓶、塑料瓶和塑料袋3种形式。

（1）玻璃瓶：是最传统的容器，由硬质中性玻璃制成，具有透明度好，热稳定性优良，耐高温、高压，气密性好等优点，适合盛装酸性、中性液体；缺点为重量大，易破损，不利于运输，口部密封性差等。

玻璃瓶输液容器洗涤是否洁净，对药液可见异物影响较大。一般洗瓶是水洗与碱洗法相结合，碱洗法是用2%氢氧化钠溶液（50～60℃）冲洗，也可用1%～3%碳酸钠溶液，由于碱对玻璃有腐蚀作用，故碱液与玻璃接触时间不宜过长（数秒内）。对输液瓶质量不好或对输液瓶清洗要求更高时，采用硫酸重铬酸钾清洁液洗涤效果较好，因为它既有强力的消灭微生物及热原的作用，还能对瓶壁游离碱起中和作用。

（2）塑料瓶：塑料瓶一般采用聚丙烯（PP）和聚乙烯（PE）材料生产，现已广泛使用。此种输液瓶具有重量轻、不易碎、耐碰撞、运输便利、无毒、化学稳定性好等优点，且生产自动化程度高，制瓶与灌封在同一设备上完成，一次成形，被污染的机会减少，装入药液后口部密封性好、无脱落物。缺点是瓶体透明性不如玻璃瓶，有一定的变形性、透气性等。

（3）塑料袋：塑料袋输液容器的材质分为PVC软袋和非PVC软袋2种，自20世纪70年代起，欧美国家开始用PVC软塑料袋替代塑料瓶，但在使用中发现PVC的增塑剂如二乙基邻苯二甲酸酯（DEHP）会逐渐迁移进入输液，对人体产生毒害作用。因此，在90年代以后，已禁止生产PVC输液软塑料袋。目前上市的非PVC新型输液软塑料袋是当今输液体系中较理想的输液包装形式，所用材质为聚烯烃多层共挤膜，不含任何对人体有害的增塑剂，机械强度高、表面光滑、惰性好、能够阻止水气渗透，对热稳定，可在121℃高温蒸汽灭菌，不影响透明度。目前国内非PVC输液软袋的膜材主要依赖进口，生产成本较高。

塑料材质的瓶型和袋型输液容器原料优质、成形环境洁净级别高，无须清洗处理，在成形后可立即进入灌封工序供灌装药液使用。

2. 胶塞及其处理 输液瓶所用橡胶塞对输液的质量影响很大,因此对橡胶塞有严格的质量要求。天然胶塞由于气密性、抗老化能力差等缺点已经被淘汰,目前使用的是合成橡胶塞,其中合成的丁基胶塞以其优良的气密性和化学稳定性被广泛使用。为保证胶塞质量,国家药品监督管理部门也相继颁布了一系列注射剂用丁基胶塞的相关标准,对胶塞的各项技术要求如瓶塞尺寸、穿刺力、穿刺落屑、瓶塞容器密合性、自密封性、化学性能、生物性能等均做出了详细规定。药用丁基胶塞在使用时应注意:应在洁净区域打开包装。采用注射用水进行清洗,清洗次数不宜超过2遍,最好采用超声波清洗,清洗过程中切忌搅拌,应尽可能地减少胶塞间的摩擦。干燥灭菌最好采用湿热灭菌法,121℃、30分钟即可。如果条件不允许湿热灭菌,只能干热灭菌,则时间最好不要超过2小时。在胶塞干燥灭菌的过程中,应尽量设法减少胶塞间的摩擦。

3. 隔离膜及其处理 我国规定使用合成橡胶塞,如丁基橡胶塞,具备诸多优异的物理和化学性能,符合药品对瓶塞材料的质量要求。但一些活性比较强的药物,如头孢菌素类药物、治疗性输液以及中药注射剂等,仍然可能和丁基胶塞发生反应。故有的生产企业在胶塞与药液间仍然衬垫隔离膜。目前国内使用的隔离膜主要是涤纶膜,其理化性质稳定,耐酸、耐热性好,有一定机械强度,使用前用乙醇浸泡或在纯化水中于112~115℃热处理30分钟,临用前用滤清的注射用水动态漂洗。使用隔离膜会降低胶塞与瓶口的密闭性、增加制剂被污染的概率、增加生产成本,因此在生产中尽量不选择使用隔离膜。

（四）输液的配制

输液的配制,可根据原料质量好坏,分别采用稀配法和浓配法,但多数输液采用浓配法,其操作方法与注射剂的配制相同,即先配成浓溶液,滤过后再加新鲜注射用水稀释至所需浓度。如原料质量很好也可采用稀配法。配制用容器、滤过装置及输送管道必须认真清洗,使用后应立即清洗干净,并定时进行灭菌。配制输液时所使用的活性炭用量应视品种而异,活性炭有吸附热原、杂质和色素的作用,并可作助滤剂,通常活性炭分次吸附较一次吸附好。

（五）输液的滤过

输液剂的滤过方法、滤过装置等均与同种注射剂相同。通常采用板框式过滤器(或砂滤器)、垂熔玻璃滤器、微孔滤膜滤器等加压三级滤过装置进行滤过。一般板框式过滤器或砂滤器起预滤或初滤作用,垂熔玻璃滤器和微孔滤膜起精滤作用,精滤用微孔滤膜目前常用孔径为 $0.65\mu m$ 或 $0.8\mu m$。预滤或初滤时可加入活性炭,过滤过程中不要随便中断,以免冲动滤层,影响过滤质量。加压滤过既可以提高滤过速度,又可以防止滤过过程中的外界空气和产生的杂质或碎屑污染滤液,对高黏度药液可采用较高温度滤过。

（六）输液的灌封

药液滤过以后,经澄明度检查合格即可灌封。玻璃瓶输液的灌封由药液灌注、塞丁基胶塞、轧铝盖等三步组成,有的需加隔离膜。滤过和灌装均应在持续保温(50℃)条件下进行,并尽可能地使药液处在密闭环境中或控制药液暴露在空气中的时间,以防止微生物、粉尘的污染。灌封要按照操作规程连续完成,目前药厂生产多用旋转式自动灌封机、自动翻塞机、自动落盖轧口机完成整个灌封过程,实现联动化机械化生产。

目前有全自动吹灌封设备,可将热塑性材料吹制成容器并连续进行灌装、密封(简称吹-灌-封)操作,用于塑料材质包装的静脉输液生产。

（七）输液的灭菌

灌封后的输液应立即灭菌,从配制到灭菌的时间一般不超过4小时,以减少微生物污染繁殖的机会。输液通常采用热压灭菌,灭菌条件为121℃、15分钟或116℃、40分钟。近年来有些国家规定,对于大输液灭菌要求 F_0 值大于8分钟,常用12分钟。塑料袋装输液常采用109℃、45分钟灭菌,且应配备加压装置以免发生爆破。

输液剂与小容量注射剂质量要求上有什么区别？

五、输液剂质量问题讨论

（一）存在的问题

1. 可见异物与微粒的问题　注射剂中常出现的可见异物与微粒主要有炭黑、碳酸钙、氧化锌、纤维素、纸屑、黏土、玻璃屑、细菌和结晶等。产生的原因主要有：

（1）原辅料质量问题：原辅料质量的澄明度影响较显著，如注射用葡萄糖有时含有水解不完全糊精、少量蛋白质、钙盐等杂质；氯化钠中含有较高的钙盐、镁盐和硫酸盐等杂质；氯化钙中含有较多的碱性物质；这些杂质的存在，可使输液产生乳光、小白点、浑浊。脱色用活性炭杂质含量多，不仅影响输液的可见异物检查指标，而且还影响药液的稳定性。

（2）输液包装材料质量问题：如胶塞与输液容器质量不好，在长期储存中会有杂质脱落而污染药液，输液中发现的小白点主要是钙、镁、硅酸盐与铁等物质，这些物质主要来自橡胶塞和玻璃输液容器。PVC输液袋的增塑剂二乙基邻苯二甲酸酯（DEHP），也会形成对人体有危害的微粒。

（3）生产工艺及操作的问题：车间空气洁净度没有达标、包装材料洗涤不净、滤器选择不恰当、过滤与灌封操作未严格遵守标准操作规程（SOP）、工序安排不合理等，都会增加澄明度的不合格率。

（4）医院输液操作及静脉滴注装置的问题：医院无菌操作不严格、静脉滴注装置不净或不恰当的输液配伍，都可引起严重的输液反应甚至医疗事故。

2. 染菌问题　输液染菌的主要原因是生产过程中严重污染、灭菌不彻底、瓶塞松动、漏气等。输液染菌后会出现浑浊、霉团、云雾状、产气等染菌现象，也有些即使含菌数很多，但外观上没有任何变化。如果使用这种输液，将引起脓毒症、败血病、热原反应，甚至死亡。

在输液的制备过程中染菌越严重，耐热芽孢菌类污染的机会就越多，不仅对灭菌造成很大压力，而且输液多为营养物质，细菌易于滋长繁殖，即使经过了灭菌，但大量的细菌尸体存在，也能引起发热反应。因此，最根本的办法是尽量减少生产过程中的污染，同时还要严格灭菌，严密包装。

3. 热原反应　在临床上使用输液时，热原反应时有发生，关于热原的污染途径和防止办法在本章第二节已有详述。但使用过程中的污染引起的热原反应，所占比例不容忽视。

（二）解决的办法

1. 严格控制原辅料与包装材料的质量。

2. 尽量减少制备生产过程中的污染。采取合理安排工序、加强工艺过程管理、空气单向层流净化、微孔滤膜滤过、联动化生产、严格的灭菌条件、严密包装等措施，提高输液剂的澄明度。

3. 在使用过程中尽量使用全套或一次性输液器，在输液器中安置终端过滤器（0.8μm微孔薄膜），输液器出厂前进行灭菌，可显著降低使用过程中的微粒污染。

六、血浆代用液

血浆代用液系指与血浆等渗而无毒的胶体溶液，因其可以暂时维持血压或增加血容量，故又称血浆扩张剂。一般用于因出血、烫伤、外伤所引起的休克或失血，不能代替全血。

血浆代用液一般由高分子聚合物制成，临床常用的有3类：①多糖类，如右旋糖酐、淀粉衍生物等；②蛋白质类，如变性明胶、聚明胶等；③合成高分子聚合物类，如 PVP 等。

血浆代用液的质量应符合以下要求：①渗透压与血浆相近；②使用安全，无毒、无蓄积、无原性、无过敏性、不引起发热等反应，不影响组织与血液正常的生理功能；③能较长时间保留在血液循环系统中，半衰期 5～7 小时，无利尿作用；④无菌、无热原；⑤性质稳定，能接受较高温度的灭菌；⑥溶液 pH 值应在 6～8，其中所含电解质的浓度不得超过：钾 6mmol/L，钠 156mmol/L，钙 3mmol/L，镁 1.5mmol/L，无机磷 1.4mmol/L，氯离子 110mmol/L。

七、典型品种举例

例 1　5% 葡萄糖注射液

【处方】　注射用葡萄糖 50g　1% 盐酸适量　注射用水加至 1 000ml

【制法】　取处方量葡萄糖，加入煮沸的注射用水中，使成 50%～70% 的浓溶液，加盐酸适量调节 pH 值至 3.8～4.0，同时加 0.1%～0.2%（g/ml）的活性炭，混匀，煮沸 20～30 分钟后，趁热滤除活性炭，滤液中加入注射用水至 1 000ml，测定 pH 值及含量，合格后，经预滤及精滤处理，灌装，封口，115℃、68.7kPa 热压灭菌 30 分钟即得。

【作用与用途】　具有补充体液、营养、强心、利尿、解毒作用。用于大量失水、血糖过低等。

【用法与用量】　静脉注射，每日 500～1 000ml，或遵医嘱。

【注】　①葡萄糖注射液有时会产生絮凝状沉淀或小白点，一般是由于原料不纯或滤过时漏炭等原因所致。通常采用浓配法并加入适量盐酸，中和蛋白质、脂肪等胶粒上的电荷，使之凝聚后滤除，同时在酸性条件下加热煮沸，可使糊精水解、蛋白质凝集，通过加适量活性炭吸附除去。上述措施可提高成品的澄明度。②葡萄糖注射液不稳定的主要表现为溶液颜色变黄和 pH 值下降。成品的灭菌温度愈高、时间愈长，变色的可能性愈大，尤其在 pH 值不适合的条件下，加热灭菌可引起显著变色。葡萄糖溶液的变色原因，一般认为是葡萄糖在酸性溶液中能脱水形成 5- 羟甲基呋喃甲醛（5-HMF），而 5-HMF 再分解为乙酰丙酸和甲酸。同时形成一种有色物质，颜色的深浅与 5-HMF 产生的量成正比。pH 值为 3.0 时葡萄糖分解最少，故配液时用盐酸调节 pH 值至 3.8～4.0，同时严格控制灭菌温度和受热时间，使成品稳定。

例 2　右旋糖酐注射液

【处方】　右旋糖酐 60g　氯化钠 9g　注射用水加至 1 000ml

【制法】　取右旋糖酐配制成 15% 的浓溶液，加 1.5% 活性炭，煮沸约 30 分钟，用砂滤棒压滤脱炭，加注射用水至 1 000ml，加入氯化钠溶解，调节 pH 值为 4.4～4.9，再加 0.05% 活性炭搅拌，加热至 70～80℃，用活性炭打底的砂滤棒滤过至澄明，分装，用 112℃ 热压灭菌 30 分钟，即可。

【作用与用途】　本品为血浆代用药。能提高血浆胶体渗透压，增加血浆容量，维持血压。常用于治疗外科性休克、大出血、烫伤及手术休克等，用于代替血浆。

【用法与用量】　本品专供静脉注射，注入人体后，血容量增加的程度超过注射同体积的血浆。每次注用量不超过 1 500ml，一般是 500ml，每分钟注入 20～40ml，在 15～30 分钟注毕全量。

第七节　注射用无菌粉末

一、注射用无菌粉末的含义、分类及特点

注射用无菌粉末系指原料药物或与适宜辅料制成的供临用前用无菌溶液配制成注射液的无菌粉末或无菌块状物，可用适宜的注射用溶剂配制后注射，也可用静脉输液配制后静脉滴注。以

冷冻干燥法制备的注射用无菌粉末,也可称为注射用冻干制剂。适用于在水中不稳定的药物,特别是对热敏感的抗生素及生物制品。

注射用无菌粉末依据生产工艺不同,可分为注射用无菌粉末直接分装制品和注射用冻干无菌粉末制品。前者是将已经用灭菌溶剂法或喷雾干燥法精制而成的无菌药物粉末在无菌条件下分装而得,常见于抗生素药品,如青霉素;后者是将灌装了药液的安瓿进行冷冻干燥后封口而得,常见于生物制品,如辅酶类。

注射用无菌粉末作为注射剂的一种,既具有溶液型注射剂的特点,又具有固体制剂的稳定性,是极具发展潜力的中药注射剂型。其具有以下特点:

1. 制剂的稳定性大大提高　粉针剂适用于在水中或受热时不稳定的药物,特别是对湿热敏感的抗生素及生物制品。

2. 便于携带　粉针剂中没有溶剂,减少了体积和重量,提高了便携性。

但注射用无菌粉末对生产工艺及环境要求高,由于临用时需加注射用溶剂配制成溶液,使用不方便,且增加了药液被污染的可能性。

二、注射用无菌粉末的质量要求

注射用无菌粉末的质量要求与注射剂基本相同。对于直接进行无菌分装的原料药,除应符合《中国药典》对注射用原料药物的各项规定外,还应符合以下要求:①粉末无异物,配成溶液或混悬液后澄明度检查合格;②粉末细度或结晶度应适宜,便于分装;③无菌、无热原;④除另有规定外,按照《中国药典》2020 年版四部注射剂(通则 0102)【装量差异】项下检查法检查,应符合规定。

三、注射用无菌粉末的制备

(一)制备工艺流程

注射用无菌粉末的制备工艺流程如图 10-16 所示。

(二)注射用无菌粉末分装制品工艺

1. 原料及容器的准备　无菌原料可用无菌结晶法、喷雾干燥法制备,必需时可在无菌条件下进行粉碎、过筛等操作,制得符合注射用的灭菌粉末。

安瓿或玻璃瓶以及胶塞的处理按注射剂的要求均需进行灭菌处理。安瓿或玻璃瓶可于 180℃ 干热灭菌 1.5 小时,胶塞洗净后用硅油进行处理,再用 125℃ 干热灭菌 2.5 小时,灭菌后安瓿应在净化空气下放置不超过 24 小时。

2. 无菌粉末的分装　分装必须在高度洁净的无菌室中进行。分装可用人工法或机器分装法进行。目前使用的分装机械有插管分装机、螺杆式分装机(图 10-17)、真空吸粉分装机等,分装机宜设有局部层流装置。分装后的小瓶立即加塞并用铝盖密封,安瓿用火焰熔封。

3. 灭菌和异物检查　对于耐热品种,可选用适宜灭菌方法进行补充灭菌,以确保安全。对于不耐热品种,必须严格无菌操作,产品不再灭菌。异物检查一般在传送带上目检。

4. 包装与贮藏　经检查确认成品质量合格后,应及时贴上印有品名、规格、批号、生产单位的标签,然后装箱入库。

(三)注射用冷冻干燥制品工艺

1. 冷冻干燥原理　冷冻干燥法是将需要干燥的药物溶液预先冻结成固体,然后在低温与一定真空条件下,从冻结状态不经过液态而直接升华除去水分的一种干燥方法。其原理可用三相图加以说明(图 10-18)。图中 OA 是冰 - 水平衡线,OC 为冰 - 水蒸气平衡曲线,OB 为水 - 水蒸气平

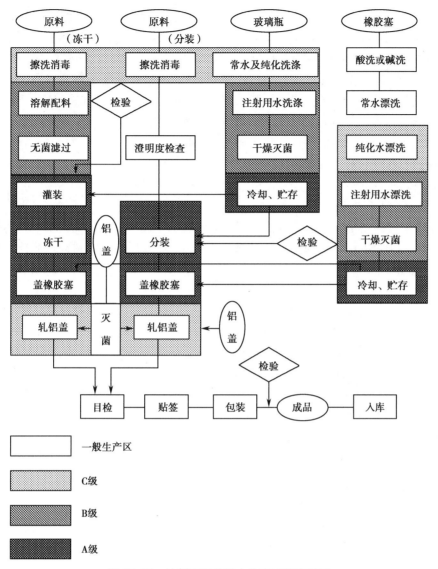

图 10-16　注射用无菌粉末生产工艺流程图

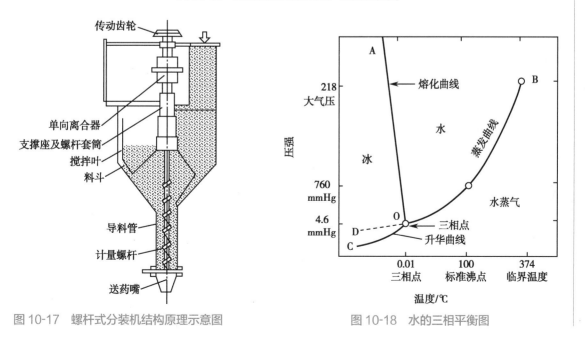

图 10-17　螺杆式分装机结构原理示意图　　　　　　　图 10-18　水的三相平衡图

衡曲线,O 点为冰、水、气的平衡点(冰、水、气可同时共存),该点温度为 0.01℃,压力为 4.6mmHg(610.38Pa)。假设在常温常压下加热(76mmHg,20℃)物品,当压力不变,随着温度升高至 100℃时,在此处水将汽化成水蒸气。从图 10-18 中可以看出当压力低于 4.6mmHg 时,不管温度如何变化,水都只有固态和气态两相存在。固态(冰)吸热后不经液态直接变为气态,而气态放热后直接转变为固态。根据平衡曲线 OC,当升高温度或降低压力时,均可打破气-固平衡,使冰逐渐转变为气,汽化的水蒸气被减压抽去而离开物品,从而使物品本身得到干燥,这就是冷冻干燥的原理。

2. 制备工艺流程　无菌配液→过滤→分装(安瓿或小瓶)→装入冻干箱→预冻→减压(升华干燥)→加温→再干燥。

3. 冻干工艺

(1)预冻结:预冻结是恒压降温过程。药液随温度的下降冻结成固体,温度一般应降至产品共熔点以下 10~20℃以保证冷冻完全。若预冻不完全,在减压过程中可能产生沸腾喷瓶现象,使制品表面不平整。

(2)升华干燥:升华干燥首先是在恒温减压,然后是在抽气条件下恒压升温,使固态水升华逸去。升华干燥法有两种①一次升华法:首先将制品预冻后减压,待真空度达一定数值后,启动加热系统缓慢加热,使制品中的冰升华,升华温度约为 -20℃,药液中的水分可基本除尽。适用于共熔点为 -10~-20℃的制品,且溶液黏度不大。②反复冷冻升华法:减压和加热升华过程与一次升华法相同,只是预冻过程须在共熔点与共熔点以下 20℃之间反复进行升温和降温。通过反复升降温处理,使制品的晶体结构发生改变,由致密变为疏松,有利于水分的升华。本法常用于结构较复杂、稠度大及熔点较低的制品,如蜂蜜、蜂王浆等。

(3)解析干燥:升华完成后,温度继续升高至 0℃或室温并保持一段时间,可使已升华的水蒸气或残留的水分被除尽。解析干燥可保证冻干制品含水量<1%,并有防止吸潮作用。

四、生产过程中可能出现的问题及解决办法

(一)无菌分装工艺中存在的问题及解决方法

1. 装量差异　物料流动性差是其主要原因。物料含水量和吸潮以及药物的晶态、粒度、比容以及机械设备性能等均会影响流动性,以致影响装量,应根据具体情况分别采取措施。

2. 可见异物问题　由于药物粉末经过一系列处理,污染机会增加,以致可见异物不合要求。应严格控制原料质量及其处理方法和环境,防止污染。

3. 无菌问题　由于产品是通过无菌操作制备的,所以稍有不慎就可能受到污染,而且微生物在固体粉末中繁殖慢,不易被肉眼所见,危险性更大。为解决此问题,一般都在 A 级净化条件下分装。

4. 吸潮变质　一般认为是由于胶塞透气性和铝盖松动所致。因此,要进行橡胶塞密封性检测,另外铝盖压紧后瓶口应烫蜡,以防水汽透入。

(二)冷冻干燥中存在的问题及处理方法

1. 含水量偏高　装入容器的药液过厚,升华干燥过程中供热不足,冷凝器温度偏高或真空度不够,均可能导致含水量偏高。可通过改进工艺或设备解决,如采用旋转凝冻机。

2. 喷瓶　如果供热太快,受热不均或预冻不完全,则易在升华过程中使制品部分液化,在真空减压的条件下产生喷瓶。为防止喷瓶,必须控制预冻温度在共熔点以下 10~20℃,同时加热升华温度不宜超过共熔点。

3. 产品外形不饱满或萎缩　部分黏稠的药液在冻干过程中水分不能完全逸出,导致冻干结束后制品萎缩。可通过在处方中加入适量甘露醇、氯化钠等填充剂,并采取反复预冻法得以改善。

五、典型品种举例

例　注射用双黄连(冻干)

【处方】　连翘 500g　金银花 250g　黄芩 250g

【制法】　以上三味,黄芩加水煎煮二次,每次 1 小时,滤过,合并滤液,用 2mol/L 盐酸溶液调节 pH 值至 1.0～2.0,在 80℃保温 30 分钟,静置 12 小时,滤过,沉淀加 8 倍量水,搅拌,用 10% 氢氧化钠溶液调节 pH 值至 7.0,加入等量乙醇,搅拌使沉淀溶解,滤过,滤液用 2mol/L 盐酸溶液调节 pH 值至 2.0,在 60℃保温 30 分钟,静置 12 小时,滤过,沉淀用乙醇洗至 pH 值 4.0,加 10 倍量水,搅拌,用 10% 氢氧化钠溶液调节 pH 值至 7.0,每 1 000ml 溶液中加入 5g 活性炭,充分搅拌,在 50℃保温 30 分钟,加入等量乙醇,搅拌均匀,滤过,滤液用 2mol/L 盐酸溶液调节 pH 值至 2.0,在 60℃保温 30 分钟,静置 12 小时,滤过,沉淀用少量乙醇洗涤,于 60℃以下干燥,备用;金银花、连翘分别用水温浸 30 分钟后煎煮二次,每次 1 小时,滤过,合并滤液,浓缩至相对密度为 1.20～1.25(70℃),冷却至 40℃,缓缓加入乙醇使含醇量达 75%,充分搅拌,静置 12 小时以上,滤取上清液,回收乙醇至无醇味,加入 4 倍量水,静置 12 小时以上,滤取上清液,浓缩至相对密度为 1.10～1.15(70℃),冷却至 40℃,加乙醇使含醇量达 85%,静置 12 小时以上,滤取上清液,回收乙醇至无醇味,备用。取黄芩提取物,加入适量的水,加热,用 10% 氢氧化钠溶液调节 pH 值至 7.0 使溶解,加入上述金银花提取物和连翘提取物,加水至 1 000ml,加入活性炭 5g,调节 pH 值至 7.0,加热至沸并保持微沸 15 分钟,冷却,滤过,加注射用水至 1 000ml,灭菌,冷藏,滤过,浓缩,冷冻干燥,制成粉末,分装;或取黄芩提取物,加入适量的水,加热,用 10% 氢氧化钠溶液调节 pH 值至 7.0 使溶解,加入上述金银花提取物和连翘提取物以及适量的注射用水,每 1 000ml 溶液中加入 5g 活性炭,调节 pH 值至 7.0,加热至沸并保持微沸 15 分钟,冷却,滤过,灭菌,滤过,灌装,冷冻干燥,压盖,即得。

【功能与主治】　清热解毒,疏风解表。用于外感风热所致的发热、咳嗽、咽痛;上呼吸道感染、轻型肺炎、扁桃体炎见上述证候者。

【用法与用量】　静脉滴注。每次 60mg/kg,一日 1 次;或遵医嘱。临用前,先以适量灭菌注射用水充分溶解,再用氯化钠注射液或 5% 葡萄糖注射液 500ml 稀释。

注:本品与氨基糖苷类(庆大霉素、卡那霉素、链霉素)及大环内酯类(红霉素、白霉素)等配伍时易产生浑浊或沉淀,请勿配伍使用。

第八节　滴　眼　剂

一、概　　述

滴眼剂系指由原料药物与适宜辅料制成的供滴入眼内的无菌液体制剂,可分为溶液、混悬液或乳状液。滴眼剂用于眼黏膜,每次用量 1～2 滴,起到眼部杀菌、消炎、收敛、缩瞳、麻醉等作用。

滴眼剂虽是外用制剂,但其质量要求类似注射剂。滴眼剂应符合下列要求:

1. 滴眼剂中可加入调节渗透压、pH 值、黏度以及增加原料药物溶解度和制剂稳定的辅料,所用辅料不应降低药效或产生局部刺激。

2. 除另有规定外,滴眼剂应与泪液等渗。混悬型滴眼剂的沉降物不应结块或聚集,经振摇应易再分散,并应检查沉降体积比。除另有规定外,每个容器的装量应不超过 10ml。

3. 洗眼剂属用量较大的眼用制剂,应尽可能与泪液等渗并具有相近的 pH 值。除另有规定外,每个容器的装量应不超过 200ml。

4. 多剂量眼用制剂一般应加适当抑菌剂,尽量选用安全风险小的抑菌剂,产品标签应标明抑菌剂种类和标示量。除另有规定外,在制剂确定处方时,该处方的抑菌效力应符合《中国药典》2020 年版四部抑菌效力检查法(通则 1121)的规定。

5. 眼内注射溶液、眼内插入剂、供外科手术用和急救用的眼用制剂,均不得加抑菌剂或抗氧剂或不适当的附加剂,且应采用一次性使用包装。

6. 包装容器应无菌、不易破裂,其透明度应不影响可见异物检查。

7. 眼用制剂在启用后最多可使用 4 周。

除另有规定外,眼用制剂应进行以下相应检查。

【可见异物】 除另有规定外,滴眼剂照《中国药典》2020 年版四部可见异物检查法(通则 0904)中滴眼剂项下的方法检查,应符合规定;眼内注射溶液照《中国药典》2020 年版四部可见异物检查法(通则 0904)中注射液项下的方法检查,应符合规定。

【沉降体积比】 混悬型滴眼剂(含饮片细粉的滴眼剂除外)照下述方法检查,沉降体积比应不低于 0.90。

检查法 除另有规定外,用具塞量筒量取供试品 50ml,密塞,用力振摇 1 分钟,记下混悬物的开始高度 H_0,静置 3 小时,记下混悬物的最终高度 H,按下式计算:

$$沉降体积比 = H/H_0$$

【装量】 除另有规定外,单剂量包装的眼用液体制剂照下述方法检查,应符合规定。

检查法 取供试品 10 个,将内容物分别倒入经标化的量入式量筒(或适宜容器)内,检视,每个装量与标示装量相比较,均不得少于其标示量。

多剂量包装的眼用制剂,照《中国药典》2020 年版四部最低装量检查法(通则 0942)检查,应符合规定。

【渗透压摩尔浓度】 除另有规定外,水溶液型滴眼剂、洗眼剂和眼内注射溶液按各品种项下的规定,照《中国药典》2020 年版四部渗透压摩尔浓度测定法(通则 0632)测定,应符合规定。

【无菌】 除另有规定外,照《中国药典》2020 年版四部无菌检查法(通则 1101)检查,应符合规定。

二、滴眼剂的附加剂

(一)pH 调节剂

为了避免过强的刺激性,使药物稳定,眼用溶液剂常选用适当的缓冲液作溶剂,使其 pH 值控制在 5.0～9.0。常用的缓冲液:

1. 磷酸盐缓冲液 由 0.8% 无水磷酸二氢钠溶液、0.947% 无水磷酸氢二钠溶液两种贮备液配制而成,调节不同比例混合,可得到 pH 值为 5.9～8.0 的缓冲液,其中两者等量混合时的 pH 值为 6.8,最为常用。

2. 硼酸盐缓冲液 由 0.24% 硼酸溶液、1.91% 硼砂溶液贮备液配制而成。调节不同比例混合,可得到 pH 值为 6.7～9.1 的缓冲液。

(二)渗透压调节剂

常用的渗透压调节剂有氯化钠、硼酸、葡萄糖、硼砂等,将渗透压调节在相当于 0.8%～1.2% 氯化钠的浓度范围即可。

(三)抑菌剂

多剂量包装的滴眼剂须添加适当的抑菌剂。常用的抑菌剂有苯扎氯铵(0.001%～0.002%)、三氯叔丁醇（0.35%～0.5%）、硝酸苯汞（0.002%～0.005%）、苯乙醇（0.5%）、硫柳汞（0.005%～0.01%）等，复合抑菌剂效果更佳。用于眼部创伤或眼部术后患者的眼用溶液剂，不能添加抑菌剂。

（四）黏度调节剂

适当增加滴眼剂的黏度，可以减小刺激性，延长药液的眼内滞留时间，增强药效。常用的黏度调节剂有甲基纤维素、羧甲基纤维素钠，其他如聚乙烯醇、聚乙二醇、聚乙烯吡咯烷酮等亦可选用。

（五）其他附加剂

根据制剂的不同要求，可酌情添加的附加剂还有增溶剂、助溶剂、抗氧剂等。

三、滴眼剂的制备

滴眼剂制备的一般工艺流程包括容器处理、配液与过滤、灌装、质量检查、印字包装 5 个步骤（图 10-19）。

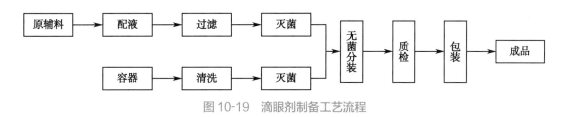

图 10-19　滴眼剂制备工艺流程

1. 容器处理　眼用溶液剂的容器分玻璃瓶和塑料瓶两种。洗涤方法与注射剂容器处理方法相同，玻璃瓶一般采用干热灭菌，塑料瓶采用气体灭菌。

2. 配液与过滤　滴眼剂的配制与过滤同注射剂工艺过程基本一致。药物、附加剂用适量灭菌溶剂溶解，必要时加活性炭（0.05%～0.3%）处理，过滤至澄明，从滤器上添加灭菌溶剂至足量，检验合格后分装。

3. 灌装　配液后，经检验合格即可灌装于无菌的容器中。灌装后再用适当的方法灭菌。目前，生产上一般采用减压灌装法灌装。

4. 质量检查　包括澄明度检查、装量、主药含量、无菌等。

5. 包装　眼用溶液按用途等不同可有不同的包装形式。如药房自制的洗眼剂，可按输液包装处理；用于眼外伤的滴眼剂要求严格无菌，应采用一次性包装，而且容量要小，用过一次就弃去；普通滴眼剂可采用多剂量包装，一般可多次使用。

6. 贮存　滴眼剂应遮光密封贮存。

四、典型品种举例

例1　鱼腥草滴眼液

【处方】　鲜鱼腥草 2 000g

【制法】　取鲜鱼腥草，加水进行水蒸气蒸馏，收集初馏液 2 000ml，再进行重蒸馏，收集重蒸馏液 1 000ml，加入等量注射用水，再进行重蒸馏，收集精馏液 900ml，加入氯化钠 7g、聚山梨酯 80 5g 及羟苯乙酯 0.3g，混匀，加注射用水使成 1 000ml，滤过，灌封，即得。

【功能与主治】　清热，解毒，利湿。用于风热疫毒上攻所致的暴风客热、天行赤眼、天行赤眼暴翳，症见两眼刺痛、目痒、流泪；急性卡他性结膜炎、流行性角结膜炎见上述证候者。

【用法与用量】　滴入眼睑内，一次 1 滴，一日 6 次。治疗急性卡他性结膜炎，7 天为一疗程；

治疗流行性角结膜炎,10 天为一疗程。

【注意】 对鱼腥草过敏者禁用本品。

例 2　夏天无滴眼液

【处方】 夏天无提取物(以原阿片碱计)0.375g　天然冰片 0.25g

【制法】 以上二味,夏天无提取物加入适量 0.05mol/L 盐酸溶液,加热,搅拌,滤过,备用。取玻璃酸钠加入适量水中,搅拌使溶解,备用。取无水磷酸二氢钠、氯化钠、依地酸二钠与羟苯乙酯加入适量水中,加热,搅拌使溶解,趁热加入上述夏天无提取液,搅匀,加热,冷却,加入聚山梨酯 80 和上述玻璃酸钠溶液,用无水磷酸氢二钠调节 pH 值。取天然冰片加乙醇使溶解,在搅拌下缓缓加入上述溶液中,搅匀,加注射用水至 1 000ml,混匀,滤过,即得。

【功能与主治】 活血明目舒筋。用于血瘀筋脉阻滞所致的青少年远视力下降、不能久视;青少年假性近视症见上述证候者。

【用法与用量】 滴于眼睑内。一次 1~2 滴,一日 3~5 次。

【注意】 青光眼患者禁用本品;使用时,不宜滴眼药量过多、次数过频。

第九节　海　绵　剂

一、概　　述

(一) 含义

海绵剂系由亲水性胶体溶液经发泡、固化、冷冻干燥后灭菌而制成的一种海绵状固体剂型,常用作创面或外科手术辅助止血剂。

(二) 分类

1. 按药物进行分类　①含药海绵剂,如止血药物、消炎药物等;②吸收性海绵剂,其中不含任何药物。

2. 按组成进行分类　①蛋白质胶原类海绵剂,系指用蛋白质为原料所制成的海绵剂,一般质地柔软,如明胶海绵、血浆海绵、纤维蛋白海绵等;②淀粉类海绵剂,系指用淀粉为原料所制成的海绵剂,一般质地松脆易碎。

(三) 质量要求

1. 海绵剂应无菌　按规定检查炽灼残渣;制备工艺中使用甲醛作固化剂的,须按规定检查甲醛残留。

2. 海绵剂还应测定吸水力　取供试品约 1cm×1cm×0.5cm,精密称定,浸入 20℃的水中,用手指轻揉,注意不使破损,待吸足水分,用小镊子轻轻夹住一角,提出水面停留 1 分钟后,精密称定,吸收的水分不得少于供试品重量的 35 倍。

二、海绵剂的制备

(一) 蛋白质类海绵剂

1. 制备工艺流程　配料→打泡→固化→冷冻→干燥→灭菌→包装→成品。

2. 制法

(1) 配料:取蛋白质胶原类,加入约 10 倍量水,浸泡,使膨胀软化,水浴加热(40~50℃)使其溶解,趁热滤过,冷却至 32~38℃,保温,备用;另将甲醛加入约 10 倍量水进行稀释,备用。

(2) 打泡与固化:打泡是保证海绵剂质量的关键操作,将稀释好的甲醛溶液加入上述处理好的胶原溶液中,用打泡机进行打泡,打至泡沫均匀细腻后,迅速倒入麻布盒内进行固化。加入适宜的固化剂,一般用稀甲醛溶液,制备时除应严格控制其用量外,还应注意在高速搅拌时缓缓加入稀甲醛溶液,可使高分子材料交联固化均匀。

(3)冷冻:放置在 −10℃环境下冷冻 48 小时或 −20℃环境下冷冻 24 小时。

(4)干燥:将冷冻好的海绵剂取出,自然解冻,轻轻挤压除去水分后,再放置于 36℃的环境中进行鼓风干燥。

(5)灭菌与包装:用纸袋包装好后,于 120℃环境下干热灭菌 2 小时,再以无菌操作法装入塑料袋中密封。

3．注意事项

(1)固化以后需要彻底冷冻。

(2)蛋白质胶原类溶解时,其温度不宜过高,以避免加速溶解。

(3)为了海绵剂更好地成形,蛋白质胶原类的浓度一般控制在 10% 左右。

(4)甲醛不宜过量使用,以避免海绵剂变硬易碎或延长消化时间。

(二)淀粉类海绵剂

1．制备工艺流程　配料→冷冻→脱水→干燥→灭菌→包装→成品。

2．制法

(1)配料:取淀粉,加入适量水搅拌制成 5%～15% 的混悬液,水浴加热(70～80℃)并不断搅拌至均匀透明的淀粉浆,再倒入适合的方格盘内。

(2)冷冻:冷却至室温后,放置在 −2～−4℃环境下冷冻 48 小时。在 −18℃环境下冷冻制成的海绵效果最好,不易变形。

(3)脱水:将冷冻好的海绵剂取出,先室温部分解冻,切除硬表皮,再全部解冻,轻轻挤压除去水分,切块,并通过梯度乙醇法进行脱水处理。

(4)干燥:放置于 50℃以下的环境中进行干燥。

(5)灭菌与包装:用纸袋包装好后,于 120℃环境下干热灭菌 2 小时。

3．注意事项

(1)淀粉在糊化前须搅拌成均匀透明的混悬液,待糊化完全后应立即停止搅拌。

(2)在解冻过程中不得加热,以避免海绵因加热而导致的结构变形。

(3)海绵须完全干燥后方可灭菌,以避免海绵剂变成糊状。

三、典型品种举例

例　吸收性明胶海绵

【处方】　明胶 60g

【制法】　取粒状明胶,加蒸馏水浸泡至软化溶胀,水浴加热使溶解完全,倒入打泡桶内,强力搅拌,搅拌过程中缓缓加入 37%(g/g)甲醛溶液,使之产生大量均匀细腻的泡沫后迅速分装于衬有麻布垫的金属盒中,冷冻。取出冷冻后的海绵体室温自然解冻,轻轻挤去水分后,置于鼓风烘箱内 36℃干燥,再移入石灰干燥箱中继续干燥。取出干燥明胶海绵,分割成小块或制成颗粒,按规定灭菌,包装,即得。

【功能与主治】　用于创伤性出血的创面止血。

【用法与用量】　将渗血拭净,立即用干燥本品贴敷创面,再用干纱布加以压迫,即可止血。使用产品时,应在严密无菌情况下打开包装,切成需要的形状,轻轻揉搓后应用,也可浸入生理盐水中,轻揉使之湿透后,挤尽液体,敷于出血处,按压待血液凝固为止。

实训七 小容量注射剂的制备技术及质量评定

一、白花蛇舌草注射液的制备

（一）实训目的

1. 建立注射剂的生产情景。

2. 将白花蛇舌草的提取物（中间体）加工制成最终灭菌小容量注射剂。

3. 学会安瓿处理、配制、灌封、灭菌与检漏等工序的主要用具和设备的使用、操作步骤，并掌握操作要点。

（二）实训条件

1. **场地** 实验室或实训车间。

2. **材料** 白花蛇舌草提取物、聚山梨酯80、亚硫酸氢钠、氢氧化钠、活性炭、安瓿等。

3. **仪器和设备** 洗瓶机、隧道灭菌烘箱、安瓿灌封机、砂滤棒、检漏灭菌柜等。

（三）实训内容

【处方】

白花蛇舌草提取物（中间体）	相当于原药材100 000g
聚山梨酯80	1 000g
亚硫酸氢钠	100g
氢氧化钠	160g
注射用水	适量
制成	100 000ml

【功能与主治】 清热解毒，利湿消肿。用于湿热蕴毒所致的呼吸道感染，扁桃体炎，肺炎，胆囊炎，阑尾炎，痈疖脓肿及手术后感染，亦可用于癌症辅助治疗。

【操作步骤】

1. 生产前准备

（1）接受生产任务。

（2）领料：领取生产的原辅料，办理物料交接手续，并签字记录。

（3）注意严格执行各项目《岗位标准操作规程》《仪器使用、维护保养及检修标准操作规程》及《白花蛇舌草注射液工艺规程》。

2. 理瓶

（1）领取安瓿。

（2）将安瓿放于摆选瓶操作架上，检查盒内有无破损的安瓿，如果有破损，取出放于摆选瓶操作架旁边的废弃物桶中。

（3）重复（2）操作至周转盘中，摆满后放于周转车上。

（4）将周转车送入洗烘瓶室，经洗烘瓶岗位操作工检查质量、核对数量，确认无误后，将周转盘整齐摆放于洗瓶机进瓶斗旁边的物料架上，再将洗烘瓶岗位操作工撤下的空周转盘装上周转车，送回摆选瓶室。

（5）重复操作至摆选瓶操作完成后，数清破损的安瓿，做好生产记录；对未摆安瓿，由安瓿处理工序班长填写货位卡，注明结存量。

（6）接到灌封工序灌封岗位操作工取剩余安瓿的通知后，进入走廊，执行传递窗标准操作规程，将传递窗内周转盘搬回摆选瓶室，单独存放于指定位置。

3．洗瓶、烘瓶

（1）接收安瓿处理工序摆选瓶岗位操作工送交的安瓿，检查，核对。

（2）开启洗瓶机，检查水压表和空气压力表，达到要求后开始洗瓶。

（3）开启隧道灭菌烘箱，预热达到规定温度进行烘瓶操作，达到时间后，按动传送链开关，将烘箱内安瓿传递给灌封工序灌封岗位操作工。

（4）反复操作直至洗烘瓶操作结束，计算破损的安瓿，做好批生产记录。

4．称量

（1）领辅料：共同核对所需辅料的品名、物料编号、物料批号、重量，以及合格证是否在规定的有效期内，确认无误后，签字。

（2）称量：按处方量称取聚山梨酯、亚硫酸氢钠、氢氧化钠及活性炭适量。

5．配液（浓配）

（1）领取白花蛇舌草提取物（中间体）和上批尾料。核对无误后，签字。

（2）粗滤

1）安装滤纸和滤板。

2）滤过：将药液抽滤到浓配罐中。用不锈钢舀取一些滤液倒入试管中，检查滤液的澄明度。

（3）浓配

1）将上批尾料倒入浓配罐中，向浓配罐中加入注射用水至处方总量的50%，关闭罐盖，打开搅拌桨开关，充分搅拌药液后，打开罐盖。

2）将称量岗位操作工送交的针剂用活性炭加到药液中，关闭罐盖，打开搅拌桨开关，充分搅拌药液后，关闭搅拌桨开关。

3）打开总蒸气阀和浓配罐蒸气阀，将药液煮沸，调整蒸气压力，恒温（80℃）灭菌30分钟。

（4）脱炭过滤

1）安装脱炭用滤芯。

2）滤过：抽滤，反复更换滤芯至结束。

6．配液（稀配）

（1）准备过程：接收称量岗位操作工送交的辅料（氢氧化钠、亚硫酸氢钠、聚山梨酯80），核对确认无误后，将辅料拿到稀配室。

（2）配制氢氧化钠溶液（40%）。

（3）制备聚山梨酯80溶液。

（4）稀配

1）打开搅拌桨开关和稀配罐盖，在搅拌情况下分次加入40%氢氧化钠溶液400ml，调节pH值至6.5～7.0。

2）检查聚山梨酯80溶解情况，如果溶解不完全，继续搅拌直至溶解完全；如果溶解完全，将其在不锈钢棒不断搅拌的情况下缓慢加入正在搅拌的稀配罐中。

3）在搅拌情况下缓慢向稀配罐中加入亚硫酸氢钠溶液。

4）在搅拌情况下向稀配罐中加注射用水至100L。由液位计测药液的体积，做好批生产记录。

5）通知化验室取样员取样。

6）将检验合格的药液用0.22μm过滤器进行过滤，滤后药液经管道送入100L贮罐中，填写物料交接单备用。

（5）物料平衡率计算。按《物料平衡管理规程》要求进行平衡率计算，若发生偏差，要按偏差处理程序做偏差分析处理。

7．灌封

（1）生产前准备。

（2）接选安瓿和接收药液。

（3）点燃喷枪，调节助燃气减压稳压阀，缓缓打开助燃气阀，将火头调节好。

（4）打开高位槽放料阀，使药液流到灌液管中，排灌液管中药液并回收。

（5）调试好灌装量。

（6）熔封

1）打开启动按钮，对灌装药液后的安瓿进行熔封，调整助燃气阀，使封口完好。

2）直至出现很少的问题（剂量不准确、封口不严、出现鼓泡、瘪头、焦头）时，开始灌封。

3）随时向进瓶斗中加安瓿，随时检查灌封的装量和熔封效果，对装量和熔封不合格的安瓿，取出单独存放于周转盘中回收。

4）对炸瓶时溅出的药液，及时用不锈钢盆中的擦布擦干净，停机对炸瓶附近的安瓿进行检查。

（7）用周转盘接中间产品：反复操作直至灌封结束，将装量和熔封不合格的药液回收，做好记录，未用的安瓿送交摆选瓶岗位操作工。

（8）物料平衡率计算：生产结束，对灌封工序按《物料平衡管理规程》要求进行平衡率计算，若发生偏差，要按偏差处理程序做偏差分析处理。

8. 灭菌

（1）打开检漏灭菌柜的前门，将灭菌架从检漏灭菌柜内沿轨道拉到灭菌车上，再将不锈钢网从灭菌架上取下来，放于旁边的操作架上。

（2）取中间产品，排列，检选，转移，灭菌检漏。按标准操作规程进行灭菌检漏操作，直至达到规定时间。操作完毕后，待内室压指示为0MPa后可开门取出药品。

（3）物料平衡率计算：生产结束，对灭菌工序按《物料平衡管理规程》要求进行平衡率计算，若发生偏差，要按偏差处理程序做偏差分析处理。

9. 灯检

（1）准备过程：领取中间产品，凭中间产品递交单，逐盘核对中间产品的品名、规格、生产批号、数量，确认无误后签字。

（2）灯检：右手拿起夹子，用力使夹子张开后伸到周转盘中，夹起10～15支中间产品，拿到灯检架前面荧光灯旁边。将夹子从上向下振动一次后迅速返回原位置，轻轻振动夹子，使药液流动，眼睛距离安瓿25cm，逐支检查药液中有无异物和炭化点，药液装量是否合格，重复操作3遍。

（3）反复操作直至灯检结束，将不合格品数清，倒入套有塑料袋的废弃物桶中进行处理。

（4）物料平衡率计算。

10. 印字包装　及时贴上印有品名、规格、批号、生产单位的标签，然后装箱入库。

（四）实训报告

认真书写实训报告，内容包括项目名称、起止时间、目的、设施、设备、器具、材料、操作步骤、结果、问题及答案（或解决方案）等。

二、葡萄糖注射液的制备

（一）实训目的

1. 能熟练操作洗瓶机、灌封机、轧盖、热压灭菌锅等。

2. 能运用理论知识解释操作过程。

3. 能检验输液瓶橡胶塞、隔离膜的质量。

4. 严格按照GMP要求规范操作。

（二）实训条件

1. 场地　实验室或实训车间。

2．材料 注射用葡萄糖、1%盐酸、注射用水、活性炭、橡胶塞、涤纶膜、输液瓶等。

3．仪器和设备 洗瓶机、配液罐、灌装机、多层板框过滤器、灯检机等。

（三）实训内容

【处方】

注射用葡萄糖	100g
1%盐酸	适量
注射用水	适量
制成	1 000ml

【功能与主治】 ①补充能量和体液；10%葡萄糖注射液用于各种原因引起的进食不足或大量体液丢失（如呕吐、腹泻等），全静脉内营养，饥饿性酮症。②低血糖症。③高钾血症。④高渗溶液用作组织脱水剂。⑤配制腹膜透析液。⑥药物稀释剂。⑦静脉法葡萄糖耐量试验。⑧供配制GIK（极化液）液用。

【操作步骤】

1．生产前准备

（1）接受生产任务。

（2）领料：领取生产的原辅料，办理物料交接手续，并签字记录。

（3）注意严格执行各项目《岗位标准操作规程》《仪器使用、维护保养及检修标准操作规程》及《葡萄糖注射液工艺规程》。

2．橡胶塞与涤纶薄膜的清洗

（1）橡胶塞的清洗

1）将胶塞放入加料斗内，关好滚筒及箱体加料视镜门。启动水泵，喷淋粗洗5分钟。

2）碱煮：按腔体内水体积加入0.2%氢氧化钠溶液蒸煮1小时，放净碱水，用纯化水反复冲洗至最后冲洗水为中性。

3）酸煮：按腔体内水体积加入1%盐酸溶液蒸煮1小时，放净酸水，用纯化水反复冲洗至最后冲洗水为中性。

4）注射用水蒸煮：关闭放水阀，蒸煮30分钟。

5）漂洗：打开进水阀，加入注射用水直至水从漂洗口外溢，漂洗5～10分钟。

（2）涤纶膜的清洗：用0.9%氯化钠，加入乙醇配制85%乙醇溶液浸泡涤纶膜2小时以上。再用注射用水反复冲洗至澄明度符合质量控制标准。

3．洗瓶

（1）领取输液瓶：按理瓶机操作规程进行理瓶操作。

（2）洗瓶：打开自来水、离子水、注射用水的水泵，向水槽内注入澄明度合格的注射用水，水温50～55℃。

1）粗洗：用自来水喷洗瓶内壁1次，第一次温水冲洗，用循环水内冲2次，外冲2次；第二次温水冲洗，用循环注射用水内冲2次，外冲2次。

2）精洗：用注射用水内冲2次，外冲2次。

4．配液

（1）操作前的准备与检查：检查工艺用水的供应情况。

（2）按调剂处方卡精确称取原辅料为规定量。

（3）按工艺顺序向浓配罐内加入原辅料，并加入部分注射用水搅拌溶解配制成浓溶液。调节药液pH值为中间体的规定值。

（4）按比例加入活性炭，搅拌均匀后，放置15～20分钟。按多层板框过滤器操作规程进行脱炭除热原。

（5）将脱炭后的药液注入稀配罐，并加入过滤后注射用水至规定量，搅拌均匀。

（6）取样检测药液含量及 pH 值，并按工艺规程的要求控制药液温度。

（7）补水、补料。若药液中间体含量高于标准规定含量，则需补加注射用水。若药液中间体实际含量低于标准规定含量，则需加原料。

5. 灌装

（1）灌装前准备工作：将橡胶塞、涤纶薄膜等按物料进出洁净区清洁消毒规程传入灌装室。

（2）灌装操作：将精洗后输液瓶通过输送带送至灌装机进瓶拨轮。调节药液管路上的调节阀，调节流量，达到工艺要求的装量，输液瓶通过托瓶台向上移动，液管及充氮管伸入瓶口内先充氮排出瓶内空气，到达灌装工位进行灌装。用 30 个输液瓶试装，查药液澄明度及装量，合格后开始灌装操作，将 30 瓶药液返回调剂重新过滤。

（3）盖塞操作：盖涤纶薄膜，塞橡胶塞，压塞翻塞。随时剔除翻塞不彻底的药瓶。盖涤纶薄膜时必须放在瓶口中央，并且操作要快、准。塞橡胶塞时，手指不能接触橡胶塞小头，避免污染。

6. 轧盖

（1）轧盖前准备工作：根据"批生产指令"填写领料单领取铝盖，试开机，检查轧盖机运转是否正常。

（2）轧盖操作：将铝盖倒入料斗内，启动电源，输液瓶通过输送带进入轧盖机旋转拨轮，随时剔除轧盖有裙边、松动的不良品，启下铝盖，返回轧盖机重新轧盖。轧盖结束，关闭设备电源。轧盖过程中禁止用手触摸轧刀，禁止从旋转拨轮口处取输液瓶，避免发生安全事故。

7. 灭菌

（1）灭菌前检查与准备工作。检查蒸汽供应情况。

（2）灭菌操作：用上瓶机将轧好盖的输液瓶推入灭菌的格架内，并逐层装满，关紧灭菌器门，按灭菌器操作规程进行灭菌操作，根据药品设定灭菌温度及时间，启动，灭菌器将自动操作。当设备出现故障或停电时，若需开门，必须在确认内室压力为零时；水压低于 0.1MPa 时，切不可启动真空泵。

（3）灭菌结束，按操作规程开启灭菌器门。用卸瓶机将输液瓶取出交接灯检岗位。

8. 灯检

（1）准备与检查。

（2）外观、锁口、澄明度检查。

1）从输送带上，手握瓶颈处取出一瓶，擦净瓶外壁的污痕，每瓶药液以直、横、倒三步方法检视。操作人员的视线与待检品在同一条水平线上，操作人员与待检品距离应为 20～25cm，操作人员每次拿取 1 瓶，每次检查时限为 15 秒。

2）检查瓶子的外观质量，将瓶身破裂、药液浑浊的半成品剔出放入盛装"废品"的容器内，将瓶身有疤、脱膜的半成品剔出，放入"不良品"容器内。

3）检查封口质量，用三指竖立逆时针转动瓶盖不应松动。

4）检查装量。

5）将瓶子倒立检查，将漏气、脱膜（从瓶口有较大气泡上升的半成品）剔出放入盛装"不良品"容器内。

6）检查药液澄明度，将检出药液内带有玻屑、纤维、毛点块的不良品放入盛装"不良品"容器内。

7）遇到有黑点或带色异物难以分辨时，应在贴有白纸板一侧进行检查。

9. 包装 整批产品包装结束后，通知取样，按入库规程办理入库。

（四）实训报告

认真书写实训报告，内容包括项目名称、起止时间、目的、设施、设备、器具、材料、操作步骤、结果、问题及答案（或解决方案）等。

（邹　毅）

? 复习思考题

1. 注射剂的附加剂有哪些？
2. 热原的含义、性质是什么？如何除去热原？
3. 如何解决中药注射剂澄明度问题？
4. 注射用无菌粉末的含义是什么？有何特点？

第十一章 散 剂

学习目标

1. 掌握散剂的含义、特点、分类及质量要求。
2. 熟悉一般散剂与特殊散剂的制备方法、过程单元操作要点。
3. 了解制备散剂时可能出现的问题及解决办法。

第一节 散 剂 认 知

一、散剂的含义与特点

散剂系指原料药物或与适宜的辅料经粉碎、均匀混合制成的干燥粉末状制剂,分为口服散剂和局部用散剂。口服散剂一般溶于或分散于水、稀释液或其他液体中服用,也可直接用水送服。局部用散剂可供皮肤、口腔、咽喉、腔道等处应用;专供治疗、预防和润滑皮肤的散剂也可称为撒布剂或撒粉。

近年来,由于胶囊剂、颗粒剂、片剂等现代剂型的发展,散剂应用数量有下滑趋势。但因其在皮肤科及伤科等用药上的难以替代性,而使散剂在中药剂型中的地位仍十分巩固。《中国药典》2020 年版一部收载散剂近 60 个品种。散剂的特点有:

(一)散剂的优点

1. 易分散、奏效快 古人认为:"散者散也,去急病用之。"散剂比表面积大,故比其他经典固体剂型奏效更为迅速。

2. 外用覆盖面积大 对溃疡、外伤等疾病可起到保护黏膜、吸收分泌物和促进凝血作用。

3. 剂量可随证调整 与传统的其他剂型相比,散剂的可拆分性强,对于吞服片剂、胶囊等困难的小儿尤其适用。

4. 易生产,方便运输和携带 散剂的制法简单,且无需特殊设备,较易生产。生产成本也相对低廉。且散剂为固体剂型,运输和携带均较方便。

(二)散剂的缺点

由于散剂中的药物高度分散,比表面积大,其臭味、刺激性、腐蚀性、吸湿性、风化性、挥发性和化学活性均大为增强,从而出现使用不便和难以贮藏的缺点。因此,一般异味浓烈、刺激性和腐蚀性强,以及稳定性差的药物不宜配成散剂。

二、散剂的分类

(一)按给药途径分类

1. 内服散剂 此类散剂是通过消化道给药,如口服用的川芎茶调散、参苓白术散。

2. 外用散剂　此类散剂是通过皮肤或黏膜给药,如皮肤给药的如意金黄散、黏膜给药的冰硼散等。

3. 两用散剂　有些散剂既可内服,又可外用,如七厘散等。

（二）按组成分类

1. 单方散剂　简称单散,是由一种药物组成的散剂,如川贝散等。

2. 复方散剂　是由2种以上的药物组成的散剂,如马钱子散、活血止痛散等。

（三）按组分性质分类

1. 浸膏散剂　是指其中含有浸膏的散剂,如五味沙棘散、安宫牛黄散等。

2. 低共熔组分散剂　是指其中含有低共熔组分的散剂,如避瘟散、痱子粉等。

3. 含毒性药散剂　是指其中含有毒性药物的散剂,如九分散、九一散等。

4. 含液体成分散剂　是指其中含有液体成分的散剂,如蛇胆川贝散、蛇胆陈皮散等。

（四）按剂量分类

1. 单剂量型散剂　又称分剂量散剂,是指每包作为一次用量由患者按包使用的散剂,如多数内服散剂和含毒性药散剂。

2. 多剂量型散剂　又称非剂量散剂,是指以多次用量的形式发售,由患者按医嘱自己分剂量使用,如多数外用散剂。

三、散剂的质量要求及检查

散剂在生产与贮藏期间应符合下列有关规定。

1. 外观　散剂应干燥、疏松、混合均匀、色泽一致。制备含有毒性药、贵重药或药物剂量小的散剂时,应采用配研法混匀并过筛。

2. 粒度　供制散剂的原料药物均应粉碎。除另有规定外,口服用散剂为细粉,儿科用和局部用散剂应为最细粉。

3. 辅料　散剂中可含或不含辅料。口服散剂需要时亦可加矫味剂、芳香剂、着色剂等。

4. 包装　散剂可单剂量包（分）装,多剂量包装者应附分剂量的用具。含有毒性药的口服散剂应单剂量包装。

5. 贮存　除另有规定外,散剂应密闭贮存,含挥发性药物或易吸潮药物的散剂应密封贮存。

6. 微生物学要求　散剂用于烧伤治疗如为非无菌制剂的,应在标签上标明"非无菌制剂";产品说明书中应注明"本品为非无菌制剂",同时在适应证下应明确"用于程度较轻的烧伤（Ⅰ度或浅Ⅱ度）";注意事项下规定"应遵医嘱使用"。

除另有规定外,散剂应进行以下相应检查。

【粒度】　除另有规定外,用于烧伤或严重创伤的中药局部用散剂及儿科用散剂,照下述方法检查,应符合规定。

检查法　除另有规定外,取供试品10g,精密称定,照粒度和粒度分布测定法（《中国药典》2020年四部通则0982）测定。中药散剂通过六号筛的粉末重量,不得少于95%。

【外观均匀度】　取供试品适量,置光滑纸上,平铺约5cm²,将其表面压平,在明亮处观察,应色泽均匀,无花纹与色斑。

【水分】　中药散剂照水分测定法（《中国药典》2020年四部通则0832）测定,除另有规定外,不得过9.0%。

【装量差异】　单剂量包装的散剂,照下述方法检查,应符合规定。

检查法　除另有规定外,取供试品10袋（瓶）,分别精密称定每袋（瓶）内容物的重量,求出内容物的装量与平均装量。每袋（瓶）装量与平均装量相比较[凡有标示装量的散剂,每袋（瓶）

装量应与标示装量相比较]，按表 11-1 的规定，超出装量差异限度的散剂不得多于 2 袋（瓶），并不得有 1 袋（瓶）超出装量差异限度的 1 倍。

表 11-1　《中国药典》2020 年版规定的散剂装量差异限度

散剂的装量	装量差异限度
0.1g 及 0.1g 以下	±15%
0.1g 以上至 0.5g	±10%
0.5g 以上至 1.5g	±8%
1.5g 以上至 6.0g	±7%
6.0g 以上	±5%

【装量】　除另有规定外，多剂量包装的散剂，照《中国药典》2020 年四部最低装量检查法（通则 0942）检查，应符合规定。

【无菌】　除另有规定外，用于烧伤[除程度较轻的烧伤（Ⅰ度或浅Ⅱ度外）]、严重创伤或临床必须无菌的局部用散剂，照无菌检查法（《中国药典》2020 年四部通则 1101）检查，应符合规定。

【微生物限度】　除另有规定外，照《中国药典》2020 年四部非无菌产品微生物限度检查：微生物计数法（通则 1105）和控制菌检查法（通则 1106）及非无菌药品微生物限度标准（通则 1107）检查，应符合规定。

四、散剂生产车间环境要求

散剂一般系非无菌药品（眼用、烧烫伤或溃疡面用散剂等除外），根据《药品生产质量管理规范》（2010 年修订）及其附录的规定，中药散剂生产的暴露工序区域及其直接接触药品的包装材料最终处理的暴露工序区域的洁净级别，应达到"无菌药品"附录中 D 级洁净区要求。

在生产过程中，中药材和中药饮片的取样、筛选、称重、粉碎、混合等易产生粉尘的操作，应当采取有效措施，以控制粉尘扩散；提取、浓缩、收膏工序宜采用密闭系统进行操作，并在线进行清洁，以防止污染和交叉污染。采用密闭系统生产，其操作环境可在非洁净区；采用敞口方式生产，浸膏的配料、粉碎、过筛、混合等操作以及中药饮片经粉碎、过筛、混合后直接入药，其操作环境应当与其制剂配制操作区的洁净度级别相适应。

第二节　散剂的制备

一、工艺流程图

中药散剂的工艺流程为：备料→粉碎与过筛→混合→分剂量与内包装→外包装→质量检查→成品。工艺流程是制剂生产的依据，也是批生产指令的重要内容。

二、制备方法

散剂的制备应根据药物的性质、临床用药要求、所选用设备等条件来选择合适的辅料和制备方法。在制备过程中分为普通散剂和特殊散剂的制备，具体如下。

（一）普通散剂的制备

1. 粉碎及过筛　制备散剂用的原辅料,均需按药物本身特性及临床用药的要求,采用适宜的方法粉碎、过筛得细粉备用(粉碎与过筛见本教材第六章中药制粉技术相关内容)。药物的粉碎度不仅关系到它的一般物理性质(如外观、均匀性、流动性等),并且可直接影响它的生物利用度,进而影响其疗效。易溶于水的药物可不必粉碎得太细;对于难溶性药物而言,为了加速其溶解和吸收,应粉碎得细些。

2. 混合　混合是散剂制备的重要工艺过程之一,也是散剂制备的关键工序。混合均匀与否,对制剂的质量有直接影响。混合的目的、原理、方法、器械等本教材第六章中药制粉技术已经介绍。本节主要介绍散剂的几种常用混合原则及操作要点。

(1)等量递增原则:当混合组分比例悬殊时,则难以混合均匀,常采用等量递增法(又称配研法)混合,即量小组分为一份,加入与之等体积量大组分混匀,再加入与混合物等量的量大组分,如此倍量增加混合至全部混匀,再过筛混合。

(2)打底套色原则:混合的组分有明显的色泽差异时,应先"打底"后"套色"(又称套研法)。所谓"打底"是指将量小、色深的组分先放入混合器(表面在混合之前应先用少许其他量大组分饱和)作为基础,然后将量大、色浅的药粉逐渐分次加入混合器中混匀,即为"套色"。本法缺点是强调了色泽差异,但却忽视了粉体粒子等比例量容易混合均匀的情况。

混合时还应该注意,若混合各组分的密度悬殊,在混合时一般先加密度小的,再加密度大的,这样可以避免密度小的组分浮于上部或者飞扬,密度大的沉于底部不易混匀,即"上重下轻原则"。若各组分的色泽深浅悬殊,同时比例也悬殊时,可以先放色深的,加等量色浅的混匀后再倍量增加混合至全部混合均匀,即称为"倍增套色原则",此法在实际生产中最为常用。

3. 分剂量与内包装

(1)分剂量:是指将某一散剂的药粉,按其工艺规程规定的剂量分取称量的操作。这一操作是决定每个包装单元剂量准确的关键步骤。生产中常用重量法和容量法进行分剂量。

1)重量法:重量法分剂量使用衡器逐一称取规定重量的药粉。依据重量法设计制造的机械填充速度慢,机械价格高,用于毒剧药物、贵重药物散剂的分剂量。

2)容量法:容量法分剂量使用量器逐一量取设定容积的药粉。其效率高,准确性不如重量法。药房大量配制普通药物散剂时所用的散剂分量器(图11-1),药厂使用的自动分包机,散剂定量分包机等都采用的是容量法原理。依据容量法设计制造的机械填充速度快,机械价格低,较为常用。

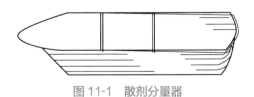

图11-1　散剂分量器

3)目测法:目测法是称取总量的散剂,根据目力分成所需的若干等份而进行包装的方法,又称估分法。一般以每次3~6包横列分包为宜,以便于比较。此法仅用于药房临时调配少量普通散剂,比较简单,但误差较大,一般可达10%左右。含毒性药散剂不用此法。

(2)内包装:散剂的内包装是指将某一散剂分剂量后的药粉,按其工艺规程规定进行包藏封严的操作过程。

1)内包装材料:常用于散剂包装的材料有包装纸(有光纸、玻璃纸和蜡纸等)、玻璃管(瓶)、聚乙烯塑料薄膜袋和铝塑复合膜。其中以铝塑复合膜为材料的包装袋最为常用。

知识链接

包装纸

用于散剂包装的纸包括有光纸、玻璃纸和蜡纸等。

（1）有光纸：表面光滑，吸附药粉少，价格便宜，但能透油脂和气体，能被水和水蒸气浸透，适用于包装不易吸湿、不挥发、性质稳定的散剂。

（2）玻璃纸：质软易折而透明，不能透过油脂，但水蒸气及可溶于水的气体（如 CO_2、氨、硫化氢等）则容易透过。适用于包装挥发性及油脂性药物，而不宜于包装引湿性、易风化及易被 CO_2 等气体分解的散剂。

（3）蜡纸：系白纸用蜡浸制而成。其具有防潮、防风化、防 CO_2 侵入的作用，适用于包装易引湿、风化及 CO_2 作用下易变质的散剂；也可以用于包装毒性药，可减少吸附损耗。但不适用于包装含挥发性成分的药物，如含冰片、樟脑、薄荷脑、麝香等的散剂，因为蜡纸可部分地吸收这些挥发性药物，并能在接触处形成低熔点物质而黏在一起。

2）内包装机械：散剂内包装最常用的机械为自动袋包装机。自动袋包装机不仅用于散剂包装，还可用于包装颗粒剂、片剂、流体和半流体物料。

4. 外包装与贮藏　散剂易吸湿和风化，包装时要注意防湿。选用适宜的包装材料和贮藏条件可以延缓散剂的吸湿。

（二）特殊类型散剂的制备

1. 含毒性药物的散剂　毒性药物的应用剂量小，称取费时，服用时容易损耗，并容易造成剂量误差。因此，常在毒性药中添加一定比例量的辅料（稀释剂）制成稀释散或称倍散，以利临时配方和服用。中药复方散剂中含有毒性药物时，如其他药物量较多，常将毒性药物单独粉碎后，再与其他药物粉末混合均匀。

稀释散的稀释比例或倍数可按药物的剂量而定，常用有稀释 5 倍、10 倍散，亦有 100 倍散、1 000 倍散，如剂量在 0.01～0.1g 者，可配制 1∶10 倍散（取药物 1 份加入赋形剂如乳糖或淀粉等 9 份）；如剂量在 0.01g 以下，则应配成 1∶100 或 1∶1 000 倍散。倍散配制时应采用等量递增法，稀释混匀后备用。

为了保证散剂的均匀性及易于与未稀释原药的区别，一般将稀释散剂着色，常用着色剂如胭脂红、苋菜红、靛蓝等食用色素，借助着色剂可区别不同散剂，或借助颜色深浅以区别稀释散的浓度。制备时一般先将着色剂与毒性药物混匀，再与辅料混合。

稀释散的辅料应为无显著药理作用，且基本上不与主药发生作用的惰性物质。常用的有乳糖、淀粉、糊精、蔗糖、葡萄糖、硫酸钙等，其中以乳糖为最佳。

某些含毒性成分的中药材，如九分散中的马钱子，因产地、采收季节及炮制方法等因素影响，致使成分含量悬殊。为保证用药安全有效，常将这些毒性药物粉末测定主药成分含量后用赋形剂调整其含量，制成调制粉供配制用。

2. 含低共熔组分的散剂　当两种或更多种药物经混合后，在室温条件下出现润湿或液化的现象称低共熔现象。

一般低共熔现象的发生与药物品种及其比例量有关，混合物润湿或液化的程度，如液化、润湿或仍保持干燥，主要取决于混合物的组成及当时的温度条件。混合的比例量越接近低共熔物的比例，也最易发生低共熔；混合时的温度高于低共熔物的熔点时，一般就会发生低共熔。图 11-2 为樟脑与水杨酸苯酯的低共熔混合物温度 - 组成图。

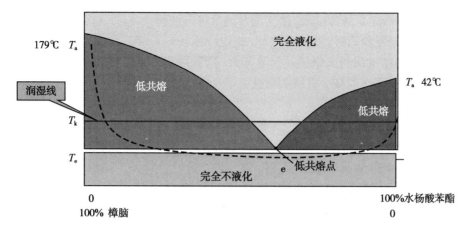

图 11-2 低共熔混合物温度 - 组成图

药剂配制中常见的可发生低共熔现象的药物有水合氯醛、樟脑、薄荷脑、苯酚、麝香草酚等醛、酮、醌类。对可形成低共熔混合物散剂的配制,应根据形成低共熔混合物后对药理作用的影响,以及处方中所含其他固体成分数量的多少而定。一般有以下几种情况。

(1)药物成低共熔物后,若药理作用增强时,则直接采用低共熔法混合。但处方设计时应通过试验确定减少剂量。

(2)药物成低共熔后,若药理作用无变化,如薄荷脑与樟脑、薄荷脑与冰片,或处方中固体的成分较多时,可采用先形成低共熔混合物,再与其他固体成分混合,使分散均匀。或者分别以固体成分稀释低共熔组分再轻轻混合,使分散均匀。

(3)在处方中如含有挥发油或其他足以溶解低共熔混合物的液体时,可先将低共熔混合物溶解,借喷雾法喷入其他固体成分中混匀,或用一般混合法与其他固体成分混匀。

(4)药物成低共熔物后,药理作用减弱时应分别用其他稀释剂稀释,再轻轻混匀,以避免出现低共熔。

3.含液体组分的散剂 在复方散剂中有时含有液体组分,如挥发油、非挥发性液体药物、酊剂、流浸膏、药物煎汁及稠浸膏等。对于这些液状药物的处理应该视药物的性质、用量及处方中其他固体组分的多少而定。①若液体组分较少时,一般可利用处方中其他固体组分吸收后研匀。②但当液体组分含量较大而处方中固体组分不能完全吸收时,可另加适当的辅料(如磷酸钙、淀粉、蔗糖、葡萄糖等)吸收,至不呈潮湿为度。③当液体组分含量过大时,且属非挥发性药物,可加热蒸去大部分水分后并进一步在水浴上继续蒸发,加入固体药物或适宜辅料后,低温干燥、研匀即可。④如液体为挥发油或黏稠浸膏时,可用乙醇溶解或稀释后再与其他固体组分混匀。

4.眼用散剂 施于眼部的散剂要求极细腻,应通过九号筛,以减少机械刺激性;另眼用散剂应要求无菌。因此,一般配制眼用散剂的药物多经水飞或直接粉碎成极细粉(应用流能磨粉碎可得到 5μm 以下的极细粉);配制的用具应灭菌,配制操作应在清洁、避菌环境下进行;成品经灭菌后密封保存。

三、生产过程中可能出现的问题与解决办法

1.吸潮 散剂药物粉末高度分散,其表面积增加,容易吸附空气中的水分而形成硬块,且散剂中水分增加后微生物会繁殖,导致散剂发霉变质。可在制备时加入适宜的防潮辅料或包装时密封以防散剂吸潮。

2.混合不均 散剂制备时当处方中颜色差异较大时,若混合不匀则色泽不均,颜色差异明

显。混合时可采用适当延长混合时间、增加混合速度等方法解决。

3．粒度差异　制备散剂时，其中药饮片、提取物或辅料粉碎的粒度大小应根据临床应用需求进行选择。如眼用散剂的粉末粗糙粒度差异大，则易对眼产生机械刺激性。因此制备应采用配研法混匀并通过九号筛，以减少机械刺激性。

四、典型品种举例

例1　马钱子散

【处方】　制马钱子适量（含士的宁 8.0g）　地龙（焙黄）93.5g

【制法】　以上二味，将制马钱子、地龙（焙黄）分别粉碎成细粉，配研，过筛，即得。

【功能与主治】　祛风湿，通经络。用于风湿闭阻所致的痹病，症见关节疼痛、臂痛腰痛、肢体肌肉萎缩。

【用法与用量】　每晚用黄酒或开水送服。一次 0.2g，如无反应，可以增至 0.4g，最大服用量不超过 0.6g，老幼及体弱者酌减。

例2　避瘟散

【处方】　檀香 156g　零陵香 18g　白芷 42g　香排草 180g　姜黄 18g　玫瑰花 42g　甘松 18g　丁香 42g　木香 36g　人工麝香 1.4g　冰片 138g　朱砂 662g　薄荷脑 138g

【制法】　以上 13 味，除人工麝香、冰片、薄荷脑外，朱砂水飞成极细粉，其余檀香等九味粉碎成细粉，过筛、混匀；将冰片、薄荷脑同研至液化，另加入甘油 276g，搅匀。将人工麝香研细，与上述粉末配研，过筛，混匀，与液化的冰片和薄荷脑研匀，即得。

【功能与主治】　祛暑辟秽，开窍止痛。用于夏季暑邪引起的头目眩晕、头痛鼻塞、恶心、呕吐、晕车晕船。

【用法与用量】　口服。一次 0.6g，外用适量，吸入鼻孔。

【注】　处方中加甘油的目的是保持散剂适当湿润，在吸入鼻腔时，防止过度刺激鼻黏膜，涂敷时也易于黏着在皮肤上。

例3　蛇胆川贝散

【处方】　蛇胆汁 100g　川贝母 600g

【制法】　以上二味，川贝母粉碎成细粉，与蛇胆汁混合均匀，干燥，粉碎，过筛，即得。

【功能与主治】　清肺、止咳，除痰。用于肺热咳嗽，痰多。

【用法与用量】　口服。一次 0.3～0.6g，一日 2～3 次。

例4　八宝眼药散

【处方】　珍珠 9g　麝香 9g　熊胆粉 9g　海螵蛸（去壳）60g　硼砂（炒）60g　朱砂 10g　冰片 20g　炉甘石（三黄汤飞）300g　地栗粉 200g

【制法】　珍珠、朱砂、海螵蛸分别水飞成极细粉；炉甘石用三黄汤水飞成极细粉；地栗粉、硼砂分别研成极细粉；将上述极细粉以配研法混匀。麝香、冰片、熊胆粉研细，再与上述粉末配研，过九号筛，混匀，灭菌，即得。

【功能与主治】　消肿，明目。用于目赤肿痛，眼缘溃烂，畏光怕风，眼角涩痒。

【用法与用量】　每用少许，点入眼角。一日 2～3 次。

【注】　炉甘石用三黄汤淬，可以增加清热效果。炉甘石 100kg，用黄连、黄柏、黄芩各 2.5kg，煎汤取汁淬。即取净炉甘石，煅红，倾入三黄汤中，研磨，倾出混悬液，下沉部分再煅，再按上法反复数次，合并混悬液，静置后分取沉淀物，干燥、研细，过筛。

地栗粉的制备：取鲜荸荠洗净，削去芽苗及根蒂，捣烂压榨取汁，滤过，滤液沉淀。取沉淀物干燥，研成极细粉即得。

实训八　散剂的制备及质量评定

（一）实训目的

1. 掌握散剂制备工艺流程和制备方法。

2. 能根据物料的性质正确选择粉碎和混合方法进行操作。

3. 能对散剂进行外观、粒度、装量差异检查。

（二）实训条件

1. 场地　实验室或实训车间。

2. 材料　冰片、硼砂（煅）、朱砂、玄明粉等。

3. 仪器和设备　天平、乳钵或球磨机、二维（或三维）运动混合机、搪瓷盆、离心机（中速）、六号筛、七号筛、九号筛等。

（三）实训内容

1. 冰硼散

【处方】　冰片 50g　硼砂（煅）500g　朱砂 60g　玄明粉 500g

【功能与主治】　清热解毒，消肿止痛。用于热毒蕴结所致的咽喉疼痛，牙龈肿痛，口舌生疮。

【用法与用量】　吹敷患处，每次少量，一日数次。

【制法】

（1）分别称取以上四味药，朱砂水飞成极细粉，硼砂粉碎成细粉，将冰片研细。

（2）用朱砂打底，按等量递增法与玄明粉套色混匀，再将混合粉与硼砂进行配研直至混合完全。

（3）将冰片与混合粉按等量递增法混合均匀。

（4）将上述混合后的粉末过筛、包装，即得。

【操作注意】

（1）朱砂为矿物类药，呈朱红色。应以水飞法制成极细粉。

（2）研磨冰片时要轻研，如产生结块，可加入少量无水乙醇以减小黏性，待晾干后再与其他药粉混匀。

（3）应注意将打底套色法与等量递增法结合进行。

【质量检查】

（1）外观均匀度：散剂应干燥、疏松、混合均匀、色泽一致。依法检查，取供试品适量置光滑纸上，平铺约 5cm²，将其压平，在亮处观察，应呈现均匀的色泽，无花纹、色斑。

（2）粒度检查：照粒度测定法（《中国药典》四部通则 0982）测定，除另有规定外，通过六号筛的粉末重量，不得少于 95%。

（3）装量差异检查：取供试品 10 袋（瓶），分别称定每袋（瓶）内容物的重量，每袋（瓶）的重量与标示量相比较，超出限度的不得多于 2 袋（瓶），并不得有 1 袋（瓶）超出限度 1 倍。

多剂量分装的散剂照《中国药典》2020 年版四部最低装量检查法（通则 0942）检查，应符合规定。

2. 痱子粉

【处方】　薄荷脑 60g　樟脑 60g　麝香草酚 60g　薄荷油 60ml　水杨酸 114g　硼酸 850g　升华硫 400g　氧化锌 600g　淀粉 1 000g　滑石粉 6 796g

【功能与主治】　具有吸湿、止痒及收敛作用。用于痱子、汗疹等。

【用法与用量】　洗净患处，撒布用。

【制法】　取樟脑、薄荷脑、麝香草酚研磨至全部液化，并与薄荷油混合。另将升华硫、水杨酸、硼酸、氧化锌、淀粉、滑石粉研磨混合均匀，过七号筛。然后将低共熔混合物与混合的细粉研磨混匀或将低共熔混合物喷入细粉中，过筛，即得。

【处方工艺分析】　樟脑、薄荷脑、麝香草酚为低共熔组分，研磨液化后用薄荷油溶解，由于处方中固体药物粉末较多，能完全吸收共熔液化的混合液，可采用共熔法制备。

【制备过程注意事项】

（1）樟脑、薄荷脑、麝香草酚研磨至完全共熔后，再与薄荷油混合。

（2）低共熔混合物以喷雾的方式与其他药物细粉混合，较易混匀。

（3）应注意防止樟脑、薄荷脑、麝香草酚、薄荷油的挥发。

（四）实训提示

1．可模拟实际生产过程，以生产指令的方式下达工作任务，使学生了解药品生产企业生产管理过程，培养学生生产管理意识。

2．应注意按处方要求正确称量，双人核对。

3．物料间的相对密度不同时，需在混合器中先加密度小的组分，后加密度大的组分，以使两种组分间产生相对位移而保证混匀，并注意控制混合的时间。

4．实训过程应注意进行半成品质量检查，以逐渐培养学生的质量意识。

5．操作中应注意清洁卫生，操作完毕应对操作环境进行清场。

6．可编制批生产记录表、清场记录表，要求学生实训后填写。

（五）实训结果与结论

品种	冰硼散	痱子粉
外观性状		
装量差异或装量检查		
成品量		
结论		

（杨守娟）

？　复习思考题

1．含低共熔组分散剂如何制备？

2．简述散剂制备过程中可能出现的问题与解决办法。

3．将下列处方制成散剂，并写出其制备工艺。

【处方】　生石膏144g　寒水石144g　滑石144g　生磁石144g　玄参48g　木香15g　升麻48g　甘草24g　公丁香3g　芒硝（制）480g　硝石（精制）96g　水牛角浓缩粉9g　羚羊角4.5g　麝香3.6g　朱砂9g

扫一扫，测一测

第十二章 颗粒剂

PPT 课件

知识导览

第一节 颗粒剂认知

一、颗粒剂的含义与特点

（一）颗粒剂的含义

颗粒剂系指原料药物与适宜的辅料混合制成具有一定粒度的干燥颗粒状制剂（图 12-1）。颗粒剂为口服剂型，服用方式以加适宜液体溶解或分散后饮用为主，也可以直接嚼服。

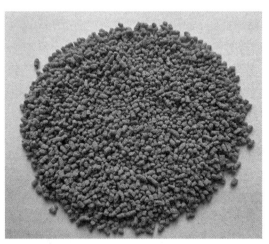

图 12-1 颗粒剂

中药颗粒剂是在汤剂、酒剂与糖浆剂的基础上发展而来，现已成为中成药的主要固体剂型之一。随着提取、纯化、制粒技术的进步及新辅料、包装材料、新设备的应用，中药颗粒剂的质量和疗效有了较大提高，2020 年版《中国药典》一部中收载颗粒剂品种 220 余种，临床应用十分广泛。

（二）颗粒剂的特点

中药颗粒剂在保持主要优点的同时，还有效地克服了某些不足之处，颗粒剂的特点有：

1. 优点

（1）服用方便，吸收快，显效迅速：颗粒剂克服了汤剂临用时煎煮的麻烦，可根据需要加入矫味剂、着色剂，改善口感和外观，掩盖药物的不良臭味，提高患者的顺应性，尤其适合儿童用药。

215

颗粒剂的服用方式以临用前加水或酒调配成液体饮用为主,因此具有液体制剂吸收快、起效迅速的特点。

(2)体积小,携带、运输及贮藏方便:处方中的中药饮片全部或大部分经提取、精制、浓缩后制成干燥的固体制剂,相比汤剂、酒剂,体积大大缩小,贮存、运输、携带更方便。

(3)稳定性好:颗粒剂为固体制剂,克服了久置后汤剂易霉败、酒剂易出现沉淀等现象。必要时还可对颗粒进行包衣,使其具有防潮、缓释或肠溶等性质。

2. 缺点   含中药浸膏或含较多糖粉的颗粒剂,易吸湿、结块、潮解而变质,所以应注意选择密封性好的包装材料,并于干燥处贮存。

二、颗粒剂的种类

颗粒剂可分为可溶颗粒(通称为颗粒)、混悬颗粒、泡腾颗粒、肠溶颗粒,根据释放特性不同还有缓释颗粒等。

1. 可溶颗粒   是由可溶性的原料药物与辅料混合制成的颗粒剂,包括水溶颗粒和酒溶颗粒。

(1)水溶颗粒:可溶于水的颗粒,临用时加水溶解后饮用,大多数中药颗粒剂属于此类,如板蓝根颗粒。

(2)酒溶颗粒:可溶于白酒的颗粒,临用时加一定量的白酒溶解成药酒后饮用,如木瓜酒颗粒、养血愈风酒颗粒。

2. 混悬颗粒   系指难溶性原料药物与适宜辅料混合制成的颗粒剂。临用前加水或其他适宜的液体振摇即可分散成混悬液,服用时不溶部分也应一并服用。除另有规定外,混悬颗粒剂应进行溶出度检查。

3. 泡腾颗粒   系指含有碳酸氢钠和有机酸,遇水可放出大量气体而呈泡腾状的颗粒剂。泡腾颗粒中的原料药物应是易溶性的,加水产生气泡后应能溶解。有机酸一般用柠檬酸、酒石酸等。泡腾颗粒一般不得直接吞服。

4. 肠溶颗粒   系指采用肠溶材料包裹颗粒或其他适宜方法制成的颗粒剂。肠溶颗粒耐胃酸而在肠液中释放活性成分或控制药物在肠道内定位释放,可防止药物在胃内分解失效,避免对胃的刺激。肠溶颗粒应进行释放度检查。肠溶颗粒不得咀嚼。

5. 缓释颗粒   系指在规定的释放介质中缓慢地非恒速释放药物的颗粒剂。缓释颗粒应符合缓释制剂的有关要求,并应进行释放度检查。缓释颗粒不得咀嚼。

    知识链接

中药配方颗粒

中药配方颗粒是由单味中药饮片经水提、分离、浓缩、干燥、制粒而成的颗粒,在中医药理论指导下,按照中医临床处方调配后,供患者冲服使用。中药配方颗粒能够满足医师辨证论治、随证加减的要求,同时又具有不需要煎煮、直接冲服、服用量少、作用迅速、携带保存方便和适合工业化生产等许多优点。

为推进中药现代化和国际化进程,中药配方颗粒的标准化和规范化研究被列入国家战略实施。2021年11月,中药配方颗粒结束20多年的试点工作,正式实施备案制。自2021年11月1日起,中药配方颗粒生产企业须按照国家和省级标准生产配方颗粒。随后,国家药品监督管理局颁布了196个中药配方颗粒国家药品标准,各省也相继制定了中药配方颗粒管理实施细则,陆续开展了省级标准发布与备案审查工作。

三、颗粒剂的质量要求及检查

颗粒剂在生产与贮藏期间应符合下列规定。

1.外观　颗粒剂应干燥，颗粒均匀，色泽一致，无吸潮、软化、结块、潮解等现象。

2.辅料　根据需要颗粒剂可加入适宜的辅料，如稀释剂、黏合剂、分散剂、着色剂以及矫味剂等。

3.贮存　颗粒剂应密封，置干燥处贮存，防止受潮。

除另有规定外，颗粒剂应按照《中国药典》2020年版四部各通则进行以下相应检查。

【粒度】　除另有规定外，照粒度和粒度分布测定法（通则0982第二法中双筛分法）测定，不能通过一号筛与能通过五号筛的总和不得超过15%。

【水分】　中药颗粒剂照水分测定法（通则0832）测定，除另有规定外，水分不得超过8.0%。

【溶化性】　除另有规定外，颗粒剂照下述方法检查，溶化性应符合规定。含中药原粉的颗粒剂不进行溶化性检查。

可溶颗粒检查法：取供试品10g（中药单剂量包装取1袋），加热水200ml，搅拌5分钟，立即观察，可溶颗粒应全部溶化或轻微浑浊。

泡腾颗粒检查法：取供试品3袋，将内容物分别转移至盛有200ml水的烧杯中，水温为15～25℃，应迅速产生气体而呈泡腾状，5分钟内颗粒均应完全分散或溶解在水中。

颗粒剂按上述方法检查，均不得有异物，中药颗粒还不得有焦屑。

混悬颗粒以及已规定检查溶出度或释放度的颗粒剂可不进行溶化性检查。

【装量差异】　单剂量包装的颗粒剂按下述方法检查，应符合规定。

检查法　取供试品10袋（瓶），除去包装，分别精密称定每袋（瓶）内容物的重量，求出每袋（瓶）内容物的装量与平均装量。每袋（瓶）装量与平均装量相比较[凡无含量测定的颗粒剂或有标示装量的颗粒剂，每袋（瓶）装量应与标示装量比较]，超出装量差异限度的颗粒剂不得多于2袋（瓶），并不得有1袋（瓶）超出装量差异限度1倍（表12-1）。

表12-1　单剂量包装颗粒剂的装量差异限度

平均装量或标示装量	装量差异限度
1.0g 及 1.0g 以下	±10%
1.0g 以上至 1.5g	±8%
1.5g 以上至 6.0g	±7%
6.0g 以上	±5%

凡规定检查含量均匀度的颗粒剂，一般不再进行装量差异检查。

【装量】　多剂量包装的颗粒剂，照《中国药典》2020年版四部最低装量检查法（通则0942）检查，应符合规定。

【微生物限度】　以动物、植物、矿物质来源的非单体成分制成的颗粒剂，照《中国药典》2020年版四部非无菌产品微生物限度检查：微生物计数法（通则1105）和控制菌检查法（通则1106）及非无菌药品微生物限度标准（通则1107）检查，应符合规定。

四、颗粒剂生产车间环境要求

颗粒剂一般属于非无菌药品，根据《药品生产质量管理规范》（2010年修订）及其附录的规定，颗粒剂生产的暴露工序区域及其直接接触药品的包装材料最终处理的暴露工序区域的洁净级别,应达到"无菌药品"附录中 D 级洁净区要求。

在中药颗粒剂生产过程中要注意环境的温湿度要求,可能会对颗粒成形产生影响。凡属挥发性原料药物或遇热不稳定的药物,在制备过程中应注意控制适宜的温度条件,凡遇光不稳定的原料药物应遮光操作。

1. 湿度的影响　中药浸膏一般都具有较强的吸湿性。若环境湿度过高,则浸膏极易吸湿结块,制得的颗粒色泽不均匀,颗粒偏硬。制粒车间的相对湿度一般宜控制在 45%～65%,吸湿性强的物料宜控制在 25% 以内。

2. 温度的影响　当用较高浓度的乙醇作润湿剂制软材时,温度偏高,则润湿剂易挥发,软材变黏或结块变硬,通过摇摆式制粒机制粒时,制得的颗粒偏粗,严重者湿块全部黏附在筛网上使得制粒机无法启动。制粒车间的温度一般宜控制在 18～26℃,吸湿性强的物料,车间温度应降低至 20℃。

第二节　颗粒剂的制备

一、工艺流程图

中药颗粒剂的一般生产工艺流程为:中药饮片→提取、纯化、浓缩 + 辅料(或饮片细粉)→制粒→干燥→整粒→分剂量与内包装→外包装→质量检查→成品。

二、制 备 方 法

颗粒剂的制备应根据药物的性质、临床用药的要求、所选用设备等条件来选择合适的辅料和制备方法。

除另有规定外,中药饮片应按各品种项下规定的方法进行提取、纯化、浓缩成规定的清膏,采用适宜的方法干燥并制成细粉,加适量辅料或饮片细粉,混匀并制成颗粒;也可将清膏加适量辅料或饮片细粉,混匀并制成颗粒。为了防潮、掩盖原料药物的不良气味,也可对颗粒进行包衣。

(一)水溶颗粒的制备

制备水溶颗粒的材料一般包括中药浸膏和水溶性稀释剂、润湿剂(或黏合剂)、矫味剂等辅料。水溶颗粒中常用的稀释剂为糖粉和糊精。糖粉是水溶颗粒优良的稀释剂,兼有矫味和黏合作用,糖粉易吸湿结块,需要密封保存。稀释剂还可以选择乳糖、可溶性淀粉、甘露醇等。可溶颗粒中含浸膏较多,可兼做黏合剂,用水润湿易结块或黏度过大,不易与稀释剂混合均匀,常采用不同浓度的乙醇作润湿剂。

1. 原料药的提取　水溶颗粒一般多采用煎煮法提取有效成分,也可采用渗漉法、浸渍法及回流法等提取方法,含挥发油的饮片则宜采用"双提法",即先用水蒸气蒸馏法提取挥发性成分,药渣再与其他中药饮片一起用煎煮法提取。操作时,将处方量的药材饮片或段或粗末,加水浸泡、煎煮,滤过,药液静置,滤过,备用。

2. 提取液的精制、浓缩　为了除去提取液中的杂质,减少颗粒剂的服用量和降低引湿性,还需采用乙醇沉淀法、吸附澄清法、大孔树脂法或超速离心法等方法对上述提取液进行精制,精制液浓缩至稠膏或制成干浸膏备用。也可将提取精制液调整至适宜密度,用喷雾干燥法干燥成浸膏粉。

3. 制颗粒　制颗粒是颗粒剂、胶囊剂、片剂等固体制剂生产中重要的单元操作,在颗粒剂中颗粒即是最终产品,在胶囊剂和片剂中颗粒是中间产品。颗粒通常采用干法制粒、湿法制粒等方法制备。干法制粒可避免引入水分,尤其适合对湿热不稳定药物的颗粒剂的制备。湿法制粒常用的方法有挤压制粒法、高速搅拌制粒法、沸腾制粒法、喷雾干燥制粒法等。不同的制粒方法制得的颗粒形状、大小、松紧程度也不相同。因此,应根据物料的性质和制粒目的选择合适的制粒方法。

(1)干法制粒:系在药物粉末(干燥浸膏粉末)中加入适宜的辅料(如干燥黏合剂)混匀,直接加压压缩成大片剂或片状物后,重新粉碎成所需大小颗粒的方法。该法不加入任何液体,靠压缩力的作用使粒子间距离接近而产生结合力。根据压制大片剂或片状物时采用的设备不同,干法制粒可分为以下两种:

1)重压法制粒:亦称为压片法制粒,系利用重型压片机将物料压制成直径20~50mm的胚片,然后粉碎成一定大小颗粒的方法。该法的优点在于可使物料免受湿润及温度的影响,所得颗粒密度高;但有产量小、生产效率低、工艺可控性差等缺点。

2)滚压法制粒:系利用转速相同的两个滚动轮之间的缝隙,将物料粉末滚压成片状物,然后破碎成一定大小颗粒的方法。滚压法制粒与重压法制粒相比,具有生产能力大、工艺可操作性强、润滑剂使用量较小等优点,是一种较为常用的干法制粒方法。

中药物料性质比较复杂,浸膏粉的含水量、辅料种类和用量,生产环境的温湿度均可对干法制粒产生影响,因此,在生产实践中干法制粒的最佳工艺条件需通过试验才能确定。

干法制粒物料不经湿、热的过程,不受溶媒和温度的影响,适用于对湿、热敏感物料,且易于制备成形,质量稳定,比湿法制粒简易,崩解性与溶出性好。但干法制粒设备结构复杂,传动部件多,维修养护工作量大,造价较高。

(2)湿法制粒:系指在混合均匀的原材料粉末中加入润湿剂或液态黏合剂进行制粒的方法,此法在药品生产企业应用最为广泛。根据制粒所用的设备及原理不同,湿法制粒的方法有以下几种:

1)挤压制粒法:将干燥浸膏粉末或黏稠浸膏与适宜辅料搅拌混匀,加入黏合剂或润湿剂(实际生产中常加入适当浓度的乙醇作润湿剂)制备软材,再将软材挤压通过一定大小的筛孔(12~14目)而制成颗粒,常用的设备为摇摆式制粒机(图12-2)。软材制备的经验标准为在混合机中能"翻滚成浪",并"握之成团,触之即散"。

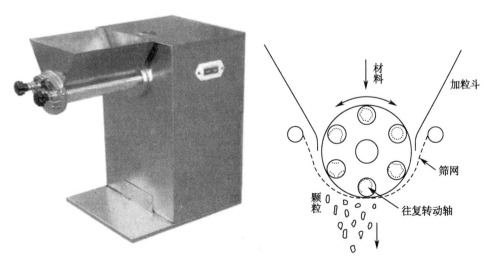

材料 加粒斗 筛网 颗粒 往复转动轴

图12-2 摇摆式制粒机及工作示意图

水溶颗粒的辅料应能溶于水,常用蔗糖和糊精作赋形剂,一般为清膏、糖粉、糊精的比例为1:3:1,具体用量可根据清膏的相对密度、黏性强弱适当调整。其他如乳糖、可溶性淀粉、甘露醇、羟丙基淀粉等也可选用。辅料的重量一般不宜超过清膏重量的 5 倍。若采用干浸膏粉制粒，辅料用量一般不超过其重量的 2 倍。

挤压制粒法制备湿颗粒的注意事项：①黏合剂或润湿剂的选择与用量。如黏合剂过多，软材太湿，制成的颗粒过硬，且多长条；黏合剂太少，则细粉多，导致颗粒的粒度不合格。②混合时间会对颗粒质量产生影响。混合时间越长，物料的黏性越大，制成的颗粒越硬。③筛网规格的选择直接影响颗粒的粒度，应根据工艺要求选用适宜的筛网，以保证粒径范围符合要求。④筛网安装的松紧程度及加料量可直接影响湿颗粒的质量，筛网安装较松而加料斗中软材加入过多，制备的湿颗粒粗且紧密；反之，制备的湿颗粒细且疏松。⑤软材通过筛网的次数可对湿颗粒质量产生影响，增加软材通过筛网的次数，可使制得的湿颗粒完整、坚硬。⑥筛网出现较大磨损或变形时，要及时更换。

挤压制粒的特点：颗粒的粒度由筛网的孔径大小调节，粒子形状为圆柱形，粒度分布较窄；挤压压力不大，可制成松软颗粒，较适合压片；制粒过程经过混合、制软材等过程，程序较多、劳动强度大。

课堂互动

中药颗粒剂生产制备过程中，浸膏本身往往起到黏合剂的作用，当浸膏黏性过大，浸膏易吸附辅料相互聚集成细小团块，若浸膏量小不易搅拌均匀，若浸膏量大则物料易聚结成较大的团块，使制粒发生困难，制粒时筛网上会出现"疙瘩"，并且制得颗粒容易产生花斑。

请同学们思考一下，出现以上现象应该如何解决？

2）高速搅拌制粒法：系将经粉碎与过筛后的药料、辅料加入密闭的高速搅拌制粒机的容器内，搅拌混匀后加入黏合剂，利用高速旋转的搅拌桨与制粒刀的作用，使物料混合、制软材、切割制粒与滚圆一次完成的制粒方法。生产上常用高速搅拌制粒机，虽然搅拌器的形状多种多样，其结构主要由盛料筒、搅拌桨、制粒刀组成（图 12-3）。

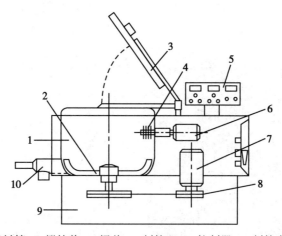

1- 盛料筒；2- 搅拌桨；3- 桶盖；4- 制粒刀；5- 控制器；6- 制粒电机；
7- 搅拌电机；8- 传动皮带；9- 机座；10- 出料口。

图 12-3　高速搅拌制粒机示意图

高速搅拌制粒法制备湿颗粒的注意事项：①按工艺要求设置干混、湿混、制粒的时间及搅拌桨、制粒刀的转速。②应根据对药物粉末的润湿性、溶解性选择合适的黏合剂。一般情况下，溶解性适宜的物料制粒效果好，但溶解性过高时，制粒过程中容易产生"软糖"状态。此时可在物料中加入不溶性辅料或对物料溶解性小的液体以缓和其溶解性能。③要控制好黏合剂的用量及加入方法。实际生产中，黏合剂的用量需要在生产实践中摸索；黏合剂可一次加入或分次加入；既可以溶液状态加入（液体黏合剂），也可呈粉末状态加入（固体黏合剂）。④控制好物料的粒度。原料粉粒越小，越有利于制粒，特别是结晶性的物料。⑤控制好搅拌速度。物料加入黏合剂后开始以中、高速搅拌，制粒后期可用低速搅拌。搅拌速度大，粒度分布均匀，但平均粒径有增大的趋势。⑥投料量应适宜，如一次投料过多，搅拌桨易被顶住难以启动且混合不均，若强制搅拌混合则产热严重，物料黏壁，影响颗粒成形。

高速搅拌制粒的特点：在一个容器内完成混合、捏合、制粒过程；与传统的挤压制粒相比较，具有省工序、操作简单、快速等优点；通过改变搅拌桨的结构、调节黏合剂用量及操作时间，可制得致密、强度高的适合用于胶囊剂的颗粒，也可制成松软的适合压片的颗粒；物料混合均匀，制成的颗粒圆整均匀，流动性好。因此，本法制备的颗粒比较适合胶囊剂、片剂的制粒要求。

3）滚转制粒法：系指将药粉、浸膏或半浸膏细粉与适宜辅料混匀，置于包衣锅或适宜的容器中转动，滚转中将润湿剂或黏合剂雾状喷入，使粉末润湿黏合成粒。可同时加热使水分蒸发，继续滚转全颗粒干燥。此法适用于中药浸膏粉、半浸膏粉及黏性较强的药粉制粒。

4）流化制粒法：又称为沸腾制粒或"一步制粒"，系将经粉碎、过筛后的物料置于流化床内，在自下而上通过的热空气作用下，使物料粉末在流化状态下混合均匀，然后喷入润湿剂或液体黏合剂，使粉末相互接触结聚成粒，经反复喷雾、结聚与干燥而制成一定规格的颗粒。生产上使用流化床制粒机（图12-4）。

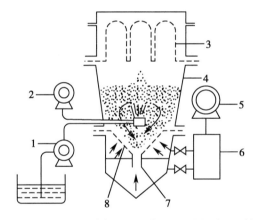

1- 黏合剂输送泵；2- 压缩机；3- 袋滤器；4- 流化室；5- 鼓风机；
6- 空气预热器；7- 二次气流喷射入口；8- 气体分布器。

图 12-4　流化床制粒机示意图

流化制粒的特点：在同一设备内可实现混合、制粒、干燥和包衣等多种操作，生产效率高；产品的粒度分布较窄，颗粒均匀，颗粒间色差小，流动性和可压性好，颗粒疏松多孔；制备过程在密闭制粒机内完成，生产过程不易被污染。

流化制粒目前多用于无糖型、低糖型颗粒剂的制备。对于相对密度相差较大、黏性过大或过小的物料不宜用此法。

5）喷雾制粒法：系指将药物溶液或混悬液经雾化器喷成雾状，在干燥室的热风中水分迅速蒸发，干燥而得球形颗粒的操作。喷雾制粒法制备的颗粒大小均匀、流动性和可压性好，其颗粒粒径与药液浓度、加料速度、喷头喷出的雾滴的直径等因素有关。该法可在数秒内完成药液的浓缩与干燥，因此适用于对湿、热敏感的药物制粒。

4. 湿颗粒的干燥　湿颗粒放置过久易结块或变形，应及时干燥。干燥温度一般以 60～80℃ 为宜，含对热不稳定成分或挥发性成分则应控制在 60℃ 以下干燥。干燥时温度应逐渐上升，避免颗粒表面干燥过快结成一层硬膜而影响内部水分的蒸发，且颗粒中的糖粉骤遇高温时会熔化，使颗粒变硬。颗粒干燥的程度应适宜，水分含量一般控制在3%～5%。

生产中常用的干燥设备包括烘箱或烘房、沸腾干燥器、隧道式远红外干燥设备等。采用烘箱或烘房干燥可以保持颗粒外形完整，但干燥速度慢，颗粒不能铺太厚，且干燥一段时间后要将上下层颗粒进行翻动，以提高干燥速度，保证颗粒均匀干燥；采用沸腾干燥，热风穿过湿颗粒使呈流化状态，接触面大，热交换充分，干燥速度快，但颗粒间相互有碰撞，易造成细粉过多。

5. 整粒　湿粒干燥时可能会有部分结块、粘连，因此干燥后可以使用整粒机或摇摆式制粒机进行整粒，将大颗粒破碎，也可以使用旋振筛，用一号筛除去粗大颗粒，用五号筛除去细粉，从而获得大小均匀的颗粒。如处方中有挥发油或挥发性药物，应在整粒后加入。除另有规定外，挥发油应溶于适量乙醇，均匀喷入干燥颗粒中，密闭至规定时间或用包合等技术处理后加入。

6. 包装与贮存　整粒后的干燥颗粒应及时密封防止吸潮。颗粒剂的包装多采用自动颗粒包装机，选用不易透气、透湿的包装材料，如复合铝塑袋、铝箔袋或较厚的塑料薄膜袋等。

除另有规定外，颗粒剂应密封，置干燥处贮存，防止受潮。

（二）酒溶颗粒的制备

酒溶颗粒加入白酒后溶解成为澄清的药酒，可代替药酒服用。将液体剂型的酒剂改成固体剂型的酒溶颗粒剂后，体积减小，稳定性增加，便于贮存、运输，降低成本。

1. 制备酒溶颗粒的要求

（1）处方中药材的药效物质应易溶于稀醇中。

（2）提取时所用溶剂为乙醇，其含醇量应与饮用白酒（60度白酒）含醇量相同，方能使颗粒剂溶于白酒后保持澄明。

（3）所加辅料应溶于白酒中，常加蔗糖或其他矫味剂。

（4）一般每包颗粒剂的剂量，应以能冲泡成0.25～0.5kg的药酒为宜，由患者根据规定剂量饮用。

2. 制法　酒溶颗粒多采用渗漉法、浸渍法、回流法等方法提取，用浓度60%左右的乙醇为提取溶剂，提取液回收乙醇后，蒸发浓缩至稠膏状备用，加适宜辅料制软材、制颗粒、干燥、整粒、包装等工艺与水溶颗粒相同。

（三）泡腾颗粒的制备

泡腾颗粒是利用有机酸与弱碱在水中发生反应产生二氧化碳气体，瞬间产生大量气泡而呈泡腾状态的一种颗粒剂。因气体的产生使颗粒疏松、崩裂，具有速溶性，且二氧化碳溶于水后呈酸性，能刺激味蕾，可起矫味作用，若再加适量芳香剂和甜味剂，可使药液具有碳酸饮料样风味。常用的有机酸有柠檬酸、酒石酸等，弱碱有碳酸氢钠、碳酸钠等。

将处方中药材按水溶颗粒制法提取、精制、浓缩成浸膏或干浸膏粉，分成2份，其中一份加入有机酸制成酸性颗粒，干燥，整粒，备用；另一份加入碳酸氢钠等制成碱性颗粒，干燥，整粒，备用；然后将酸性颗粒与碱性颗粒在干燥状态下混匀，包装，即得。生产过程中要严格控制环境的相对湿度和泡腾颗粒的水分含量，并且选择防透湿性能优良的包装材料，避免服用前就发生酸碱中和反应。

（四）混悬颗粒的制备

混悬颗粒是将处方中部分药材提取制成的清膏与一部分药材粉碎成的细粉混合制成的颗粒剂，加水后不能全部溶解而成混悬性液体。

将处方中含挥发性、热敏性成分的药物或贵重细料药等粉碎成细粉，一般性药材以水为溶剂，煎煮提取，提取液蒸发浓缩成清膏，将清膏与药材细粉及适量糖粉混匀，制软材、制粒，60℃以下干燥、整粒、包装，即得。药材细粉兼有治疗和稀释、分散作用，可节省其他辅料，降低成本。但目前中药混悬颗粒因外观和口感不佳，产品较少。

三、生产过程中可能出现的问题与解决办法

1. 浸膏黏性过大难以制粒 中药提取浓缩后的浸膏多较黏稠,且量多,不易与辅料混合均匀,易结成团块,使制粒存在一定的难度。可以采用以下途径来解决:①从浸膏的制备着手,优化提取与精制工艺,在最大限度保留浸膏中有效成分的同时,更多地去除黏性强的无效成分。如利用絮凝剂、大孔树脂纯化或高速离心等方法处理,使浸膏黏性降低。②在日服剂量允许范围内,选用或增加稀释剂与吸收剂,降低软材的黏性,便于制粒。③可以将浸膏进一步浓缩,降低其含水量,用高浓度乙醇作润湿剂迅速制粒。④当浸膏量不大时,可用纯水或稀乙醇稀释稠膏,直接降低其黏性来制粒。⑤改变制粒方法,如采用流化喷雾制粒法或用喷雾干燥法获得干浸膏粉后,加辅料采用干法制粒。

2. 颗粒过粗、过细、粒度分布过大 主要原因是筛网选择不当。具体解决办法是根据剂型要求选择筛网。其次,应考虑黏合剂种类和用量,并注意若制软材时混合不均匀,也会造成颗粒粗细、松紧与大小不均,可增加混合时间或采用二次制粒。

3. 色泽不均 产生色泽不均的原因有:①稠浸膏与辅料混合不均,可适当延长搅拌时间,若制粒时发现湿颗粒色泽不均,可将湿颗粒再次通过筛网重复制粒,即得色泽均匀一致的颗粒。②原料、辅料颜色差别较大,制粒前未经研细或混匀。可将药材或辅料适当粉碎过筛后再混合,可有效解决这一问题。

4. 颗粒吸湿、结块 颗粒吸湿的原因很多,如中药浸膏、辅料的原因以及制粒环境湿度较大等。可采取的措施包括:①精制除杂,减少或除去易吸湿且无效的成分;②选用不易吸湿的辅料;③控制车间湿度;④采用防潮性能好的包装材料或加入干燥剂;⑤采用防潮包衣技术等。

四、典型品种举例

例1 **小青龙颗粒**

【处方】 麻黄154g 桂枝154g 白芍154g 干姜154g 细辛77g 炙甘草154g 法半夏231g 五味子154g

【制法】 以上八味,细辛、桂枝提取挥发油,蒸馏后的水溶液另器收集;药渣与白芍、麻黄、五味子、炙甘草加水煎煮二次,第一次2小时,第二次1.5小时,合并煎液,滤过,滤液与蒸馏后的水溶液合并,浓缩至约1 000ml;法半夏、干姜粉碎成粗粉,用70%乙醇作溶剂,浸渍24小时后进行渗漉,收集渗漉液,回收乙醇,与上述药液合并,静置,滤过,滤液浓缩至适量,喷雾干燥,加乳糖适量,混匀,喷加细辛和桂枝的挥发油,混匀,制成颗粒461.5g;或滤液浓缩至适量,加入蔗糖粉适量,混匀,制成颗粒,干燥,喷加细辛和桂枝的挥发油,混匀,制成1 000g,即得。

【功能与主治】 解表化饮,止咳平喘。用于风寒水饮,恶寒发热,无汗,喘咳痰稀。

【用法与用量】 开水冲服。一次1袋,一日3次。

例2 **四物颗粒**

【处方】 当归625g 川芎625g 白芍625g 熟地黄625g

【制法】 以上四味,当归、川芎蒸馏提取挥发油,用β环糊精包合,包合物备用;蒸馏后的水溶液另器收集;药渣与白芍、熟地黄用蒸馏后的水溶液配成的50%乙醇溶液作溶剂,回流提取2次,第一次2小时,第二次1.5小时,合并提取液,滤过,滤液回收乙醇,浓缩成相对密度为1.30(60℃)的稠膏,加入包合物、可溶性淀粉150g、糊精350g、阿斯巴甜10g、香兰素2.5g和乙基麦芽酚2.5g,制成颗粒,干燥,制成1 000g,即得。

【功能与主治】 养血调经。用于血虚所致的面色萎黄、头晕眼花、心悸气短及月经不调。

【用法与用量】 温开水冲服。一次 5g，一日 3 次。

例 3　阿胶泡腾颗粒

【处方】 阿胶 400g　蔗糖 540g　碳酸氢钠 20g　柠檬酸 40g　香精适量，制成 1 000g

【制法】 将处方中阿胶、蔗糖粉碎、过筛，分成两等份。一份加入碳酸氢钠混匀，制成碱性颗粒，干燥，整粒；另一份加入柠檬酸混匀，制成酸性颗粒，干燥，整粒。将两种干燥颗粒混匀，喷入香精，密封一定时间后，铝塑袋分装。

【功能与主治】 补血滋阴，润燥，止血。用于血虚萎黄，眩晕心悸，肌痿无力，心烦不眠，虚风内动，肺燥咳嗽，劳嗽咳血，吐血尿血，便血崩漏，妊娠漏胎。

【用法与用量】 开水冲服，1 次 1 袋，一日 3 次或遵医嘱。

实训九　颗粒剂的制备及质量评定

（一）实训目的

1．掌握颗粒剂制备工艺流程和制备方法。

2．掌握挤出制粒的操作方法及操作要点。

3．能对颗粒剂进行外观、粒度、溶化性和装量差异检查。

（二）实训条件

1．**场地**　实验室或实训车间。

2．**材料**　板蓝根、糖粉、糊精、95% 乙醇等。

3．**仪器和设备**　电子秤、电磁炉、不锈钢锅、烧杯、水浴锅、冷凝装置、搪瓷盘、制粒筛（或摇摆式制粒机）、烘箱、电子天平、一号筛、五号筛等。

（三）实训内容

板蓝根颗粒

【处方】 板蓝根 500g　蔗糖粉适量　糊精适量

【功能与主治】 清热解毒，凉血利咽。用于肺胃热盛所致的咽喉肿痛、口咽干燥、腮部肿胀；急性扁桃体炎、腮腺炎见上述证候者。

【用法与用量】 开水冲服。一次 5～10g。

【制法】

1．**提取**　取板蓝根，加水浸泡 30 分钟，煎煮二次，第一次 2 小时，第二次 1 小时，煎液滤过，滤液合并。

2．**精制浓缩**　滤液浓缩至相对密度为 1.20（50℃）的清膏，冷至室温，加乙醇使含醇量为 60%，静置使沉淀。取上清液，回收乙醇并浓缩至适量，备用。

3．**制软材**　取适量的蔗糖粉和糊精混匀，边搅拌边缓缓加入板蓝根浸膏，用适量 85% 乙醇溶液作润湿剂，制成符合要求的软材。

4．**制粒**　用挤压制粒法制粒，将软材用手握紧挤压通过 14 目制粒筛或用摇摆式制粒机制成湿颗粒。

5．**干燥**　湿颗粒及时进行干燥，干燥温度 80℃。

6．**整粒**　将干燥后的颗粒用制粒筛进行整粒，使粘连在一起的颗粒分开。用一号筛和五号筛筛去粗颗粒和细粉，获得中间均匀的颗粒。

7．**包装**　将板蓝根颗粒装袋，规格为 10g/ 袋。

【操作注意】

1．板蓝根在煎煮过程中要根据蒸发情况适当补充水量。

2. 煎煮和浓缩时要控制好加热温度,避免糊底。

3. 醇沉时要使药液冷至室温再加乙醇,加醇时要慢加快搅,避免局部乙醇浓度过高造成有效成分的损失。

4. 制软材时要使浸膏与辅料充分混合均匀,加入的润湿剂量要适当,并迅速操作,以免乙醇挥发导致软材黏性增大制粒困难。

5. 制粒时,如果因软材黏性不足导致颗粒粒度较小,可以将湿颗粒重新握紧再次挤压通过筛网,进行重复制粒,可以有效改善颗粒成形性,湿颗粒不要用手摊开,防止颗粒破碎。

6. 干燥时,湿颗粒不宜堆积过厚,温度应缓慢升高,干燥一段时间后翻动颗粒,以加快干燥速度。

【质量检查】

1. 外观 颗粒剂应干燥,颗粒均匀,色泽一致,无吸潮、软化、结块、潮解等现象。

2. 粒度检查 除另有规定外,照粒度和粒度分布测定法(《中国药典》2020 年版四部通则 0982 第二法中双筛分法)测定,不能通过一号筛与能通过五号筛的总和不得超过 15%。

3. 装量差异检查 取供试品 10 袋,除去包装,分别精密称定每袋内容物的重量,每袋装量与标示装量比较,超出装量差异限度的颗粒剂不得多于 2 袋,并不得有 1 袋超出装量差异限度 1 倍。

4. 溶化性 除另有规定外,颗粒剂照下述方法检查,溶化性应符合规定。取供试品 1 袋,加热水 200ml,搅拌 5 分钟,立即观察,可溶颗粒应全部溶化或轻微浑浊,但不得有焦屑。照《中国药典》2020 年版四部最低装量检查法(通则 0942)检查,应符合规定。

(四)实训提示

1. 可模拟实际生产过程,以生产指令的方式下达工作任务,使学生了解药品生产企业生产管理过程,培养学生生产管理意识。

2. 应注意按处方要求正确称量,双人核对。

3. 采用摇摆式制粒机制粒时,筛网安装的松紧程度和料斗中加入的软材的量会影响所制成湿颗粒的松紧和大小,应根据软材的性质调节筛网至合适的松紧程度,并保持软材加料均匀。

4. 实训过程中应注意进行半成品质量检查,以逐渐培养学生的质量意识。

5. 操作中应注意清洁卫生,操作完毕应对操作环境进行清场。

6. 可编制批生产记录表、清场记录表,要求学生实训后填写。

(五)实训结果与结论

检查项目	板蓝根颗粒
外观性状	
粒度	
溶化性	
装量差异检查	
成品量	
结论	

(刘丽敏)

? 复习思考题

1. 写出颗粒剂的种类及各自的特点。

2. 湿法制粒时的关键工序是什么,受哪些因素的影响?

3. 泡腾颗粒是怎样制备的?生产过程中需要注意什么?

扫一扫,测一测

第十三章 胶 囊 剂

第一节 胶囊剂认知

一、胶囊剂的含义与特点

胶囊剂是由改善服药方法发展起来的。在我国明代，人们就将药物用食物包裹后服用，类似于现代的胶囊剂。1834 年，法国的 Mothes 和 Dublane 最早在橄榄形明胶胶壳中填充药物后，用1 滴浓的温热明胶溶液进行封闭从而发明了软胶囊。1848 年，英国的 Murdock 发明了两节套入式胶囊，从而出现了硬胶囊。随着制药技术的进步和全自动胶囊填充机等先进设备的问世，胶囊剂的品种和产量都有了快速的增长，已成为临床上使用最广泛的口服剂型之一。

（一）胶囊剂的含义

胶囊剂系指原料药物或与适宜辅料充填于空心胶囊或密封于软质囊材中制成的固体制剂，主要供口服用。

（二）胶囊剂的特点

1. 优点

（1）方便服用：胶囊外表光洁、美观，胶囊壳可掩盖药物的不良臭味，提高患者依从性。

（2）可提高药物稳定性：胶囊壳能隔绝药物与光线、空气和湿气的接触，对药物有一定的保护和稳定作用。

（3）生物利用度高：胶囊剂内容物一般为粉末或颗粒，胶囊填充时一般不施加压力，在胃肠道中分散快，溶出度好，吸收快，生物利用度通常比片剂、丸剂好。

（4）可调节药物释放速度和实现定位释放：根据需要可将药物制成速释、缓释、控释颗粒或小丸后装入胶囊中，使药物具有速效或长效作用；制成肠溶胶囊可使药物定位释放于小肠或结肠，制成直肠给药或阴道给药的胶囊，可定位在特定腔道释药显效。

（5）可弥补其他固体剂型的不足：对含油量高或液体组分比较多的药物难以制成片剂、丸剂等固体剂型，可制成软胶囊，如紫苏子油软胶囊、月见草油胶丸等。

2. 缺点

（1）有些人群不适合使用胶囊剂：胶囊剂只能以完整形式服用，不适合婴幼儿和吞咽不便的患者使用。

（2）有些药物不宜制成胶囊剂：①药物的水溶液或稀乙醇溶液，可使胶囊囊壁溶化、破裂；②易风化的药物，可使胶囊囊壁吸潮变软；③易吸湿药物，可吸收胶囊囊壁中的水分，使其失水干燥变脆;④易溶性的刺激性药物,会因溶解后局部药物浓度过高而对胃黏膜产生刺激性。

二、胶囊剂的分类

胶囊剂可分为硬胶囊和软胶囊。根据释放特性不同还有缓释胶囊、控释胶囊、肠溶胶囊等。

1.硬胶囊(通称为胶囊)　系指采用适宜的制剂技术,将原料药物或加适宜辅料制成的均匀粉末、颗粒、小片、小丸、半固体或液体等,充填于空心胶囊中的胶囊剂(图13-1)。

2.软胶囊　系指将一定量的液体原料药物直接密封,或将固体原料药物溶解或分散在适宜的辅料中制备成溶液、混悬液、乳状液或半固体,密封于软质囊材中的胶囊剂(图13-2)。

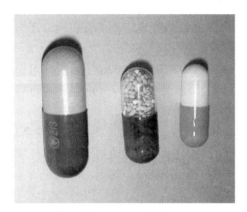

图 13-1　硬胶囊

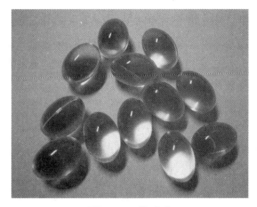

图 13-2　软胶囊

3.缓释胶囊　系指在规定的释放介质中缓慢地非恒速释放药物的胶囊剂。

4.控释胶囊　系指在规定的释放介质中缓慢地恒速释放药物的胶囊剂。

5.肠溶胶囊　系指用肠溶材料包衣的颗粒或小丸充填于胶囊而制成的硬胶囊,或用适宜的肠溶材料制备而得的硬胶囊或软胶囊。肠溶胶囊不溶于胃液,但能在肠液中崩解而释放活性成分。

三、胶囊剂的质量要求及检查

胶囊剂在生产与贮藏期间应符合下列有关规定。

1.外观　胶囊剂应整洁,不得有黏结、变形、渗漏或囊壳破裂等现象,并应无异臭。

2.内容物　胶囊剂的内容物不论是原料药物还是辅料,均不应造成囊壳的变质。硬胶囊剂的内容物应干燥、疏松、混合均匀。

3.贮存　除另有规定外,胶囊剂应密封贮存,其存放环境温度不高于30℃,湿度应适宜,防止受潮、发霉、变质。

除另有规定外,胶囊剂应进行以下相应检查。

【水分】　中药硬胶囊剂应进行水分检查。除另有规定外,不得过9.0%。硬胶囊内容物为液体或半固体者不检查水分。

【装量差异】　照下述方法检查,应符合规定。

检查法　除另有规定外,取供试品20粒(中药取10粒),分别精密称定重量,倾出内容物(不得损失囊壳),硬胶囊囊壳用小刷或其他适宜的用具拭净;软胶囊或内容物为半固体或液体的硬胶囊囊壳用乙醚等易挥发性溶剂洗净,置通风处使溶剂挥尽,再分别精密称定囊壳重量,求出每粒内容物的装量与平均装量。每粒装量与平均装量相比较(有标示装量的胶囊剂,每粒装量应与标示装量比较),超出装量差异限度的不得多于2粒,并不得有1粒超出限度1倍(表13-1)。

表 13-1　胶囊剂的装量差异限度

平均装量或标示装量	装量差异限度
0.30g 以下	±10%
0.30g 及 0.3g 以上	±7.5%（中药±10%）

凡规定检查含量均匀度的胶囊剂，一般不再进行装量差异检查。

【崩解时限】　除另有规定外，照《中国药典》2020 年版四部崩解时限检查法（通则 0921）检查，均应符合规定。硬胶囊应在 30 分钟内全部崩解，软胶囊应在 1 小时内全部崩解。肠溶胶囊剂，先在盐酸溶液（9→1 000）中不加挡板检查 2 小时，每粒的囊壳均不得有裂缝或崩解现象，改在人工肠液中 1 小时内应全部崩解。结肠肠溶胶囊剂，在盐酸溶液（9→1 000）中不加挡板检查 2 小时，在磷酸盐缓冲液（pH 值为 6.8）中不加挡板检查 3 小时，每粒的囊壳均不得有裂缝或崩解现象，在磷酸盐缓冲液（pH 值为 7.8）中检查，1 小时内应全部崩解。

除另有规定外，缓释胶囊、控释胶囊和肠溶胶囊均应按照《中国药典》2020 年版四部溶出度与释放度测定法（通则 0931）进行检查。凡规定检查溶出度或释放度的胶囊剂，一般不再进行崩解时限检查。

【微生物限度】　以动物、植物、矿物质来源的非单体成分制成的胶囊剂，生物制品胶囊剂，照《中国药典》2020 年版四部非无菌产品微生物限度检查：微生物计数法（通则 1105）和控制菌检查法（通则 1106）及非无菌药品微生物限度标准（通则 1107）检查，应符合规定。

四、胶囊剂生产车间环境要求

根据《药品生产质量管理规范》（2010 年修订）的规定，胶囊剂属于非无菌制剂，其生产的暴露工序区域及其直接接触药品的包装材料最终处理的暴露工序区域，应当参照附录无菌药品中 D 级洁净区的要求设置。温度和相对湿度应与生产工艺要求相适应，室内温度一般控制在 18～26℃，相对湿度一般控制在 45%～65%。

此外，在生产过程中，中药饮片的称重、粉碎、混合等易产生粉尘的操作，应当采取有效措施，以控制粉尘扩散；提取、浓缩、收膏工序宜采用密闭系统进行操作，并在线进行清洁，以防止污染和交叉污染。采用密闭系统生产，其操作环境可在非洁净区；采用敞口方式生产，浸膏的配料、粉碎、过筛、混合等操作以及中药饮片经粉碎、过筛、混合后直接入药的，其操作环境应当与其制剂配制操作区的洁净度级别相适应。

第二节　胶囊剂的制备

一、硬胶囊剂

（一）空心胶囊

1. 规格　空心胶囊呈圆筒状，系由可套合和锁合的帽与体两节组成的质硬且有弹性的空囊。囊帽与囊体套合面处均有凹环，囊帽与囊体套合后两者紧密嵌合，不易松动滑脱，以保证硬胶囊剂在生产、运输和贮存过程中不易漏粉。空心胶囊分为透明（两节均不含遮光剂）、半透明（仅一节含遮光剂）、不透明（两节均含遮光剂）3 种，颜色有黄、绿、红、蓝等，上、下两节为同色或异色。空心胶囊的规格分为 000、00、0、1、2、3、4、5 号 8 个型号，装量依次递减，号数越大，填充容积越小，常用的为 0～3 号。一般根据经验或试装后选择适合规格的空心胶囊。

2. 组成　空心胶囊是由成囊材料加辅料制成的。胶囊用明胶是制备空心胶囊的主要原料，为动物的皮、骨、腱与韧带中胶原蛋白不完全酸水解、碱水解或酶降解后纯化得到的制品，或为上述 3 种不同明胶制品的混合物。此外，《中国药典》2020 年版中还收载了用其他高分子材料制成的空心胶囊，如羟丙甲纤维素空心胶囊、羟丙基淀粉空心胶囊、普鲁兰多糖空心胶囊。

　　为了改善胶囊壳的理化性质，通常还要加入适宜的附加剂，常用的有：①增塑剂，增加囊壳的韧性与可塑性，如甘油等；②增稠剂，可增加胶液的凝结力和胶冻力，使蘸模后明胶的流动性减小，常用的是琼脂或石菜花水煎液；③遮光剂，如二氧化钛（常用量 2%～3%），用于制备不透光的空心胶囊，可防止光对药物的催化氧化；④着色剂，在制胶囊的胶液中加入适量食用色素，可使产品美观，便于识别，如柠檬黄、胭脂红等；⑤防腐剂，常用的是对羟基苯甲酸酯类，可防止胶液在制备过程中细菌的繁殖和胶囊在贮存中发生霉变；⑥表面活性剂，如十二烷基硫酸钠，使空心胶囊厚薄均匀、增加囊壳的光泽；⑦芳香矫味剂，如乙基香草醛、香精等，可调整胶囊剂的口感等。以上成分并不是所有空心胶囊的必备组分，而应根据具体情况选择性加入。

　　3. 质量要求与贮存　空心胶囊的制备一般包括溶胶、蘸胶制胚、干燥、拔壳、切割、整理等工序，由专门企业采用自动化生产线生产，制剂生产企业可根据需要直接购买。空心胶囊的质量直接影响成品的质量，应严格符合《中国药典》2020 年版相关规定和质量要求。囊体应光洁、色泽均匀、切口平整、无变形、无异臭，鉴别和松紧度、脆碎度、崩解时限、重金属、微生物限度等检查均应符合要求，明胶空心胶囊还应进行铬含量的检查。

　　空心胶囊应密闭，在温度 10～25℃，相对湿度 35%～65% 的条件下保存。

思政元素

立药德　守药规

　　"毒胶囊"泛指利用工业皮革废料为原料生产的重金属铬（Cr）超标的胶囊。2012 年 4 月，媒体曝光河北一些企业用皮革废料制成工业明胶，冒充药用明胶卖给浙江新昌县药用胶囊生产企业，最终流向药品生产企业，进入患者体内。经调查发现，9 家药厂的 13 个批次药品所用胶囊重金属铬含量超标，其中超标最多的达 90 多倍。

　　药品是治病救人的特殊商品，药品质量关系人民群众的生命健康。作为药学从业人员，一定要树立药品质量第一、社会效益和经济效益并重的理念，严格遵守药品质量管理相关法律法规，保障人民用药安全，这既是法律责任，也是道德的根本要求。

（二）硬胶囊剂的制备

　　硬胶囊剂的生产工艺流程一般为：中药饮片处理→制备内容物→填充→抛光→质量检查→包装→成品。

　　中药饮片根据剂量和性质等进行不同处理，处方中贵重药物及剂量不大的药物可直接粉碎成细粉，其他饮片可制成浸膏备用。

　　1. 内容物的准备　硬胶囊的内容物应具有一定流动性，使内容物能顺利装入空心胶囊中。硬胶囊可根据制剂技术制备不同形式内容物充填于空心胶囊中，一般填充粉末、颗粒或小丸，有时也可填充小片、液体或半固体状的内容物。

　　（1）粉末：若单纯药物粉末能满足直接填充的要求，则直接填充，或加入适宜辅料如稀释剂、助流剂等混合均匀后填充。粉末是最常见的胶囊内容物。

　　（2）颗粒：将原料药物处理后加适宜的辅料如稀释剂、助流剂、崩解剂等制成颗粒。与一般颗粒剂比较，用于胶囊填充的颗粒粒度较小，组成以药物为主，所含辅料比例较小。颗粒也是较常见的胶囊剂内容物类型。

（3）小丸：将药物制成普通小丸、速释小丸、缓释小丸、控释小丸或肠溶小丸单独填充或混合填充，必要时加入适量空白小丸作填充剂。

（4）其他：将原料药物制成包合物、固体分散体、微囊或微球填充；还可以将药物制成溶液、混悬液、乳状液等采用特制灌囊机填充于空心胶囊中，必要时密封。

2．硬胶囊的填充　硬胶囊剂的填充方法分手工填充法和机械填充法。手工填充法效率低，装量差异大，只适合小量制备。硬胶囊的工业化生产目前已经全部使用全自动胶囊填充机，该机可实现全自动密闭式操作，防止污染，符合 GMP 要求，生产效率高，装量差异小，当物料斗里的物料量低于限定值时可自动停机。

（1）胶囊填充过程：各种胶囊填充机的式样、型号很多，但填充工艺过程基本相同，一般分为：空心胶囊供给→定向排列（囊帽在上，囊体在下）→胶囊帽、体的分离→向胶囊体中填充物料→未分离空心胶囊的剔除→胶囊帽、体重新套合→成品排出→清理模孔，开始下一轮填充（图 13-3）。

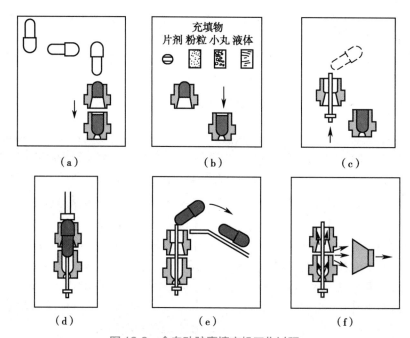

图 13-3　全自动胶囊填充机工作过程
（a）胶囊供给、整理与分离；（b）充填；（c）剔废；
（d）囊体、囊帽套合；（e）胶囊的输出；（f）模块的清洁。

（2）填充方式：根据填充物料的流动性、吸湿性、物料状态（粉状、颗粒状、小片或小丸等）的不同可以选择不同的填充方式，归纳起来主要有 5 种（图 13-4）：a 型，物料自由流入；b 型，用柱塞上下往复运动将物料压进；c 型，由螺旋钻将物料压进；d 型，在填充管内，先将药物压成单剂量的小圆柱，再填充于胶囊中；e 型，物料被动吸入单位剂量的管中，然后再装入胶囊中。流动性好、不易分层的物料可以采用 a 型，但这种物料不多，大多数物料常需制粒后才能达到要求；对于物料要求不高，只要物料不易分层的，则可选择 b 型、c 型填充机；流动性差，但混合均匀的物料，如针状结晶、吸湿性药物可以采用 d 型；e 型则适用于各种类型的物料。

3．抛光　硬胶囊在填充过程中囊壳外壁可能会吸附或黏附少许药粉，可使用胶囊抛光机进行清洁处理，使表面光洁。

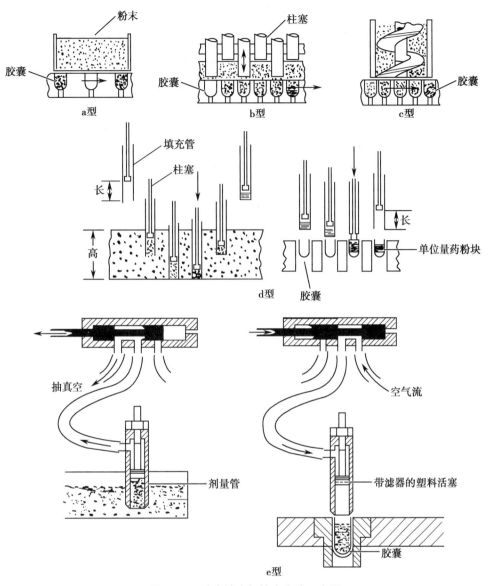

图 13-4 胶囊填充机填充方式示意图

二、软胶囊剂

软胶囊剂生产工艺过程包括溶胶、内容物制备、制丸、预干定形、洗丸、干燥晾丸、拣丸、内包装、外包装等步骤。

1. 溶胶 软质囊材一般是由胶囊用明胶、甘油或其他适宜的药用辅料单独或混合制成。与硬胶囊的主要区别是囊材中加入的增塑剂较多，因此塑性强、弹性大。增塑剂一般为甘油、山梨醇，单独或混合使用均可。囊壳的硬度和弹性取决于干明胶、增塑剂和水三者的比例，其重量比例一般是干明胶:增塑剂:水 =1:(0.4～0.6):1，增塑剂用量高则囊壁软，增塑剂用量低则囊壁硬。

溶胶是将明胶与甘油、纯化水及其他附加剂在容器中混合加热、脱泡使其成为均匀胶液的过程。

2. 内容物制备 软胶囊中可以填充各种油类或对明胶无溶解作用的液体药物及药物溶液（液体药物含水量不应超过 5%），也可以填充混悬液、W/O 型乳状液或半固体。常用的分散介质是植物油和 PEG400 等。适合制成软胶囊的药物有油溶性成分，中药挥发性成分，中药浸膏，对湿热、光不稳定及易氧化的成分，具不良气味的药物等。软胶囊大多填充药物的非水溶液，pH 值应控制在 4.5～7.5，防止贮存期间对囊壳产生不良影响。如果药物是不溶性的固体，首先将其粉碎至少过 80 目筛，再与分散介质混合，经胶体磨研匀，使药物以极细腻的质点形成混悬液，必要时可加入助悬剂。

3．制丸　软胶囊剂的制备方法分为压制法和滴制法。

（1）压制法：系指将明胶、甘油与水等混合溶解后制成厚薄均匀的胶带，再将药液置于两层胶带之间压制成软胶囊的方法。压制法的常用设备为滚模式软胶囊机，其主要结构及模压过程如图 13-5 所示。明胶液配好后送至胶囊机左右两个明胶盒中保温保存，经明胶盒底部的缝隙流出后涂于温度为 16～20℃的鼓轮上，经过冷却成为厚度均匀的明胶带，通过胶带导杆和送料轴从相反方向传送进入 2 个轮状钢模形成的夹缝处，同时，药液由填充泵经导管至楔形注入器，定量地注入胶带之间，模子旋转压迫胶带使其发生闭合，药物即被封闭在胶带中。模子继续旋转将装满药物的胶囊与剩余胶带切离，软胶囊即基本成形。为防止胶带与模孔粘连，需要在胶带与模孔接触面上涂润滑油，一般用液状石蜡。

压制法制得的是有缝胶丸，形状可以是球形、椭圆形、长方形、筒形等。本法计量准确，产量大，自动化程度高，成品率较高，适合于工业化大生产。

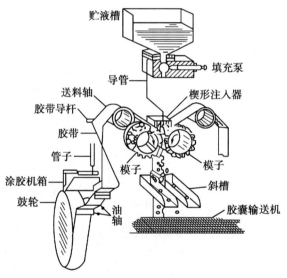

图 13-5　自动旋转轧囊机工作原理示意图

（2）滴制法：滴制法采用的设备是具有双层喷头（或称滴头）的滴制式软胶囊机，喷头外层通入明胶液，内层通入药液，两相按不同速度由同心管喷出，在管的下端出口处使一定量的明胶液将定量的药液包裹后，滴入另一种不相混溶的液体冷却剂（必须安全无害，和明胶不相混溶，一般为液状石蜡、植物油、硅油等）中，由于表面张力作用而使之形成球形，并逐渐凝固成软胶囊，滴制过程如图 13-6 所示。

在制备过程中，影响其质量的主要因素有：①胶液中明胶、增塑剂与水的比例，防止软胶囊过软或过硬；②药液、明胶液及冷却液三者的密度，应保证软胶囊在冷却液中有一定的下降速度，又有足够时间使之冷却成形；③温度控制，胶液与药液应保持 60℃，喷头处应为 75～85℃，冷却液应为 13～17℃；④喷头的大小；⑤滴制速度等。

滴制法制得的是无缝胶丸。本法产量大、成品率高、重量差异小，生产过程中原料浪费比较少，生产成本较低，但只能生产球形产品。

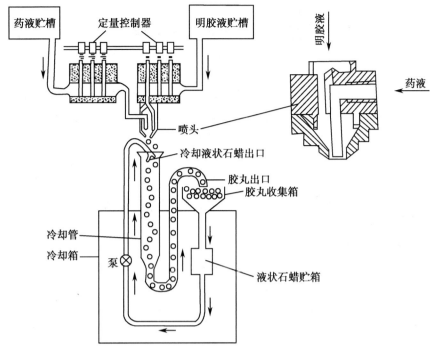

图 13-6 滴制法制备软胶囊生产过程示意图

4.预干定形 预干定形是借助设备或采用其他方式快速有效地将制备出的半成品软胶囊囊壳中的多余水分脱去。压制后的软胶囊通过传送带送入预干转笼内,通过转笼旋转和风机吹冷风使胶囊囊壳的水分快速散失,达到定形的目的。滴制法制得的软胶囊可直接放于托盘内置于低温低湿环境中进行干燥定形。

5.洗丸 洗丸是将软胶囊外油脂洗去,以保持胶囊外表光洁的操作。一般采用有挥发性的有机溶剂洗涤,如95%乙醇等,清洗后在托盘上静置使清洗剂挥干。

6.干燥晾丸 软胶囊干燥不可过猛,胶皮遇热易熔化,干燥过程应在常温或低于常温的条件下进行,否则会造成外观质量不合格和崩解度差。常用的干燥方式是将胶囊放于托盘内并放于干燥隧道或干燥间内通过空调系统除湿干燥,直至水分合格为止。胶囊干燥过程中要严格控制环境的温湿度。

7.拣丸 胶囊拣丸是控制胶囊外观质量的一种方式,将干燥后的软胶囊进行人工拣丸或机械拣丸,拣去大小丸、异形丸、漏丸、瘪丸、薄壁丸、气泡丸、粘连丸等不合格品。

三、肠溶胶囊剂

肠溶胶囊是不溶于胃液,但能在肠液中崩解从而释放活性成分的硬胶囊或软胶囊。凡药物对胃有刺激性、在胃酸中不稳定或需要在肠内溶解而发挥疗效的,均可制成肠溶胶囊。肠溶胶囊主要通过以下方式制备:

1.使胶囊壳具有肠溶性 胶囊囊材中除了明胶和附加剂外,再加入适宜的肠溶材料,使囊壳具有肠溶性。目前市场上已有现成的肠溶空心硬胶囊供应,分为肠溶胶囊和结肠肠溶胶囊两种,其质量应符合《中国药典》2020年版四部肠溶明胶空心胶囊项下各项要求。

2.使填充物具有肠溶性 充填于空心胶囊中的内容物如颗粒、小丸等,可事先用适宜的肠溶材料进行包衣,然后再填充于普通空心胶囊中。这种胶囊在胃中胶囊壳溶解释放出内容物,但内容物在胃中不溶,进入肠道后才开始溶解释放。

四、胶囊剂的包装与贮藏

包装材料和贮藏环境对胶囊剂的质量有显著影响，一般来说，高温、高湿会使胶囊吸湿、软化、变黏、膨胀、内容物结块，还可能滋生微生物；相对湿度过低，则容易使胶囊壳失水变脆。因此，胶囊剂应选用密封性能良好、透湿系数小的包装材料，目前多采用铝塑 PVC 泡罩式或者塑料瓶、玻璃瓶包装。除另有规定外，胶囊剂应密封贮存，其存放环境温度不高于 30℃，湿度应适宜，防止受潮、发霉、变质。

五、生产过程中可能出现的问题与解决办法

（一）硬胶囊剂可能出现的问题与解决办法

1. 装量差异超限　导致硬胶囊装量差异超限的原因主要包括药物因素和填充设备因素等。其中填充物料的流动性是影响胶囊剂装量差异的主要因素，生产中一般通过制粒、加入助流剂、控制物料含水量等措施来改善流动性。当所制颗粒大小不均匀、药物与助流剂混合不匀或物料受潮，都会造成流动性降低。解决方法包括检查粉末（颗粒）的粒度是否符合工艺要求，如不符合，重新按规定整粒、过筛、混匀；如受潮，重新按工艺要求烘干，同时严格控制填充车间的环境湿度。

设备因素应注意检查胶囊填充机的螺杆或冲杆是否磨损，机器运转是否正常，落料位置是否处于最佳位置，转速是否适合，如出现故障，应及时排除或调整。生产中还应注意及时定量加料，以保证装量的稳定性。

2. 胶囊瘪头或锁口不到位　胶囊填充机的压力太大会引起胶囊瘪头，压力太小则会使锁口不到位，此时应及时调整胶囊填充机的压力，使其符合生产要求。

3. 错位太多　检查胶囊填充机的顶针是否垂直，如不垂直，应予调正。按贮存条件保管好空心胶囊，防止其变形。

（二）软胶囊可能出现的问题与解决办法

1. 渗漏现象　软胶囊在生产过程和贮存中可出现渗漏现象，原因是多方面的，包括药液的含水量、内容物的粒度、胶液的黏度、干燥时间、胶丸的形状等。控制药液水分小于 3%、减小药液中提取物颗粒的粒度、适当提高胶液的黏度、采用柱形胶丸、控制干燥时间等均有助于减少渗漏现象。

2. 崩解时限超标　崩解时限超标是目前软胶囊存在的最大质量问题，原因是多方面的，包括胶囊壳的组成、含水量、厚度等；内容物中药物、辅料、含水量等以及外界环境的影响，需要根据不同情况采取相应的措施加以解决，如选择优质的明胶、调节适宜的增塑剂用量，控制囊壳和内容物的含水量、选择对囊壳影响小的分散介质、采用合适的贮存条件等。

3. 成品粘连　干燥不彻底或胶皮内水分"外溢"所致。应控制好胶皮和内容物中的水分含量。

六、典型品种举例

例 1　连花清瘟胶囊

【处方】　连翘 255g　金银花 255g　炙麻黄 85g　炒苦杏仁 85g　石膏 255g　板蓝根 255g　绵马贯众 255g　鱼腥草 255g　广藿香 85g　大黄 51g　红景天 85g　薄荷脑 7.5g　甘草 85g

【制法】　以上十三味，广藿香加水蒸馏提取挥发油，收集挥发油，水提取液滤过，备用；连翘、炙麻黄、鱼腥草、大黄用 70% 乙醇提取二次，第一次 2 小时，第二次 1.5 小时，提取液滤过，合并，回收乙醇，备用；金银花、石膏、板蓝根、绵马贯众、甘草、红景天加水煎煮至沸，加入炒苦杏仁，

煎煮二次，第一次 1.5 小时，第二次 1 小时，煎液滤过，滤液合并，加入广藿香提油后备用的水溶液，浓缩至相对密度为 1.10～1.15（60℃），加乙醇使含醇量达 70%，在 4℃冷藏 24 小时，滤过，滤液回收乙醇，与上述连翘等四味的备用醇提取液合并，浓缩至相对密度为 1.15～1.20（60℃），喷雾干燥，与适量淀粉混匀，制成颗粒，干燥，过筛，筛出适量细粉，将薄荷脑、广藿香挥发油用适量乙醇溶解，喷入细粉中，混匀，与上述颗粒混匀，密闭 30 分钟，装入胶囊，制成 1 000 粒，即得。

【功能与主治】　清瘟解毒，宣肺泄热。用于治疗流行性感冒属热毒袭肺证，症见发热，恶寒，肌肉酸痛，鼻塞流涕，咳嗽，头痛，咽干咽痛，舌偏红，苔黄或黄腻。

【用法与用量】　口服。一次 4 粒，一日 3 次。

例 2　藿香正气软胶囊

【处方】　苍术 195g　陈皮 195g　厚朴（姜制）195g　白芷 293g　茯苓 293g　大腹皮 293g 生半夏 195g　甘草浸膏 24.4g　广藿香油 1.95ml　紫苏叶油 0.98ml

【制法】　以上十味，苍术、陈皮、厚朴（姜制）、白芷用乙醇提取二次，合并乙醇提取液，浓缩成清膏；茯苓、大腹皮加水煎煮二次，煎液滤过，滤液合并；生半夏用冷水浸泡，每 8 小时换水一次，泡至透心后，另加干姜 16.5g，加水煎煮二次，煎液滤过，滤液合并；合并二次滤液，浓缩后醇沉，取上清液浓缩成清膏；甘草浸膏打碎后水煮化开，醇沉，取上清液浓缩制成清膏；将上述各清膏合并，加入广藿香油、紫苏叶油与适量辅料，混匀，制成软胶囊 1 000 粒，即得。

【功能与主治】　解表化湿，理气和中。用于外感风寒、内伤湿滞或夏伤暑湿所致的感冒，症见头痛昏重、胸膈痞闷、脘腹胀痛、呕吐泄泻；胃肠型感冒见上述证候者。

【用法与用量】　口服。一次 2～4 粒，一日 2 次。

实训十　胶囊剂的制备及质量评定

（一）实训目的

1. 掌握硬胶囊剂制备工艺流程。
2. 掌握硬胶囊充填操作步骤及操作要点。
3. 能对胶囊剂进行外观、崩解时限、装量差异检查。

（二）实训条件

1.场地　实验室或实训车间。

2.材料　断血流、淀粉、95% 乙醇、空心胶囊等。

3.仪器和设备　电磁炉、不锈钢锅、制粒筛、烘箱、胶囊填充板、全自动胶囊填充机、搪瓷盘、电子天平、崩解测定仪等。

（三）实训内容

断血流胶囊

【处方】　断血流 4 500g

【功能与主治】　凉血止血。用于血热妄行所致的月经过多、崩漏、吐血、衄血、咯血、尿血、便血，血色鲜红或紫红；功能失调性子宫出血、子宫肌瘤出血及多种出血症、单纯性紫癜、原发性血小板减少性紫癜见上述证候者。

【用法与用量】　口服。一次 3～6 粒，一日 3 次。

【制法】

1.提取　取断血流，加水煎煮二次，每次 1.5 小时，煎液滤过，滤液合并。

2.精制　提取液浓缩至相对密度为 1.15（80℃）的清膏，加 1.7 倍量的乙醇，充分搅拌，静置 24 小时。

3．浓缩干燥　取醇沉后的上清液，回收乙醇，浓缩至适量，干燥成干膏。

4．内容物制备　将干浸膏粉碎，加淀粉适量混匀。

5．胶囊填充　利用胶囊填充板或胶囊填充机将内容物装入胶囊，制成1 000粒，即得。

【质量检查】

1．外观　胶囊剂应整洁，不得有黏结、变形、渗漏或囊壳破裂等现象，并应无异臭。

2．装量差异　取供试品10粒，分别精密称定重量，倾出内容物（不得损失囊壳），硬胶囊囊壳用小刷或其他适宜的用具拭净；再分别精密称定囊壳重量，求出每粒内容物的装量与平均装量。每粒装量与平均装量相比较（有标示装量的胶囊剂，每粒装量应与标示装量比较），超出装量差异限度的不得多于2粒，并不得有1粒超出限度1倍。

3．崩解时限　照《中国药典》2020年版四部崩解时限检查法（通则0921）检查，应在30分钟内全部崩解。如有1粒不能完全崩解，应另取6粒复试，均应符合规定。

（四）实训提示

1．可模拟实际生产过程，以生产指令的方式下达工作任务，使学生了解药品生产企业生产管理过程，培养学生生产管理意识。

2．应注意按处方要求正确称量，双人核对。

3．应注意控制胶囊填充车间的温湿度，生产中及时定量加料，以保证装量的稳定性。每30分钟随机抽样5粒，检查装量差异，如超出限度，应立即停机进行调整，每次检查均应有完整记录。

4．实训过程应注意进行半成品质量检查，以逐渐培养学生的质量意识。

5．操作中应注意清洁卫生，操作完毕应对操作环境进行清场。

6．可编制批生产记录表、清场记录表，要求学生实训后填写。

（五）实训结果与结论

品种	断血流胶囊
外观性状	
装量差异	
崩解时限	
成品量	
结论	

（刘丽敏）

扫一扫，测一测

？ 复习思考题

1．硬胶囊自动填充机的填充过程包括哪些步骤？

2．如何根据物料特点选择胶囊填充机的填充方式？

3．简述软胶囊的生产工艺过程。

第十四章 片 剂

PPT 课件

知识导览

学习目标

1. 掌握片剂的含义、特点、种类及质量要求。

2. 熟悉片剂常用辅料的类型、作用及其适用范围，主要品种的性质和应用。

3. 学会片剂常见制备方法，湿法制粒压片的过程单元操作要点、工艺过程的关键步骤及控制参数。

4. 分析压片和包衣时可能出现的问题及解决办法。

5. 熟悉片剂包衣的目的、种类、方法及常用的包衣物料。

第一节　片　剂　认　知

一、片剂的含义与特点

片剂系指原料药物或与适宜的辅料制成的圆形或异形的片状固体制剂。

片剂始创于 19 世纪 40 年代，中药片剂始于 20 世纪 50 年代。随着科技进步与发展，片剂已发展成为临床中应用最为广泛的剂型之一，具有以下特点：

1. 剂量准确。片剂含量均匀，患者按片服用，每次给药剂量相同。

2. 质量稳定。片剂为干燥固体剂型，某些易氧化变质或潮解的药物，采用包衣保护，受光线、空气、水分等影响较小。

3. 成本较低。片剂生产的机械化、自动化程度较高，产量大，成本较低。

4. 携带、运输、使用比较方便。

5. 片剂品种丰富，能够满足临床医疗和预防用药的需求。

6. 某些含有挥发性成分的片剂，久贮其含量会下降；部分中药片剂易吸潮，产生崩解迟缓等质量问题。

7. 儿童和昏迷等患者不易吞服。

知识链接

片剂的起源

片剂起源竟然是受到铅笔芯制作的启发，你能想到吗？1843 年，一位名叫卜罗克登的英国人在制造铅笔时看到铅笔芯的原料粉末在重压机重压之后就能把铅笔芯的粉末压成条形的铅笔芯之后，突然脑洞大开：如果将药物粉末置于模型中会不会也可以压成一定的块状呢？这样就能减少粉末药物在口腔中的苦味，服用也会更方便。于是，他开始研究，造出了世界上第一套用于压片的"手压模"，虽然简陋，但是却制造了世界上最早的片剂。卜罗克登于 1843 年申请并获得了专利。这种制药方法一经传开，受到了广泛的欢迎并迅速推广。后来，人们在卜罗克登发明的基础上,对"手压模"不断地进行改良,把药物与辅料混合后放入到模具内,用小槌敲打上冲,把药物压成片剂,但这种方法制成的片剂质量差,且耗时费力。随着工业化发展,片剂的手工制作逐渐由机器代替,1872年,由John Wyeth等研制了压片机,实现了片剂的工业化生产,片剂的生产和应用也进入了快速发展的时代。随着现代工业和科学技术的不断进步,为了满足临床和人们对于片剂的不同需求,片剂品种也越来越多。

二、片剂的种类

根据给药途径及其作用,片剂分以下几种类型。

(一)口服片剂

1. 普通片 是指药物与辅料混合、压制而成的未包衣片剂。如三七片、川芎茶调片等。

2. 包衣片 是指在普通片(素片)的表面包上一层衣膜的片剂。根据包衣材料不同可分为糖衣片、薄膜衣片、肠溶衣片等。如三黄片、黄连上清片等。

3. 分散片 是指在水中迅速崩解并均匀分散的片剂。分散片中的原料药物应是难溶性的。分散片可加水分散后口服,也可将分散片含于口中吮服或吞服。如芩暴红止咳分散片等。

4. 泡腾片 是指含有碳酸氢钠和有机酸等泡腾崩解剂的片剂。应用时将片剂放入水中,片剂遇水产生二氧化碳迅速崩解。如小柴胡泡腾片、茵栀黄泡腾片、清开灵泡腾片等。

5. 咀嚼片 是指于口腔中咀嚼后吞服的片剂。咀嚼片一般应选择甘露醇、山梨醇、蔗糖等水溶性辅料作填充剂和黏合剂。咀嚼片的硬度应适宜。如健胃消食片、感冒清热咀嚼片、蚝贝钙咀嚼片等。

6. 多层片 是由两层或两层以上构成的片剂。各层可含有不同种类的药物或辅料,可避免复方药物之间的配伍变化,亦可达到缓释、控释的作用。如人工麝香骨架缓释双层片。

7. 缓释片 是指在规定的释放介质中缓慢地非恒速释放药物的片剂。此类片剂能够控制药物释放速度,以延长药物作用时间,具有服药次数少、血药浓度在体内平稳、药效作用时间长等特点。如雷公藤缓释片、正清风痛宁缓释片等。

8. 控释片 是指在规定的释放介质中缓慢地恒速释放药物的片剂。

(二)口腔用片剂

1. 含片 是指含于口腔中缓慢溶化产生局部或全身作用的片剂。含片中的原料药物一般是易溶性的,主要起局部消炎、杀菌、收敛、止痛或局部麻醉等作用。如金果含片、玄麦甘桔含片、复方草珊瑚含片等。

2. 舌下片 是指置于舌下能迅速溶化,药物经舌下黏膜吸收发挥全身作用的片剂。舌下片中的原料药物应易于直接吸收,主要适用于急症的治疗。如硝酸甘油片、喘息定片等。

3. 口腔贴片 是指粘贴于口腔,经黏膜吸收后起局部或全身作用的片剂。如醋酸地塞米松粘贴片等。

4. 口崩片 是指在口腔内不需要用水即能迅速崩解或溶解的片剂。一般适合于小剂量原料药物,常用于吞咽困难或不配合服药的患者。

(三)外用片剂

1. 可溶片 是指临用前能溶解于水的非包衣片或薄膜包衣片剂。可溶片应溶解于水中,溶液可呈轻微乳光。可供口服、外用、含漱等用。如复方硼砂漱口片等。

2. 阴道片 是指供置于阴道内用于治疗阴道疾病或避孕用的片剂。如鱼腥草素泡腾片等。

(四)其他片剂

植入片 是指将无菌药片通过手术等方法埋植到人体皮下药物缓慢释放的片剂。植入片为无菌制剂,药物作用时间可维持疗效数周、数个月甚至数年。常用于激素类药物、避孕类药物和抗癌类药物。

(五)中药片剂类型

根据中药片剂的制备方法,中药片剂可以分为4种类型。

1.全浸膏片 是指将处方中全部中药饮片提取的浸膏制成的片剂。如穿心莲片、三拗片等。

2.半浸膏片 是指将处方中部分饮片提取成浸膏、部分饮片粉碎成细粉混合后制成的片剂。如十一味参芪片、千柏鼻炎片等。

3.全粉末片 是指将处方中的全部饮片粉碎成细粉加适宜辅料制成的片剂。如三七片、参茸片等。

4.提纯片 是指将处方中饮片提取出有效成分或有效部位后制成的片剂。如银黄片、七叶神安片等。

三、片剂的质量要求及检查

(一)片剂的质量要求

1.外观 应完整光洁,色泽均匀,有适宜的硬度和耐磨性,以免在包装、贮运过程中发生磨损或破碎;除另有规定外,非包衣片应符合片剂脆碎度检查的要求。

2.原料药物与辅料应混合均匀 含药量小或含毒、剧药的片剂,应根据原料药物的性质采用适宜方法使其分散均匀。

3.微生物要求 片剂的微生物限度应符合要求。

4.贮存 除另有规定外,片剂应密封贮存。

(二)片剂的质量检查

除另有规定外,片剂应进行以下相应检查。

1.重量差异 取供试品 20 片,精密称定总重量,求得平均片重后,再分别精密称定每片的重量,每片重量与平均片重比较(凡无含量测定的片剂或有标示片重的中药片剂,每片重量应与标示片重比较),按表 14-1 的规定,超出重量差异限度的不得多于 2 片,并不得有 1 片超出限度 1 倍。

糖衣片的片芯应检查重量差异并符合规定,包糖衣后不再检查重量差异。薄膜衣片应在包薄膜衣后检查重量差异并符合规定。凡规定检查含量均匀度的片剂,一般不再进行重量差异检查。

表 14-1 片剂的重量差异限度

平均片重或标示片重	重量差异限度
0.30g 以下	±7.5%
0.30g 及 0.30 以上	±5%

2.崩解时限 除另有规定外,取供试品(中药浸膏片、半浸膏片和全粉片)6 片,分别置于崩解仪吊篮的 6 个玻璃管中,每个玻璃管中加一粒挡板,吊篮悬挂在崩解仪的吊臂上,以水为介质,水温控制在 37℃±1℃,调试好崩解仪,启动崩解仪进行检查,崩解时限应符合规定(表 14-2)。如有供试品黏附挡板的情况,应另取 6 片,不加挡板依法检查,符合上述规定。

薄膜衣片:按上述装置与方法,检查时用盐酸溶液(9→1 000)为介质。

肠溶片:按上述装置与方法,先在盐酸溶液(9→1 000)中检查 2 小时,每片均不得有裂缝、崩解或软化现象;然后将吊篮取出,用少量水洗涤后,每管加入挡板 1 块,再按上述方法在磷酸盐缓冲液(pH 值为 6.8)中进行检查,1 小时内应全部崩解。如果供试品黏附挡板,应另取 6 片,不加挡板按上述方法检查,应符合规定。如有1片不能完全崩解,应另取6片复试,均应符合规定。

泡腾片:取1片,置250ml烧杯(内有200ml温度为20℃±5℃的水)中,即有许多气泡放出,当片剂或碎片周围的气体停止逸出时,片剂应溶解或分散在水中,无聚集的颗粒残留。除另有规定外,同法检查6片,各片均应在5分钟内崩解。如有1片不能完全崩解,应另取6片复试,均应符合规定。

表 14-2　片剂的崩解时限

片剂种类	崩解时限
药材原粉片	30分钟
浸膏片、半浸膏片	60分钟
糖衣片	60分钟
薄膜衣片	60分钟
泡腾片	5分钟
含片	不应在10分钟内全部崩解或溶化
舌下片	应在5分钟内全部崩解并溶化
肠溶衣片	先在盐酸溶液(9→1 000)中检查2小时不得有裂缝、崩解或软化现象,洗涤后加挡板在磷酸盐缓冲液(pH值为6.8)60分钟内应全部崩解

阴道片:照融变时限检查法(《中国药典》2020年版四部通则0922)检查,应符合规定。

咀嚼片:不进行崩解时限检查。

凡规定检查溶出度、释放度的片剂,一般不再进行崩解时限检查。

3. 溶出度与释放度　溶出度系指活性药物从片剂、胶囊剂或颗粒剂等普通制剂在规定条件下溶出的速率和程度,口腔贴片、分散片应检查溶出度。在缓释制剂、控释制剂、肠溶制剂及透皮贴剂等制剂中也称释放度。测定方法按照《中国药典》2020年版四部溶出度与释放度测定法(通则0931)测定,应符合规定。

4. 分散均匀性　分散片按照《中国药典》2020年版四部片剂(通则0101)分散均匀性检查法检查,应符合规定。

5. 发泡量　阴道泡腾片按照《中国药典》2020年版四部片剂(通则0101)发泡量检查法检查,应符合规定。

检查法　除另有规定外,取25ml具塞刻度试管(内径1.5cm,若片剂直径较大,可改为内径2.0cm)10支,按表14-3规定加一定量水,置37℃±1℃水浴中5分钟,各管中分别投入供试品1片,20分钟内观察最大发泡量的体积,平均发泡体积不得少于6ml,且少于4ml的不得超过2片。

表 14-3　阴道泡腾片的发泡量

平均片重	加水量
1.5g 及 1.5g 以下	2.0ml
1.5g 以上	4.0ml

6. 硬度与脆碎度　片剂应有足够的硬度和较小的脆碎度,有足够的耐磨性,以免包装、运输过程中发生磨损或破碎。

硬度检查方法:将片剂置于中指与示指之间,以拇指轻压,根据片剂的抗压能力,判断它的硬度。也可以用片剂硬度检测仪测定片剂的硬度,片剂一般能承受30～40N的压力即认为合格。非包衣片应符合《中国药典》2020年版四部片剂脆碎度检查法(通则0923)的要求。

脆碎度检查方法：片重为 0.65g 或以下者取若干片，使其总重约为 6.5g；片重大于 0.65g 者取 10 片。用吹风机吹去片剂脱落的粉末，精密称重，置脆碎度检查仪的圆筒中，转动 100 次。取出，同法除去粉末，精密称重，减失重量不得过 1%，且不得检出断裂、龟裂及粉碎的片。本试验一般仅做 1 次。如减失重量超过 1% 时，应复测 2 次，3 次的平均减失重量不得过 1%，并不得检出断裂、龟裂及粉碎的片。

7．微生物限度　以动物、植物、矿物来源的非单体成分制成的片剂，生物制品片剂，以及黏膜或皮肤炎症或腔道等局部用片剂（如口腔贴片、外用可溶片、阴道片、阴道泡腾片等），照《中国药典》2020 年版四部非无菌产品微生物限度检查：微生物计数法（通则 1105）和控制菌检查法（通则 1106）及非无菌药品微生物限度标准（通则 1107），应符合规定。

四、片剂生产车间环境要求

根据《药品生产质量管理规范》（2010 年修订）及其附录的规定，中药片剂生产（除无菌片剂外）的暴露工序区域及其直接接触药品的包装材料最终处理的暴露工序区域的洁净级别，应达到"无菌药品"附录中 D 级洁净区要求。

在生产过程中，中药材和中药饮片的取样、筛选、称重、粉碎、混合等易产生粉尘的操作，应当采取有效措施，以控制粉尘扩散；提取、浓缩、收膏工序宜采用密闭系统进行操作，并在线进行清洁，以防止污染和交叉污染。采用密闭系统生产，其操作环境可在非洁净区；采用敞口方式生产，浸膏的配料、粉碎、过筛、混合等操作以及中药饮片经粉碎、过筛、混合后直接入药，其操作环境应当与其制剂配制操作区的洁净度级别相适应。

第二节　片剂的辅料

片剂由药物和辅料两部分组成。片剂的辅料又称赋形剂，是指片剂中除药物以外的一切附加物料的总称，为非治疗性物质。

为提高片剂生产效率，保证片剂质量均匀一致，要求压片所用的药物一般应具有良好的流动性、可压性及一定的黏结性，遇体液能迅速崩解与溶解，再经吸收后产生临床疗效。实际上很少有药物能完全具备这些性能，因此在处方中必须加入一定量适宜的辅料，使之达到压片要求。

片剂中所选用辅料应为化学惰性物质，理化性质稳定，能与药物或其他辅料配合使用，而不影响主药的溶出、含量测定等，廉价易得且对人体应该无害。

根据辅料在片剂中作用的不同，可分为稀释剂与吸收剂、润湿剂与黏合剂、崩解剂、润滑剂等。

一、稀释剂与吸收剂

稀释剂是指可增加片剂的重量与体积，以利于片剂成形和分剂量的辅料，也称填充剂。为方便生产与临床应用，片剂的直径一般不小于 6mm，且片重多在 100mg 以上，当药物的剂量小于 100mg 时，在工艺处方中必须加入稀释剂，既可控制片剂的体积大小及主药成分的剂量偏差，又可改善药物的压缩成形性等。若中药片剂中浸膏量大、吸潮性强、黏性大时或在原料药中含较多挥发油、脂肪油时，需添加吸收剂，以利于压片。在中药片剂处方中的原药粉常常发挥着稀释剂或吸收剂的作用。以下为常用的稀释剂与吸收剂：

1．淀粉　淀粉的优点主要为性质稳定，可与大多数药物配伍，吸湿性小，外观色泽好，价格便宜；缺点是可压性差。淀粉一般不单独用作稀释剂，常与可压性较好的糖粉、糊精、乳糖等混合使用。某些酸性较强的药物，一般不用淀粉作填充剂。淀粉主要有玉米淀粉、马铃薯淀粉、小麦淀粉，其中最常用的是玉米淀粉。

2. 糊精　是淀粉水解的中间产物，为白色或微黄色固体粉末。不溶于醇，微溶于冷水，较易溶于热水，具有较强的黏性，可作黏合剂使用。糊精一般不单独作填充剂使用，常与淀粉、蔗糖配合使用。糊精使用不当会使片面出现麻点、水印及造成片剂崩解或溶出迟缓等质量问题；另外，糊精在含量测定时如果粉碎与提取不充分，将会影响测定结果的准确性和重现性。

3. 糖粉　系指蔗糖粉碎而成的白色粉末，味甜、易溶于水，黏合力强。多用于含片、咀嚼片及纤维性或质地酥松的中药制片中。糖粉可增加片剂的硬度，使片剂的表面光洁美观。但糖粉吸湿性较强，长期贮存时会导致片剂的硬度过大、崩解或溶出困难。一般不单独使用，常与糊精、淀粉配合使用。

4. 乳糖　为白色结晶性粉末，无臭、略甜，易溶于水，难溶于醇，无吸湿性，可压性好，具有良好的流动性和可压性，与绝大多数药物没有配伍变化，不影响主药含量测定，是一种优良的填充剂，可用于粉末直接压片。压成的药片光洁美观，性质稳定。其缺点是价格较高，现企业多用淀粉 - 糊精 - 糖粉（7∶1∶1）混合物代替乳糖使用。

5. 预胶化淀粉　又称可压性淀粉、α- 淀粉，为白色或类白色无臭无味粉末，是由淀粉通过物理方法改良加工制成的产物。预胶化淀粉性质稳定，微溶于冷水，不溶于有机溶剂，水溶性、吸湿性等与淀粉相似，有良好的流动性、可压性、自身溶胀性和干黏合性，制成的片剂具有良好的硬度和崩解性，作为多功能辅料，尤适用于粉末直接压片。

6. 微晶纤维素（MCC）　系含纤维素植物的纤维浆制得的 α- 纤维素，在无机酸的作用下部分解聚，纯化而得。有一定吸湿性，具有良好的可压性、流动性，为片剂良好稀释剂和粉末直接压片的干黏合剂。在工艺处方中如含 20% 以上微晶纤维素，片剂崩解性比较好。目前，国产微晶纤维素在国内已得到广泛应用。

7. 甘露醇　为白色、无臭、无味的结晶状粉末，味微甜。易溶于水，不吸潮。具有良好的流动性、可压性。甘露醇溶于水时吸热，因此口服有凉爽感，且甜度相当于蔗糖的一半，主要作为口含片的稀释剂和矫味剂，或用于咀嚼片的填充剂和黏合剂。

8. 无机盐类　常用作吸收剂，主要用于含油较高的物料，可以较好地吸收挥发油、脂肪油。常用的无机钙盐有硫酸钙、磷酸氢钙、磷酸钙及碳酸钙等。其中硫酸钙较为常用，其性质稳定，无臭无味，微溶于水，可与多种药物配伍，制成的片剂外观光洁，硬度、崩解性均较好。

9. 其他　微粉硅胶、氧化镁、碳酸镁等亦可作吸收剂，尤其适用于含有挥发性、油性成分或脂肪油较多的物料制片，一般用量为 10% 左右。微粉硅胶除作吸收剂使用外，因其具有良好的流动性和可压性，还可作为粉末直接压片的崩解剂和助流剂使用。

二、润湿剂与黏合剂

润湿剂系指物料本身没有黏性，但能诱发其他物料产生黏性的物料。常用润湿剂有水和不同浓度的乙醇等。黏合剂系指本身具有一定黏性的物料，对无黏性或黏性不足的物料赋予黏性，从而使物料利于制粒和压片。黏合剂可分为两类，即液体黏合剂和固体黏合剂，一般液体黏合剂的黏性较大，通常在湿法制粒中使用；固体黏合剂（也叫干燥黏合剂）黏性较小，而在干法制粒中使用。制粒时主要根据物料的性质选择润湿剂或黏合剂，其品种、用量是否正确，直接关系到片剂的成形过程，进而影响产品质量和疗效。常用的润湿剂与黏合剂主要有：

1. 纯化水　廉价易得，是最常用的润湿剂。以水作润湿剂，干燥时存在干燥温度高、干燥时间长的缺点。且不适用于不耐热、易水解、易溶于水等对水敏感的药物。一般仅适用于在水中不易溶解，但能产生一定黏性的药物。

2．乙醇 凡遇水黏性太强或遇水易分解的药物，或在加热干燥时易引起变质的药物，或干燥后颗粒过硬，或易溶于水的药物难以制粒，常用稀乙醇作润湿剂，以减少制粒困难，缩短干燥时间。一般随着乙醇浓度的增高，润湿后物料所产生的黏性也会逐渐降低。中药浸膏、半浸膏等制粒常采用乙醇作润湿剂制软材，软材制备后立即进行制粒，避免乙醇挥发而使软材不易制粒。

3．淀粉浆（糊） 是片剂制颗粒过程中最常用的一种黏合剂，适用于对湿热稳定，且药物本身不太松散的品种。常用浓度为8%～15%，最常用的浓度为10%，实际使用浓度应根据物料的性质和颗粒的松紧情况而定。淀粉浆的制备方法主要有冲浆法和煮浆法两种。冲浆法是将淀粉混悬于少量（1～1.5倍）冷水中，然后根据浓度要求冲入一定量的沸水，一边冲一边不断搅拌至成半透明糊状。冲浆法制备的淀粉浆有少部分淀粉未能完全糊化，因此黏性不如煮浆法制的浆强，但制粒时较易操作。煮浆法是将淀粉混悬于全部量的冷水中，一边加热一边不断搅拌，直至淀粉糊化。煮浆法制备的淀粉浆中几乎所有淀粉都糊化，故黏性较强。由于淀粉价廉易得且黏合性良好，适用于大多数药物。

4．糖浆 为蔗糖的水溶液，常用的浓度为50%～70%。糖浆的黏性很强，适用于纤维性强、黏性差、质地酥松的药物。不宜用于酸性、碱性较强的药物，以免使蔗糖转化成单糖而导致引湿性增强，不利于压片。通常可与淀粉浆或胶浆混合使用。

5．明胶浆 为明胶溶于水后形成的胶浆溶液，常用浓度一般为10%～20%。明胶黏性较大，主要适用于松散且不易制粒的药物，或不需控制崩解时间的片剂，如含片等。制粒时明胶浆应注意保温，以防止胶凝。明胶浆的缺点是制粒后药物会随放置时间延长而变硬。

6．聚维酮（PVP） 聚维酮为白色或乳白色粉末，微有特臭气味，化学性质稳定，略有吸湿性。聚维酮最常用的型号是K30（分子量为60 000）。聚维酮既溶于水，又溶于乙醇，其水溶液适用于咀嚼片的黏合剂；干粉可用于粉末直接压片中，具有干燥黏合剂的作用；其无水乙醇溶液可用于泡腾片的酸、碱粉末制粒中，不会产生酸碱反应。故聚维酮为一种多功能黏合剂。

7．聚乙二醇（PEG） 根据其分子量不同有多种规格，其中PEG4000、PEG6000常用于黏合剂，适用于水溶性与水不溶性物料的制粒。以PEG为黏合剂制得的颗粒压缩成形性好，片剂不变硬。

8．纤维素衍生物 纤维素的衍生物种类较多，也是常用的黏合剂，主要有以下几种。

（1）甲基纤维素（MC）：本品具有良好的水溶性，可形成黏稠的胶体溶液，制成的颗粒可压性较好。可应用于水溶性及水不溶性药物的制粒。

（2）乙基纤维素（EC）：本品不溶于水，易溶于乙醇等有机溶剂，乙基纤维素乙醇溶液可用作对水敏感药物的黏合剂。也可作缓、控释制剂的包衣材料。

（3）羟丙基甲基纤维素（HPMC）：本品为白色至乳白色纤维状或颗粒状的粉末，无臭无味，易溶于冷水，不溶于热水。因此制备HPMC水溶液时，最好先将HPMC加入95%乙醇进行分散，然后加入冷水充分搅拌，使其溶解。常用浓度2%～5%。可将HPMC溶液、干燥粉末或与淀粉浆合用作为黏合剂，片剂易于润湿、崩解。

（4）羧甲基纤维素钠（CMC-Na）：本品为白色纤维状或颗粒状粉末，无臭无味，有吸湿性，不溶于乙醇等有机溶剂，易溶于水。常用浓度为1%～2%。因本品作黏合剂可延迟片剂的崩解时间，片剂会随时间延长而变硬，故常用于可压性较差的药物。

（5）羟丙基纤维素（HPC）：本品为白色粉末，易溶于冷水，可溶于甲醇、乙醇、异丙醇和丙二醇。本品既可作湿法制粒的黏合剂，也可作粉末直接压片的干黏合剂。

三、崩 解 剂

崩解剂是促使片剂在胃肠液中迅速裂碎成细小颗粒的辅料，有利于药物迅速溶解吸收。崩解剂主要作用是消除因黏合剂和压片时高压产生的结合力。除缓控释片、含片、咀嚼片、舌下片、植入片等有特殊要求的片剂外，一般片剂均需要加入崩解剂。

（一）崩解剂的作用机制

片剂的崩解机制主要与崩解剂的性质有关，主要有以下几方面的作用。

1. 毛细管作用　崩解剂在片剂中形成许多容易被水润湿的毛细管通道，当片剂与胃肠液接触时，水分子能迅速通过毛细管进入片剂内部使片剂润湿，触发崩解剂发挥崩解作用，使整个片剂崩解。属于此类崩解剂的有淀粉、预胶化淀粉、纤维素衍生物等。

2. 膨胀作用　崩解剂遇胃肠液后，因自身吸水膨胀体积变大，导致片剂内部的结合力被瓦解而使片剂崩解。此类崩解剂多为高分子亲水性物质，其崩解能力主要以其膨胀率为评价指标，膨胀率越大其崩解能力越强。羧甲基淀粉钠（CMS-Na）吸水后的膨胀率可达自身的300倍，是一种优良的崩解剂。某些药物在水中溶解时会产生热量，从而使片剂内部少量的空气膨胀，利于片剂的崩解。

3. 产气作用　泡腾崩解剂与水接触时，片剂中酸性物质会和碱性物质在水的作用下产生大量的二氧化碳气体，借助气体的膨胀使片剂崩解。泡腾片中常加入的酸性物质有柠檬酸、酒石酸、富马酸等；碱性物质主要有碳酸钠或碳酸氢钠。

（二）常用崩解剂

1. 干燥淀粉　本品为最常用的传统崩解剂。淀粉是主要由约20%直链淀粉和约80%支链淀粉混合而成的葡萄糖聚合物，具有亲水性，其中支链淀粉遇水能吸水膨胀体积变大使片剂崩解，其吸水膨胀率约为186%。淀粉使用前应在100～105℃下干燥1小时，使含水量在8%以下，用量一般为干颗粒重的5%～20%。主要适用于水不溶性或微溶性药物的片剂。因淀粉的流动性和可压性较差，遇湿热易糊化等问题，用量不宜过多。

2. 羧甲基淀粉钠（CMS-Na）　又叫乙醇酸钠淀粉，为白色、类白色无定形粉末，无臭无味，易吸潮。其吸水性极强，吸水后可膨胀至原体积的300倍，其吸水膨胀后不形成胶体溶液，不会阻碍水分子继续渗入，故不影响片剂的崩解，而且还具有良好流动性和可压性，是一种优良的崩解剂。适用于可溶性和不溶性药物，广泛应用于湿法制粒压片，也可直接用于粉末直接压片。一般用量为2%～6%。

3. 低取代羟丙基纤维素（L-HPC）　为白色、类白色结晶性粉末，为近年来国内外应用较多的一种崩解剂。其具有较大的表面积和孔隙率，吸水性强且速度快，吸水膨胀率为500%～700%，崩解作用好。因其具有晶型结构，有较好的流动性和可压性，还可以与药物粉粒之间产生较好的镶嵌作用，而具有很好的黏结性，有利于片剂的成形和提高片剂的硬度。本品在制粒压片中既可采用内加法，也可采用外加法，均有较好的崩解效果，一般用量为2%～5%。

4. 交联羧甲基纤维素钠（CCNa）　本品为白色、细粒状粉末，不溶解于水，但具有较强的引湿性。由于交联键的原因，其与水接触后能吸收数倍量水而膨胀，具有较好的崩解作用，是一种优良的崩解剂。应用中常与羧甲基淀粉钠合用，崩解效果更佳。需要注意的是其与淀粉合用时会降低崩解作用。一般用量为5%左右。

5. 交联聚维酮（PVPP）　本品为白色粉末，具有较好的流动性，不溶于水，但引湿性极强。其吸水膨胀后，使片剂内部产生较大的压力，从而使片剂的内聚力迅速瓦解而崩解，崩解效果好，为优良的新型崩解剂。本品比表面积较大，加上本品有强烈的毛细管作用，可使水迅速进入片剂中，有协同促进崩解作用。

6. 泡腾崩解剂　常在泡腾片、泡腾颗粒剂中使用的一类崩解剂。此类崩解剂是由碳酸氢钠或碳酸钠与柠檬酸、酒石酸等有机酸组成的混合物。遇水时产生二氧化碳气体，使片剂迅速崩解。

7. 辅助崩解剂　表面活性剂可以增加片剂的润湿性，利于水分子借毛细管作用而渗透到片芯，触发崩解剂产生作用而辅助片剂的崩解。常作为辅助崩解剂的主要有吐温80、十二烷基硫酸钠等。适用于疏水性较强或水不溶性的药物。一般常与崩解剂合用,效果较好。

(三)崩解剂的加入方法

崩解剂的加入方法有外加法、内加法和内外加法。

1. 外加法 此法是将崩解剂加到压片之前的干颗粒之中,崩解剂存在于颗粒之间,而不是颗粒内部。水分渗入片剂内部后崩解剂发挥作用而使片剂迅速崩解成细小的颗粒。但因颗粒内部没有崩解剂,所以不易崩解成细粉或更为细小的颗粒,溶出度稍差。

2. 内加法 此法是将崩解剂加于制粒前物料中,制粒后崩解剂存在于颗粒内部而不是颗粒之间。相对于外加法,此法崩解较为迟缓,但一经崩解便成细粉或更为细小的颗粒,有利于药物的溶出。

3. 内外加法 此法是将崩解剂分成两部分,一部分内加,一部分外加,可使片剂的崩解既发生在颗粒之间,又发生在颗粒内部,从而达到良好的崩解效果。此法兼备了前两种加法的优点。通常外加崩解剂的量占崩解剂总量的25%~50%,内加崩解剂的量占崩解剂总量的50%~75%。

四、润 滑 剂

润滑剂是指压片时能增加物料(颗粒或粉末)的流动性、减少物料与冲模内的摩擦力、具有润滑作用的物料。

(一)润滑剂的作用

1. 助流作用 降低物料(颗粒或粉末)之间摩擦力,从而改善物料的流动性,利于准确加料,从而减少片重差异。

2. 抗黏作用 压片时防止物料黏附于冲头与冲模表面,以保证压片过程的顺利进行和保证片剂表面平整光洁。

3. 润滑作用 降低物料在压片时与冲模之间的摩擦力,以保证压片时应力分布均匀,利于出片,保证片剂的完整性,同时减少冲模的磨损,延长冲模的使用期限。

(二)常用的润滑剂

1. 硬脂酸镁 为白色细腻的粉末,有良好的附着性,但具有较强的疏水性。本品与颗粒混合后能均匀分布在颗粒表面而不易分离,润滑效果较好。压片后片面光滑美观,为最常用的润滑剂。因本品具有较强的疏水性,故用量不宜过大,否则会使片剂的崩解(或溶出)迟缓,或产生裂片,一般用量为0.3%~1%。硬脂酸镁呈弱碱性,某些维生素类药物及有机碱盐等遇水不稳定的药物不宜使用。

2. 滑石粉 本品成分为含水硅酸镁,为白色结晶状粉末,具有较好的亲水性,有较好的抗黏附性和助流性,但黏附性较差。因其在压片过程中因压片机振动而易与颗粒分离,逐渐沉至颗粒底部,影响润滑效果。一般不单独使用,通常与硬脂酸镁等联合使用,效果较佳。一般用量为2%~3%。

3. 微粉硅胶 本品为轻质白色无水粉末,无臭无味,不溶于水及酸,但具有良好的亲水性。化学性质稳定,与绝大多数药物可以配伍使用。比表面积大,具有良好的流动性,对药物有较大的吸附力,可以用于粉末直接压片中,是一种优良的助流剂。特别适用于油类药物和浸膏类药物。一般用量为0.15%~3%。

4. 氢化植物油 本品以喷雾干燥法制得,是一种良好的润滑剂。应用时,将其溶于轻质液状石蜡中,然后将此溶液喷于干颗粒表面,以利于均匀分布。凡不宜用碱性润滑剂的品种均可选用本品。

5. 聚乙二醇(PEG) 本品为乳白色结晶状物,具有良好的水溶性和润滑性。常用的品种为PEG4000、PEG6000。适用于泡腾片或水溶片,50μm以下的PEG粉加入片剂中即可达到较好的润滑效果。用量一般为1%~4%。

6.月桂醇硫酸镁(钠) 本品为水溶性表面活性剂,具有较好的润滑作用,可促进片剂的崩解和药物的溶出,同时可增强片剂的硬度。

第三节 片剂的制备

中药片剂的制备应根据处方和药物性质、辅料种类、临床要求、制剂设备等诸多因素综合选择适宜的制备方法。片剂的制备方法主要有两种,即制粒压片法和直接压片法。制粒压片法又可以根据制粒方法的不同,分为湿法制粒压片法和干法制粒压片法。目前中药片剂制备方法应用最为广泛的是湿法制粒压片法。

制粒压片的目的主要有以下几方面。

(1)改善物料的可压性和流动性:制粒前物料通常需要粉碎成细粉,细粉的流动性相对较差,制成颗粒后增加了粒子的粒径从而增加了物料的流动性;同时制成颗粒后,颗粒具有一定的粒形,颗粒间可以更好地相互嵌入,增加了物料的可压性,减少片重差异或松片等现象的发生。

(2)减少细粉吸附和空气容存,避免压片时片剂松裂:细粉比表面积大,粉末之间的缝隙小,容有和吸附的空气多,压片时压片速度快,粉末中部分空气不能及时逸出。而制粒后颗粒间的缝隙较大,压片时颗粒间的空气利于逸出,可以避免松片、顶裂等现象。

(3)避免粉末分层:处方中通常有数种原、辅料粉末,密度不同,制粒后可以避免在压片时由于机器振动产生分层现象,导致含量不均匀。

(4)避免细粉飞扬:采用粉末压片粉尘多,且易出现黏冲或挂模现象。

一、湿法制粒压片法

湿法制粒压片法是将药物(浸膏或药材细粉)或与辅料混合均匀后加入润湿剂或液体黏合剂,制成颗粒干燥后,再压成片剂的一种方法。主要适用于遇湿热稳定的药物,是目前中药片剂制备中最常采用的方法。其工艺流程为:

在中药片剂生产工艺中,制剂工艺涉及中药饮片的粉碎、筛析、混合、提取精制、浓缩、干燥等前处理工艺,以及配料、粉碎、过筛、混合、制粒、干燥、压片、包衣、包装等制剂工艺,其中制粒之前的生产工艺参见本教材相关章节,本节仅以湿法制粒压片法为重点,介绍湿法制粒压片相关的主要内容。

(一)原料处理

中药片剂的原料一般是指处方中的中药饮片经过粉碎、提取等加工处理后得到的药材粉末或提取物,包括中药材原粉、中药浸膏、中药提纯物等。

1.中药材原粉 对于处方中剂量小的贵重细料药、毒性药、树脂类中药饮片,以及对湿热敏感的饮片或含有淀粉较多的中药饮片,一般粉碎成100目左右的细粉后备用,如人参、鹿茸、山药、冰片、乳香等药材,其中山药等含淀粉较多的药材粉碎后可以起到填充剂的作用,减少了辅料的用量,降低了成本。

2. 中药浸膏　中药片剂处方大多数为多味药组成的复方,一般不宜以药材原粉制粒,以免服用量太大。通常处方中大多数药物经提取,保留药材中的有效成分,去除无效成分和杂质,缩小体积,减少服药量,提高疗效。①对于处方中含有纤维较多、质地松泡或坚硬、黏性较大、或含有水溶性有效成分的中药饮片,可以水为提取溶媒,提取浓缩后制成中药浸膏,必要时可采用乙醇处理或离心等方法去除杂质,再制成稠膏或干浸膏,或采用喷雾干燥方法制成中药浸膏细粉。②含有挥发性成分较多的中药饮片,可采用双提法,先将挥发性成分提取出来后,药渣再与其他药材采用水煎煮的方法,将水溶性有效成分提取出来,浓缩成稠膏或干燥成干浸膏。③含有脂溶性有效成分的中药饮片,一般采用适宜浓度的乙醇等有机溶剂,以渗漉法、回流法等提取方法提取,回收有机溶剂后,再浓缩成稠膏或制成干浸膏。

3. 中药提纯物　对于处方中有效成分明确的中药饮片,可采用适宜的方法提取,经提纯后,将有效成分或有效部位制成稠膏或干浸膏。

(二)湿法制粒

1. 湿法制粒方法　参见第十二章颗粒剂相关内容。

2. 不同类型中药片剂的制粒

(1)全粉末片的制粒:是指处方中的全部饮片粉碎成细粉,再与适宜的辅料混合后制成软材,再制成颗粒的方法。制粒前应根据药材性质选用适宜的辅料。如处方中矿物药较多或纤维性强、黏性差等药粉较多时,应选用黏性较强的黏合剂,如糖浆、胶浆等;若处方中黏性较强或含糖量较多的药粉,应选用不同浓度的乙醇或水为润湿剂,避免采用黏合剂致黏性过强导致制粒困难或颗粒过硬。全粉制粒一般仅适用于剂量小的处方。

(2)全浸膏片的制粒:是指处方中全部药物都要经过提取处理得到干浸膏,再与适宜的辅料混合后制成软材,再制成颗粒的方法。通常干浸膏需先粉碎成细粉,再加入辅料,以适宜浓度的乙醇为润湿剂,制成软材后再制成颗粒。乙醇的浓度一般根据浸膏的黏性确定,浸膏的黏性越强,乙醇的浓度就越高,高浓度乙醇可以降低浸膏的黏性。也可以将干浸膏直接粉碎成约 40 目的颗粒。或将药材提取后浓缩至相对密度为 1.1～1.2,采用喷雾干燥制粒法制成浸膏颗粒。

(3)半浸膏片的制粒:是指处方中的饮片部分提取后制成稠膏,部分粉碎成细粉,再将稠膏和药粉混合,制软材后再制成颗粒的方法。若稠膏和药粉混合后黏性不足,则可以加入适宜的黏合剂进行制粒;若混合后黏性过强,则可以加入适宜浓度的乙醇降低软材的黏性。或者将混合后的物料重新干燥,再粉碎成细粉,加入润湿剂制成软材后再制成颗粒。这种方法中稠膏有黏合剂的作用,药粉有填充剂的作用,体现了中药“药辅合一”的特点。目前,半浸膏片制粒是中药片剂制备应用最广泛的方法。

(4)提纯片的制粒:是指将处方中饮片提取的有效成分或有效部位与适宜辅料混合,制成适宜软材,再制成颗粒的方法。

(三)湿颗粒的干燥

1. 湿颗粒的干燥　湿法制粒后的湿颗粒应及时干燥,防止长时间存放时颗粒结块或受压变形。干燥温度一般应根据物料的性质而定,一般为 60～80℃。对热稳定的物料,温度可以提高至 80～100℃;对热不稳定的物料,温度可以降低至 60℃以下。温度过高可导致颗粒中淀粉糊化,使崩解时限延长;也可以使含浸膏颗粒软化结块。颗粒干燥的程度一般控制含水量在 3%～5% 为宜。含水量过高压片时容易造成黏冲,含水量过低则压片时容易出现顶裂问题。

2. 干颗粒的质量要求　①主药含量:按照片剂含量测定方法进行测定,含量应符合规定。②含水量:中药颗粒一般控制在 3%～5%,化学药颗粒一般控制在 1%～3%。③松紧度:干颗粒的松紧度通常采用经验判断法进行判断,一般以用手指轻捻能碎成有粗糙感的细粉为度。不宜过硬或过软,否则压片时会出现麻面或松片等问题。④粒径和粒度:颗粒的粒径与药物的性质、片剂的大小、片型以及压片设备有关。通常片径大颗粒的粒径也应大,反之粒径则应小。通常情况下,颗粒的粒度分布一般以颗粒中含有 20～30 目的颗粒达到 20%～40% 为宜,不宜有超过 100 目的细粉。粒度差异不能过大或过小,否则都会在压片过程中出现质量问题。

(四)整粒与总混

1. 整粒 在湿颗粒干燥过程中,部分颗粒可能会出现粘连或结块现象。通常采用整粒的方式,将黏结或结块的颗粒重新分散成颗粒,以得到大小均匀的颗粒。整粒一般采用过筛的方式,通常选用筛孔与制粒时筛孔相同或略小一点的筛网进行整粒。

2. 总混 整粒后,将压片前所有的物料进行混合的过程,称为总混。总混前如果处方中有挥发油或对湿、热不稳定的药物,应采用适宜的方法加入颗粒中,然后再加入润滑剂和崩解剂,混合均匀。如处方中有挥发油或处方中含有薄荷脑、冰片等挥发性固态药物,可先将此类挥发性药物溶解于少量乙醇中,喷入从干颗粒中筛出的部分细粉中,混匀后再与其他颗粒进行混匀。然后将其放在桶内密封数小时,使挥发性成分逐渐渗透到颗粒内部,避免挥发性成分吸附于颗粒表面,压片时出现花片、裂片等质量问题。也可将挥发油等药物先微囊化或采用 β 环糊精包合后,再与其他颗粒混合均匀。

(五)压片

1. 片重计算 中药片剂实际生产过程中,片重计算有两种情况。一是处方中未规定主药含量,但规定了压片数量;二是处方中规定了主药含量(标示量),但未规定压片数量。这两种情况下计算片重的方法不同。

(1)处方中未规定主药含量,但规定了压片数量时,片重的计算公式为:

$$片重 = \frac{干颗粒重 + 压片前加入的辅料重}{理论片数}$$

(2)处方中规定每片主药含量(标示量),但未规定压片数量,应先测定颗粒中主药含量,根据颗粒中主药含量计算片重。计算公式为:

$$片重 = \frac{每片主药含量(标示量)}{颗粒中主药含量}$$

例 1 某中药生产企业生产某片剂,批量为 100 万片。采用双提法提取挥发油 1.5kg,挥发油采用 β 环糊精进行包合,用量为 4.5kg;浸膏粉 115kg;药粉 100kg,制粒前加入羧甲基淀粉钠 1.5kg,总混前加入羧甲基淀粉钠 1.5kg、硬脂酸镁 2kg。请计算平均片重为多少克?

解析:

$$片重 = \frac{1.5kg + 4.5kg + 115kg + 100kg + 1.5kg + 1.5kg + 2kg}{100 万片}$$

$$= 0.226g/ 片$$

例 2 某中药生产企业生产某片剂,每片黄芩苷($C_{21}H_{18}O_{11}$)含量不得低于 5.5mg,制粒总混后测得颗粒中黄芩苷的含量为 17.75mg/g,请计算片重应为多少克?

解析:

$$片重 = \frac{5.5mg/ 片}{17.75mg/g}$$

$$= 0.310g/ 片$$

2. 压片及压片常用的设备 压片是片剂制备的关键工序,主要采用压片机进行压片,常用的压片机有以下几种。

(1)单冲压片机:早期片剂生产中曾使用单冲压片机压片,现多用于科研实验室小量生产或新产品试制。单冲压片机只有一副冲模,利用偏心轮和凸轮等作用,旋转一周即完成充填、压片和出片 3 个过程,主要构造如图 14-1 所示。小型台式压片机产量为 80～100 片 /min。压片时采用上冲冲压物料，物料受力不均匀，上面的压力大于下面的压力，压片中心的压力较小，使药片内部的密度和硬度不一致，片剂表面易出现裂片现象，压片过程中噪声较大。

　　（2）多冲旋转压片机：多冲旋转压片机是目前药品生产企业中片剂生产常用的压片设备。其主要由动力部分、传动部分及工作部分组成。工作部分中有绕轴旋转的机台，机台分为3层。机台的上层装着上冲，中层装模圈，下层装着下冲；另有固定不动的上下压轮、片重调节器、压力调节器、饲粉器、刮粉器、出片调节器、吸粉器、防护装置等。旋转压片机过程示意图如图14-2所示。

　　多冲旋转压片机按冲模数量不同，可分为16冲、19冲、27冲、33冲、55冲、75冲等不同规格的压片机。此类压片机按流程可分为单流程和双流程两种。单流程压片机仅有一套上下压轮、饲粉器、刮粉器、片重调节器和压力调节器等部件，旋转一周每个模孔仅压出1个药片；双流程压片机（图14-3）有两套压轮、饲粉器、刮粉器、片重调节器和压力调节器等部件，对称安装于压片机的两侧，中盘转动一周，每一副冲模可压出2个药片。双流程压片机生产效率较高。双流程旋转压片机压片时可根据压片的生产情况调节转盘的速度、物料的充填深度、压片的压力以及压片厚度等，从而压出合格的片剂。

　　多冲旋转压片机具有饲粉方式合理、片重差异小，上、下冲同时加压，压力分布均匀，生产效率高等优点。目前

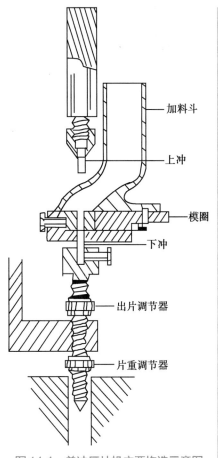

图 14-1　单冲压片机主要构造示意图

有药品生产企业使用更为智能的全自动旋转压片机压片，这种压片机能自动将片重差异控制在一定范围内，还具有自动剔废功能，可对缺角、松裂片等不合格片剂自动鉴别并剔除，降低了压

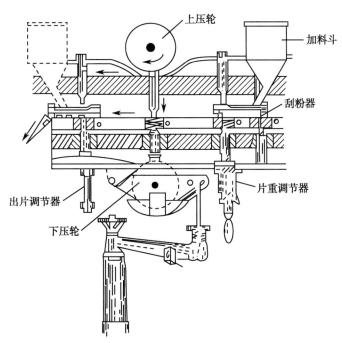

图 14-2　旋转压片机工作过程示意图

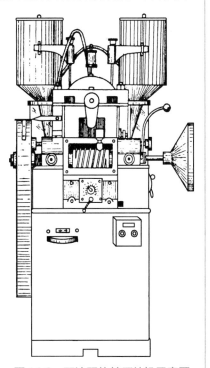

图 14-3　双流程旋转压片机示意图

片过程中片剂的不合格品率。

（3）高速旋转压片机：该机主要由传动部件、转台、导轨部件、加料器部件、充填和出片部件、压力部件、计数与剔除部件、润滑系统、液压系统、控制系统和吸尘系统等组成。

高速旋转压片机是一种先进的旋转式压片设备，通常每台压片机有 2 个旋转圆盘和 2 个给料器，为适应高速压片的需要，采用自动给料装置，而且药片重量、压轮压力和转盘转速均可预先调节。压力过载时能够自动卸压。片重误差控制在 2% 以内，不合格药片自动剔除。生产中片剂的产量由计数器显示，可以预先设定，达到预定产量即可自动停机。机器采用微型计算机装置来监测冲头损坏的位置，还装有过载报警和故障报警等报警装置。高速压片机采用了粉粒强制填充机构、二次压缩压片及压片缓冲机构，解决了填充速度慢、冲头冲击力大、片子顶裂等问题。

ZP1100 系列压片机是高速压片机的一种，设置了预压轮装置，延长了受压时间，使片剂质量更符合要求，尤其适用于中药片剂行业的大批量生产。转台转速高，产量大。如 ZPH39 型压片机的最高产量可达 15.2 万片 /h，能满足药品生产企业大批量生产的需求。该压片机实现了人机隔离控制操作模式。机器控制部分采用可编程控制器，终端操作面板采用彩色触摸显示屏，方便直观。控制操作台和主机的连接采用矩形接插件，安装、维修和更换元件方便快捷。

二、干法制粒压片法

干法制粒压片法是指直接将药物和辅料混匀并压成薄片状或大片状，再破碎成一定规格颗粒后进行压片的方法。制粒过程中不使用润湿剂和液体黏合剂。干法制粒压片法颗粒制备的方法有两种，即滚压法和重压法。滚压法是用 2 个相向向内滚动的圆筒，将物料滚压成薄片状物，然后再破碎成一定规格颗粒的方法。重压法又叫压片法，是采用重型压片机将物料粉末压制成直径 20～25mm 的大片，然后破碎成一定规格颗粒的方法。

干法制粒压片法具有物料不经湿热处理、工时短、不用或少用干燥黏合剂、成本低等优点，主要适用于热敏性物料、对水敏感的药物。

三、粉末直接压片法

粉末直接压片法是把药物与辅料混合进行压片的方法，主要适用于对湿热不稳定的药物。本法不经过制粒过程，具有工序少、工艺简便、省时节能、崩解速度快、生物利用度高等优点，但也存在粉末流动性差，易导致片重差异大或造成裂片等缺点。目前主要通过改善物料的可压性、流动性以及改进压片机械的性能等措施弥补粉末直接压片法的不足。随着科技的不断进步，越来越多的可以改善粉末流动性和可压性，适用于粉末直接压片的优良辅料被开发出来，如微晶纤维素、可压性淀粉、喷雾干燥乳糖、微粉硅胶等，广泛应用到粉末直接压片的生产中。高速旋转压片机的研制成功，也促进了粉末直接压片的发展。

四、压片时可能出现的问题及解决办法

压片过程中，因物料的性质、颗粒质量、生产环境、压片设备等原因，可能会出现各种各样的质量问题，从而影响片剂的生产和质量。因此压片过程中应注意观察，一旦出现质量问题，应及时停机，分析查找原因，对症处理解决问题，避免不合格品流入下道工序，造成质量事故。

1. 松片　是指片剂的硬度不够，轻压或稍加触动就破裂的现象。松片的原因及解决办法有以下几种情况。

（1）润湿剂或黏合剂用量不足或选用不当，导致压片颗粒细粉过多；含矿物类、纤维类、角质

类药材原粉量多,或因黏性差或弹性大等而产生松片。可选用黏性较强的黏合剂或适当增加黏合剂用量重新制粒。

(2)颗粒流动性差,填充量不足而产生松片。可更换润滑剂的种类或适当增加润滑剂的用量。

(3)颗粒含水量过低导致弹性变形较大,造成片剂硬度差。适当调整颗粒中的含水量。

(4)颗粒中含挥发油、脂肪油等成分较多,易引起松片。若油为有效成分,可将油性成分制成微囊、包合物或增加适当的吸收剂吸油;若油为无效成分,可用压榨法或脱脂法去除。

(5)压片时车速过快或压力过小,受压时间过短常引起松片。可适当调整压片压力,减慢车速。

(6)冲头长短不齐,模孔中颗粒所受压力变小,或下冲下降不灵活致模孔中颗粒填充不足,均会产生松片。应及时更换冲头。

2.裂片　指片剂受到震动或放置后,从顶部或腰间开裂的现象,习称顶裂或腰裂。裂片的主要原因及解决办法有以下几种情况。

(1)颗粒过干。可喷洒适量稀乙醇湿润,或适当控制颗粒含水量。

(2)颗粒中细粉过多,或颗粒过粗、过细;原料为针状、片状结晶,因结晶过大,或黏合剂未进入晶体内部等原因引起裂片。可采用与松片相同的处理方法。

(3)颗粒中油类成分较多或含纤维成分较多时易引起裂片。可加用吸收剂或黏合剂克服。

(4)冲模原因,如模圈因摩擦而致中间孔径大于口径,片剂顶出时易裂片;冲头磨损向内卷边,或上冲与模圈不吻合,压力不均匀,使片剂部分受压过大而造成裂片。应及时更换冲模。

(5)压力过大或车速过快,颗粒中空气未逸出造成裂片。可调节压力或减慢车速。

3.黏冲　指压片时因冲头或模圈附着颗粒,导致片面不光滑、有凹痕的现象。黏冲的原因及解决办法有以下几种情况。

(1)颗粒含水量过高,不够干燥;或颗粒易吸湿,环境温湿度大导致颗粒吸湿;润滑剂选用不当或用量不足。应重新干燥颗粒;选用其他润滑剂或适当增加润滑剂,并充分混合;保持环境干燥。

(2)冲头表面锈蚀、粗糙不光或刻字太深等。应更换冲头。

4.片重差异超限　指片剂重量差异超过现行版《中国药典》规定的限度的现象。片重差异超限的原因及解决办法有以下几种情况。

(1)颗粒流动性差,致模孔中颗粒填充量不匀;颗粒内的细粉太多或颗粒的大小悬殊。可选择适宜的润滑剂,并充分混匀;筛去过多的细粉,重新制粒,或重新整粒。

(2)加料斗内的颗粒时多时少。应及时疏通加料斗、饲粉器。

(3)冲头与模孔吻合性不好。应及时更换冲模。

5.崩解时间超限　指片剂崩解时限超过现行版《中国药典》规定。崩解时间超限的原因及解决办法有以下几种情况。

(1)黏合剂、崩解剂与润滑剂选用不适宜,如黏合剂黏性太强、用量过多,或崩解剂及其用量与加入方法不当,或疏水性润滑剂用量过大。可选用适当的黏合剂、崩解剂与润滑剂,并调整用量。

(2)压片压力大。适当调整压片压力。

6.变色或色斑　指片剂表面出现斑点或变色,外观不符合要求。变色或色斑的原因及解决办法有以下几种情况。

(1)上冲润滑油污染颗粒产生斑点。可在上冲头上装防油橡皮圈,并经常擦拭冲头和橡皮圈加以克服。

(2)浸膏制成的颗粒太硬,或原辅料颜色差别太大,或润滑剂未混合均匀,易产生花斑。可选用不同浓度乙醇作润湿剂,或将原辅料充分混匀后制粒;重新整粒,混匀后再压片。

(3)挥发油量太多,或与颗粒混合不均匀,或未被颗粒完全吸收即开始压片。使用吸收剂或将挥发油用少量乙醇溶解后均匀喷入，并延长密闭吸收时间。

（4）某些药物易氧化或受空气、温度等影响易变色。应在制粒、干燥压片过程中进行避光和控制温度。

7. 引湿受潮　指在制备过程中由于生产环境湿度太大，包装不严，容易引湿或黏结的现象。产生的原因及解决办法：浸膏中含有糖、树胶、蛋白质、鞣酸或无机盐类等易引湿的成分引起，可采用颗粒包衣后压片；或采用加入磷酸氢钙、氢氧化铝、硫酸钙等可吸湿的辅料；或加入部分中药细粉；或采用适当精制方法，尽可能从浸膏中除去引湿性成分；或片剂包衣；或改进包装等方法进行解决。

8. 叠片　指两粒药片压在一起的现象。压片时因黏冲或上冲卷边等原因以致片剂黏着在上冲，再继续压入已装满颗粒的模孔中即成双片；或者由于下冲上升的位置太低，压好的片不能顺利出片，而又将颗粒加于模孔中，重复加压成厚的片剂。这样压力相对过大，机器容易损坏。可调换冲头，调节机器予以解决。

第四节　片剂的包衣

片剂的包衣是指在片剂表面上包裹适宜材料的衣层的操作。用于包衣的片剂习称"片芯"，包衣的材料习称"衣材"或"衣料"。包衣的片剂称为"包衣片"。

一、片剂包衣的目的、种类与要求

（一）包衣的目的
1. 增加片剂的稳定性。包衣后可避光、防潮、隔绝空气，避免有效成分氧化、挥发等。
2. 掩盖药物的不良气味，便于患者使用。
3. 改善片剂的释药性。包不同性质的衣材，可控制药物释放速度与部位。
4. 隔离具有配伍禁忌的成分。可将 2 种易发生反应的药物分别制粒，包衣后制成片剂，或将一种药物先制成片芯，在其芯外包隔离层后，再将另一种药物加入包衣材料中包在隔离层外，避免相互作用。
5. 改善固体制剂的外观，便于服用和识别。

（二）片剂包衣种类
根据包衣材料的不同，包衣可分为糖衣、半薄膜衣、薄膜包衣、肠溶包衣。

（三）包衣片片芯的要求
除符合一般片剂质量要求外，还应具备两个要求：一是应为弧形的双凸片；二是硬度应较大、脆性应较小。从而保证包衣过程中片剂流动性好，不破碎。

（四）衣层的要求
1. 应均匀牢固，不与片芯药物发生作用。
2. 崩解时限应符合规定。
3. 应保持光亮美观，色泽一致，无裂片、脱壳现象。
4. 不影响药物溶出和吸收。

二、片剂包衣的方法与设备

片剂常用的包衣方法有滚转包衣法、流化包衣法、压制包衣法等。

（一）滚转包衣法及设备

1. 滚转包衣法 是将片芯置于包衣锅中,转动包衣锅,逐渐将包衣材料包裹在片芯上的包衣方法,是药品生产企业最为常用的方法,可用于包糖衣、薄膜衣、肠溶衣等。

2. 包衣设备 滚转包衣设备主要有普通包衣机和高效包衣机两种。

（1）普通包衣机:主要由包衣锅、动力部分、加热器、鼓风和吸尘设备组成(图 14-4)。

1) 包衣锅:一般由不锈钢或铜等金属制成。包衣锅的形状有莲蓬形和荸荠形两种,片剂包衣常用荸荠形。其转速、温度、倾斜度和风量均可随意调节,要求包衣锅的轴与水平有一定的倾斜度(30°~50°),使片芯在锅内能最大幅度地上下前后翻滚,有利于包衣材料均匀地分布于片剂表面。包衣锅的转速以 20~40r/min 为宜,利于片剂在锅内可被带至高处,呈弧线运动而落下,均匀而有效地翻转。

2) 加热装置:包衣锅下面装有可调节温度的电炉,可以对包衣锅锅体进行加热,还有向包衣锅内通干热空气的装置,两种装置联用,起到加速挥散包衣溶剂的作用。

3) 鼓风设备:鼓风机向锅内吹入热风或冷风,起调节温度和吹去多余细粉的作用。

4) 除尘设备:由防尘罩及排风管组成,排除包衣时的粉尘、湿热空气和劳动保护。

采用普通包衣锅包衣劳动强度大、劳动效率低、生产周期长。特别是包糖衣片时,所包的层次很多,往往需要 10~30 小时。包糖衣时包衣材料一般由操作人员加入,往往使片剂质量难以一致,导致片剂外观、片重、崩解时间、溶出速率等有一定的差异。

（2）高效包衣机:高效智能包衣机由包衣锅体、定量喷雾系统、供气和排气系统,以及程序控制系统等组成。其锅型结构又可分成网孔式(图 14-5)和无孔式(图 14-6)两类。在包衣干燥过程中,热风穿过片芯间隙,并与表面的水分或有机溶剂进行热交换,使热量得到充分利用,干燥效率较普通包衣机高。

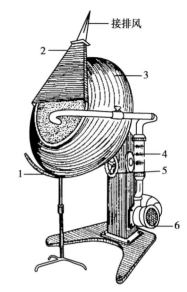

1- 煤气辅助加热器;2- 防尘罩;3- 包衣锅;
4- 电加热器;5- 角度调节器;6- 鼓风机。

图 14-4 普通包衣机的结构示意图

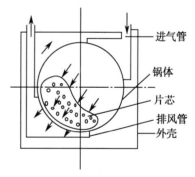

图 14-5 网孔式高效包衣机示意图

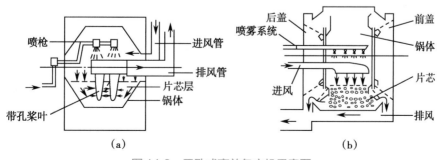

图 14-6 无孔式高效包衣机示意图

（二）流化包衣法及设备

1. 流化包衣法 又叫悬浮包衣法，是利用气流的作用，使片剂悬浮于包衣室中上下翻动，同时将包衣液均匀喷到片芯表面上，通入热空气，使包衣液溶剂迅速挥发，包衣材料留在片剂表面上，形成一层薄膜衣层。本法包衣时间短、速度快，可用于片剂包糖衣、薄膜衣、肠溶衣，尤其适用于薄膜包衣。

2. 流化包衣机 由包衣室、喷嘴、衣料盛装器、加热滤过器及鼓风设备等组成。将片芯置于流化床中，通入热空气流，使片芯悬浮于空气中，上下翻动使成流化状态（沸腾状态），另将包衣液喷入流化室中并雾化，使片芯的表面黏附一层包衣液，继续通热气流使其干燥，如法反复操作到规定的厚度要求，即得。目前，本设备在生产上最为常用，具有包衣速度快、不受药片形状限制等优点，缺点是包衣层太薄，且药片悬浮运动时碰撞较强烈，外皮易碎，颜色欠佳。

（三）压制包衣法及设备

1. 压制包衣法 又叫干压包衣法，是将包衣材料制成的干颗粒利用干压包衣机压制在片芯表面上的包衣方法。本法避免水分、高温等对药物的影响，适用于糖衣、肠溶衣、药物衣的包衣，也可用于长效多层片、配伍禁忌药物的包衣。缺点是对设备精度要求高，易出现片芯偏移等质量问题。

2. 干压包衣机 压制包衣机有两种类型。一种是采用两台压片机联合起来使用，一台负责压片，另外一台负责包衣。另外一种是采用一台联合式干压包衣机进行包衣，压片和包衣均在该机器中分别完成，压片装置压出片芯后立即送到包衣装置进行压制包衣。包衣时，片芯由一专门设计的传递机构传递到压片机的模孔中，在片芯到达压片机之前，模孔中已填入部分包衣物料作为底层，然后把片芯置于其上，再加入包衣物料填满模孔并压制而成。

三、片剂包衣物料与包衣操作

（一）糖衣包衣物料与包衣操作

糖衣包衣是最早的片剂包衣方法，目前仍然有相当一部分片剂采用糖衣包衣。包糖衣主要是利用蔗糖在片芯表面析出糖晶连接成坚实、细腻的衣膜，使药物片芯与外界隔离的包衣方法。糖衣片具有外形光滑细腻，外表美观，患者乐于服用等优点，但也有包衣时间长，辅料用量大，防潮性差以及受操作人员影响较大等缺点，逐渐被薄膜包衣所代替。

1. 糖衣物料

（1）糖浆：为蔗糖的近饱和水溶液。其蔗糖浓度约为 70%（g/g）。比重应在 1.313 以上。主要用于粉衣层和糖衣层。糖浆宜新鲜配制，保温使用，不宜久贮，久贮易产生转化糖，不易干燥，且会使片剂表面粗糙，不易打光。

（2）胶浆：为明胶、阿拉伯胶等配制的溶液，用于包隔离层。常用的胶浆有 10%～15% 的明胶浆、4% 白及胶浆、35% 阿拉伯胶浆等。此外，桃胶、聚维酮（PVP）、邻苯二甲酸醋酸纤维素（CAP）、玉米朊、聚乙烯醇（PVA）等也可选用。

（3）滑石粉：为滑石的白色粉末，粉末细度应达到 100 目以上，应符合药用标准。有时为了增加片剂对油类的吸收和片剂的洁白度，可在滑石粉中加入 10%～20% 的碳酸钙或适量的淀粉。

（4）有色糖浆：为可食用色素的糖浆，用于有色糖衣层。常用的食用色素有柠檬黄、苋菜红、靛蓝、胭脂红等，常用量为 0.03%～0.3%。

（5）白蜡：一般为四川产的白色米心蜡，又叫川蜡或虫蜡，用于打光。用前应先加热至 80～100℃，再过 100 目筛，除去悬浮的杂质。加入 2% 二甲基硅油，冷却后粉碎成 80 目细粉。加入二甲基硅油的主要目的是维持片剂持续光亮。

2. 包衣操作 中药片剂包糖衣的工序一般为：片芯→隔离层→粉衣层→糖衣层→有色糖衣层→打光。

（1）隔离层：是指在片芯的表面包上胶浆起隔离作用的衣层。包隔离层的目的是形成一层防水屏障，防止糖浆中的水分渗入片芯。对于易吸湿、易溶、酸性药物一般需要包隔离层，且需要从第一层开始包起，可防止药物吸潮变质或防止糖衣被破坏。隔离层亦可选择不包，若仅为增加片剂的硬度或防潮，可先在片芯表面包4～5层粉衣层后再包隔离层。

包隔离层时，先将片芯置于包衣锅中，转动包衣锅，加入适量胶浆或胶糖浆，使片芯表面均匀黏附胶浆，加入适量滑石粉，迅速搅拌均匀，吹入30～50℃的热风，使其充分干燥。重复上述操作，一般包4～5层。

（2）粉衣层：又叫粉底层。包粉衣层的目的是增加衣层的厚度，尽快消除片剂的棱角。

操作时，在包好隔离层的基础上加入适量糖浆，使片剂表面均匀黏附糖浆，加入适量滑石粉，吹30～50℃的热风，使粉衣层充分干燥。重复上述操作，一般包15～18层。包粉衣层时，最初几层糖浆和滑石粉的用量逐渐增加，到基本包平时，糖浆的用量基本稳定，滑石粉用量要逐渐减少，以便于过渡到糖衣层。热风温度也要控制好，开始几层温度逐渐升高，基本包平后温度逐渐降低。

（3）糖衣层：是指由糖浆逐渐干燥形成的蔗糖结晶连接而成的衣层。包糖衣层的目的是增加衣层的牢固性和甜味，使片剂更加平整和坚实。只用糖浆，不用滑石粉，一般包10～15层。

操作方法与包粉衣层相似，加入糖浆后，待片子稍干后再吹约40℃的热风。

（4）有色糖衣层或色层：包衣物料为有色糖浆，目的是增加片剂的美观，便于识别。色衣层一般包8～15层。

操作上与包糖衣层方法基本相同。片芯温度应逐渐降低至室温，以免温度过高导致水分蒸发过快，以致片面粗糙，不宜打光或出现花斑。另外，还需要注意的是有色糖浆的色素浓度应由小到大，颜色由浅到深，有利于片子的颜色均匀。

（5）打光：是在片子的表面上增加一层薄薄的蜡层。打光的目的是增加片剂的美观和防潮性。所用物料为白蜡，一般用量为每一万片3～5g。

打光时，片子的含水量应适中，水分含量不宜过高或过低，否则都不适宜打光。一般采用"闷锅打光"的方法，在有色糖衣层最后一层接近干燥时，包衣锅停止转动，锅口加盖，每隔一定时间转动几次，目的是使水分慢慢散去，析出细小结晶。转动锅体，加入适量白蜡粉（总量的60%～70%），至片子表面基本光亮时，加入剩余白蜡粉，直至片剂表面非常光亮为止。将打光后的片剂移至干燥室或具有吸湿剂的干燥橱内干燥10小时左右，即完成包衣操作。

（6）包糖衣操作注意事项：①包衣过程中要注意层层干燥；②包粉衣层时糖浆和滑石粉用量比要适当；③包粉衣层时糖浆、滑石粉加入时间要控制好，前3层糖浆加入后迅速搅拌，立刻加入滑石粉，以免水分进入片芯；④要控制好包衣时各衣层的吹风温度。

（二）薄膜包衣物料与包衣操作

薄膜包衣是指在片芯的表面上包裹一层薄薄的高分子材料的操作方法。与包糖衣相比，薄膜包衣具有片重增加小（一般增加2%～5%）、生产周期短、效率高、包衣过程可实行自动化、对崩解影响小、包衣后不影响药片字迹等优点，是目前采用最多的包衣技术。薄膜包衣应用广泛，不仅用于片剂、丸剂、颗粒、微丸、微囊，还可用于粉末的包衣。

1.薄膜包衣物料　薄膜包衣的物料主要有高分子成膜材料、增塑剂、着色剂、遮光剂、致孔剂等。其中高分子材料为成膜材料，可分为胃溶型、肠溶型两种。

（1）胃溶型高分子成膜材料：此类成膜材料可在胃液中溶解，多为纤维素的衍生物类和丙烯酸树脂类的高分子成膜材料。

1）羟丙基甲基纤维素（HPMC）：是目前应用较为广泛的胃溶型薄膜材料，具有成膜性好，透明，坚韧不易破碎、不易粘连，对崩解影响小等优点。

2）羟丙基纤维素（HPC）：可溶于胃肠液中，因其黏性大，不易控制，常与其他薄膜包衣材料合用。常用 5% 乙醇溶液作为溶剂。

3）Ⅳ号丙烯酸树脂：为近年来应用较多的一种成膜材料，具有成膜性好、防水性优异、不易粘连、不需要使用增塑剂等优点。与玉米朊合用可增加片剂的抗湿性；与 HPMC 合用可改善片剂的外观并降低成本。

4）苯乙烯 - 乙烯吡啶共聚物：具有防潮性好、成膜性好、高温不粘连、低温不开裂等优点。形成的薄膜不溶于水，但在胃液中可迅速溶解，对片剂的崩解影响较小，尤其适用于吸湿性较强的中药片剂的包衣。

（2）肠溶型高分子成膜材料：此类包衣材料在胃液中不溶解，在肠道中能迅速溶解或崩解，常用的有以下几种。

1）邻苯二甲酸醋酸纤维素（CAP）：为不溶于水和乙醇的白色粉末，可溶于丙酮或丙酮与乙醇的混合溶液中，常用乙醇与丙酮的混合溶液进行包衣。包衣后成膜性好，性质稳定，是一种很好的肠溶型高分子成膜材料，pH 值≥6 时溶解。但 CAP 有一定的吸湿性，加入虫胶或邻苯二甲酸二乙酯可改善。

2）羟丙基甲基纤维素酞酸酯（HPMCP）：包衣后成膜性好，性质稳定。其形成的衣膜在 pH 值为 5～6 时（十二指肠上端）就会溶解，贮存期间较为稳定。

3）丙烯酸树脂Ⅱ号、Ⅲ号：均为甲基丙烯酸 - 甲基丙烯酸甲酯共聚物，均可溶于乙醇、甲醇中，但不溶于水和酸。丙烯酸树脂Ⅱ号在 pH 值≥6，丙烯酸树脂Ⅲ号 pH 值≥7 成盐溶解。二者常联合使用，比例不同，可以得到不同溶解性能的包衣材料。此类肠溶型包衣材料形成的衣膜具有致密、韧性好、渗透率低、耐酶性好等特点。

4）聚乙烯醇酞酸酯（PVAP）、虫胶等，亦可作为肠溶衣材。

（3）增塑剂：是指能改变衣膜的物理机械性质，使薄膜衣具有较好柔顺性的材料。增塑剂一般为分子量较小的一类物质，常用于纤维素类衣材的增塑剂主要有甘油、聚乙二醇（PEG）、丙二醇等；常用于脂肪族非极性聚合物的增塑剂主要有蓖麻油、甘油（单）三醋酸酯、邻苯二甲酸二乙酯、邻苯二甲酸二丁酯、乙酰化甘油酸酯等。

（4）着色剂与遮光剂：着色剂主要为食用色素及其色淀，如日落黄、胭脂红、柠檬黄、赤藓红等；遮光剂是指对光稳定、具有遮光能力的物质，如二氧化钛、氧化铁、滑石粉等。

（5）致孔剂：又叫释药速度调节剂、释药速度促进剂。当含致孔剂的薄膜衣遇到水后，致孔剂迅速溶解，使薄膜衣形成多孔膜结构，利于药物的扩散和崩解。常用的有蔗糖、氯化钠、PEG、表面活性剂等。

（6）溶剂 / 介质：薄膜包衣一般需要先将包衣材料制成溶液或混悬液，采用适当的方法，再包于片芯上。溶剂主要分为水和有机溶剂。常用的有机溶剂主要有乙醇、丙酮等。但由于生产中溶剂用量较大，有机溶剂毒性大、易燃易爆、成本高等缺点日益凸显。近年来国内外开发了以水为溶剂的包衣材料配方、工艺、设备等，取得了很好的成效，得到了广泛的应用。

目前国内外有专门生产薄膜包衣材料的企业，如卡乐康公司生产的欧巴代（Opadry）薄膜包衣材料以 HPMC、HPC、EC、PVA 等高分子聚合物为主要成膜材料，辅以聚乙二醇、丙二醇、柠檬酸三乙酯等作为增塑剂，制成粉末状包衣材料，运输储存十分方便，还可以根据客户的特殊要求对色素进行调整，满足客户的需求。

2. 包衣操作　薄膜包衣通常采用滚转包衣法、流化包衣法。其操作方法与糖衣包衣基本相同。先将包衣材料制成包衣溶液或混悬液，再将片芯置于包衣锅中转动或置于流化设备中呈流化状态时，再把包衣液喷在片芯表面上，通入干燥热风，包衣溶剂挥发，包衣材料则会在片芯的表面形成一层薄膜，达到所需衣膜厚度，停止喷包衣液。

（1）包衣液的配制：包衣液是按照生产工艺规程或批处方，将包衣材料加入溶剂溶解或混合均匀即得。为了保证包衣液的均匀性，在包衣过程中，包衣液应持续搅拌，直至包衣结束。

（2）预热：将片芯装载到包衣锅或流化设备中，开启设备，将热空气吹向片床进行预热，至出风温度达到要求。

（3）喷雾：将包衣液以雾化小液滴的形式喷到片芯表面上形成衣膜。在喷液过程中，使片芯持续不断地翻动，同时热空气也持续吹入。采用包衣锅包衣时，包衣锅转速参数要控制好，转速过快，导致片芯磨损；转速过慢，降低了片芯通过喷射区的速度，导致包衣液干燥速度慢，容易造成粘连或衣层不均匀的现象。采用流化包衣设备，要注意气流速度会影响片芯的流化状态，保持适宜的气流速度，可使包衣液与片芯充分接触，有利于形成薄膜。流化速度过高，导致片芯彼此摩擦，进而影响衣膜质量。

包衣液雾滴的大小和喷雾速度会影响薄膜包衣效果。若雾滴小、喷速慢，从喷枪喷出的雾滴还没有到达片芯表面就干燥，则在片芯表面无法形成薄膜；反之，雾滴大、喷速快，则容易造成包衣液在片芯表面停留时间长，来不及干燥，导致片芯相互粘连或成膜不均匀等问题。

（4）干燥温度：包衣时通入热风用于蒸发溶剂，干燥温度与溶剂蒸发、衣膜干燥过程有关，应高于成膜材料最低成膜温度。温度过低，溶剂挥发速度慢，造成粘连；温度过高，导致片剂表面粗糙、皱皮等质量问题。

四、包衣过程中可能出现的问题与解决办法

（一）包糖衣过程中可能出现的问题与解决办法

1. 脱壳 是指糖衣与片芯分离的现象。其主要原因有片芯水分含量过高；包衣时未层层干燥；片芯与衣层之间的膨胀系数差异大；糖浆中转化糖含量过高等。解决办法主要有控制好片芯的含水量，包衣时控制好胶浆、糖浆、滑石粉之间的比例；注意层层干燥；采用新鲜配制的糖浆，避免转化糖含量过高。

2. 糖浆不粘锅 主要原因是锅壁上的白蜡未洗净；电炉使用过早；包衣锅的角度太小；都会使锅壁局部不粘糖浆。应当认真查找原因，采取适当措施加以解决。

3. 糖浆粘锅 主要原因有糖浆量过大；糖浆浓度太高；搅拌不均匀；锅温过低等。可通过降低糖浆浓度，减少糖浆使用量，搅拌均匀，控制锅温在35～40℃予以解决。

4. 露边 是指片芯的棱角没有包住，包衣片表面出现黑边现象。其主要原因有片芯太厚；粉衣层太薄；包衣锅的角度太小等。可通过调整片芯厚度、增加粉衣层厚度或调节包衣锅角度等予以解决。

5. 打光不亮 是指片剂打光后片面不亮的现象。其主要原因有片剂表面蔗糖结晶太粗；打光前片子水分含量过大或过小；蜡粉受潮或用量过大等。解决办法为严格控制包衣工艺参数，控制好打光前片子的水分，以及控制好蜡粉用量。

6. 烂片 在包糖衣过程中有时会出现片芯裂开、散开等烂片现象。其主要原因是片剂中药粉过多、黏合剂黏性不强、润滑剂的用量过大导致片芯的硬度不够，在包衣过程中经不起滚动、摩擦和撞击，出现烂片现象。出现烂片时，可根据烂片的轻重、时间等情况，采用适当的方法进行解决。如在刚开始包隔离层时加入倍量浓度的胶液以加固片剂表面硬度。筛去少量碎片及碎末，再进行包衣。

7. 裂纹 是指糖衣片表面有裂纹的现象。其主要原因有糖浆与滑石粉用量不当，尤其是粉衣层过渡到糖衣层时滑石粉量减得太快；温度太高、干燥速度太快，片面形成蔗糖粗晶，而蔗糖粗晶相互之间间隙较大，遇冷收缩时形成裂缝；糖衣片过分干燥等。解决办法主要有包衣时控制滑石粉与糖浆的用量；控制干燥温度和干燥程度等。

8. 花斑或色泽不匀 是指片面色泽不匀或出现花斑的现象。其主要原因有色素中含有的盐类杂质导致片面花斑；包粉衣层时撒粉不匀或温度过高导致粉层不平；粉衣层潮湿，在包有色糖

衣层后水分外渗；加入色浆过量或衣层干燥太快；有色糖浆用量过少或未混匀等。应根据出现原因，采取相应措施。

（二）包薄膜衣可能出现的问题与解决办法

1. 粘连　是指包衣过程中少量片剂粘在一起的现象。其主要原因有喷液速度过快；包衣锅转速低；干燥温度低；包衣液雾化覆盖小；喷枪雾化效果差等。解决办法主要有调整包衣液的喷液速度；调整包衣锅转速；提高干燥温度；调整喷枪雾化效果、角度以及雾化范围等。

2. 皱皮　是指衣膜外观过于粗糙的现象。其主要原因为包衣液黏度过大导致包衣液在片芯表面铺展不匀；包衣液雾滴效果不好等。解决办法为降低包衣液黏度；控制喷雾速度；干燥空气温度；改善雾化效果等。

3. 起泡和桥接　是指衣膜表面存有气泡或衣膜使刻字片模糊的现象，前者称为起泡，后者称为桥接。其主要原因有片芯表面疏水性太强；压片时字迹刻痕太细或太复杂；衣膜附着力差；片芯磨损严重等。可通过改善包衣液处方增强附着力；调整片芯处方，增加亲水性物料；压片时选用合格的冲头等方法解决。

4. 剥离　是指薄膜衣片表面的衣膜脱落的现象。其主要原因有衣膜与片芯间的黏性差；衣膜机械强度低；压片时使用过量的润滑剂等。解决办法有改善或更换包衣材料，提高衣膜的黏附性和强度；压片时减少疏水性润滑剂的用量或选用适宜的润滑剂。

5. 色差　主要原因有包衣液不足；包衣液固体含量过高；包衣液雾化覆盖面小；包衣液遮盖效果不佳；包衣锅转速低；喷枪数量少等。解决办法主要有增加包衣液的用量；调整包衣液处方，减少包衣液固体含量；调整包衣液雾化范围；提高包衣锅转速；增加喷枪数量等。

6. 片剂磨损　主要原因有片芯的硬度不够或脆碎度不合适；包衣锅转速太快；包衣液固体含量低；喷枪喷液量小等。解决办法为增加片芯的机械强度；降低包衣锅转速；调整包衣液处方，提高包衣液固体含量；调整喷枪喷液量等。

7. 喷霜　主要原因有热风温度过高、喷程过长；喷枪雾化效果不理想等。解决方法为适当降低热风温度；减少喷液时间，缩短喷程；调整喷枪雾化效果等。

8. 孪生片　主要原因有包衣液喷液速度过快；干燥热风温度过低；包衣锅转速慢；包衣液黏性大；喷枪与片面距离太近等。解决办法主要有降低包衣液喷液速度；提高热风温度；提高包衣锅转速；改善包衣液雾化效果和覆盖范围等。

第五节　片剂的包装与贮藏

一、片剂的包装

片剂的包装不仅直接关系到成品的外观，更重要的是片剂包装对片剂质量有着十分重要的意义。采用何种包装材料和形式，直接影响片剂的物理和化学性能，对片剂的稳定性有着非常重大的影响。

片剂的包装既要注意外形美观，更应密封、防潮、避光以及使用方便。常用的片剂包装容器多由塑料、纸塑、铝塑、铝箔、玻璃等多种材料制成。一般根据片剂的剂量、用途和方法等方面选用适宜的包装形式。片剂根据剂量进行包装，通常采用两种形式。

1. 多剂量包装　是将几片至几百片包装在一个容器中，常用的容器多为玻璃瓶或塑料瓶，也有用软性薄膜、纸塑复合膜、铝箔复合膜等制成的药袋。

2. 单剂量包装　是将单片或单次给药剂量的片剂分别进行包装，主要分为泡罩式包装和窄条式包装两种形式。单片包装是将片剂单个包装，使每个药片均处于密封状态，提高对产品的保护作用,也可杜绝交叉污染;单次给药剂量包装是将一次给药的剂量密封在一起。单剂量包装通常采用塑料、铝塑、铝箔、纸塑等包装形式。

知识链接

片剂常见的两种包装形式

1. 瓶装 自20世纪80年代起,片剂的包装玻璃瓶逐渐被塑料瓶取代。药用塑料瓶是以无毒高分子聚合物为主要原料制成的,具有质量轻、不易碎、清洁、美观、不用清洗可以直接使用的特点,广泛用于片剂等口服固体剂型与液体制剂的药物。其耐化学性能、耐水蒸气渗透性、密封性优良,是片剂等常用的包装材料。目前使用的瓶体材料主要有高密度聚乙烯瓶(HDPE)、聚丙烯(PP)、聚碳酸酯(PC)、聚酯(PET)、聚萘二甲酸乙二醇酯(PEN)等,尤其是PEN制成的塑料瓶,其性质比PET更佳,强度高,耐热性能好,耐紫外线照射、对二氧化碳气体和氧气阻隔性能优良,耐化学药品性能好。

2. 泡罩包装 又称为水泡眼包装。其特点是便于携带,可以减少药品的污染。泡罩包装使用的材料主要是药用铝箔(PTP)塑料硬片。药用铝箔是以硬质工业用纯铝为基材制成的密封在塑料硬片上的封口材料,具有无毒、耐腐蚀、不渗透、阻热、防潮、阻光并可高温除菌等特点。塑料硬片材料通常选用聚氯乙烯(PVC)、聚偏二氯乙烯(PVDC)或复合材料,它们对水、汽、光具有良好的阻隔性能,是片剂、胶囊、丸剂等剂型常用的包材。

二、片剂的贮藏

《中国药典》2020年版四部通则(0101)中对于片剂的贮藏规定为:除另有规定外,片剂应密封贮藏。对挥发性或对光、热不稳定的原料药物,在制片过程中应采取遮光、避热等适宜方法,以避免成分损失或失效。对光敏感的片剂应避光贮藏,可采用不透光的材质如棕色玻璃瓶或塑料瓶、铝箔等包装;易受潮变质的片剂,包装容器中应放入干燥剂。

第六节 典型品种举例

例1 三黄片

【处方】 大黄300g 盐酸小檗碱5g 黄芩浸膏21g

【制法】 以上三味,黄芩浸膏系取黄芩,加水煎煮三次,第一次1.5小时,第二次1小时,第三次40分钟,合并煎液,滤过,滤液用盐酸调节pH值至1～2,静置1小时,取沉淀,用水洗涤使pH值至5～7,烘干,粉碎成细粉。取大黄150g,粉碎成细粉;剩余大黄粉碎成粗粉,用30%乙醇回流提取三次,滤过,合并滤液,回收乙醇并减压浓缩成稠膏,加入大黄细粉、盐酸小檗碱细粉、黄芩浸膏细粉及适量辅料,混匀,制成颗粒,干燥,压制成1 000片,包糖衣或薄膜衣;或压制成500片,包薄膜衣,即得。

【性状】 本品为糖衣或薄膜衣片,除去包衣后显棕色;味苦、微涩。

【功能与主治】 清热解毒,泻火通便。用于三焦热盛所致的目赤肿痛、口鼻生疮、咽喉肿痛、牙龈肿痛、心烦口渴、尿黄、便秘;亦用于急性胃肠炎,痢疾。

【用法与用量】 口服。小片一次4片,大片一次2片,一日2次;小儿酌减。

【注意】 孕妇慎用。

例2 银黄片

【处方】 金银花提取物 100g　黄芩提取物 40g

【制法】 以上二味，加淀粉适量，混匀，压制成 1 000 片，包糖衣或薄膜衣，即得。

【性状】 本品为糖衣片或薄膜衣片，除去包衣后显黄色至棕黄色；味微苦。

【功能与主治】 清热疏风，利咽解毒。用于外感风热、肺胃热盛所致的咽干、咽痛、喉核肿大、口渴、发热；急性或慢性扁桃体炎、急慢性咽炎、上呼吸道感染见上述证候者。

【用法与用量】 口服。一次 2～4 片，一日 4 次。

例3 川芎茶调片

【处方】 川芎 240g　白芷 120g　羌活 120g　细辛 60g　防风 90g　荆芥 240g　薄荷 480g　甘草 120g

【制法】 以上八味，白芷和甘草粉碎成细粉，过筛，取 180g 细粉，备用；剩余粉末另存。其余川芎等六味蒸馏提取挥发油，收集挥发油；蒸馏后的水溶液另器收集；药渣与白芷和甘草剩余的粉末加水煎煮二次，每次 1 小时，煎液滤过，滤液合并，加入上述水溶液，浓缩成稠膏，加入备用的白芷和甘草细粉，混匀，干燥，粉碎成细粉，过筛，制颗粒，干燥，加入上述挥发油，混匀，压制成 1 000 片，即得。

【性状】 本品为棕褐色的片；气香，味辛、微苦。

【功能与主治】 疏风止痛。用于外感风邪所致的头痛，或有恶寒、发热、鼻塞。

【用法与用量】 饭后清茶送服。一次 4～6 片，一日 3 次。

【注意】 孕妇慎服。

例4 茵栀黄泡腾片

【处方】 茵陈提取物 60g　栀子提取物 32g　黄芩提取物（以黄芩苷计）200g　金银花提取物 40g

【制法】 取 PEG6000 50g，加热熔融，加入碳酸氢钠 100g，搅拌均匀，冷却粉碎，过 80 目筛。另将柠檬酸 40g 粉碎。称取茵陈提取物、栀子提取物、黄芩提取物、金银花提取物，混匀，加入糊精适量、柠檬酸粉、PEG6000 包裹物细粉、阿斯巴甜 10g，混匀，用无水乙醇制粒，干燥，加入硬脂酸镁 1.8g，压制成椭圆形异形片 1 000 片，即得。

【性状】 本品为黄色至棕黄色的片；味微甜。

【功能与主治】 清热解毒，利湿退黄。用于肝胆湿热所致的黄疸，症见面目悉黄、胸胁胀痛、恶心呕吐、小便黄赤；急性或慢性肝炎见上述证候者。

【用法与用量】 用温开水溶解后服用。一次 2 片，一日 3 次。

【注意】 服药期间忌酒及辛辣之品。

例5 金果含片

【处方】 地黄 163.7g　玄参 122.8g　西青果 40.9g　蝉蜕 61.4g　胖大海 40.9g　麦冬 122.8g　南沙参 122.8g　太子参 122.8g　陈皮 81.9g

【制法】 以上九味，地黄、玄参、西青果、蝉蜕加水煎煮二次，每次 30 分钟，煎液滤过，滤液合并，浓缩至相对密度为 1.14（80℃），加 2 倍量乙醇，搅匀，静置 24 小时，取上清液，减压浓缩至适量，备用；其余胖大海等五味加水煎煮二次，每次 30 分钟，煎液滤过，滤液合并，浓缩至适量，与上述备用液合并，浓缩至适量，加入适量的蔗糖和甜菊素，混匀，制颗粒，干燥，喷入含薄荷素油的乙醇溶液，密闭 2 小时，加入适量辅料，混匀，压制成 1 000 片，或包薄膜衣，即得。

【性状】 本品为素片或薄膜衣片，素片或薄膜衣片除去包衣后显淡红棕色至棕色；味甜，有清凉感。

【功能与主治】 养阴生津，清热利咽。用于肺热阴伤所致的咽部红肿、咽痛、口干咽燥；急性或慢性咽炎见上述证候者。

【用法与用量】 含服。一小时 2～4 片,一日 10～20 片。

【注意】 少数患者用药后偶有恶心、上腹不适感。

例 6 感冒清热咀嚼片

【处方】 荆芥穗 750g 薄荷 225g 防风 375g 柴胡 375g 紫苏叶 225g 葛根 375g 桔梗 225g 苦杏仁 300g 白芷 225g 苦地丁 750g 芦根 600g

【制法】 以上十一味,荆芥穗、薄荷、紫苏叶混合后加水浸泡 2 小时,水蒸气蒸馏 6 小时,提取挥发油,蒸馏后的水溶液另器收集,药渣备用;挥发油用 β 环糊精包合,冷藏过夜,滤过,包合物低温(40℃)干燥,粉碎成细粉。药渣与其余防风等八味加水煎煮二次,每次 1.5 小时,合并煎液,滤过,滤液与上述水溶液合并,浓缩至相对密度为 1.25～1.30(60℃)的稠膏,减压干燥,粉碎成细粉,和上述挥发油包合物细粉混合,加入阿斯巴甜 37.5g 及甘露醇适量,混匀,制粒,干燥,压制成 1 000 片,即得。

【性状】 本品为棕褐色至深褐色的异形片;具特异香气,味酸甜而微苦。

【功能与主治】 疏风散寒,解表清热。用于风寒感冒,头痛发热,恶寒身痛,鼻流清涕,咳嗽咽干。

【用法与用量】 咀嚼溶化后吞服。一次 2 片,一日 2 次。

实训十一 片剂的制备及质量评定

(一)实训目的

1. 建立中药片剂的生产情景。

2. 学会采用湿法制粒压片法制成半浸膏片。

3. 学会使用中药提取、制粒、压片主要用具和设备,掌握片剂的制备方法及操作要点。

(二)实训条件

1. 场地 实验室或实训车间。

2. 材料 醋延胡索、徐长卿、川楝子、当归、香附等。

3. 仪器和设备 中药多功能提取器、粉碎机、槽型混合机、摇摆式制粒机、三维运动混合机、压片机、包衣机等。

(三)实训内容

复方元胡止痛片的制备

【处方】 延胡索(醋制)980g 徐长卿 980g 川楝子 980g 香附 980g 淀粉适量 糊精适量 制成 10 000 片

【功能与主治】 理气,活血,止痛。用于气滞血瘀的胃痛,胁痛,头痛及月经痛等。

【操作步骤】

1. 生产前准备

(1)接受生产任务。

(2)领料:领取生产的原辅料,办理物料交接手续,并签字记录。

(3)注意严格执行各项目《岗位标准操作规程》《仪器使用、维护保养及检修标准操作规程》及《复方元胡止痛片工艺规程》。

2. 粉碎

(1)开启粉碎机,加入延胡索、徐长卿饮片(先少量再逐步加大至可行值),将物料粉碎至细粉(过 100～120 目筛)。

(2)将粉碎好的物料及时装于内衬胶袋的容器内。在胶袋内外各放一张标签,标签上注明:

品名、细度、毛重、皮重、净重、生产日期、操作人,按不同物料现场定制管理的要求,分别放置在指定的区域。

(3) 计算物料平衡率(要求物料平衡均为95%～105%)。

(4) 用干净的尼龙刷将残留在机内的原辅料扫离机件,回收作粉碎零头交回中间站。

3．提取

(1) 领取净药材或饮片川楝子、香附,认真核对品名、批号、数量,将原料投入提取罐内。

(2) 对贮液罐中提取液的数量、成品流浸膏的数量,对投料量、溶剂用量、煎煮时间进行复核。

(3) 川楝子、香附煎煮2次,第一次溶剂(饮用水)加入量为投料重量的10倍,煎煮4小时,滤过,药液贮藏至贮液罐中;在药渣中加入药材总量8倍饮用水,第二次煎煮4小时,滤过,将2次药液合并,贮藏至贮液罐中。用料泵将贮液罐中的药液抽入浓缩器中。

(4) 煎煮完成后,标明煎煮液的相对密度、体积、数量、名称、批号、日期、操作人,交下一道工序。

(5) 提取液放尽后排出药渣,药渣排尽后,喷淋饮用水将提取罐清洗干净。

4．浓缩

(1) 开启真空泵及其蒸发器装置部件。

(2) 依次吸进药液,当料液上升到加热管的喷管口视镜2/3为宜,缓慢升高温度,调节蒸汽压力约0.09MPa为宜。

(3) 设备在运行中要保持正常液面、维持一定的真空度,同时注意罐内温度、池水的水温。当药液体积不断变小,打开进料阀,不断补加药液。

(4) 药液蒸发到一定浓度,取少量浓缩液,测量比重,当浓缩液相对密度达1.2(80～85℃)时,即可准备出料。

(5) 排放浓缩液,并盛装于洁净的容器内,称重,标明品名、批号、生产日期、重量、桶数、操作者,转移交制剂车间。

5．制粒

(1) 将延胡索、徐长卿等细粉及淀粉、糊精等原辅料倒入物料锅内。

(2) 设置干粉混合时间。

(3) 启动混合机,将速度调至要求进行干混。

(4) 混合完毕后,加入川楝子、香附等稠膏。

(5) 按要求设定湿混造粒时间,进行制粒操作,每隔15分钟进行湿颗粒粒度和外观检查,防止湿颗粒结块或细分过多。

(6) 制粒完毕后,将颗粒排出(控制湿颗粒的粒度可过16～18目筛)。

(7) 填写好盛装单,将物料送至规定的地点。

(8) 卸料完毕,将容器内剩余的物料清理干净,防止交叉污染。

6．干燥

(1) 根据产品需要,设置干燥的方式、时间,干燥温度控制在60℃以下,每隔1小时取样检测水分(控制水分4%～6%),符合要求可以收粒,不符合要求则要继续以上操作。

(2) 水分符合要求后,将颗粒铲出至内衬胶袋的铁桶内,称量、记录,2张产物标签,桶内1张,盖上桶盖,桶外附1张,将颗粒转移至整粒总混间。

(3) 计算物料平衡率。

7．整粒、总混

(1) 合格颗粒温度降至室温,将其倒入摇摆式制粒机上料斗内进行整粒,使干燥颗粒过18～20目筛。

(2) 将整粒后的颗粒置三维运动混合机内,按工艺要求加入外加辅料硬脂酸镁混合20～30

分钟,混合均匀。

(3)混合完毕时,放出物料于内有洁净衬袋的桶内,过秤、记录,统计汇总,计算物料平衡率(要求98%～100%),附2张产物标签,桶内1张,盖上桶盖,桶外附1张。

(4)将颗粒移至中间站,中间站管理员填写中间产品请验单,送化验室请验。

8.压片

(1)压片前应试压,检查硬度、厚度、崩解度、脆碎度和外观,符合要求后才能开机。

(2)调试:将批混后检验合格少量的颗粒加入料斗内进行调试操作。调试主要内容包括调整充填量;片厚度的调节;颗粒量的调整。

(3)将批混后检验合格的颗粒加入料斗中。用料桶接片,打开除粉筛,连续压片,每隔20分钟抽样检查平均片重1次,每小时记录片重不得少于1次,应时刻注意检查片子硬度、脆碎度、厚度、崩解时限、外观等质量指标。

(4)药片装入桶内,不得超过桶高的2/3,扎紧袋口,将盛装单扎在袋口上,称重,每批压完后将过程卡、压片制造记录、片子送交中间站,填写中间产品交接单及请验单,送化验室检测片重差异、崩解时限等。

9.包衣

(1)包衣前准备

1)检验合格后,根据生产安排开具领料单,从仓库领取包衣材料,核对品名、批号、型号、数量、合格证等,确认无误后,方可开始生产操作。

2)从中转站领取素片,核对品名、批号、规格、数量、合格证等,确认无误后,方可开始包衣操作。

(2)包衣用溶液配制:称取包衣液应用的包衣材料、溶媒(双人核对),并按工艺规程配制要求将各包衣材料置不同配制桶内分别配制。

1)15%明胶浆的配制:取300g明胶加入1 000ml水浸泡2小时后煮溶,并加水至总量2 000ml。

2)75%糖浆的配制:取10 000ml的纯水,煮沸,将30kg白砂糖溶于沸水中,搅拌,溶解后过滤,并用纯水补充至总量40 000ml。

(3)包衣操作过程

1)程序:片芯→隔离层(2层)→粉衣层(15层)→糖衣层(15层)→有色糖衣层(5层)→打光。

2)操作步骤。

A.称取片芯50kg置包衣锅内。

B.隔离层:加入明胶浆搅拌均匀后,加滑石粉,干燥后加第2层。

C.粉衣层:在隔离层的基础上,继续包到片剂的棱角完全包没为度。

D.糖衣层:在包糖衣层时,包衣材料只用糖浆,每次加入糖浆后待片面略干后再吹冷风至干,需包15层。

E.有色糖衣层:加有色糖浆,工艺与上述包糖衣层相同,需包5层。

F.打光:有色糖衣层完成后,加入虫蜡进行打光,使片表面磨得光洁而美观。包衣工序完成后,糖衣片置干燥室内干燥存放10小时以上。

3)中间站交接:包衣操作完毕,将干燥的包衣片装入内衬布袋的带盖周转桶中,称量、记录,桶内外各附在产物品标签1张,按中间产品交接程序办理交接,送中间站。中间站管理员填写请检单,送化验室请检。

4)计算物料平衡率。

10.内包装岗位及操作

(1)根据生产指令领取250PVC、250铝箔、检查外观质量及文字,从中间站领取合格半成品,核对品名、规格、批号、数量。

（2）根据生产指令选择相应的模具和铝塑包装机，安装好模具、铝箔、250PVC，调试好设备，开机进行铝塑包装。

（3）包装过程中应检查泡罩成形情况，根据具体情况适当调节上、下板的成形温度和气压。通常情况上、下板温度 125℃±10℃；经常检查热封情况，纹路清晰，铝箔不易剥落，通常热封温度为 220℃±10℃。

（4）计算物料平衡率。

（5）请验、清场。

11. 外包装岗位及操作

（1）打印批号。根据包装指令，采用喷码机分别对小盒和大箱打印产品批号、生产日期、有效期，并做好批号打印记录。

（2）小盒包装机包装。将铝塑板块、小盒、说明书放到包装机相应位置，调整好装盒的质量，开机包装，装好后的小盒用收缩膜将 10 小盒热收缩成一扎。

（3）装大箱。大箱内装入规定的药盒，药盒码放整齐，内有装箱单，用不干胶带封口。

（4）收集产品。成品及时放入库房待验区，核对品名、批号、规格、数量。

（5）计算物料平衡率。

（6）请验、清场。

（7）填写寄库单，办理产品寄库手续。

（四）实训报告

认真书写实训报告，内容包括项目名称、起止时间、目的、设施、设备、器具、材料、操作步骤、结果、问题及答案（或解决方案）等。

（五）实训结果与结论

品种	复方元胡止痛片
外观	
松片	
裂片	
硬度或脆碎度	
片重差异	
崩解时限	
结论	

（张立庆）

？ 复习思考题

1. 简述片剂的含义及特点。

2. 中药片剂的类型有哪几种？

3. 写出湿法制粒压片法的工艺流程。

4. 写出糖衣包衣工艺流程。

5. 片剂包衣的目的有哪些？

扫一扫，测一测

第十五章 丸 剂

PPT 课件

知识导览

学 习 目 标

1. 掌握各类丸剂的制备方法、过程单元操作要点。
2. 熟悉丸剂制备与包衣时可能出现的问题及解决办法。
3. 了解各种丸剂的含义、特点及质量要求。

第一节 丸 剂 认 知

一、丸剂的含义与特点

丸剂系指原料药物与适宜的辅料制成的球形或类球形固体制剂。

丸剂是中国劳动人民长期与疾病做斗争中创造的剂型之一。中国最早医药典籍《黄帝内经》就有"四乌鲗骨一藘茹丸"的记载。另外《伤寒论》《金匮要略》《太平惠民和剂局方》等医药著作中均有用蜂蜜、糖、淀粉糊及动物药汁作丸剂的黏合剂制丸的记载。金元时代开始有丸剂包衣,金元四大家之一的李东垣言:"丸者,缓也,作成圆粒也,不能速去病,舒缓而治之也",是对传统丸剂作用特点的系统总结。随着丸剂新辅料、新工艺的应用,丸剂在继承基础上得到了更大的发展,生产方式从传统的手工作坊发展到工业化大生产。同时研制出新型丸剂如滴丸等,因具有制法简单、服用方便、服用量小、疗效好等优点,得到了广泛应用。目前《中国药典》2020 年版一部共收载丸剂品种 396 个,包括蜜丸、水蜜丸、水丸、糊丸、蜡丸、浓缩丸和滴丸等,其中以水丸、蜜丸、浓缩丸较多。

丸剂是中药传统剂型及临床常用剂型之一,具有以下特点:

1. 传统丸剂药效持久。由于传统丸剂在体内溶散缓慢,作用持久,多用于慢性病的治疗,如蜜丸、水丸、水蜜丸等。

2. 有些新型丸剂可起速效作用。如以水溶性材料为基质的滴丸等。

3. 可缓和某些药物的毒副作用。通过加入赋形剂,可延缓毒性、刺激性药物的吸收,减弱毒性和不良反应,如糊丸、蜡丸等。

4. 可通过包衣或分层泛制的制备方法减缓某些挥发性成分的挥散或掩盖药物不良气味。

5. 生产方便,制备简单,且可容纳多种形式的药物,弥补其他剂型的不足。如粉末、黏稠浸膏、液体药物等。

6. 丸剂也具有自身的缺点。除滴丸、浓缩丸外,多数丸剂服用剂量较大,小儿服用困难;溶散时限难以控制;若生产过程控制不严格,易导致微生物限度超标。

二、丸剂的分类

1. 根据赋形剂不同分类 可分为水丸、蜜丸、水蜜丸、糊丸、蜡丸、浓缩丸等。
2. 根据制法不同分类 可分为泛制丸、塑制丸、滴制丸等。

（1）泛制丸：系指饮片细粉用适宜的液体赋形剂泛制而成的丸剂。如水丸、水蜜丸、部分糊丸与浓缩丸等。

（2）塑制丸：系指饮片细粉与赋形剂混合制成软硬适度、具有可塑性的丸块，然后再分割制成丸粒的丸剂。如蜜丸、糊丸、蜡丸等。

（3）滴制丸：系指利用一种熔点较低的脂肪性基质或水溶性基质将主药溶解、乳化、混悬后，滴入另一种不相混溶的液体冷却剂中制成的丸剂。

近年来，有采用原药材粉碎，或部分提取成浸膏，加适量黏合剂或以浸膏为黏合剂，制粒干燥，再选用特制的球形冲头和冲模，利用压片机压制而制成压制丸。此外，微丸是结合丸剂、散剂、颗粒剂特点而发展而成的剂型，一般直径＜2.5mm，多以泛制法制备，用于服用量较小的品种。由于微丸丸粒微小，比表面积大，药物成分溶出快，起效较迅速，也可将微丸装于硬胶囊中，制成硬胶囊剂。

此外，《中国药典》2020 年版二部化学药丸剂包括糖丸。

三、丸剂的质量要求及检查

1. 外观性状　除另有规定外，丸剂外观应圆整，大小、色泽应均匀，无粘连现象。蜜丸应细腻滋润，软硬适中。蜡丸表面应光滑无裂纹，丸内不得有蜡点和颗粒。

2. 水分　按照《中国药典》2020 年版四部水分测定法（通则 0832）测定。除另有规定外，蜜丸和浓缩蜜丸中所含水分不得过 15.0%；水蜜丸和浓缩水蜜丸不得过 12.0%；水丸、糊丸、浓缩水丸不得过 9.0%。蜡丸不检查水分。

3. 重量差异　按照《中国药典》2020 年版四部丸剂（通则 0108）项下重量差异检查法检查。

（1）除另有规定外，滴丸照下述方法检查，应符合规定。

检查法：取供试品 20 丸，精密称定总重量，求得平均丸重后，再分别精密称定每丸的重量。每丸重量与标示丸重相比较（无标示丸重的，与平均丸重比较），按表 15-1 中的规定，超出重量差异限度的不得多于 2 丸，并不得有 1 丸超出限度 1 倍。

表 15-1　《中国药典》2020 年版规定的滴丸重量差异

标示丸重（或平均丸重）	重量差异限度
0.03g 及 0.03g 以下	±15%
0.03g 以上至 0.1g	±12%
0.1g 以上至 0.3g	±10%
0.3g 以上	±7.5%

（2）除另有规定外，糖丸照下述方法检查，应符合规定。

检查法：取供试品 20 丸，精密称取总重量，求得平均丸重后，再分别精密称定每丸的重量。每丸重量与标示丸重相比较（无标示丸重的，与平均丸重比较），按表 15-2 中的规定，超出重量差异限度的不得多于 2 丸，并不得有 1 丸超出限度 1 倍。

表 15-2　《中国药典》2020 年版规定的糖丸重量差异

标示丸重（或平均丸重）	重量差异限度
0.03g 及 0.03g 以下	±15%
0.03g 以上至 0.3g	±10%
0.3g 以上	±7.5%

（3）除另有规定外，其他丸剂照下述方法检查，应符合规定。

检查法：以 10 丸为 1 份（丸重 1.5g 及 1.5g 以上的以 1 丸为 1 份），取供试品 10 份，分别称定重量，再与每份标示重量（每丸标示量×称取丸数）相比较（无标示重量的丸剂，与平均重量比较），按表 15-3 规定，超出重量差异限度的不得多于 2 份，并不得有 1 份超出限度 1 倍。

表 15-3 《中国药典》2020 年版规定的丸剂重量差异

标示重量（或平均重量）	重量差异限度
0.05g 及 0.05g 以下	±12%
0.05g 以上至 0.1g	±11%
0.1g 以上至 0.3g	±10%
0.3g 以上至 1.5g	±9%
1.5g 以上至 3g	±8%
3g 以上至 6g	±7%
6g 以上至 9g	±6%
9g 以上	±5%

包糖衣丸剂应检查丸芯的重量差异并符合规定，包糖衣后不再检查重量差异，其他包衣丸剂应在包衣后检查重量差异并符合规定；凡进行装量差异检查的单剂量包装丸剂及进行含量均匀度检查的丸剂，一般不再进行重量差异检查。

4. 装量差异 单剂量包装的丸剂，按照《中国药典》2020 年版四部丸剂（通则 0108）装量差异检查法检查，应符合规定。

检查法：取供试品 10 袋（瓶），分别称定每袋（瓶）内容物的重量，每袋（瓶）装量与标示装量相比较，按表 15-4 规定，超出装量差异限度的不得多于 2 袋（瓶），并不得有 1 袋（瓶）超出限度 1 倍。

表 15-4 《中国药典》2020 年版规定的丸剂装量差异

标示装量	装量差异限度
0.5g 及 0.5g 以下	±12%
0.5g 以上至 1g	±11%
1g 以上至 2g	±10%
2g 以上至 3g	±8%
3g 以上至 6g	±6%
6g 以上至 9g	±5%
9g 以上	±4%

5. 装量 装量以重量标示的多剂量包装丸剂，照《中国药典》2020 年版四部最低装量检查法（通则 0942）检查，应符合规定。以丸数标示的多剂量包装丸剂，不检查装量。

6. 溶散时限 除另有规定外，取供试品 6 丸，选择适当孔径筛网的吊篮（丸剂直径在 2.5mm 以下的用孔径约 0.42mm 的筛网；在 2.5~3.5mm 的用孔径约 1.0mm 的筛网；在 3.5mm 以上的用孔径约 2.0mm 的筛网），照《中国药典》2020 年版四部崩解时限检查法（通则 0921）片剂项下的方法加挡板进行检查。小蜜丸、水蜜丸和水丸应在 1 小时内全部溶散；浓缩丸和糊丸应在 2 小时内全部溶散。滴丸剂不加挡板检查，应在 30 分钟内全部溶散，包衣滴丸应在 1 小时内全部溶散。操作过程中如供试品黏附挡板妨碍检查时，应另取供试品 6 丸，以不加挡板进行检查。

上述检查，应在规定时间内全部通过筛网。如有细小颗粒状物未通过筛网，但已软化且无硬心者可按符合规定论。

蜡丸照《中国药典》2020年版四部崩解时限检查法（通则0921）片剂项下的肠溶衣片检查法检查，应符合规定。除另有规定外，大蜜丸及研碎、嚼碎后或用开水、黄酒等分散后服用的丸剂不检查溶散时限。

7. 微生物限度　以动物、植物、矿物质来源的非单体成分制成的丸剂，生物制品丸剂，照《中国药典》2020年版四部非无菌产品微生物限度检查：微生物计数法（通则1105）和控制菌检查法（通则1106）及非无菌药品微生物限度标准（通则1107）检查，应符合规定。生物制品规定检查杂菌的，可不进行微生物限度检查。

四、丸剂生产车间环境要求

根据《药品生产质量管理规范》（2010年修订）及其附录的规定，中药丸剂的生产车间应根据药品品种、生产操作要求及外部环境状况等配置空调净化系统，使生产区有效通风，并有温度、湿度控制和空气净化过滤，保证药品的生产环境符合要求。温度和相对湿度应与生产工艺要求相适应，室内温度一般控制在18～26℃，相对湿度一般控制在45%～65%。洁净区与非洁净区之间的压差应当不低于10Pa。生产的暴露工序区域及其直接接触药品的包装材料最终处理的暴露工序区域的洁净级别，应达到"无菌药品"附录中D级洁净区的要求，企业可根据产品的标准和特性对该区域采取适当的微生物监控措施。

另外，在生产过程中，应当采取有效措施，控制粉尘扩散；提取、浓缩、收膏工序宜采用密闭系统进行操作，并在线进行清洁，以防止污染和交叉污染。采用密闭系统生产，其操作环境可在非洁净区；采用敞口方式生产，浸膏的配料、粉碎、过筛、混合等操作以及中药饮片经粉碎、过筛、混合后直接入药，其操作环境应当与其制剂配制操作区的洁净度级别相适应。

第二节　水　　丸

一、水丸的特点

水丸系指饮片细粉以水（或根据制法用黄酒、醋、稀药汁、糖液、含5%以下炼蜜的水溶液等）为黏合剂制成的丸剂。至今在临床上仍广泛应用。传统上用泛制法制成，故又称水泛丸。近年，随着科技发展，塑制法应用逐渐增多。本节主要讲述泛制法制备水丸的方法。

（一）优点

1. 顺应性好　丸粒小，表面光滑，尚可将不良气味的药物泛于内层，便于服用、携带、运输及保管贮存。

2. 稳定性好　可将易挥发、性质不稳定的药物泛入内层，防止挥发性成分挥发、提高性质不稳定药物的稳定性。

3. 可制成长效剂型　可将速释药物泛于外层，缓释药物泛于内层起长效作用。

4. 含药量高　一般不加入使其增重明显的赋形剂，实际含药量高。

（二）缺点

1. 主药含量及微生物限度不易控制　水丸有水分参与生产且时间长，易发生化学反应，易受微生物污染。

2. 溶散时限不易控制　泛制法制丸工时长、经验性强、丸粒规格及溶散时限较难控制。

二、水丸的规格

水丸的规格,即丸粒大小是根据临床需要而定的,故大小不一。历史上多以实物作参照,如芥子大、梧桐子、赤小豆大等。现在统一用重量为标准。《中国药典》2020 年版在各种水丸的规格项下,均规定每1g 重应有多少粒数。如梅花点舌丸每10 粒重1g;牛黄上清丸每16 粒重3g。

三、水丸的黏合剂

水丸的黏合剂种类较多,除能润湿饮片细粉,使其产生黏性外,有的能增加主药中某些有效成分的溶解度,有的本身具有一定的疗效。因此,恰当地选择黏合剂很重要,使之既有利于成形和控制溶散时限,又有助于提高疗效。水丸常用的赋形剂有:

1. 水 水是水丸中应用最广泛的黏合剂。水本身无黏性,但能诱导药粉中的某些成分如黏液质、糖、淀粉、胶质等,使其产生黏性而泛制成丸。凡处方中对黏合剂无特殊要求,未明确黏合剂种类,药物遇水不变质者,皆可用水作黏合剂泛丸,但应注意尽量缩短泛制时间及泛成后立即干燥,以免微生物生长繁殖或成分发生化学变化。一般应选用未被污染的新煮沸放冷的水或纯化水。

2. 酒 常用黄酒(含醇量 12%~15%),亦有用白酒(含醇量 50%~70%)。应根据处方中药物的性质不同和制备的需要而选用。酒穿透性强,有活血通络、引药上行及降低药物寒性的作用,故舒筋活血类的处方,常以酒泛成丸。酒是一种良好的有机溶媒,有助于药物中生物碱、挥发油等溶出,以提高药效。酒是一种黏合剂,但酒润湿药粉产生的黏性比水弱,当用水为黏合剂,其黏合力太强而泛丸困难者常以酒代之。同时,酒还具有防腐作用,使药物在泛制过程中不易霉败。酒易挥发,成丸后容易干燥。

3. 醋 常用米醋(含乙酸 3%~5%)。醋既能润湿药粉产生黏性,又能使药物中所含生物碱等成分变成盐,有利于药物中碱性成分的溶解,利于吸收,提高疗效。醋能散瘀活血,消肿止痛,入肝经散瘀止痛的处方制丸常以醋作黏合剂。

4. 药汁 处方中的某些液体组分,可稀释后作为黏合剂泛丸;或处方中某些不易制粉的饮片,可制成药汁作黏合剂泛丸。既有利于保存药性提高疗效,也便于泛丸操作,又可减少服用体积。具有下列性质的药物可制成药汁泛丸。

(1)不易制粉的饮片:处方中含有纤维丰富的药物(如大腹皮、千年健)、质地坚硬的矿物药(如自然铜、磁石)、树脂类(如乳香、没药)、浸膏类(如儿茶、芦荟)、黏性大难以制粉的饮片(如大枣、熟地黄)、胶剂(如阿胶、鹿角胶、龟甲胶)等,以及可溶性盐类(如芒硝、青盐),可取其煎汁、加水烊化或溶化,作为泛丸的黏合剂。

(2)液体饮片:处方中有乳汁、牛胆汁、竹沥汁等液体饮片时,可加适量水稀释,作为泛丸的黏合剂。

(3)新鲜饮片:处方中有生姜、大葱或其他新鲜饮片时,可将鲜药捣碎压榨取其汁,作为泛丸的黏合剂。

四、水丸对饮片粉末的要求

药材本身的粉碎细度,对水丸的质量至关重要,一般水丸的药粉应过 80~100 目筛,用细粉制丸,制出的丸粒表面细腻光滑圆整。如药材粉碎较粗,则所制成的丸粒表面粗糙、有花斑和纤维毛,且不易成形。如泛制法制丸,在起模用药粉或盖面包衣用药粉,更应按处方内的药物性质选择，粉碎成100～120目的细粉。因为一个处方往往由植物、动物、矿物、人工合成的药物所组成，其质地有松、脆、黏、滑等之差，性质亦各异。如党参、白术、高良姜、香附、甘草、天南星、白芷、山药等，含有蛋白质、糖类、淀粉较多，其细粉吸水性好，以水为黏合剂则易成形。若处方药材含矿石类如磁石、朱砂、自然铜、雄黄等，炭性药材如艾叶炭、棕炭、百草霜或纤维性药材如益母草、豨莶草等含量过多时药粉黏性差，则应选用黏性黏合剂泛丸。油润的籽实类或核仁类药材，一般粉碎粗糙，掺入其他药材细粉尚不妨泛丸，但籽实核仁类药材较多时则很难成形。黏性大的药材如含多量糖分、黏液质、树脂、胶质等，在粉碎、泛丸起模时均应特殊处理，以免产生黏结、不易成形，影响水丸质量，如二冬（天冬、麦冬）、二地（生地黄、熟地黄）、天麻、黄柏、白及、枸杞子、五味子、乳香、没药、儿茶、血竭、枫香脂、苏合香、枣泥、黄精、大黄、芦荟等药材。

五、水丸的制法

塑制法是近年中药制药企业越来越多采用的水丸制法，利用现代制剂设备与技术，工艺简单，成品均一性好，丸重差异易于控制，剂量准确，工艺同蜜丸。泛制法是传统水丸制备方法，分为机械泛制和手工泛制两种。本节主要讲解泛制法制备水丸。

（一）机械泛丸

机械泛丸是将丸模置于转动的泛丸锅中，再将中药粉与黏合剂交替润湿、撒布，不断翻滚逐渐增大制成丸粒。本法还可用于浓缩水丸、水蜜丸和糊丸的制备。

泛制法制备水丸的工艺流程为：原辅料的准备→起模→成形→盖面→干燥→选丸→（包衣）→包装。

1. 原辅料的准备 在制备水丸工艺中，需要准备药物细粉和黏合剂，具体要求在水丸黏合剂和水丸对饮片粉末的要求中已作详述。

2. 起模 丸模又称模子，是制备丸粒的球形基本母核，是制备水丸的关键环节。制备丸模的过程称起模。目前常用的起模方法有2种。

（1）塑制法起模：塑制法起模是将饮片细粉与适宜的黏合剂混匀制成软硬适中、具有可塑性的软材（又称药坨或丸块），再将软材用制丸机依次制丸条、分粒、搓圆，最终制成丸模。本法所制丸模形状圆整、大小均匀，并接近成品体积，经泛制成成品丸粒后无须筛选。目前用泛制法制备的丸剂多用此法起模。但是，成品直径太小的丸粒不宜用该法起模。

（2）泛制法起模：泛制法起模是在转动的泛丸锅中（图15-1）。将饮片细粉与黏合剂交替润湿、撒布，不断翻滚逐渐增大制成直径0.5～1mm较均匀的小球形丸模。本法所制丸模形状不甚规则，大小不够均匀，经泛制成成品丸粒后需要筛选，以剔除不规则及过大过小的丸粒。而且起模与泛制成丸均较费时。本法适合于不宜采用塑制法起模的丸剂起模。目前常用的有以下3种。

1）药粉加水起模：将少量饮片细粉置于转动的泛丸锅中，用喷雾器喷水于随机转动的药粉上，借机器转动和人工搓揉使药粉分散，全部均匀地吸水润湿后，继续转动片刻，部分药粉成为细颗粒，再撒布少许干粉，搅拌均匀，使药粉黏附于细颗粒表面，再喷水润湿。如此反复操作，使之逐渐增大而成直径0.5～1mm较均匀的圆球形小颗粒，至模粉用完，取出过筛分等即得丸模。该法制得丸模较紧密，但费时。该法适用于药物

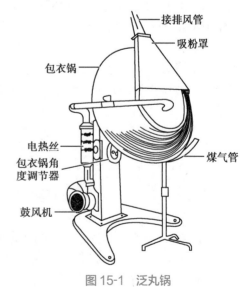

图15-1 泛丸锅

粉末较疏松、淀粉较多、黏性较差的物料。

2）喷水加粉起模：用喷雾器在泛丸锅内喷入少量水使锅壁润湿均匀，然后撒布少量药粉，使均匀黏附于锅壁上，启动泛丸锅，然后用刷子在锅内沿转动相反方向刷下细小颗粒，泛丸锅继续转动至颗粒较致密圆整，再喷水，撒粉。如此反复操作，直至模粉全部用完，达到规定的标准，过筛分等即得丸模。该法适用情况与1）法相似。

3）湿粉制粒起模：将起模用的药粉放入容器内，加入适量黏合剂，制成以手"握之成团、触之即散"的软材，再通过8～10目筛制成颗粒。再将此颗粒放入泛丸锅内，旋转摩擦，撞去棱角成为圆形，取出过筛分等即得丸模。该法适用于黏度一般或较强的药物粉末，黏合剂一般可选水、药汁、流浸膏等。

在起模环节，丸模数量至关重要，丸模过多，药粉用完时，成丸的直径达不到规定的要求；丸模过少，丸模增大至规定要求时还剩余药粉。丸模数量与起模用粉量紧密相关，主要根据丸粒的规格和药粉重量而定，一般起模用粉量占总量的2%～5%。大生产时，起模用粉量可按下面的经验式计算：

$$C:P=D:X \qquad X=\frac{P\times D}{C} \qquad\qquad 式（15-1）$$

式（15-1）中，C 为成品水丸100粒干重（g），D 为药粉总重（kg），X 为一般起模用粉重量（kg），$P=0.625g$，为标准模子100粒湿重。

例1 现有100kg藿香正气丸粉料，要求制成4 000粒总重0.25kg的水丸，求起模用粉量。

解：已知 $P=0.625g$ $D=100kg$

先求100粒丸子重 C

$$C=\frac{250\times100}{4\,000}=6.25（g）$$

$$X=\frac{P\times D}{C}=\frac{0.625\times100}{6.25}=10（kg）$$

由上述计算公式可知 P 值0.625g是100粒标准丸模的湿重，内含30%～35%的水分，故计算起模用粉量要比实际用粉量多30%～35%，实际操作中因有各种消耗，故这样计算仍有实际意义。

3. 成形 系指将已经筛选均匀的丸模，逐渐加大至接近成品的操作。方法与起模一样，在丸模上反复加黏合剂湿润，撒粉，滚圆，筛选，直至所需大小的丸粒。

在丸粒加大过程中，应注意：①加水加粉要分布均匀，用量适中，不断用手在锅口搓碎粉块、叠丸，且由里向外翻拌，使丸粒均匀增大；②及时筛选、分档，使成形均匀，过大或过小的丸粒可取出用水调成稀糊状，再分次泛于丸上；③对质地特别黏的品种，要随时注意丸粒的圆整度，并防止打滑、结饼；④丸粒在锅内转动时间要适当，过短则丸粒松散，在贮存过程中易破碎，过长则丸粒太紧实，服后难以溶散；⑤可根据饮片性质分层泛入，掩盖不良气味、防止芳香挥发性成分散失或避免配伍禁忌；⑥忌铜的药物如朱砂、硫黄以及含酸性成分等的丸剂，不能用铜制包衣锅起模与泛丸，可用不锈钢制包衣锅制作。

有些药厂采用混浆泛丸，其方法是将药粉与水搅拌混匀，制成相对密度为1.32～1.33的混浆，另筛选均匀的丸模置于泛丸锅中转动片刻，至丸模沿锅壁滚动滑利时，喷浆枪对着逆转的方向喷浆泛丸，按"少-多-少"的原则不断循环加料。泛丸锅的转速一般控制在45r/min左右，若低于35r/min时，易出现粘连现象；在泛丸过程中发生粘锅、粘丸时，加少许干粉并搅拌即可。此法可使丸粒均匀度提高，有效地控制水丸的重量差异。

4. 盖面 系指已经加大、合格、筛选的丸粒，继续在泛丸锅内进行表面处理的操作，使达到成品大小标准、表面光洁致密、色泽统一的要求。常用的盖面方法有：

（1）干粉盖面：干粉为最细粉。可用泛丸前从药粉中筛出的最细粉，也可按处方要求选用特定的饮片细粉供盖面用。操作时,先将丸粒充分湿润撞紧,然后将盖面用粉全部或分几次加入丸中,快速转动使药粉全部黏附在丸粒上,再旋转至丸粒表面光亮,湿润即可取出,此法盖面的丸粒表面色泽均匀、美观。

（2）清水盖面:在泛制好的丸粒上加适量水,让丸粒充分湿润,在泛丸锅中反复滚动直至表面光洁,迅速取出,立即干燥,否则色泽不匀。此法盖面的表面色泽仅次于干粉盖面。

（3）清浆盖面:此法与清水盖面一样,只是把清水换成清浆。清浆可用废丸粒加水混悬而成。操作时应特别注意分布要均匀,盖面后要立即干燥,否则易出现花斑。

盖面时应注意滚动时间不要太长,否则尽管丸粒表面光洁度好,但可能会延长溶散时限。

5．干燥　水丸含水量较高,易引起发霉变质,故泛制好的丸粒要及时干燥。如采用静态干燥法,干燥时丸粒要经常翻动,以避免出现“阴阳面”。一般干燥温度为80℃以下。若丸药含有芳香挥发性成分或淀粉较多的丸剂,或遇热易分解成分,干燥温度不应超过60℃。常用干燥设备有隧道式烘箱、热回风烘箱、真空烘箱、红外线烘箱、电烘箱、沸腾干燥床等。

6．选丸　为保证丸粒圆整、大小均匀,水丸干燥后多需要进行选丸操作,常用设备有滚筒筛（图15-2）或检丸器（图15-3）。

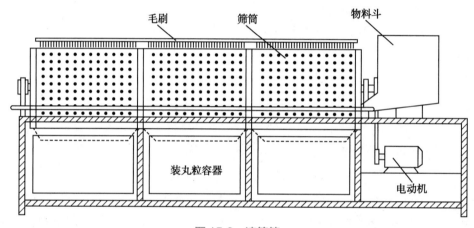

图 15-2　滚筒筛

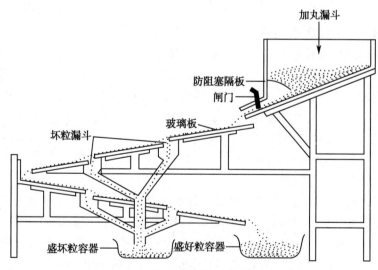

图 15-3　检丸器

（二）手工泛丸

手工泛丸即竹匾泛丸,是我国丸剂泛制最古老的成形方法。目前小量生产或特殊品种的制备仍用此法。手工泛丸劳动强度大、产量低、易被微生物污染,在大量生产时已基本不用。

1．工具准备

（1）泛丸匾：又称打盘。由竹皮编织而成的圆形匾，有平底和弧形底两种，内部需打光并用清漆涂抹，阴干后匾面要求光滑不漏水。使用时，放在桌上者称"桌匾"，用绳吊起的匾称"吊匾"，用双手执起的匾称"手摇匾"。

（2）选丸筛：有编织筛和冲眼筛两种，主要用作丸粒大小规格分档。

（3）刷子：用棕或马兰根做成刀形或条形。

2．泛制 手工泛丸与机械泛丸的工艺基本一致，只是起模和成形的方法有所不同。

（1）起模：操作时，用刷子蘸取少量清水，于药匾内一侧，约占匾面1/4处，刷匀，使匾面湿润，习称水区；迅速将适量药粉撒布于水区，双手摇动药匾，使药粉均匀地黏附于药匾水区润湿；用干刷子顺次刷下润湿的药粉，使其形成药粉粒，倾斜药匾，将刷下的润湿药粉粒集中到药匾干燥的另一侧，撒布适量的干药粉于湿药粉粒上，双手持匾用团、揉、翻、撞等方法，使干药粉紧密黏附在湿药粉粒上而成小颗粒；再在水区上刷布少量水，摇动药匾，使小颗粒集中在水区润湿，再用干刷子顺次刷下，倾斜药匾，使润湿的小颗粒集中到药匾干燥的另一侧，撒布适量的干药粉，再双手持匾作团、揉、翻、撞等动作，如此加水加粉反复多次，使颗粒逐渐增大，至成为规定标准的圆球形小颗粒，筛去过大、过小颗粒，即得均匀的丸模。

小量手工泛丸，可按下面的经验式计算出丸模的用量：

$$X=\frac{a \times b}{c} \qquad\qquad 式（15-2）$$

式（15-2）中，a 为每克成品的粒数，b 为药粉总重量，c 为每克湿丸模的粒数，X 为所需湿丸模的重量。

例2 现有药粉1 200g，需制成每克16粒的丸剂，先按总粉量的3%起模，精确称取1g湿丸模，计数为220粒，应取多少克湿丸模加大成形？

解：
$$X=\frac{a \times b}{c}=\frac{16 \times 1\,200}{220}=87.3（g）$$

精确称取87.3g大小均匀的湿丸模，用所剩下的药粉将丸模全部加大成形，即得所要求大小的丸剂。多余的湿丸模可用水调制成糊后泛于丸上。

（2）成形：操作方法与起模相似，是将丸模置泛丸匾中，反复加水润湿、加药粉附着，用团、揉、翻、撞等方法，逐渐增大丸粒，直至丸粒大小符合要求为止。

六、生产过程中可能出现的问题与解决办法

1．外观颜色不均，粗糙 主要原因是：①药粉过粗，致丸粒表面粗糙，有花斑或纤维毛；②盖面时药粉用量不足或搅拌不均；③静态干燥时未及时翻动，导致水分蒸发不均匀。可通过提高药粉细度、采用细粉盖面、干燥时勤翻动等措施加以解决。

2．皱缩 主要原因是湿丸滚圆时间太短，丸粒未被压实，内部水分过多，干燥蒸发后，致丸面塌陷。因此应控制泛丸速度，加粉后适当延长丸粒滚动时间。

3．丸粒不圆整、均匀度差 主要原因：①丸模不合格；②药粉过粗；③黏合剂与药粉加入量不当，分布不均。通过进一步筛选大小均匀的丸粒作为丸模、提高药粉细度、掌握好黏合剂与药粉加入量和时机来解决。

4．溶散超限 丸剂溶散主要通过其表面的润湿性和毛细管作用。水分通过制丸时形成的空隙和毛细管进入丸内，瓦解药粉间的结合力致其溶散。溶散超限的原因主要包括：

（1）药材所含成分：当处方中含有较多黏性成分的药材，在润湿剂的诱发和泛丸时碰撞下，药物黏性逐渐增大，干燥温度过高时，易形成胶壳样屏障，阻碍水分进入丸内，延长溶散时限。

当处方中含有较多疏水性成分的药材时,同样会阻碍水分进入丸内,致溶散超限。采取的措施:加适量崩解剂,缩短溶散时间。

（2）药粉细度:药粉粗细影响丸粒形成毛细管的数量和孔径,泛丸时所用药粉,过五号筛或六号筛即可。如药粉过细,粉粒相互堆积,过多的细粉镶嵌于孔隙中,可影响水分进入。

（3）泛丸时程:在制备时如滚动时间过长,丸粒过分结实,水分难以进入丸内,则溶散时间延长。相应的措施:根据要求,尽可能增加每次的加粉量,缩短滚动时间,加速溶散。

（4）含水量及干燥条件:研究表明丸剂的含水量与溶散时间有关,在保证含水量符合规定的情况下,应控制适宜的含水量。另外,干燥方法、温度及速度均会影响水丸的溶散时间。

（5）丸剂黏合剂:水丸中黏合剂黏性越大、用量过多,丸粒越难溶散。针对不同药材,可适当加入崩解剂,或用低浓度乙醇起模。另外,目前多采用塑制法制丸并采用微波干燥,可有效改善水丸溶散超限问题。

5.微生物限度检查超标　可能的原因是原药材灭菌不彻底、生产过程中卫生条件控制不严格、包装材料未消毒灭菌、成品灭菌方法不当等。主要采取严格执行 GMP 要求,加强控制生产环境,对药材、包材、成品等严格执行灭菌工艺要求或改变灭菌方法,在保证有效成分不被破坏的条件下,提高灭菌效力。

七、典型品种举例

例　开胸顺气丸

【处方】　槟榔 300g　炒牵牛子 400g　陈皮 100g　木香 75g　姜厚朴 100g　醋三棱 100g　醋莪术 100g　猪牙皂 50g

【制法】　以上八味,粉碎成细粉,过筛,混匀,用水泛丸,低温干燥,即得。

【功能与主治】　消积化滞,行气止痛。用于气郁食滞所致的胸胁胀满、胃脘疼痛、嗳气呕恶、食少纳呆等。

【用法与用量】　口服。一次 3～9g,一日 1～2 次。

第三节　蜜　丸

一、蜜丸的含义与分类

蜜丸系指饮片细粉以炼蜜为黏合剂制成的丸剂。其中每丸重量在 0.5g（含 0.5g）以上的称大蜜丸,每丸重量在 0.5g 以下的称小蜜丸,还有以用水稀释的炼蜜为黏合剂的水蜜丸。大蜜丸均按粒数服用,小蜜丸及水蜜丸多按重量服用,也有按丸数服用的,如八珍益母丸等。

蜜丸最早载于东汉张仲景所著的《伤寒杂病论》,目前仍广泛用于临床。《中国药典》2020 年版一部收载的蜜丸有 100 多个品种。

二、蜜丸的特点

（一）优点

1.味甜　因含蜂蜜而味甜,具有一定矫味作用。

2.溶散缓慢　炼制后的蜂蜜黏合力强,制成的丸粒崩解缓慢,作用持久,适用于慢性病治疗。且可减弱毒性成分的毒性和刺激性成分的刺激性等不良反应。

3．容易生产　生产工艺简单,质量容易控制,生产成本较低。

（二）缺点

1．易受生物侵袭　因含大量饮片原粉、蜂蜜和水,若生产、包装、贮藏不当,易受微生物污染、虫蛀和生螨。

2．易变硬　因含水分较多,包装不当易失水变硬。

三、蜂蜜的选择与炼制

（一）蜂蜜的选择

蜂蜜为蜜蜂科昆虫中华蜜蜂 *Apis cerana* Fabricius 或意大利蜂 *Apis mellifera* Linnaeus 所酿的蜜。其主要成分为葡萄糖、果糖和水,另有少量蔗糖、维生素类（B_1、B_2、B_6、A、D、E、K、H 等）、酶类（淀粉酶、转化酶、过氧化物酶、脂肪酶等）、无机盐类（钙、磷、铁、镁、硫、钾、钠、碘等）、有机酸、挥发油和乙酰胆碱等营养成分,有补中,润燥,止痛,解毒的功能。

蜜丸生产所用蜂蜜,应选用按《中国药典》2020 年版一部蜂蜜项下有关规定检验合格的蜂蜜（附检验报告单）。其性状应为半透明、带光泽、浓稠的液体,呈乳白色或淡黄色;有香气,味道甜而不酸、不涩,清洁而无杂质;25℃时相对密度应在 1.349 以上,还原糖不得少于 64.0%;应无淀粉、糊精。

（二）蜂蜜的炼制

蜂蜜炼制,是指将蜂蜜过滤后热处理至一定程度的操作过程。

1．炼蜜的目的　除去杂质,如死蜂、蜡质等;破坏酶、杀灭微生物;除去部分水分以增强黏合力;促进蔗糖转化为葡萄糖和果糖,以增加制剂稳定性。

2．炼蜜的方法　若为生蜜,加适量清水煮沸,去除浮沫,用 40～60 目筛或用板框式压滤机滤过,滤液继续炼至规定程度。小量生产时将生蜜置锅中,加入适量清水,蜜、水总量不能超过锅容积的 1/3,以防加热沸腾后泡沫上升溢出锅外。加热至沸腾,过滤,除去浮沫及杂质,再置锅中继续加热熬炼,并不断去除浮沫。大量生产多用常压或减压蒸发器炼制。目前,多数制药企业采用减压炼制,是将蜂蜜经稀释滤过除去杂质后引入减压罐炼制至需要程度。该法炼蜜耗时短,工效高,污染少,蜜液澄明清亮、色橙红,气味芳香,但减压炼制不适合以温度判断炼制程度,实践中采用含水量结合相对密度判断。

若蜂蜜为熟蜜,已经过净化处理,故直接加热炼制至一定程度即可。

3．炼蜜的程度　根据药粉黏性,蜂蜜炼制程度可有不同,药粉黏性强炼蜜的黏性可低一些,药粉黏性弱炼蜜的黏性要高一些。蜂蜜的炼制程度可分为嫩蜜、中蜜和老蜜 3 种规格。

（1）嫩蜜:系将蜂蜜加热至 105～115℃,使含水量为 17%～20%,相对密度为 1.35 左右,颜色稍变深,用手捻搓略有黏性。适用于含较多淀粉、糖类、黏液质、胶质、油脂等黏性较强的饮片制丸。

（2）中蜜:系将嫩蜜继续加热,温度达 116～118℃,含水量为 14%～16%,密度为 1.37 左右,颜色呈浅红色,表面出现浅黄色有光泽翻腾的均匀细气泡（俗称"鱼眼泡"）,用手捻有黏性,两手指离开时无长白丝出现。适用于黏性适中的药粉制丸。

（3）老蜜:系将中蜜继续加热至 119～122℃,含水量为 10% 以下,密度为 1.40 左右,颜色呈红棕色,表面出现较大的红棕色气泡（俗称"牛眼泡"）,用手捻之黏性强,两手指离开时出现白色长丝,滴入水中呈珠状,吹之不散（俗称"滴水成珠"）。适用于含矿物或纤维较多的黏性差的药粉制丸。

四、蜜丸的制备

蜜丸常用塑制法制备。其工艺流程为：物料准备→制丸块→制丸条→分粒→搓圆→干燥→整丸→质检→包装，其中制丸块为关键工序。

1. 物料准备

（1）饮片细粉：按照处方要求将所需饮片进行净选，炮制，称量配齐，根据药物性质采用流通蒸汽灭菌、微波灭菌等方法灭菌，然后干燥、粉碎、过80～100目筛，混匀备用；若含毒剧药或贵重细料药，则应将其单独粉碎，并用等量递增法混匀备用。

（2）蜂蜜：根据处方中饮片细粉性质，炼制蜂蜜至适宜程度备用。

（3）润滑剂：为了便于操作，防止药物与工具粘连，同时使丸粒表面光滑，在制丸过程中须使用适量的润滑剂。机械制丸用70%乙醇溶液擦拭，起润滑、消毒作用。手工搓丸常用丸药油作润滑剂，其配制方法为：将1 000g麻油加热至沸，加入黄蜡200～300g融合，搅匀，冷却后即得油膏状润滑剂。蜂蜡的用量随季节变化，温、湿度不同而酌予增减，当温度高、湿度大时，配制润滑剂所用蜂蜡量宜稍高。

2. 制丸块 又称"和药""合药"，系将混合均匀的饮片细粉趁热加入适量的炼蜜混合成软硬适宜、可塑性大的软材。制丸块是塑制蜜丸的关键工序，蜜过嫩则粉末黏合不好，后续丸粒搓不光滑；过老则丸块发硬，后续难以搓丸。优良的丸块应能随意塑形而不开裂，手搓捏不粘手，不黏附器壁，久放不瘫软变形。

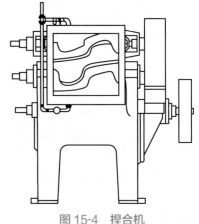

图15-4 捏合机

手工和药可在盆内进行，大量生产则采用捏合机和药（图15-4）。操作时先加入一部分饮片细粉，然后加入炼蜜等黏合剂和其余饮片细粉，使桨叶转动，反复捏合直至成为均一而容易从桨叶及槽壁分离的丸块。

技能要点

影响丸块质量的因素

1. 炼蜜程度 蜜过嫩则粉末黏合不好，丸粒搓不光滑；蜜过老则丸块发硬，可塑性差，难以搓丸。

2. 和药蜜温 一般采用热蜜和药。当处方中树脂、胶质、糖、油脂类的药材较多时，黏性较强遇热易熔化，应以60～80℃温蜜和药。如处方中含有冰片、麝香等芳香挥发性药物，也应用温蜜和药。如处方中含有大量叶、茎、全草或矿物性药材时，粉末黏性差，则需用老蜜，需趁热加入。

3. 炼蜜用量 药粉与炼蜜的比例一般是1:1～1:1.5。如处方中含糖类、胶质等黏性强的药粉，用蜜量宜少；含纤维较多、质地轻松、黏性极差的药粉，用蜜量宜多。另外，夏季用蜜量宜少，冬季用蜜量宜多。

3. 制丸条 丸块制好后，放置一定时间，使蜂蜜充分润湿药材，即可制丸条。丸条要求粗细均匀，表面光滑，内部充实而无空隙。

手工生产时可用搓条板。大量生产时用丸条机出条，丸条机有螺旋式和挤压式两种，常用的是螺旋式丸条机（图15-5）。机器开动后，丸块由加料斗加入，轴上叶片的旋转将丸块挤入螺旋输送器中,丸条即由出料口挤出。丸条的粗细可根据制丸的需要,通过更换出条管的出口调节器来控制。

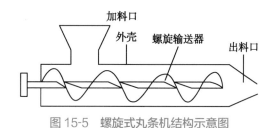

图 15-5　螺旋式丸条机结构示意图

4．制丸粒　丸粒制备包括分粒和搓圆两步。

手工制丸可用搓丸板。将粗细均匀的丸条横放在搓丸板底槽沟上,用有沟槽的压丸板,先轻轻前后搓动,逐渐加压搓动,直至上下齿际相遇而将丸条切成小段,再搓成光圆的丸粒。

大量生产采用轧丸机,轧丸机有双滚筒式和三滚筒式两种。双滚筒式轧丸机(图 15-6)主要由两个表面有半圆形切丸槽的铜制滚筒组成。两滚筒切丸槽的刃口相吻合,转动时,两滚筒以不同的速度作相对旋转,即一滚筒作顺时针方向旋转,另一滚筒作逆时针方向旋转。转速一快一慢,每分钟转速之比约为90∶70,转动时将丸条置于两滚筒切丸槽的刃口上,在滚筒转动下,即可将丸条切断并搓圆,由滑板落于接收器内。三滚筒式轧丸机(图 15-7)则是将三个有槽滚筒呈三角形排列,底下是一个固定的直径较小的滚筒,上面是式样相同的两个直径较大的滚筒,其中内滚筒是固定的,而外滚筒可定时移动,由离合装置控制。将丸条放于上面两滚筒间,滚筒转动即可完成分割与搓圆的工序。此机成形较好,但不适于生产质地较松软的丸剂。

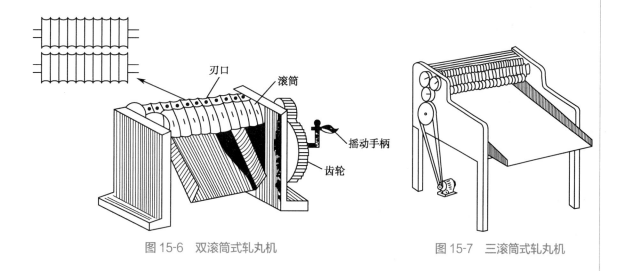

图 15-6　双滚筒式轧丸机　　　　　　　　图 15-7　三滚筒式轧丸机

目前,大生产已采用制丸机制丸。随着自动化程度的提高,制丸机亦在不断改进,实现了出条、切丸、搓圆一体化,如光电自控制丸机和中药自动制丸机等。

5．干燥　大蜜丸、小蜜丸除另外规定外,水分含量不得超过15.0%。用炼蜜为黏合剂制成的蜜丸,因炼蜜的含水量已控制在规定范围内(11%～15%),蜜丸成丸后立即分装,无须进行干燥,以保证丸药的滋润状态。为防止蜜丸霉变,现常采用微波干燥、远红外辐射等干燥设备进行干燥,达到干燥和灭菌双重效果。

五、水蜜丸的制备

水蜜丸系指饮片细粉以炼蜜和水为黏合剂制成的丸剂。水蜜丸的丸粒小,光滑圆整,易于吞服。以炼蜜用开水稀释后为黏合剂,同蜜丸相比,可节省蜂蜜,降低成本,并利于贮存。

水蜜丸可采用塑制法和泛制法制备。

采用塑制法制备时,应根据药粉性质调整蜜水的比例、用量。一般药材细粉黏性中等,每100g细粉用炼蜜40g左右;如含糖、淀粉、黏液质、胶质类较多的药材细粉,需用低浓度的蜜水为黏合剂,每100g药粉用炼蜜10~15g;如含纤维和矿物质较多的药材细粉,则每100g药粉须用炼蜜50g左右。一般蜜水制法,是按1份炼蜜加水2.5~3.0份,搅匀,煮沸,滤过,即可。

采用泛制法制备时,应注意起模时须用水,以免黏结。加大成形时,为使水蜜丸的丸粒光滑圆整,蜜水加入的方式应按低浓度、高浓度、低浓度的顺序依次加入,即先用浓度低的蜜水加大丸粒,待逐步成形时,用浓度稍高的蜜水,已成形后,再改用浓度低的蜜水撞光。由于水蜜丸中含水量高,成丸后应及时干燥,防止发霉变质。

目前,水蜜丸多用塑制法起模、泛制法制丸。

六、生产过程中可能出现的问题与解决办法

1. 表面粗糙 主要原因是:①药粉过粗或含纤维类、矿物类或贝壳类药材量较大;②加蜜量不足或混合不均匀;③润滑剂用量不足等。可通过提高药粉细度、加大用蜜量或改用老蜜、生产中制丸机传送带与切刀等部位涂足润滑剂等措施加以解决。也可将含纤维多的药味、矿物药等进行提取,浓缩成膏,再兑入炼蜜中。

2. 皱缩 蜜丸贮存一定时间后,表面呈现褶皱现象。主要原因是:①蜂蜜炼制程度不够,含水量偏多,水分蒸发后导致蜜丸萎缩;②包装不严,造成蜜丸在湿热季节吸潮,而在干燥季节水分蒸发,使蜜丸反复产生胀缩现象;③润滑剂用量不足。可通过控制好炼蜜程度、改善包装、生产中增加润滑剂用量等方法加以解决。

3. 返砂 蜜丸在一定时间后,在蜜丸中有糖等结晶析出,称为"返砂"。其原因是:①蜂蜜质量欠佳,含果糖少;②合坨不均匀;③蜂蜜炼制不到程度。可通过改善蜂蜜质量、充分合坨、控制炼蜜程度等方法解决。

4. 丸粒过硬 蜜丸在生产和存放过程中可能会出现丸粒硬度较大的问题。主要原因可能与蜂蜜质量、炼蜜程度、炼蜜用量、药粉的性质、和药温度与方法、包装不严等因素有关。可通过控制好炼蜜程度或和药蜜温、调整加蜜量、使用合格蜂蜜、改善包装等方法来解决。

5. 空心 将蜜丸掰开时,在中心有一个小空隙,常有饴糖状物析出。主要原因是制丸时合坨、搓丸过程中揉捏不够。通过加强合坨、搓丸操作即可解决。

6. 微生物限度检查超标 原因及解决措施同水丸。

七、典型品种举例

例 六味地黄丸

【处方】 熟地黄120g   酒萸肉60g   牡丹皮45g   山药60g   茯苓45g   泽泻45g

【制法】 以上六味,粉碎成细粉,过筛,混匀。加炼蜜80~110g制成小蜜丸或大蜜丸即得。

【功能与主治】 滋阴补肾。用于肾阴亏损,头晕耳鸣,腰膝酸软,骨蒸潮热,盗汗遗精,消渴。

【用法与用量】 口服。小蜜丸一次9g,大蜜丸一次1丸,一日2次。

第四节　滴　丸

一、滴丸的含义与特点

滴丸系指原料药物与适宜的基质加热熔融混匀，滴入不相混溶、互不作用的冷凝介质中制成的球形或类球形制剂。

滴丸的主要特点有：

1. 药效迅速，生物利用度高，副作用小。
2. 液体药物可制成固体滴丸，便于服用和运输。
3. 生产车间无粉尘，设备简单，操作容易，重量差异较小，成本低。
4. 根据需要可制成内服、外用、缓释或局部治疗等多种类型的滴丸剂。
5. 滴丸含基质量多，载药量小，相应含药量低，服用剂量大；另外，供选用的基质和冷凝液较少，所以滴丸品种受限制。

二、滴丸基质的要求与选用

滴丸中主药以外的附加剂称为基质。基质的选择应遵循以下原则：①化学惰性，与主药不发生任何化学反应，对人体无害且不影响主药的疗效与检测；②熔点较低，受热可熔化成液体，而遇骤冷又能凝成固体，在室温下保持固体状态，与主药混合后仍保持此物理状态。

基质可分为水溶性基质和非水溶性基质。常用水溶性基质有聚乙二醇类（如 PEG6000、PEG4000）、泊洛沙姆、硬脂酸钠、聚氧乙烯单硬脂酸酯（S-40）、明胶等；非水溶性基质有硬脂酸、单硬脂酸甘油酯、氢化植物油等。

三、滴丸冷凝介质的要求与选用

用于冷凝滴出的药液液滴，使其冷凝成固体药丸的物质称为冷凝介质。可根据基质的性质选择冷凝介质，应遵循以下原则：①安全无害，且与药物不发生作用；②密度与液滴密度相近，使滴丸在冷凝液中缓缓下沉或上浮，充分凝固，丸形圆整。

常用的冷凝介质：水溶性基质可用液体石蜡、二甲基硅油、植物油、煤油等；非水溶性基质可用水、不同浓度乙醇、无机盐溶液等。

四、滴丸的制法与设备

滴丸采用滴制法制备。滴制法制丸是将药物溶解、乳化或混悬于适宜的熔融的基质中，保持恒定的温度（80～100℃），经过适宜大小管径的滴管等速滴入冷凝液中，凝固形成的丸粒徐徐沉于器底或浮于冷凝液的表面，取出拭去冷凝液，干燥即得滴丸。

滴丸制备工艺过程为：基质与冷凝液的选择→基质熔融与药物的加入→混匀→滴制→冷凝成形→洗涤→干燥→质量检查→包装。

首先选择合适的基质和冷凝液，然后将基质加热熔化，如果基质由多种成分组成，则先熔化熔点高的，再加入熔点低的，最后将药物溶解、混悬或乳化在已熔化的基质中，保温（视基质不同，一般 80～100℃），经滴头等速滴入冷凝介质中，凝固形成的丸粒徐徐沉于器底或浮于冷凝介质的表面,取出,洗去冷凝介质,干燥即成滴丸。根据药物的性质与使用、储藏的要求,滴丸制成后可包衣。除另有规定外,滴丸剂应密封储藏。

制备滴丸的设备主要由三部分构成:滴瓶、冷凝柱和保温箱。滴瓶有调节滴出速度的活塞,有保持液面一定高度的溢出口、虹吸管或浮球,能在不断滴制与补充药液的情况下保持滴速不变。保温箱包括滴瓶和贮液器等,使药液在滴出前保持一定的温度不凝固,有玻璃门以便观察,箱底开孔,液滴由内滴出。液滴由下向上滴出时,滴出口的冷凝剂尚要加热恒温。冷凝柱长度和外围是否用水、冰冷凝,视各品种具体情况而定。冷凝柱的一般长度为40～140cm,温度保持在10～15℃。如药液密度大于冷凝液,选用装置(a),反之选用装置(b)(图15-8)。

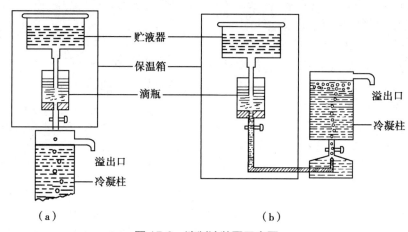

图 15-8　滴制法装置示意图
(a)下沉式;(b)上浮式。

据报道,中药滴丸制备工艺和设备经改进后可采用室温冷却,模具定型方式,提高成品收率,并能降低能耗。

五、生产过程中可能出现的问题与解决办法

(一)丸重差异不合格

1. 滴制温度　液滴温度升高,表面张力下降,丸重减少;温度降低,丸重增大。可通过使滴制温度在整个制备过程中保持适当恒定的方法来解决。

2. 滴距　滴距过大易使滴出的液滴因重力作用而被跌碎,从而影响丸重的一致性。

3. 料液空气　熔料和冷凝工艺使料液中引入了空气又未排除,导致丸粒中空洞而致丸重差异。

4. 其他因素　滴速变化,储液器内因料液液位改变导致静压改变、料液中有不溶物产生或有分层现象等,均可导致滴丸丸重差异。

(二)圆整度不一

1. 液滴大小　因为液滴与其比表面积成反比,液滴越小其比表面积越大,收缩力越强,滴头内径小、液滴小,越易成圆整球形。

2. 液滴与冷凝液的密度差　两者密度差过大,液滴移动速度快,丸粒易呈扁形;而密度差过小,易导致拖尾等现象。

3. 基质与冷凝液选择　若两者选用不当,液滴可在冷凝液中溶散或难以成形。

4. 冷凝液温度　液滴带着空气到达冷凝液液面时,在下降的同时逐渐冷却收缩成丸,而所带入的气泡逸出。如冷凝液上部温度太低,液滴未收缩成丸前就凝固,会导致气泡来不及逸出而

产生不圆整或有空洞、带尾巴等。冷凝液上、中、下温度形成适宜梯度冷却，有利于滴丸的圆整。

六、典型品种举例

例 复方丹参滴丸

【处方】 丹参 90g　三七 17.6g　冰片 1g

【制法】 以上三味，冰片研细；丹参、三七加水煎煮，煎液滤过，滤液浓缩，加入乙醇，静置使沉淀，取上清液，回收乙醇，浓缩成稠膏，备用。取聚乙二醇适量，加热使熔融，加入上述稠膏和冰片细粉，混匀，滴入冷却的液体石蜡中，制成滴丸，即得。

【功能与主治】 活血化瘀，理气止痛。用于气滞血瘀所致的胸痹，症见胸闷、心前区刺痛；冠心病心绞痛见上述证候者。

【用法与用量】 吞服或舌下含服。一次 10 丸，一日 3 次。28 天为一个疗程；或遵医嘱。

第五节　其他丸剂

一、浓 缩 丸

　　浓缩丸系指饮片或部分饮片提取浓缩后，与适宜的辅料或其余饮片细粉，以水、炼蜜或炼蜜和水为黏合剂制成的丸剂。根据所用黏合剂的不同，分为浓缩水丸、浓缩蜜丸和浓缩水蜜丸等。

　　由于饮片全部或部分经过提取浓缩，部分杂质已被除去，药效物质相对含量较高，成品剂量小，使用方便，易于被患者接受，有较好的发展前景。但是，对原料处理方法或制备技术不当，会破坏部分药物的有效成分，还会影响溶散时限；且吸湿性较强，包装时必须注意密封防潮。

（一）药料的准备

　　根据处方中饮片的性质和功能主治，确定制膏饮片、制粉饮片。一般量小而作用强烈的药物、细料药及含淀粉多，质地一般而易碎的饮片宜制粉；体积大、质地坚硬、纤维性强或含糖分多不易粉碎的饮片宜制膏。制膏与制粉饮片的比例应通过验证，在确定相应饮片出膏率、出粉率的基础上，综合分析确定。

　　在制膏时应注意膏的密度应视药粉的多少而定，一般以刚好用完为标准。

　　用泛制法制备浓缩丸时，需注意浸膏粉制备。制粉的关键在于浸膏的干燥，常采用喷雾干燥法、减压干燥法，干燥的浸膏块色泽浅、质地松脆、易于粉碎、药味浓郁；若采用常压干燥，干燥的浸膏块色黑、质硬、极难粉碎、常有焦糊味。

（二）浓缩丸的制法

　　制备浓缩丸可采用泛制法、塑制法。应用较普遍的是塑制法。

　　1. 泛制法　膏多粉少时，将稠浸膏与饮片细粉搅拌混合均匀，轧成片状或条状，低温减压干燥后粉碎成细粉，再用水或不同浓度的乙醇为黏合剂泛制成丸；膏少粉多时，可取处方中部分饮片的煎出液或提取液浓缩成膏作黏合剂，与其他饮片细粉泛制成丸。

　　2. 塑制法　以处方中部分饮片的煎出液或提取液浓缩成膏作黏合剂，与另一部分饮片所制细粉混合均匀，制成丸块，制丸条，分粒，搓圆，干燥。

二、糊 丸

　　糊丸系指饮片细粉以米粉、米糊或面糊等为黏合剂制成的丸剂。

糊丸坚硬，溶散缓慢，药效延长，也能降低药物的毒性及对胃肠道的刺激性作用。故毒性或刺激性较强的药物宜制成糊丸。

（一）糊的种类与制法

1. 糊的种类

（1）按糊粉来源：分为米粉、糯米粉、面粉、神曲粉等，其中以糯米粉糊黏性较强，面粉糊最常用。

（2）按糊的制品：分为稀糊、稠糊、饼糊、神曲糊、酒糊、醋糊、药汁糊等。

2. 糊的制法

（1）冲糊法：取细糊粉置适宜容器内，加少量温水，调匀成浆后，直接用沸水冲至半透明糊状即可。适于糊粉用量为药料量30%以下的糊丸。

（2）煮糊法：取细糊粉加约为糊粉50%的冷水，混合均匀制成块状，置沸水中煮熟呈均匀半透明状，捞出稍凉，揉成泥状，即可使用。此法制得的糊，黏性比冲糊法强而体积小。适于糊粉用量为药料量40%左右的糊丸。

（3）蒸糊法：取细糊粉加约为糊粉50%的冷水，混合均匀制成团块，蒸熟后使用。蒸糊黏性最强，体积小。适于糊粉用量为药料量50%以上的糊丸。

（二）糊丸的制备

1. 塑制法　制备方法与蜜丸塑制法相似。制备时先将糊制好，稍凉即倾入混合均匀的饮片细粉中，充分搅拌，揉搓均匀，制成软硬适宜的丸块，再制成丸条，分粒，搓圆即得。操作时应注意：①保湿。糊丸的丸块极易失水变硬，致使丸粒表面粗糙，或出现裂缝。故在制备过程中常用湿布覆盖丸块或加适量温沸水揉搓，以保持丸块润软利于操作，同时尽量缩短制丸时间。②控制糊粉用量。糊稠量多，制成的糊丸质坚硬，难以崩解消化；糊稀量少，迅速崩解吸收，达不到"迟化"的目的。应根据处方药物的性质和医疗要求确定药粉与糊粉的比例，一般以3∶1较为适宜，多余糊粉可炒熟后加入药粉中制丸。

2. 泛制法　以稀糊为黏合剂泛丸。须注意：①糊粉用量，只需药粉总量的5%～10%冲糊，多余的糊粉炒熟后拌入药粉中泛丸。②用水起模，由于糊的黏性大，起模时必须用水，在加大过程中逐渐将糊泛入。③糊的分布应均匀，糊中的块状物必须滤过除去，防止泛丸时丸粒粘连，加入药粉后须及时将粘连的丸粒团块搓散，以免黏结。

糊丸制成后，不宜立即用高温烘烤或曝晒，否则会使丸粒表面干燥、内部稀软，从而导致开裂。一般应置阴凉通风处阴干或低温烘干。

三、蜡　丸

蜡丸系指饮片细粉以蜂蜡为黏合剂制成的丸剂。由于蜂蜡主要成分为棕榈酸蜂蜡醇酯，不溶于水，蜡丸服用后释药缓慢，不仅可减缓药物的毒性和刺激性，还能延长药效。蜡丸中蜂蜡含量较高时，可保护药物通过胃进入肠道后释放而呈现肠中定位作用。

蜂蜡为蜜蜂科昆虫中华蜜蜂 *Apis cerana* Fabricius 或意大利蜂 *Apis mellifera* Linnaeus 分泌的蜡。为不规则团块，大小不一。呈黄色、淡黄棕色或黄白色，不透明或微透明，表面光滑，体较轻，蜡质，断面砂粒状，用手搓捏能软化。有蜂蜜样香气，味微甘。

蜡丸的制备通常用塑制法制备。将精制后的蜂蜡加热熔化，待蜡温降至60～70℃，蜡液表面结膜，开始凝固时，加入药粉，迅速混合均匀，趁热制丸条，分粒，搓圆成形。在制备过程中需注意以下问题：①控制温度。温度过高，蜡液与药粉分层无法混悬；温度过低，无法混匀制丸块。②控制蜂蜡的用量。蜡丸含蜡量的高低直接影响崩解度和疗效，应根据药物性质和医疗要求而定，一般植物性药材多，药粉黏性小，用蜡量宜偏高，通常情况药粉与蜂蜡的比例为1∶0.5～1∶1。

蜡丸也可用药粉加蜂蜡泛制成丸。

四、微　丸

　　微丸系指直径＜2.5mm的各类球形或类球形的丸剂。其具有外形美观、流动性好、含药量大、服用剂量小，释药稳定、可靠、均匀，比表面积大，溶出快，生物利用度高等特点。随着对微丸工艺和专用设备的研究，微丸在缓释、控释制剂方面的运用越来越多，将会有很大的发展。

　　中药制剂中早就有微丸制剂，如"六神丸""喉症丸""牛黄消炎丸"等制剂均具有微丸的基本特征。微丸的制备方法主要有：滚动成丸法、离心 - 流化造丸法、挤压 - 滚圆成丸法、喷雾干燥成丸法，还有熔融法制微丸、微囊包囊技术制微丸等。

五、典型品种举例

　　例1　知柏地黄丸（浓缩丸）

　　【处方】　知母25.9g　黄柏25.9g　熟地黄103.4g　山茱萸（制）51.7g　牡丹皮38.8g　山药51.7g　茯苓38.8g　泽泻38.8g

　　【制法】　以上8味，取山药、牡丹皮13g、山茱萸21g粉碎成细粉，备用；将泽泻、茯苓、知母、黄柏粉碎成粗粉，加水煎煮2次，第一次3小时，第二次2小时，合并煎液，滤过，滤液浓缩成相对密度为1.35～1.40（20℃）的清膏；取熟地黄切片，加水煎煮3次，第一次3小时，第二次2小时，第三次1小时，合并煎液，滤过，滤液浓缩成相对密度为1.35～1.40（20℃）的清膏；取剩余的牡丹皮、山茱萸，以70%乙醇溶液作溶剂，浸渍24小时后，进行渗漉，收集渗漉液，回收乙醇，浓缩成相对密度1.35～1.40（20℃）的清膏；取山药、山茱萸及牡丹皮的细粉。将上述各清膏、药粉及适量淀粉混匀，制成1 000丸，干燥，打光，即得。

　　【性状】　本品为黑棕色的浓缩丸；气微，味苦、酸。

　　【功能与主治】　滋阴降火。用于阴虚火旺，潮热盗汗，口干咽痛，耳鸣遗精，小便短赤。

　　【用法与用量】　口服。一次8丸，一日3次。

　　例2　小金丸（糊丸）

　　【处方】　人工麝香30g　木鳖子（去壳去油）150g　制草乌150g　枫香脂150g　醋乳香75g醋没药75g　醋五灵脂150g　酒当归75g　地龙150g　香墨12g

　　【制法】　以上十味，除人工麝香外，其余木鳖子（去壳去油）等九味粉碎成细粉。将人工麝香研细，与上述粉末配研，过筛。每100g粉末加淀粉25g，混匀，另用淀粉5g制稀糊，泛丸，低温干燥，即得。

　　【性状】　本品为黑褐色的糊丸；气香，味微苦。

　　【功能与主治】　散结消肿，化瘀止痛。用于痰气凝滞所致的瘰疬、瘿瘤、乳岩、乳癖，症见肌肤或肌肤下肿块一处或数处，推之能动，或骨及骨关节肿大、皮色不变、肿硬作痛。

　　【用法与用量】　打碎后口服，一次1.2～3g，一日2次；小儿酌减。

　　例3　妇科通经丸（蜡丸）

　　【处方】　巴豆（制）80g　干漆（炭）160g　醋香附200g　红花225g　大黄（醋炙）160g　沉香163g　木香225g　醋莪术163g　醋三棱163g　郁金163g　黄芩163g　艾叶（炭）75g　醋鳖甲163g　硇砂（醋制）100g　醋山甲163g

　　【制法】　以上十五味，除巴豆（制）外，其余醋香附等十四味粉碎成细粉，过筛，与巴豆细粉混匀。每100g粉末加黄蜡100g泛丸。每500g蜡丸用朱砂粉7.8g包衣，打光，即得。

　　【性状】　本品为朱红色的蜡丸，除去包衣后显黑褐色；气微，味微咸。

【功能与主治】 破瘀通经，软坚散结。用于气血瘀滞所致的闭经、痛经、癥瘕，症见经水日久不行、小腹疼痛、拒按、腹有癥块、胸闷、喜叹息。

【用法与用量】 每早空腹，小米汤或黄酒送服。一次 3g，一日 1 次。

例 4　葛根芩连丸（微丸）

【处方】 葛根 1 000g　黄芩 375g　黄连 375g　炙甘草 250g

【制法】 以上四味，取黄芩、黄连，分别用 50% 乙醇作溶剂，浸渍 24 小时后进行渗漉，收集漉液，回收乙醇，并适当浓缩；葛根加水先煎 30 分钟，再加入黄芩、黄连药渣及炙甘草，继续煎煮二次，每次 1.5 小时，合并煎液，滤过，滤液浓缩至适量，加入上述浓缩液，继续浓缩成稠膏，减压低温干燥，粉碎成最细粉，以乙醇为润湿剂，泛丸，制成 300g，过筛，于 60℃ 以下干燥，即得。

【性状】 本品为深棕褐色至黑色的浓缩水丸；气微，味苦。

【功能与主治】 解肌透表，清热解毒，利湿止泻。用于湿热蕴结所致的泄泻腹痛、便黄而黏、肛门灼热；风热感冒所致的发热恶风、头痛身痛。

【用法与用量】 口服。一次 3g，小儿一次 1g，一日 3 次；或遵医嘱。

第六节　丸剂的包衣

一、丸剂包衣目的与种类

有些丸剂在制成丸粒后需要在外面包裹一层物质，使之与外界隔绝，这一操作称包衣。包衣后的丸剂称包衣丸剂。

（一）丸剂包衣的目的

1. 增加药物的稳定性　丸剂包衣后，药物与外界隔绝，防止药物氧化、水解、挥发、吸潮及虫蛀等现象，增加药物的稳定性。

2. 减少药物的刺激性　丸剂中某些药物有特殊的臭味或对黏膜有强烈的刺激作用，包衣后可掩盖不良臭味，减少刺激性，便于服用。

3. 控制药物的释放　根据临床需要，可以将处方中要求速释部分的药物作为包衣材料包于丸剂的表面，发挥其速效作用。也可通过应用缓控释包衣材料包衣，达到控制丸剂中药物释放部位或释放速度的目的。

4. 增强辨识度　用不同颜色的包衣材料包衣，可使丸剂表面色泽鲜明，光滑美观，便于识别，以免误服。

（二）丸剂包衣的种类

丸剂包衣的种类甚多，主要归纳为以下几类。

1. 药物衣　用丸剂处方组成中某一味药物做包衣材料包衣。其既可增加视觉效果，又可对丸剂起到保护作用，包衣材料还可首先发挥药效，而且不增加材料成本及服用剂量。传统中药丸剂包衣多属此类。常见的有朱砂衣、黄柏衣、雄黄衣、青黛衣等。

（1）朱砂衣：朱砂有镇静安神的作用，凡养心、安神、镇静类丸剂皆可选用，朱砂细粉的用量一般为干丸重量的 5%～17%，如朱砂安神丸等。

（2）黄柏衣：黄柏有清热燥湿的作用，可用于清湿热的丸剂包衣。黄柏粉的用量为干丸重量的 5%～10%，如四妙丸。

（3）雄黄衣：雄黄有燥湿、杀虫、解毒、镇惊的作用，可用于清热解毒、清肠止痢类丸剂的包衣。雄黄细粉的用量为干丸重量的 6%～7%，如化虫丸。

（4）青黛衣：青黛有清热解毒的作用，可用于清热解毒类丸剂的包衣。青黛粉的用量为干丸重量的4%，如千金止带丸、当归龙荟丸。

（5）百草霜衣：百草霜有清热作用，可用于清热解毒类丸剂的包衣。百草霜粉的用量为干丸重量的5%～20%，如六神丸、牛黄消炎丸等。

（6）其他：尚有消食健脾的红曲衣，降气止逆、平肝止血的赭石衣，降气祛痰的礞石衣，重镇安神的金箔衣等。此外，也有地黄炭衣（参茸止渴丸，又称降糖丸）、滑石粉与四氧化三铁包衣（香砂养胃丸）、胭脂红/滑石粉/三氧化二铁包衣（保济丸）、黑色氧化铁包衣（六应丸）等。

2.保护衣　用处方以外的包衣材料包衣，主要目的是使主药与外界隔绝而起保护作用。常见的保护衣有糖衣（如木瓜丸、安神补心丸）、薄膜衣（如香附丸、补肾固齿丸）等。

3.肠溶衣　用肠溶性包衣材料包衣，主要目的是使包衣丸剂在胃液中不溶散而在肠液中溶散。常用的肠溶性包衣材料有虫胶衣、邻苯二甲酸醋酸纤维素（CAP）等。

二、丸剂包衣方法

（一）包衣前准备

1.包衣材料　将包衣材料粉碎成最细粉，以使包衣材料均匀黏附在丸剂表面，形成一层致密的保护层，且使丸面光滑、美观。

2.素丸　待包衣的丸粒俗称素丸。因为丸粒包衣过程中需长时间相互碰撞与摩擦，所以要求素丸具有一定的硬度，以免包衣时变形或碎裂，或在干燥时衣层发生皱缩或脱壳。包衣前，除蜜丸外，素丸应充分干燥。

3.黏合剂　由于蜜丸表面的润湿状态而具有一定的黏性，撒布包衣粉，经滚转即可黏附于丸粒表面。其他素丸包衣时尚需用适宜的黏合剂，使丸粒表面能均匀黏着衣粉。常用的黏合剂如10%～20%阿拉伯胶浆或桃胶浆、10%～12%糯米粉糊、单糖浆及混合浆等。

（二）包衣操作

1.药物衣　以朱砂衣为例，简述如下。

（1）蜜丸包朱砂衣：将蜜丸置于适宜的容器中，往复摇动，分次将朱砂极细粉均匀撒布于丸粒表面，待其黏着于蜜丸表面而成衣，再经过撞击滚动使包衣粉料紧贴于丸粒表面。操作时应注意：旋转或撞击时间过长，导致部分包衣粉料嵌入丸剂里层，而表面色泽不匀；朱砂用量应适宜，过少则易出现色泽不均匀现象，过多则不能全部黏着在丸面上而致易脱落。

（2）水丸包朱砂衣：将干燥丸剂置包衣锅中，加黏合剂适量进行转动，当丸粒表面均匀润湿后，缓缓撒入朱砂极细粉。如此反复操作5～6次，至全部丸粒包覆完整、朱砂量用完。取出丸剂，低温干燥，再放入包衣锅内，加入适量虫蜡粉，打光，即可取出分装。

2.糖衣、薄膜衣、肠溶衣　其包衣方法与片剂相同，参见第十四章第四节片剂的包衣。

第七节　丸剂的包装与贮存

丸剂的包装或贮存条件不当，常引起丸剂的变质或挥发性成分散失。由于丸剂类别、性质不同，其包装与贮存方法也不相同。

一、丸　剂　包　装

一般按粒服用的丸剂，应以数量分装；如为按重量服用，则以重量分装。小丸多用瓷制、塑料、玻璃制容器包装，或采用纸袋、塑料袋、铝箔等复合膜。其中，小蜜丸和含有芳香挥发药物、细料药物及易变质失效者,一般选用玻璃瓶、玻璃管或瓷制小瓶等密封包装,以防吸潮变质。本节重点讲述大蜜丸的包装。

大蜜丸一般采用蜡壳包装、塑料盒挂蜡封固包装及铝塑泡罩包装。

1. 蜡壳包装 大蜜丸的传统包装多采用蜡壳封固的方法,能防止丸粒吸潮、虫蛀、氧化和有效成分挥发,所以用蜡壳包装的大蜜丸可久贮不变质。目前凡含有芳香性药物或名贵药物、疗效好、受气候影响大的大蜜丸,一般多选用蜡壳包装。但蜡壳包装操作工序复杂,生产效率低,成本高,而且手工操作易污染药品。

2. 塑料壳挂蜡封固包装 系用硬质无毒塑料制成的两个半圆形螺口壳,使用时,将两个螺口相嵌形成球形,外面蘸封蜡衣,大小以能装入药丸为宜。其封口严密,防潮效果良好,操作简便,价廉,可以代替蜡壳包装。

3. 铝塑泡罩包装 采用大蜜丸铝塑泡罩包装机包装,成形、充填、封合、打批号、冲切等均可自动完成,结构紧凑,包装效率高,成本低,适用于机械化生产,是目前大蜜丸最常用的包装。

二、丸 剂 贮 存

除另有规定外,丸剂应密封贮藏。蜡丸应密封并置阴凉干燥处贮藏,以防止吸潮、微生物污染以及丸剂中所含挥发性成分损失而降低药效。

实训十二　丸剂的制备及质量评定

一、泛制法制备水丸

(一)实训目的
1. 建立水丸制备的生产情景。
2. 学会水丸泛制法操作步骤及操作要点。
3. 学会泛制法制丸主要用具和设备的使用。
4. 培养学生 GMP 理念和严谨的工作精神。

(二)实训条件
1. 场地 实验室或实训车间。
2. 材料 实训用药材饮片。
3. 仪器和设备 粉碎机、振动筛、三维运动混合机、包衣机、水丸匾、选丸筛等。

(三)实训内容

开胸顺气丸

【处方】 槟榔 300g　炒牵牛子 400g　陈皮 100g　木香 75g　姜厚朴 100g　醋三棱 100g 醋莪术 100g　猪牙皂 50g

【功能与主治】 消积化滞,行气止痛。用于气郁食滞所致的胸胁胀满、胃脘疼痛、嗳气呕恶、食少纳呆等。

【操作方法】
1. 机械泛丸
(1)生产前准备
1)接受生产任务。
2)领料:领取生产的原辅料,办理物料交接手续,并签字记录。

3）注意严格执行各项目《岗位标准操作规程》《仪器使用、维护保养及检修标准操作规程》及《开胸顺气丸生产工艺规程》。

（2）配料：由净料库投料员、车间调料员、质量监控员，按批生产指令规定的品种、数量投料，经过三方核对无误，签字后移交车间。

（3）灭菌

1）将槟榔等8味，置脉动真空灭菌器中，布袋之间留有适宜间隙，高度不得超过内车。

2）按岗位操作法进行操作，当温度达到115℃开始计算时间，灭菌时间30分钟。

3）药材灭菌后真空干燥30分钟，水分≤5%，取出，备用。

（4）粉碎

1）开启粉碎机：分别加入槟榔、炒牵牛子、陈皮、木香、姜厚朴、醋三棱、醋莪术、猪牙皂饮片（先少量再逐步加大至可行值），进行粉碎。

2）过筛：用振动筛分别对粉碎的物料按细度要求过筛得细粉或最细粉（过100～120目筛）。

3）装袋：分别将粉碎、过筛好的物料及时装于内衬胶袋的容器内。在胶袋内外各放1张标签，标签上注明品名、细度、毛重、皮重、净重、生产日期、操作人，按不同物料现场定制管理的要求，分别放置在指定的区域。

4）称重：分别对粉碎、过筛后物料进行称重，计算收率和物料平衡（要求均为95%～105%）。

5）清场：用干净的尼龙刷将残留在机内的原辅料扫离机件，回收作粉碎零头交回中间站。

（5）总混

1）核对与混合：分别核对粉碎后药材细粉重量、名称、批号、规格、数量、合格报告单、生产日期、操作者。将药粉配研并移至三维运动混合机内，混合30分钟。

2）放料：装入洁净的容器内，称重并标明品名、重量、批号、规格、数量、合格报告单、生产日期、操作者，送中间站，请验鉴别项和药粉外观，合格后交下一道工序。

（6）起模

1）制软材：按批生产记录规定的数量，用电子台秤称量开胸顺气丸药粉，并移入槽型混合机中，再按药粉与水的比例1∶0.6加入60～70℃的纯化水，混合10分钟后倾入不锈钢盘中，掰开晾凉。

2）制丸模：①用乙醇喷头将制丸机导轮、制丸刀、导条架喷上少量乙醇。②启动推料电机使之空转3～5分钟，启动推料、搓丸、切丸开关。③将晾好的软材加入料斗，料量维持在料斗深度的1/3以上。④推出药条，待药条光滑后，将药条喂入导轮，穿过导条架至制丸刀中，丸模落入出丸轨槽下的不锈钢盘。⑤调节切丸速度、丸模重量，按10粒重1g、丸模重量差异限度为≤±7%，每30分钟检测一次丸模重量并做记录。发现丸模重量不合格现象，及时调节。

3）收集丸模：将丸模装入洁净的容器内。

4）物料平衡计算：生产结束，对起模物料按《物料平衡管理规程》要求进行物料平衡率及收率计算。平衡范围为97%～100%，如出现偏差，按偏差处理程序进行处理，填写记录，并及时汇报。

（7）成形

1）将适量合格丸模加入包衣锅内，吹热风干透，均匀撒入适量纯化水，使丸模表面湿润后，均匀撒入少许药粉，戴医用乳胶手套搅拌，使药粉均匀黏附在丸模上，吹热风干透，再继续加水、加药粉，吹热风干透，依次反复操作，直至制成10粒重1.35g的水丸（水分为17%～19%）。加适量纯化水，戴乳胶手套快速翻、揉，使丸粒充分撞击，至丸粒圆整、光亮。

2）出锅：自包衣锅中取出药丸，装入适当容器。

（8）干燥：将已打光丸粒转入晾丸室，低温干燥（30～35℃）至水分≤8.0%。

（9）丸料收集：将干燥后的丸粒用钢丝筛筛除碎丸粒，用双层无毒塑料袋收集，封口，放入不锈钢桶，附标签，注明品名、批号、数量、操作人、日期、总件数等，转入中间站待验。生产结束，对起模物料按《物料平衡管理规程》要求进行物料平衡率及收率计算，如出现偏差，按偏差处理程序进行处理,填写记录,并及时汇报。

(10)内包装

1)领料:在中间站领取待包装的合格丸药,领取时核对物料名称、规格、批号、重量,并重新称量。按批包装指令领取本批生产量所需内包装材料。所用内包装材料必须有检验报告书,检验合格后方可使用。办理物料交接手续,并签字记录。

2)内包装规格及方法:采用固体药用聚烯烃塑料瓶、铝箔垫进行瓶装,规格为60丸/瓶。

3)调试操作:装配、调试全自动丸剂瓶装生产线中的理瓶机、电子数粒机、塞干燥剂机、上盖机、旋盖机、不干胶贴标机。调试完成后,按要求加入物料进行生产包装。

4)分装:①装量调节。调节瓶装量达到要求。②装量检查。分装过程中,随时观察计数器显示的装量粒数,并做好装量检查记录。③收集产品。生产结束后立即统计数量,附上标签,注明品名、规格、批号、数量、操作人、复核人及生产日期。将产品转入中间站,做好台账。及时完成批记录。QA不定时进行抽样检查。④计算物料平衡率。⑤请验、清场。

(11)外包装

1)领料:按批包装指令领取本批生产量所需包装材料。所用外包装材料必须有检验报告书,检验合格后方可使用。办理物料交接手续,并签字记录。

2)包装规格:60丸/瓶×1瓶/盒×5盒/条×40/箱。

3)调试:慢速试机查看皮带及其他各部件运转是否正常。机器部件均运行正常,调试运行速度,达到生产包装要求。

4)装箱:按批包装指令对小盒进行打印,要求打印字迹清晰、端正,产品批号、生产日期、有效期正确、清晰,与指令等相符;将检查合格的药瓶同说明书一起装入已打印产品批号、生产日期、有效期的小盒内,码放整齐。每5小盒热封成一条,每40条装入已折好的纸箱内,用封口胶带封箱。外包装工序操作过程中,随时检查包装质量,检查纸盒内说明书是否加入,纸盒封盖是否完整,如包装质量不合要求,应停机调试后再作业。包装开始半小时内每5分钟取5盒包装产品进行详细检查,要求包装符合塑料瓶装盒质量要求。

5)入库:成品及时放入库房待验区,核对品名、批号、规格、数量。检验合格后办理入库手续。

6)计算物料平衡率。

7)请验、清场。

2.泛丸匾手工泛丸　按照下列流程用泛丸匾进行手工泛制:原辅料的准备→药材粉碎、过筛、混合→起模→成形→盖面→干燥→筛选→包装→质量检查。

(四)实训结果与结论

项目	开胸顺气丸
圆整度	
规格	
成品率	
结论	

二、塑制法制备大蜜丸

(一)实训目的

1. 掌握塑制法制备蜜丸的工艺流程及操作要点。

2. 能进行蜂蜜的选择、炼制与使用。

3. 能对蜜丸进行质量检查。

4.培养学生吃苦耐劳和团队合作的精神。

（二）实训条件

1.场地　实验室或实训车间。

2.材料　山楂、六神曲、麦芽、纯化水、蔗糖、蜂蜜等。

3.仪器和设备　炼蜜锅、手工蜜丸板等。

（三）实训内容

大山楂丸

【**处方**】　山楂200g　六神曲（麸炒）30g　麦芽30g

【**功能与主治**】　开胃消食。用于食积内停所致的食欲缺乏、消化不良、脘腹胀满。

【**用法与用量**】　口服。一次1～2丸，一日1～3次，小儿酌减。

【**制法**】　取以上三味，粉碎成细粉，过筛，混匀；另取蔗糖120g，加水54ml与炼蜜120g，混合，炼至相对密度约为1.38（70℃）时，滤过，与上述细粉混匀，制丸块，搓丸条，制丸粒，即得，每丸重9g。

【**操作注意**】

（1）蜂蜜的炼制程度应根据方中药物的性质进行控制，炼制过嫩时含水量高，使药粉黏合较差，且制备的蜜丸易霉变；炼制过老则丸块发硬，难以搓丸且影响崩解。

（2）大山楂丸和药时应采用温蜜和药。和药时药粉与炼蜜应充分混合均匀，制成软硬适度、可塑性强的丸块，以保证搓条、制丸等工序的顺利进行。

（3）为了便于制丸操作，避免丸块、丸条与工具粘连，保证丸粒表面光滑，操作前可在搓丸、搓条工具上涂搽少量润滑剂。润滑剂可用麻油1 000g加蜂蜡200～300g熔融制成。

（4）蜜丸极易染菌，应采用适宜措施和方法防止微生物污染，采用适宜的方法进行灭菌。

【**质量检查**】

（1）外观性状：大山楂丸应为棕红色或褐色的大蜜丸，应细腻滋润、软硬适中，味酸、甜。

（2）水分检查：按《中国药典》2020年版四部水分测定法（通则0832）检查，大山楂丸水分不得超过15.0%。

（3）重量差异检查：按《中国药典》2020年版四部通则中其他丸剂项下方法检查。按表15-3规定，超出重量差异限度的不得多于2份，并不得有1份超出限度1倍。

（四）实训提示

1.可模拟实际生产过程，以生产指令的方式下达工作任务，使学生了解药品生产企业生产管理过程，培养学生生产管理意识。

2.应注意按处方要求正确称量，双人核对。

3.制丸过程中每15分钟测一次丸重差异，如超出限度，应立即停机进行调整，每次检查均应有完整记录。

4.实训过程应注意进行半成品质量检查，以逐渐培养学生的质量意识。

5.操作中应注意清洁卫生，操作完毕应对操作环境进行清场。

6.可编制批生产记录表、清场记录表，要求学生实训后填写。

（五）实训结果与结论

项目	大山楂丸
外观性状	
重量差异	
成品量	
结论	

（夏　清）

? 复习思考题

1. 简述丸剂的含义及特点。
2. 简述影响水丸溶散时限的因素及解决办法。
3. 炼蜜的目的是什么？炼蜜程度如何判断？
4. 简述滴丸圆整度不一的原因。

第十六章 外用膏剂

PPT 课件

知识导览

> **学习目标**
>
> 1. 掌握软膏剂、乳膏剂的制备方法、过程单元操作要点。
> 2. 熟悉制备软膏剂、乳膏剂时可能出现的问题及解决办法。
> 3. 了解软膏剂、乳膏剂、膏药、贴膏剂、贴剂、糊剂、凝胶剂的含义、特点、种类及质量要求。

第一节 外用膏剂认知

一、外用膏剂的含义、特点与分类

(一)含义

外用膏剂系指原料药物与适宜的基质制成主要供外用的半固体或类固体的一类制剂。外用膏剂广泛应用于皮肤科与外科,易涂布或黏附于皮肤、黏膜或创面上,起保护创面、消炎止痒、润滑皮肤和局部治疗作用,有的还可以透过皮肤或黏膜起全身治疗作用。

(二)特点

1. 优点 ①避免肝脏的首过效应,有效成分生物利用率高,可减少药物使用剂量。②涂布或粘贴的给药方式可避免口服刺激性药物对胃黏膜的刺激。③药物不受胃肠 pH 值或酶的破坏而失去活性。④释药速度缓慢,可延长作用时间,减少用药次数。⑤可自主用药,减少个体间和个体内差异。

2. 缺点 ①起效慢。②药物载药量小,如橡胶膏剂。③对皮肤有刺激性或过敏性药物不宜制成外用膏剂。④对衣物有污染。

(三)分类

中药外用膏剂按基质及形态分为:软膏剂、乳膏剂、膏药、贴膏剂、贴剂、糊剂、凝胶剂等。

二、外用膏剂的透皮吸收

外用膏剂的透皮吸收是指膏剂中药物通过皮肤进入血液的过程,包括释放、穿透、吸收三个阶段。释放是指药物从基质中脱离并扩散到皮肤或黏膜表面,可使外用膏剂起到保护和润滑作用;穿透是指药物通过表皮进入真皮、皮下组织,可使外用膏剂起到局部治疗作用;吸收是指药物进入血液循环的过程,可使外用膏剂起到全身治疗的作用。

外用膏剂的透皮吸收主要受皮肤、药物、基质、附加剂等因素的影响。

(一)皮肤

药物的透皮吸收可通过表皮、毛囊、皮脂腺及汗腺等途径实现,不同部位皮肤的厚薄、粗细不同,毛孔的多少不同,导致药物的通透性不同,所以选择角质层薄、施药方便的皮肤部位有利于透皮吸收制剂更好地发挥药效。当皮肤表面有创伤、烧伤或患湿疹、溃疡时,药物可自由地进入真皮,吸收的速度和程度可显著增加,但可能会引起疼痛、过敏及中毒等副作用,使用时应加以注意。当皮肤温度升高时,血管扩张,血流量增加,吸收速度也增加,故有些膏药烘烤变软后贴敷使用更有利于药效的发挥。当皮肤湿度增加时,角质层细胞吸收一定量的水分而膨胀,其细胞结构的致密程度降低,使药物的渗透变得更容易,从而促进了药物的吸收。

(二)药物

皮肤细胞膜具有类脂质特性,非极性较强,所以亲油性药物容易穿透皮肤,但人体组织液是极性的,因此既具有一定亲油性又具有一定亲水性的药物更容易被人体吸收。此外,药物在基质中为溶解状态,比混悬状态更容易吸收,细颗粒药物比粗颗粒药物更易吸收。当药物穿透表皮后,通常分子量越大吸收越慢,所以相对分子量较小的药物更利于吸收。

(三)基质

一般认为软膏剂中的药物在乳剂型基质中的释放、穿透、吸收最快,在动物油脂基质中次之,植物油基质中更次之,烃类基质中最差。基质的组成若与皮脂分泌物相似,则利于某些药物吸收。水溶性基质如聚乙二醇对药物的释放虽然快,但制成的软膏很难透皮吸收。

(四)附加剂

1. 表面活性剂 在软膏剂基质中加入表面活性剂,可帮助药物分散、促进药物的透皮吸收,如在凡士林中加入胆甾醇可改善药物的吸收。

2. 透皮促进剂 系指促进药物穿透皮肤屏障的物质,常用的有二甲基亚砜、氮酮等。

(1)二甲基亚砜(DMSO)及其类似物:二甲基亚砜促渗透作用较强,但长时间及大量使用可导致皮肤严重刺激性,甚至引起肝损害和神经毒性等。因此,美国 FDA 已经不允许在药品中使用 DMSO。一种新的渗透促进剂癸基甲基亚砜(DCMS)已获得 FDA 批准,它在低浓度时即有促渗活性,对极性药物的渗透促进效果大于非极性药物。

(2)氮酮:月桂氮酮系国内批准应用的一种渗透促进剂。其有效浓度为 1%～6%,起效较慢,但一旦发生作用,能持续多日。氮酮与其他促进剂合用效果更佳。

(3)其他促进剂:如丙二醇、甘油、聚乙二醇、二甲基甲酰胺等。

(五)其他因素

除皮肤、药物、基质、附加剂及它们之间的相互作用可以影响外用膏剂中药物的吸收外,药物浓度、应用面积、应用次数及与皮肤接触的时间,患者年龄、性别等对皮肤的穿透、吸收均有影响。

第二节 软膏剂和乳膏剂

一、软膏剂、乳膏剂的定义

软膏剂系指原料药物与油脂性或水溶性基质混合制成的均匀的半固体外用制剂。因原料药物在基质中分散状态不同,分为溶液型软膏剂和混悬型软膏剂。乳膏剂系指原料药物溶解或分散于乳状液型基质中形成的均匀半固体制剂。乳膏剂由于基质不同,可分为水包油型乳膏剂和油包水型乳膏剂。

软膏剂、乳膏剂广泛应用于皮肤科、外科,对皮肤、黏膜起保护、局部治疗作用或经皮肤、黏膜吸收后起全身作用。

软膏剂、乳膏剂具有以下特点:

1. 优点 ①细腻、均匀,无粗糙感;黏稠度适宜,易于涂布;②一般有比较好的吸水性,所含药物的释放、穿透能力比较强；③性质稳定，长期贮存无酸臭、异味及变色等变质现象；④无不良刺激性、过敏性，不良反应小；⑤生产工艺简单，使用、携带、贮存比较方便。

2. 缺点 软膏剂使用不当会污染衣物，有的会妨碍皮肤的正常功能。

二、软膏剂、乳膏剂的质量要求及检查

软膏剂、乳膏剂在生产与贮藏期间应符合下列有关规定。

1. 除另有规定外，加入抑菌剂的软膏剂、乳膏剂在制剂确定处方时，该处方的抑菌效力应符合《中国药典》2020 年版四部抑菌效力检查法（通则 1121）的规定。

2. 软膏剂、乳膏剂基质应均匀、细腻，涂于皮肤或黏膜上应无刺激性。软膏剂中的不溶性原料药物，应预先用适宜的方法制成细粉，确保粒度符合规定。

3. 软膏剂、乳膏剂应具有适当的黏稠度，应易涂布于皮肤或黏膜上，不融化，黏稠度随季节变化应很小。

4. 软膏剂、乳膏剂应无酸败、异臭、变色、变硬等变质现象。乳膏剂不得有油水分离及胀气现象。

5. 除另有规定外，软膏剂应避光密封贮存。乳膏剂应避光密封置 25℃ 以下贮存，不得冷冻。

6. 软膏剂、乳膏剂所用内包装材料，不应与原料药物或基质发生物理化学反应，无菌产品的内包装材料应无菌。

7. 软膏剂、乳膏剂用于烧伤治疗如为非无菌制剂的，应在标签上标明"非无菌制剂"；产品说明书中应注明"本品为非无菌制剂"，同时在适应证下应明确"用于程度较轻的烧伤（Ⅰ度或浅Ⅱ度外）"；注意事项下规定"应遵医嘱使用"。

除另有规定外，软膏剂、乳膏剂应进行以下相应检查。

【粒度】 除另有规定外，混悬型软膏剂、含饮片细粉的软膏剂照下述方法检查，应符合规定。

取供试品适量，置于载玻片上涂成薄层，薄层面积相当于盖玻片面积，共涂 3 片，按照《中国药典》2020 年版四部粒度和粒度分布测定法（通则 0982 第一法）测定，均不得检出大于 180μm 的粒子。

【装量】 按照《中国药典》2020 年版四部最低装量检查法（通则 0942）检查，应符合规定。

【无菌】 用于烧伤[除程度较轻的烧伤（Ⅰ度或浅Ⅱ度外）]、严重创伤或临床必须无菌的软膏剂与乳膏剂，按照《中国药典》2020 年版四部无菌检查法（通则 1101）检查，应符合规定。

【微生物限度】 除另有规定外，按照《中国药典》2020 年版四部非无菌产品微生物限度检查：微生物计数法（通则 1105）和控制菌检查法（通则 1106）及非无菌药品微生物限度标准（通则 1107）检查，应符合规定。

三、软膏剂、乳膏剂生产车间环境要求

软膏剂、乳膏剂一般系非无菌药品（用于烧伤或严重创伤等除外），根据《药品生产质量管理规范》（2010 年修订）及其附录的规定，软膏剂、乳膏剂生产的暴露工序区域及其直接接触药品的包装材料最终处理的暴露工序区域的洁净级别，应达到"无菌药品"附录中 D 级洁净区要求。一般软膏剂、乳膏剂的配制操作室洁净度要求不低于 D 级洁净区要求，用于深部组织创伤的软膏剂、乳膏剂制备的暴露工序操作室洁净度要求不低于 B 级洁净区要求。

四、软膏剂、乳膏剂的基质

（一）软膏剂、乳膏剂基质要求

软膏剂、乳膏剂的基质不仅是赋形剂，同时也是药物的载体，对软膏剂、乳膏剂的质量及药物的释放与吸收都有重要影响。因此，软膏剂、乳膏剂基质的选用，应根据医疗要求、药物性质及皮肤患处的生理病理状况来决定。

理想的基质应具备下列要求：①具有适宜的稠度、黏着性和涂展性，能与药物的水溶液或油溶液互相混合。②为药物的良好载体，有利于药物的释放和吸收；性质稳定，与药物无配伍禁忌。③不妨碍皮肤的正常功能与伤口的愈合，且无刺激性。④易洗除，不污染衣物。

（二）软膏剂、乳膏剂基质种类

软膏剂的基质可分为油脂性基质、水溶性基质两种；乳膏剂基质为乳状液型基质。

1. 油脂性基质　油脂性基质包括油脂类、类脂类及烃类等。其特点是润滑性好、无刺激性，并能封闭皮肤表面，减少水分蒸发，促进皮肤的水合作用，对皮肤的保护及软化作用比其他基质强。能与多种药物配伍，但油腻性及疏水性较大，不易与水性液混合，也不易用水洗除，不宜用于急性炎性渗出较多的创面。

（1）油脂类：系从动、植物中得到的高级脂肪酸甘油酯及其混合物。其在贮存中易受温度、光线、氧气等影响引起分解、氧化和酸败，可酌加抗氧剂改善。常用的有豚脂、植物油、氢化植物油等。其中植物油常与熔点较高的蜡类熔合制成稠度适宜的基质。中药油膏常用麻油与蜂蜡的熔合物为基质。

（2）类脂类：系高级脂肪酸与高级醇的酯类，其物理性质与油脂类相似。

1）羊毛脂：又称无水羊毛脂，为淡棕黄色黏稠半固体，熔点 36～42℃，因含胆固醇、异胆固醇与羟基胆固醇及其酯而有较大的吸水性，可吸水 150%、甘油 140%、70% 乙醇溶液 40%。由于羊毛脂的组成与皮脂分泌物相近，故可提高软膏中药物的渗透性。

2）蜂蜡：有黄蜡、白蜡之分。白（蜂）蜡系由黄蜡漂白精制而成，主要成分为棕榈酸蜂蜡醇酯，熔点 62～67℃，常用于调节软膏的稠度。因含少量的游离高级醇而有乳化作用，可作为辅助乳化剂。

此类还有虫白蜡、鲸蜡等，主要用于增加基质的稠度。

（3）烃类：系石油分馏得到的多种高级烃的混合物，大部分为饱和烃类。其性质稳定，很少与主药发生作用。不易被皮肤吸收，尤适用于保护性软膏。

1）凡士林：系液体与固体烃类形成的半固体混合物，有黄、白两种。白凡士林由黄凡士林漂白而得，熔点为 38～60℃，具有适宜的稠度和涂展性，且对皮肤与黏膜无刺激性。性质稳定，不会酸败，能与大多数药物配伍。油腻性大而吸水性较差（仅能吸水 5%），故不宜用于有大量渗出液的患处。但与适量的羊毛脂、鲸蜡醇或胆固醇等合用，可增加其吸水性。加入适量的表面活性剂可改善药物的释放与穿透性。

2）石蜡和液状石蜡：各种固体烃的混合物，主要用于调节软膏稠度，液状石蜡还可用于研磨药物粉末，使其易与基质混匀。

（4）二甲基硅油：或称硅油或硅酮，是一系列不同相对分子质量的聚二甲硅氧烷的总称。为无色、无臭或近乎无臭的油性半固体。本品疏水性强，对皮肤无刺激性，润滑而易于涂布，不妨碍皮肤的正常功能，不污染衣物，常与油脂性基质合用制成防护性软膏，用于防止水性物质及酸、碱液等的刺激或腐蚀，亦用于乳膏剂。本品无毒，但对眼有刺激，不宜作为眼膏基质。

2. 水溶性基质　水溶性基质由天然或合成的水溶性高分子物质组成。该类基质释药较快，无油腻性和刺激性，能吸收组织渗出液，可用于糜烂创面和腔道黏膜，但润滑作用较差，易失水干涸,故须加保湿剂与防腐剂。

(1)聚乙二醇(PEG):为乙二醇的高分子聚合物。聚乙二醇化学性质稳定,可与多数药物配伍,不易酸败和发霉;能与水、乙醇、丙酮及三氯甲烷混溶。吸湿性好,可吸收分泌液,易于洗除。药物释放和渗透较快。但应注意,本品与苯甲酸、鞣酸、苯酚等混合可使基质过度软化;可降低酚类防腐剂的防腐能力;长期使用可致皮肤干燥;不宜用于制备遇水不稳定的药物软膏。

(2)卡波姆:又称聚丙烯酸,因黏度不同而有多种规格,其制成的软膏涂用舒适,尤适于脂溢性皮炎的治疗,还具有促进透皮吸收作用。

(3)其他

1)海藻酸钠:溶于水形成的黏稠性凝胶可作为软膏基质,常用浓度为 2.5%,pH 值 4.5~10 时较稳定。

2)皂土:为天然的胶体含水硅酸铝。在水中不溶解,在 8~10 倍水中能膨胀成为胶冻,加水量不同可得黏度不同的品种。用于制作糊剂、药用牙膏等,常加入甘油作保湿剂,凡士林作软化剂,以防失水干燥。

3)甘油明胶:组成为甘油 10%~20%,明胶 1%~3%,水 70%~80%。本品温热后易涂布,涂后能形成一层保护膜,使用较舒适。

3.乳剂型基质 乳剂型基质分为油包水(W/O)型与水包油(O/W)型两类,前者俗称冷霜,后者类似雪花膏。由于表面活性剂的作用,本类基质对油和水均有一定亲和力,可吸收创面渗出物或分泌物,对皮肤的正常功能影响小,并有利于药物的释放与穿透。通常 O/W 型乳剂基质中,药物的释放和穿透速度较其他基质快。但若患处分泌物太多,分泌物会反向吸收,重新进入皮肤而使炎症恶化,故不宜用于脓疮、糜烂溃疡等创面。遇水不稳定的药物制备软膏不宜采用乳剂型基质。此外,O/W 型乳剂基质易干涸、霉变,常加入保湿剂、防腐剂等。

例1 O/W 型乳剂基质

【处方】 单硬脂酸甘油酯 35g 硬脂酸 120g 凡士林 10g 羊毛脂 50g 液状石蜡 60g 甘油 50g 三乙醇胺 4g 羟苯乙酯 1g 纯化水加至 1 000g

【制法】 油相:取硬脂酸、单硬脂酸甘油酯、凡士林、羊毛脂、液状石蜡水浴加热至 80℃左右使熔化,保持温度恒定。水相:取甘油、三乙醇胺、羟苯乙酯加入纯化水中,加热至 80℃左右,将油相加至水相中,按同一方向不断搅拌至冷凝,即得。

【处方分析】

(1)本处方中的乳化剂为三乙醇胺与部分硬脂酸作用生成有机胺肥皂,为 O/W 型乳化剂;单硬脂酸甘油酯系非离子型表面活性剂,用作乳剂基质的稳定剂或增稠剂,并有滑润作用;羊毛脂可增加油相的吸水性和药物的穿透性;凡士林主要用作克服本类基质的干燥,减少基质中水分散失,可使皮肤角质层水合能力增强,具有使皮肤润滑及软化痂皮等作用;液状石蜡用于调节乳剂基质的稠度,或用于研磨粉状药物,以利于基质均匀混合;甘油用作保湿剂;羟苯乙酯用作防腐剂。

(2)本基质的化学稳定性较差,酸性药物,钙、镁等重金属离子,阳离子型乳化剂或药物等不宜配合应用。

例2 W/O 型乳剂基质

【处方】 硬脂酸 25g 单硬脂酸甘油酯 34g 白凡士林 130g 蜂蜡 10g 石蜡 150g 液状石蜡 800ml 双硬脂酸铝 20g 氢氧化钙 2g 羟苯乙酯 2g 纯化水 800ml

【制法】 取硬脂酸、单硬脂酸甘油酯、蜂蜡、石蜡,于水浴上加热熔化,再加入白凡士林、液状石蜡、双硬脂酸铝,加热至 85℃;另将氢氧化钙、羟苯乙酯溶于纯化水中,加热至 85℃,逐渐加入油相中,不断搅拌至冷凝,即得。

【处方分析】 处方中氢氧化钙与部分硬脂酸作用形成的钙皂,以及处方中的双硬脂酸铝(即铝皂)均为 W/O 型乳化剂。水相中氢氧化钙为过饱和状态,应取上清液加至油相中。

五、软膏剂、乳膏剂的制备

（一）基质的处理

油脂性基质应先加热熔融，并趁热用细布或 120 目铜丝筛滤过，除去杂质，必要时可用干热灭菌，150℃灭菌 1 小时。高分子水溶性基质应溶胀、溶解制成溶液或胶冻后备用。

（二）药物加入基质的一般方法

1. 不溶性固体药物 可先将药物粉碎成细粉，与少量液体基质如甘油、液状石蜡等研匀后，再逐渐递加其余基质研匀；也可将药物粉碎成极细粉或微粉加入熔融的基质中，不断搅拌直至冷凝。

2. 可溶性药物 水溶性药物与水溶性基质混合时，可将药物水溶液直接加入基质中；与油脂性基质混合时，药物一般应先用少量水溶解，以羊毛脂吸收后，再与其余基质混匀。与乳剂基质混合时，在不影响乳化的情况下，可在制备时将药物溶于相应的水相或油相中。油溶性药物可直接溶解在熔化的油脂性基质中。

3. 中药浸出制剂 中药煎剂、流浸膏等药物，可先浓缩至稠膏状，再与基质混合。固体浸膏可先加少量溶剂（如水、稀乙醇等）使之软化或研成糊状，再与基质混匀。

4. 植物油提取药材 根据药材性质以植物油为溶剂加热提取，去渣后再与其他基质混匀；或用油与基质的混合液共同加热提取，去渣后冷凝即得。应注意油提取时的温度、时间以及药材加入顺序。

5. 共熔成分 如樟脑、薄荷脑、麝香草酚等并存时，可先将其研磨共熔后，再与冷至 40℃左右的基质混匀。

6. 挥发性药物或热敏性药物 待基质降温至 40℃左右，再将药物与基质混合均匀。

（三）软膏剂、乳膏剂的制备方法

1. 研合法 研合法是将药物细粉用少量基质研匀或用适宜液体研磨成细糊状，再递加其余基质研匀的制备方法。适用于软膏基质稠度适中，如凡士林等；或主药对湿热敏感、剂量小的贵重细料药、毒性药、几乎不具有纤维性的药材。

2. 熔合法 熔合法是将基质先加热熔化，再将药物分次逐渐加入，边加边搅拌，直至冷凝的制备方法。适用于软膏中基质的熔点不同，在常温下不能混合均匀；或主药可溶于基质，或需用熔融基质提取药材有效成分时。

3. 乳化法 乳化法是乳膏剂的制备方法。将油溶性组分（油相）混合加热熔融，同时将水溶性组分（水相）加热至与油相温度（80℃）相近时，两相等温混合，边加边搅拌，待乳化完全，直至冷凝。

（四）软膏剂生产过程的单元操作

在中药软膏剂生产过程中，单元操作可能涉及制药用水、灭菌、粉碎、筛析、混合、提取精制、滤过、浓缩、干燥，以及配料、粉碎、过筛、混合、配制、灌封、包装等，其中配制之前各操作单元已在前面相关章节叙述，本节仅以熔合法为重点，介绍软膏剂成形工艺相关的主要过程单元。

1. 配制 配制方法分为研合法、熔合法与乳化法，各法分别使用相应的设备。

（1）研合法设备：这类制药设备有乳钵、电动乳钵等。在制备过程中若软膏基质稠度适中或主药不宜加热，则在常温下通过研磨即能混合均匀。少量制备时常用软膏药刀在陶瓷或玻璃的软膏板上调制。大量生产时用电动乳钵，但生产效率低。

（2）熔合法设备：这类制药设备有装有搅拌器的夹层熔融锅、电动搅拌混合机、三滚筒软膏研磨机等。

操作时应注意熔点较高的基质，如蜂蜡、石蜡等应先加热熔融；熔点较低的基质，如凡士林、羊毛脂等随后加入熔化,必要时可趁热用纱布进行过滤。再将处理好的药物加入适宜温度的基质溶液中搅拌冷凝,以防止药粉下沉。大生产时多采用装有搅拌器的夹层熔融锅或电动搅拌混合机,配合齿轮泵循环数次即可混匀。含不溶性固体药粉的软膏,可通过研磨机使之混合均匀无颗粒感。

（3）乳化法设备：这类制药设备有乳钵、高压乳匀机、胶体磨、高速搅拌机、超声波发生器等。

2. 灌封 系将配制后的软膏或乳膏灌封于铝管或其他内包装容器内的操作过程（每批药液应在配制后 24 小时内全部灌封结束）。操作初始要连续检测装量,稳定后每小时监测 1 次。将灌封后合格的中间产品转中间站存放（在 20℃以下保存）,不合格品装入洁净塑料袋内,生产结束后统一销毁。

3. 包装与贮藏 软膏或乳膏剂的包装或贮藏条件不当,常引起软膏或乳膏剂的酸败、变色、变硬等变质现象。软膏或乳膏剂一般用软膏管（锡、铝、塑料）和塑料盒进行包装。除另有规定外,软膏剂应避光密封贮存。

六、生产过程中可能出现的问题与解决办法

1. 粗糙感 指软膏或乳膏剂涂布于皮肤时有大小不均匀的颗粒。制备时因一些难溶性的固体物料或基质没有进行粉碎或完全熔融后加入造成,可通过将固体物料或基质先粉碎或磨成细粉,过筛（如 100～120 目）,再与基质混合均匀给予解决。

2. 分离 含有石蜡成分的软膏或乳膏剂,贮存于温热处容易引起分离。含不溶性药物的软膏或乳膏剂贮存在温热处,药物易沉于容器底部。水溶性基质的软膏剂久贮存时易析水。如出现上述情况,量大时应在使用前重新搅拌均匀。

3. 酸败 指乳膏剂在制备或贮存过程中,因受外界因素（光、热、空气等）及微生物的作用,使水相、油相或乳化剂发生变质的现象。制备时可添加抗氧剂、防腐剂或严密包装防止酸败。

4. 氧化与还原 含重金属盐的软膏,久贮存易被氧化或还原,改变外观降低疗效,甚至产生毒性。此类软膏剂应临时配制,不宜长期贮存。

七、典型品种举例

例1 **正金油软膏**

【处方】 薄荷脑 150g 薄荷素油 120g 樟脑 80g 樟油 80g 桉油 30g 丁香罗勒油 30g

【制法】 以上六味,混匀;将适量石蜡、地蜡、蜂蜡及凡士林加热熔融,滤过,放冷至 100℃以下,加入薄荷脑等六味的混合物,制成 1 000g,混匀,分装,即得。

【功能与主治】 驱风兴奋,局部止痛、止痒。用于中暑头晕,伤风鼻塞,蚊叮虫咬。

【用法与用量】 外用。涂于患处。

例2 **冰黄肤乐软膏**

【处方】 大黄 30g 姜黄 20g 硫黄 20g 黄芩 4g 甘草 4g 冰片 2g 薄荷脑 1.8g

【制法】 以上七味,取大黄、姜黄、黄芩、甘草粉碎成极细粉;硫黄研成极细粉;冰片、薄荷脑研匀;将上述极细粉及经配研的冰片、薄荷脑加入软膏基质 918.2g（基质制备:取甘油 80g、硬脂酸120g、三乙醇胺 30g、液状石蜡 180g、石蜡 80g、羟苯乙酯 1.5g,蒸馏水加至 1 000g,置于容器中,加热至 85～90℃,待完全溶化,停止加热,搅拌至冷凝,即得）中,搅拌均匀,制成 1 000g,即得。

【功能与主治】 清热燥湿,活血祛风,止痒消炎。用于湿热蕴结或血热风燥引起的皮肤瘙痒;神经性皮炎、湿疹、足癣及银屑病瘙痒性皮肤病见上述证候者。

【用法与用量】 外用,涂搽患处。一日 3 次。

第三节 膏 药

一、膏药的定义、特点

膏药系指饮片、食用植物油与红丹（铅丹）或官粉（铅粉）炼制成膏料，摊涂于裱褙材料上制成的供皮肤贴敷的外用制剂。前者称黑膏药，后者称白膏药。

临床上常用黑膏药。黑膏药一般为黑褐色的油润固体，乌黑光亮，用前需烘软，一般贴于患处，亦可贴于经络穴位，发挥保护、封闭及拔毒生肌、收口、消肿止痛等局部作用；或经透皮吸收，发挥药物的祛风散寒、行滞祛瘀、通经活络、强壮筋骨等功效，治疗跌打损伤、风湿痹痛等，以弥补内服药药力不足。

知识链接

薄贴论

今所用之膏药，古人谓之薄贴。其用大端有二：一以治表，一以治里。治表者，如呼脓去腐，止痛生肌，并撼风护肉之类。其膏宜轻薄而日换，此理人所易知；治里者，或驱风寒，或和气血，或消痰痞，或壮筋骨，其方甚多，药亦随病加减。其膏宜重浓而久贴，此理人所难知，何也？盖人之疾病，由外以入内，其流行于经络脏腑者，必服药乃能驱之。若其病既有定所，在于皮肤筋骨之间，可按而得者，用膏贴之，闭塞其气，使药性从毛孔而入其腠理，通经贯络，或提而出之，或攻而散之，较之服药尤有力，此至妙之法也。故凡病之气聚血结而有形者，薄贴之法为良。但制膏之法，取药必真，心志必诚，火候必至，方能有效，否则不能奏功。

二、膏药的质量要求及检查

膏药在生产与贮藏期间应符合下列有关规定。

1. 饮片应适当碎断，按各品种项下规定的方法加食用植物油炸枯；质地轻泡不耐油炸的饮片，宜待其他饮片炸至枯黄后再加入。含挥发性成分的饮片、矿物药以及贵重药应研成细粉，于摊涂前加入，温度应不超过70℃。

2. 制备用红丹、官粉均应干燥，无吸潮结块。

3. 炸过药的油炼至"滴水成珠"，加入红丹或官粉，搅拌使充分混合，喷淋清水，膏药成坨，置清水中浸渍。

4. 膏药的膏体应油润细腻、光亮、老嫩适度、摊涂均匀、无飞边缺口，加温后能粘贴于皮肤上且不移动。黑膏药应乌黑、无红斑；白膏药应无白点。

5. 除另有规定外，膏药应密闭，置阴凉处贮存。

除另有规定外，膏药应进行以下相应检查。

【软化点】 照《中国药典》2020年版四部膏药软化点测定法（通则2102）测定，应符合各品种项下的有关规定。

【重量差异】 取供试品5张，分别称定每张总重量，剪取单位面积（cm²）的裱褙，称定重量，换算出裱褙重量，总重量减去裱褙重量，即为膏药重量，与标示重量相比较，应符合表16-1中的规定。

表 16-1 《中国药典》2020 年版规定的膏药重量差异限度

标示重量	重量差异限度
3g 及 3g 以下	±10%
3g 以上至 12g	±7%
12g 以上至 30g	±6%
30g 以上	±5%

三、膏药生产车间环境要求

膏药属于表皮外用制剂，一般是非无菌制剂，根据《药品生产质量管理规范》(2010 年修订)及其附录的规定，在生产过程中，中药材和中药饮片的取样、筛选、称重、粉碎、混合等易产生粉尘的操作，应当采取有效措施，以控制粉尘扩散；中药提取、浓缩、收膏工序宜采用密闭系统进行操作，并在线进行清洁，以防止污染和交叉污染。采用密闭系统生产，其操作环境可在非洁净区；采用敞口方式生产，浸膏的配料、粉碎、过筛、混合等操作，其操作环境应当与其制剂配制操作区的洁净度级别相适应。

四、黑膏药的制备

（一）黑膏药的制备工艺流程

黑膏药原材料选择与处理→药料提取→炼油→下丹成膏→去"火毒"→摊涂→质量检查→包装与贮藏。

（二）黑膏药原材料选择与处理

1．植物油 应选用质地纯净、沸点低、熬炼时泡沫少、制成品软化点及黏着力适当的植物油。以麻油为最好，其制成品外观光润。棉籽油、豆油、菜籽油、花生油等亦可应用，但制备时较易产生泡沫，应及时去除。

2．红丹 又称章丹、铅丹、黄丹、东丹、陶丹，为橘红色非结晶性粉末，其主要成分为四氧化三铅(Pb_3O_4)，含量要求在 95% 以上。使用前应干燥，并过筛使成松散细粉，以免聚结成颗粒，下丹时沉于锅底，不易与油充分反应。

3．药料的处理

（1）一般饮片：应适当粉碎。

（2）挥发性药物、不溶性药物：研成细粉，在摊涂前与膏料混匀。

（3）贵重药：研成细粉，在摊涂后撒于膏料表面。

（三）黑膏药的制备方法

1．药料提取 除芳香挥发性、树脂类及贵重饮片，如麝香、冰片、樟脑、乳香等应研成细粉，于摊涂前加入已熔化的膏药中混匀，或摊涂后撒布于膏药表面外，余药一般采用油炸提取。其中质地疏松的花、草、叶、皮等药料，宜待质地坚硬的甲骨类、根茎等饮片炸至枯黄后加入。"炸料"一般炸至表面深褐色，内部焦黄为度（油温控制在 200～220℃）。滤除药渣，即得药油（图 16-1）。

2．炼油 系将去渣后的药油于 300℃ 左右继续加热熬炼，使油脂在高温条件下氧化、聚合、增稠的过程，以炼至"滴水成珠"为度。炼油程度至关重要，过"老"则膏药松脆，黏着力小，贴用时易脱落；太"嫩"则膏药质软，贴后容易移动，且黏着力强，不易剥离。炼油时有大量刺激性浓烟发生，应注意及时排除，并防止着火。

3.下丹成膏　系指在炼成的油液中加入红丹，使反应生成高级脂肪酸铅盐，并促进油脂进一步氧化、聚合、增稠而成膏状的过程。即在270℃以上的高温下，缓缓加红丹于炼油中，边加边搅拌，使油、丹充分化合成为黑褐色的稠厚液体。油、丹皂化为放热反应，温度高达300℃以上，应控制好下丹速度，并注意通风、防火。油、丹用量比一般为500∶(150～210)(冬少夏多)，丹质不纯，用量宜酌增。关于膏药的老、嫩，可取少量滴于水中，随即做出判断：膏黏手，表示太嫩，应继续加热，或补加铅丹后加热；膏不黏手，且稠度适当，表示合格；膏发脆，表示过老，可添加适量炼油或掺入适量较嫩膏药以调整。除经验指标外，测定软化点也是控制膏药老嫩程度的重要方法。

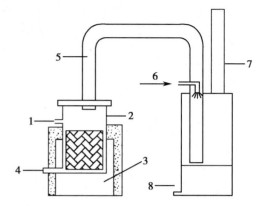

1-进油口；2-铁丝笼；3-炉膛；4-出油口；5-排烟管；6-进水喷淋；7-接鼓风机排气；8-废水出口。

图 16-1　黑膏药提取与炼油示意图

4.去"火毒"　油、丹化合制成的膏药若直接应用，常对局部产生刺激，轻者出现红斑、瘙痒，重者发疱、溃疡，这种刺激反应俗称"火毒"。所谓"火毒"，很可能是在高温时氧化、分解生成具有刺激性的低分子产物，如醛、酮、脂肪酸等，大多具有水溶性、挥发性或不稳定性。在水中浸泡或动态流水可以去除。因此膏药制成后，大多将其徐徐倾入冷水中浸渍24小时，以去火毒。

5.摊涂　取膏药团块置于适宜的容器中，文火或水浴上热熔，60～70℃保温，加入细料药搅匀，用竹签蘸取规定量，摊涂于纸或布等裱褙材料上，折合包装，置阴凉处贮藏。

(四)包装与贮藏

膏药的裱褙材料一般采用漂白细布或无纺布。膏面覆盖物多采用硬质纱布、塑料薄膜及玻璃纸等，以避免膏片互相黏着及防止挥发性成分挥散。膏药制成后一般用塑料薄膜、镀铝膜袋等密封后保存。除另有规定外，膏药应密闭，置阴凉处贮存。

五、白膏药的制备

白膏药的制法与黑膏药略同，但比黑膏药的制备难度稍大。一般制备时要注意以下几点：①炼油时须稍老点；②油要纯净，药物须干净无灰尘；③过滤时药油勿损耗过多，以免影响油粉比例；④加入宫粉时需将药油冷至100℃以下，以免溢锅；⑤宫粉的用量较黄丹为多。

六、生产过程中可能出现的问题与解决办法

(一)提取问题

将药料与植物油高温加热的目的是使药料中有效成分充分提取出来。植物油系非极性溶媒，药材中的生物碱盐类、某些苷类等极性成分是不溶的；而中药中可溶解的树脂、蒽醌类及挥发性成分，在320～330℃的高温下易分解挥发。为解决这一问题，近年有将"粗料"药用水煎浓缩成膏，再与基质混合均匀，最后混入挥发性药物与细料药；也有根据中药成分特性，综合运用适宜方法提取。这些方法能够减少或避免中药在高温熬炼时的损失。

(二)炼油问题

"炼油"为制备膏药的关键，其实质是油经高温炼制，发生复杂的氧化、聚合反应，黏度逐渐增大，达到制膏要求。若油脂氧化聚合过度，则失去弹性及黏性，变成脆性固体，导致膏药质脆，

黏着力小,易脱落。现在可用压缩空气炼油,45分钟即可达到"滴水成珠"的程度,且安全不易着火;亦可用强化器装置炼油,使油的增稠反应加速,炼油只需6~16分钟,此法可使成品中的丙烯醛减少。

(三)药油下丹

油与金属氧化物经高温熬制,使不溶于油的金属氧化物转变为可溶状态,这实质上是脂肪酸甘油酯与Pb_3O_4及少量氧化铅(PbO)作用生成脂肪酸铅盐的过程。生成的脂肪酸铅盐又催化植物油氧化、聚合,增稠成膏。若温度过高,反应过度,会使油脂老化焦枯,最终成品硬脆而不合要求;而温度过低会降低丹的反应。因此,一般应于320℃左右下丹,且应注意下丹速度。

七、典型品种举例

例 狗皮膏

【处方】 生川乌80g 生草乌40g 羌活20g 独活20g 青风藤30g 香加皮30g 防风30g 铁丝威灵仙30g 苍术20g 蛇床子20g 麻黄30g 高良姜9g 小茴香20g 官桂10g 当归20g 赤芍30g 木瓜30g 苏木30g 大黄30g 油松节30g 续断40g 川芎30g 白芷30g 乳香34g 没药34g 冰片17g 樟脑34g 丁香17g 肉桂11g

【制法】 以上二十九味,乳香、没药、丁香、肉桂分别粉碎成粉末,与樟脑、冰片粉末配研,过筛,混匀;其余生川乌等二十三味酌予碎断,与食用植物油3 495g同置锅内炸枯,去渣,滤过,炼至滴水成珠。另取红丹1 040~1 140g,加入油内,搅匀,收膏,将膏浸泡于水中。取膏,用文火熔化,加入上述粉末,搅匀,分摊于兽皮或布上,即得。

【功能与主治】 祛风散寒,活血止痛。用于风寒湿邪、气血瘀滞所致的痹病,症见四肢麻木、腰腿疼痛、筋脉拘挛,或跌打损伤、闪腰岔气、局部肿痛;或寒湿瘀滞所致的脘腹冷痛、行经腹痛、寒湿带下、积聚痞块。

【用法与用量】 外用。用生姜擦净患处皮肤,将膏药加温软化,贴于患处或穴位。

【注】 本品用于孕妇时,忌贴腰部和腹部。

第四节 其他外用膏剂

一、贴膏剂

(一)贴膏剂的含义、特点

1.含义 贴膏剂是指原料药物与适宜的基质制成膏状物、涂布于背衬材料上供皮肤贴敷、可产生全身性或局部作用的一种薄片状柔性制剂。

2.特点 贴膏剂为一些长期性疾病、慢性疾病和局部镇痛、消炎等疾病的治疗及预防提供了一种简单、方便、有效的给药方式,具有明显的特点。

(1)贴膏剂中的药物经皮肤渗透产生疗效,能避免肝脏"首过作用",避免药物在胃肠道的破坏。

(2)使用方便,根据病情需要,可随时粘贴或撕掉,提高患者的顺应性。

(3)有些全身用药的透皮贴剂,贴于完整的皮肤表面上,药物可较长时间地恒速释放,减少给药次数。

(4)作用强、剂量小的药物是制备贴膏剂的理想选择,但对皮肤具有强烈刺激性、致敏性的药物不宜制成贴膏剂。

（二）贴膏剂的分类

贴膏剂包括橡胶贴膏和凝胶贴膏。

1. 橡胶贴膏　又称橡胶膏剂，系指原料药物与橡胶等基质混匀后涂布于背衬材料上制成的贴膏剂。橡胶贴膏有2种类型：①不含药的橡胶贴膏（胶布）；②含药的橡胶贴膏，如伤湿止痛膏等。

2. 凝胶贴膏　又称巴布剂或凝胶膏剂，系指原料药物与适宜的亲水性基质混匀后涂布于背衬材料上制成的贴膏剂。

知识链接

巴布剂的发展史

巴布剂早期称泥罨剂，在日本有较久的应用历史。其一般是将麦片等谷物与水、乳、蜡等混合成泥状，使用时涂布在纱布上，贴于患处，也称泥状巴布剂。随着医药化学工业的发展，新型高分子材料的出现，凝胶膏剂的基质组成更科学合理，给药剂量更准确，已发展成为定型凝胶膏剂，该剂型正逐步受到人们的重视。

（三）贴膏剂的质量要求及检查

1. 外观　贴膏剂的膏料应涂布均匀，膏面应光洁，色泽一致，无脱膏、失黏现象。背衬面应平整、洁净、无漏膏现象。

2. 含膏量　按照《中国药典》2020年版四部贴膏剂（通则0122）【含膏量】项下检查法检查。橡胶贴膏照第一法检查，凝胶贴膏照第二法检查。

3. 耐热性　按照《中国药典》2020年版四部贴膏剂（通则0122）【耐热性】项下检查法检查。除另有规定外，橡胶贴膏取供试品2片，除去盖衬，在60℃加热2小时，放冷后，背衬应无渗油现象；膏面应有光泽，用手指触试应仍有黏性。

4. 赋形性　按照《中国药典》2020年版四部贴膏剂（通则0122）【赋形性】项下检查法检查。取凝胶贴膏供试品1片，置37℃、相对湿度64%的恒温恒湿箱中30分钟，取出，用夹子将供试品固定在一平整钢板上，钢板与水平面的倾斜角为60°，放置24小时，膏面应无流淌现象。

5. 黏附力　除另有规定外，凝胶贴膏照黏附力测定法（通则0952第一法）、橡胶贴膏照黏附力测定法（通则0952第二法）测定，均应符合各品种项下的规定。

6. 含量均匀度　除另有规定外，凝胶贴膏（除来源于动、植物多组分且难以建立测定方法的凝胶贴膏外）照《中国药典》2020年版四部含量均匀度检查法（通则0941）测定，应符合规定。

7. 微生物限度　除另有规定外，按照《中国药典》2020年版四部非无菌产品微生物限度检查：微生物计数法（通则1105）和控制菌检查法（通则1106）及非无菌药品微生物限度标准（通则1107）检查，凝胶贴膏应符合规定，橡胶贴膏每10cm²不得检出金黄色葡萄球菌和铜绿假单胞菌。

（四）贴膏剂的制备

1. 贴膏剂的组成

（1）橡胶贴膏的组成

1）膏料层：由药物和基质组成，为橡胶贴膏的主要部分。基质主要包含：①生橡胶。②增黏剂：以往常用松香。因松香中所含的松香酸会加速橡胶贴膏的老化，现多采用具有抗氧化、耐光、耐老化和抗过敏等性能的甘油松香酯、氢化松香、β-蒎烯等新型材料。③软化剂：常用凡士林、羊毛脂、液状石蜡、植物油等，也可用邻苯二甲酸二丁酯、邻苯二甲酸二辛酯等。④填充剂：常用氧化锌（药用规格）、锌钡白（俗称立德粉）。

2）裱褙材料：一般采用漂白细布，亦有用聚乙烯、软聚氯乙烯片者。

3）膏面覆盖物（内衬）：多用塑料薄膜、硬质纱布或玻璃纸，用于避免膏片相互黏着及防止挥发性药物挥散。

（2）凝胶贴膏的组成

1）背衬层：为基质的载体，可采用漂白布或无纺布。

2）防黏层：即膏面覆盖物，起保护膏体、防止粘连的作用。一般选用聚丙烯、聚乙烯薄膜或离型纸（防黏纸）。

3）膏料层：是凝胶贴膏的主要部分，由药料与基质组成。基质的原料主要包括①黏合剂：常用的有海藻酸钠、西黄蓍胶、明胶、聚丙烯酸及其钠盐、羧甲基纤维素及其钠盐。②保湿剂：常用聚乙二醇、山梨醇、丙二醇、甘油及它们的混合物。③填充剂：常用微粉硅胶、二氧化钛、碳酸钙、高岭土及氧化锌等。④渗透促进剂：可用氮酮、二甲基亚砜、尿素等，近年来多用氮酮。另外，还可根据药物的性质加入表面活性剂等附加剂。

2. 贴膏剂的制备方法

（1）橡胶贴膏的制备方法：有溶剂法与热压法。

1）溶剂法：制备过程单元的操作分为六个步骤。

A. 提取药料：常用有机溶剂以浸渍、回流、渗漉等方法提取，提取液回收溶剂后备用。能溶于橡胶基质中的药物直接加入基质中，如薄荷脑、冰片、樟脑等。

B. 制备胶浆：是橡胶贴膏制备的主要操作之一，一般制法分两个步骤。

a. 压胶：取生橡胶洗净，于50～60℃加热干燥或晾干，切成大小适宜的条块，在炼胶机中压成网状胶片，摊在铁丝网上去静电。

b. 浸胶：将网状胶片浸入适量汽油中，浸泡18～24小时（冬季浸泡时间宜长，夏季宜短），至完全溶胀成凝胶状，即得胶浆。浸泡时须密闭，以防止汽油挥发引起火灾。

C. 制备膏料：将胶浆移入打膏机中搅拌，依次加入凡士林、羊毛脂、液状石蜡、松香、氧化锌等制成基质，再加入药物浸膏，继续搅拌成均匀含药胶浆，在滤胶机上压过筛网，即得膏料。

D. 涂布膏料：将膏料置于装好细白布的涂料机上（图16-2），利用上、下滚筒将膏料均匀涂布在缓慢移动的布面上，通过调节两滚筒间距离来控制涂膏量。

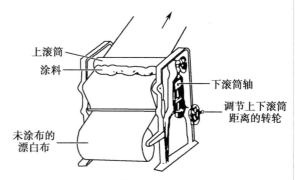

图 16-2　橡胶贴膏涂料机的涂料部分

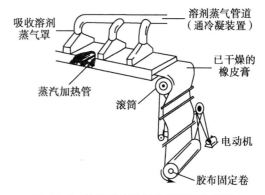

图 16-3　橡胶贴膏涂料机溶剂回收装置

E. 回收溶剂：涂了膏料的胶布，以一定速度进入封闭的溶剂回收装置（图16-3），经蒸汽加热管加热，汽油蒸发，由鼓风机送入冷凝系统，回收。

F. 切割加衬与包装：将干燥的橡胶膏置切割机上切成规定的宽度，再移至纱布卷筒装置上（图16-4）。使膏面覆上脱脂硬纱布或塑料薄膜等以避免黏合，最后用切割机切成一定大小规格后包装，即得。

溶剂法制浆工艺比较成熟，国内药厂普遍

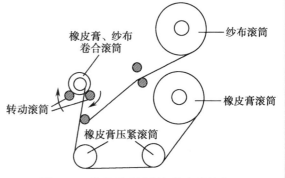

图 16-4　橡胶贴膏涂料机纱布卷筒装置

采用此法。但本法采用大量汽油作溶剂,安全性较差,需要回收装置。

2)热压法:是将胶片用处方中的油脂性药物等浸泡,待溶胀后再加入其他药物和立德粉或氧化锌、松香等,炼压均匀,涂膏盖衬。

该方法不用汽油打胶,安全性高,但成品膏面欠光滑。

(2)凝胶贴膏的制备方法:将高分子物质胶溶,按一定顺序加入黏合剂等其他附加剂,制成均匀基质后再与药物混匀,涂布,压合防黏层,分割,包装,即得。

二、贴　　剂

(一)贴剂的含义、特点

1. 含义　系指原料药物与适宜的材料制成的供贴敷在皮肤上的,可产生全身性或局部作用的一种薄片状柔性制剂。

2. 特点　同贴膏剂。

(二)贴剂的质量要求及检查

贴剂在生产与贮藏期间应符合下列有关规定。

1. 贴剂外观应完整光洁,有均一的应用面积,冲切口应光滑,无锋利边缘。

2. 粘贴层涂布应均匀,用有机溶剂涂布的贴剂,应对残留溶剂进行检查。

3. 贴剂的黏附力等应符合要求。

4. 除另有规定外,贴剂应密封贮存。

5. 除另有规定外,贴剂应在标签和/或说明书中注明每贴所含药物剂量、总的作用时间及药物释放的有效面积。

除另有规定外,贴剂应进行黏附力、含量均匀度、质量差异、释放度、微生物限度等相应检查,应符合《中国药典》2020 年版相关规定。

(三)贴剂的制备

1. 贴剂的组成　由药物储库层、黏胶层及背衬、盖衬层组成。

(1)药物储库层:主要负载药物,控制药物释放速率。常用材料有乙烯 - 醋酸乙烯共聚物(EVA)、硅橡胶、聚乙二醇(PEG)等。

(2)黏胶层:黏胶层常用压敏胶作黏合剂。黏合剂必须与药物有良好的生物相容性和较高的药物负载量,能够耐受高剂量促透剂并不损失黏性,能长时间粘贴在皮肤上,在揭下时痛感轻微。常用聚异丁烯压敏胶(PIB)、聚丙烯酸酯压敏胶、硅酮压敏胶、水凝胶压敏胶(主要为 PEG 与 PVP 的均聚物、共聚物或共混物)。

(3)背衬、盖衬层:背衬层材料可用棉布、无纺布、纸等,盖衬层材料用防黏纸、塑料薄膜、铝箔 - 聚乙烯复合膜、硬质纱布等。

2. 制备方法　药物分散在基质中,涂布于背衬材料上,加热烘干,再进行黏胶层涂布,最后覆盖上盖衬材料以防黏结。

三、糊　　剂

(一)糊剂的含义

糊剂系指大量的原料药物固体粉末(一般 25% 以上)均匀地分散在适宜的基质中所组成的半固体外用制剂。

(二)糊剂的分类

糊剂可分为脂肪糊剂和含水凝胶性糊剂。

脂肪糊剂的基质多用凡士林、羊毛脂或其混合物等,有的加入适量药物增加其止痒、消炎等作用。具有油腻性,常用于疮疡疖肿、烧烫伤等。

含水凝胶性糊剂,多以甘油明胶、淀粉、甘油或其他水溶性凝胶为基质制成,无油腻性,易清洗。

糊剂因含有大量粉末,故可吸收脓性分泌液,且大量粉末在基质中形成一些空隙,一般不妨碍皮肤的正常排泄,具有收敛、消毒、吸收分泌物作用。适用于多量渗出的皮肤,慢性皮肤病如亚急性皮炎、湿疹及结痂成疮等轻度渗出性病变。

对于渗出液较多的创面,使用脂肪糊剂会阻止分泌液流出,使之形成微生物繁殖的良好条件,因而使用水溶性凝胶糊剂较好,且洁净易清洗。

(三)糊剂的制备

通常是将药物粉碎成细粉,粉状药物应过六号筛。也有将药物按所含有效成分采用适当方法提取制得干浸膏,再粉碎成细粉,与基质搅拌均匀,调成糊状。基质需加热时,温度不应过高,一般应控制在70℃以下,以免淀粉糊化。

四、凝 胶 剂

(一)凝胶剂的定义

凝胶剂系指原料药物与能形成凝胶的辅料制成的具凝胶特性的稠厚液体或半固体制剂。除另有规定外,凝胶剂限局部用于皮肤及体腔,如鼻腔、阴道和直肠等。

(二)凝胶剂的分类与特点

凝胶剂根据基质性质不同,分为水性凝胶与油性凝胶。水性凝胶基质一般由水、甘油或丙二醇与纤维素衍生物、卡波姆和海藻酸盐、西黄蓍胶、明胶、淀粉等构成;油性凝胶基质由液状石蜡与聚乙烯或脂肪油与胶体硅或铝皂、锌皂等构成。临床上应用较多的是水性凝胶剂。

水性凝胶剂具有制备简单、使用方便、与用药部位亲和力强、滞留时间长、易洗脱、不污染衣物、毒副作用小等特点。

(三)凝胶剂的制备

凝胶剂的制备工艺流程为:物料准备→药物的溶解或分散→基质的配制→混合→调整浓度→质检→包装等。

实训十三 外用膏剂的制备及质量评定

(一)实训目的

1. 掌握不同类型基质的软膏剂的制备方法。
2. 掌握软膏中药物的释放方法,比较不同软膏基质对药物释放的影响。
3. 了解软膏剂的质量评定方法。

(二)实训条件

1.场地 实验室、实训车间。

2.材料 三乙醇胺、甘油、硬脂酸、羊毛脂、凡士林、尼泊金乙酯、液状石蜡等。

3.仪器与设备 恒温水浴、电子秤、玻璃棒、烧杯、乳钵、温度计等。

(三)实训内容

1.盐酸小檗碱软膏

【处方】 盐酸小檗碱0.5g 凡士林适量 液状石蜡适量

【制法】　取盐酸小檗碱置乳钵中,加少量(约 2ml)液状石蜡,研磨至均匀细腻糊状,再分次递加凡士林至全量,研匀即得。

2．O/W 型乳剂基质

【处方】　硬脂酸 17g　三乙醇胺 2g　液状石蜡 25g　羊毛脂 2g　甘油 5ml　尼泊金乙酯 0.1g
纯化水加至 100ml

【制法】　取硬脂酸、液状石蜡、羊毛脂在水浴中加热至熔融,继续加热至 75℃,另将三乙醇胺、尼泊金乙酯及纯化水 25ml,加热至 75℃,慢慢倒入硬脂酸等混合物中,边加边搅拌,加完后继续搅拌至 40℃(此时基质乳化后由细变粗,又由粗变细)冷凝,即得。

【质量检查】

(1)外观:色泽应均匀细腻,具有适宜黏稠度,无酸败、异臭、变色、变硬等现象。

(2)微生物限度要求:每克不得检查金黄色葡萄球菌、铜绿假单胞菌,细菌数、霉菌数、酵母菌数每克不得超过 100cfu。

(3)pH 值测定:取软膏适量,加水振摇,分取水溶液加酚酞或甲基红指示液均不得变色。

(四)实训提示

1．盐酸小檗碱与液状石蜡混合时液状石蜡需慢慢加入,边加边研磨使成细糊状;凡士林的加入常用配研法。

2．油相的乳化须用水浴加热;油水两相混合时温度应相等,并不断搅拌至冷凝。

3．可模拟实际生产过程,以生产指令的方式下达工作任务,使学生了解药品生产企业生产管理过程,培养学生生产管理意识。

4．应注意按处方要求正确称量,双人核对。

5．物料间的相对密度不同时,需在混合器中先加密度小的组分,后加密度大的组分,以使两种组分间产生相对位移而保证混匀,并注意控制混合的时间。

6．操作中应注意清洁卫生,操作完毕应对操作环境进行清场。

7．可编制批生产记录表、清场记录表,要求学生实训后填写。

(五)实训结果与结论

品种	盐酸小檗碱	O/W 型乳剂基质
外观性状		
粒度		
pH 值		
结论		

（邹　毅）

扫一扫,测一测

? 复习思考题

1．软膏剂的含义是什么?有何特点?

2．药物是怎样透皮吸收的?通过哪几种途径?

3．膏药的含义是什么?有何特点?

4．膏药有哪些质量要求?

5．橡胶贴膏、凝胶贴膏、贴剂的含义各是什么?各分别由哪几部分组成?

第十七章 栓 剂

PPT 课件

学习目标

1. 掌握栓剂的含义、特点、分类及质量要求。
2. 熟悉栓剂的制备方法、工艺流程及操作要点。
3. 了解栓剂常用基质的类型及适用范围，主要品种的性质和应用。

知识导览

第一节 栓 剂 认 知

一、栓剂的含义、特点及分类

（一）栓剂的含义

栓剂系指原料药物与适宜基质等制成供腔道给药的固体制剂。栓剂在常温条件下为固体，并具有适宜的坚韧度；放入腔道后，在体温下能迅速融化、软化或溶解，并与分泌液混合，逐渐释放出药物，产生局部或全身治疗作用。

（二）栓剂的特点

栓剂因为吸收途径不同，可在腔道内起局部作用，或由腔道吸收至血液起全身作用。

1.局部作用 栓剂可在腔道发挥药效，起到润滑、抗菌、杀虫、收敛、止痛、止痒等局部作用。

2.全身作用 栓剂经腔道吸收进入血液后可发挥全身作用。其与口服给药不同的是：①药物不会受酶和胃肠道 pH 值的破坏而失去活性；②避免药物对胃黏膜的刺激性；③药物经直肠吸收，大部分不受肝脏首过作用影响；④直肠吸收比口服的干扰因素少。

栓剂用法简便，剂量准确，适用于不能或不愿口服给药的患者，尤其适宜婴儿和儿童用药；是伴有呕吐患者治疗的有效途径之一。但栓剂也有一些缺点，如吸收不稳定，应用时不如口服制剂方便等。

（三）栓剂的分类

栓剂因施用腔道的不同，可分为直肠栓、阴道栓和尿道栓。常用的栓剂有直肠栓和阴道栓。栓剂的性状和大小不尽相同，如图 17-1 所示，直肠栓多为鱼雷形、圆锥形或圆柱形等；阴道栓多为鸭嘴形、球形或卵形等；尿道栓较少用。

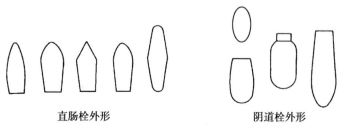

直肠栓外形　　　　　阴道栓外形

图 17-1 常用栓剂形状

二、栓剂的质量要求及检查

1. 药物与基质要混合均匀,外形要完整光滑,具有适宜的硬度,以免在包装或贮存时变形、破碎。

2. **重量差异** 按照《中国药典》2020 年版四部栓剂(通则 0107)项下重量差异法检查,应符合规定(表 17-1)。

检查法:取供试品 10 粒,精密称定总重量,求得平均重量后,再分别精密称定每粒的重量。每粒重量与平均重量相比(有标示粒重的中药栓剂,每粒重量应与标示重量比),按表 17-1 中的规定,超出重量差异限度的不得多于 1 粒,并不得超出限度 1 倍。

表 17-1 《中国药典》2020 年版规定的栓剂重量差异

标示重量(或平均重量)	重量差异限度
1.0g 及 1.0g 以下	±10%
1.0g 以上至 3.0g	±7.5%
3.0g 以上	±5%

凡规定检查含量均匀度的栓剂,一般不再进行重量差异检查。

3. **融变时限** 按照《中国药典》2020 年版四部融变时限检查法(通则 0922)检查,除另有规定外,脂肪性基质的栓剂均应在 30 分钟内全部融化、软化或触压时无硬心;水溶性基质的栓剂均应在 60 分钟内全部溶解。

4. **膨胀度** 除另有规定外,阴道膨胀栓应检查膨胀值,并符合规定。

5. **微生物限度** 按照《中国药典》2020 年版四部非无菌产品微生物限度检查:微生物计数法(通则 1105)、控制菌检查法(通则 1106)及非无菌药品微生物限度标准(通则 1107)检查,应符合规定。

三、栓剂中药物吸收途径及影响因素

起局部治疗作用的栓剂,药物一般不需要吸收。而发挥全身治疗作用的栓剂,药物则主要经过吸收后再进入各系统。药物吸收的主要途径有:①经直肠上静脉吸收,由门静脉进入肝脏,再由肝脏进入大循环;②经直肠下静脉和肛门静脉吸收,由髂内静脉绕过肝脏,从下腔大静脉直接进入大循环;③直肠淋巴系统吸收。

药物经过直肠吸收,需要通过直肠黏膜这层类脂屏障,影响药物吸收的因素主要有:

1. **生理因素** 栓剂在直肠中作用部位的不同影响药物的吸收。当栓剂放入距肛门口 2cm 处时,50%~70% 的药量可不经过门肝系统。另外,直肠内容物的存在、腹泻及组织脱水等情况都将影响药物的吸收。直肠液的 pH 值约为 7.4,且没有缓冲能力,会影响弱酸弱碱性药物的吸收。

2. **药物因素** 药物的溶解度、脂溶性与解离度及粒径大小等均可影响药物在直肠的吸收。难溶性药物可以制成对应的盐类或衍生物,亦可通过减少粒径大小来增加药物的溶出。脂溶性好、非解离型的药物更易吸收。

3. **基质因素** 水溶性药物分散在油脂性基质中,药物能较快地从基质中释放出来,而后分散到分泌液中,吸收速度较快。脂溶性药物分散在油脂性基质,药物须由油性基质转入分泌液中才能被吸收,吸收速度受药物油水分配系数的影响。适量的表面活性剂能增加药物的亲水性,加速药物向分泌液中转移,利于药物的释放吸收。

四、栓剂生产车间环境要求

根据《药品生产质量管理规范》(2010年修订)及其附录的规定,中药栓剂生产的暴露工序区域及其直接接触药品的包装材料最终处理的暴露工序区域的洁净级别,应达到"无菌药品"附录中D级洁净区要求,企业可根据产品的标准和特性对该区域采取适当的微生物监控措施。

第二节 栓剂的基质

一、栓剂基质应具备的性质

制备栓剂的材料多为基质、药物和润滑剂等,其中基质所占比例较大。作为理想的基质应具备:①在室温条件下有适宜的坚韧度,放入腔道时不变形、不破碎,在体温下易软化、融化或溶化;②与主药无配伍禁忌,本身无毒性、无过敏性、对黏膜无刺激性,不影响主药的含量测定;③熔点与凝固点相距不宜过大,具有润湿或乳化能力,能混入较多的水;④贮藏过程中性质稳定,不易变质等。

二、栓剂常用基质的种类

(一)油脂性基质

1.可可豆脂 为脂肪酸甘油酯,所含酸的比例不同,甘油酯混合物的熔点也不同,释药速度也会有所差异。通常为黄白色固体(熔程为31~34℃),加热至25℃时开始软化,在体温作用下能快速融化;在10~20℃时质地硬脆易粉碎,且能与多数药物混合形成可塑性团块;当加入10%以下的羊毛脂时可增加其可塑性。可可豆脂具有同质多晶型,有α,β和γ三种晶型,其中α,γ晶型均不稳定,熔点较低;β晶型较稳定(熔点为34℃),当加热至36℃后再冷却,则会掺杂α,γ晶型且熔点仅为24℃,导致其难以成形。因此,制备栓剂处理基质时应缓缓加热,待基质熔化至约2/3时停止加热,让余热使其全部熔化;亦可加入少量的稳定晶型作为晶核,促使不稳定晶型转变成稳定晶型。由于其同质多晶型和含油酸等不稳定因素,已逐渐被半合成、全合成脂肪酸甘油酯类基质所取代。

2.半合成、全合成脂肪酸甘油酯类 系游离脂肪酸经部分氢化再与甘油酯化得到的混合酯,不饱和基团较少,具有适宜的熔点,不易酸败,利于贮存。目前,此类基质为取代天然油脂较理想的栓剂基质。国内已有批量生产的半合成椰油酯、半合成棕榈酸酯和混合脂肪酸甘油酯等,亦有全合成的硬脂酸丙二醇酯。

3.氢化植物油 将植物油加压,使之部分或全部氢化得到的白色固体脂肪,又称为半硬化油或硬化油。由于所含不饱和基团较少,故比原来的油脂稳定。本类基质释药能力较差,可加入适量表面活性剂加以改善。

(二)水溶性及亲水性基质

1.甘油明胶 为甘油、明胶与水按7:2:1的比例制成,具有弹性,不易折断,在体温作用下不熔化,但塞入腔道后可缓缓溶于分泌液中。以甘油明胶为基质的栓剂,贮存时应注意在干燥环境中的失水。本品常作阴道栓的基质,其中含有的明胶为胶原水解产物,故本品不适用于鞣酸、重金属等能使蛋白质性质发生变化的药物。本品易滋生霉菌等微生物,常加入抑菌剂。

2.聚乙二醇类 聚乙二醇的熔点和相对分子质量关系较大,通常以2种或2种以上不同相对分子质量的聚乙二醇按一定比例熔融制得理想的栓剂基质。本品在体温作用下不熔化,但能缓缓溶于直肠体液中而释放药物。本品因吸湿性强,故对直肠黏膜有刺激,可以加入约20%的水或在栓剂表面涂一层鲸蜡醇或硬脂醇薄膜,以防止刺激。制成的栓剂温度略高亦不软化,无须冷藏,方便贮存,但吸湿受潮后易变形。

3. 聚氧乙烯(40)单硬脂酸酯类　商品名为"S-40",为聚乙二醇的单硬脂酸酯和二硬脂酸酯的混合物,并含有少量游离乙二醇,为白色或淡黄色蜡状固体,熔点 39～45℃,可用作肛门栓、阴道栓基质。

4. 泊洛沙姆　系聚氧乙烯、聚氧丙烯的聚合物,本品型号较多,随聚合度增大,物态从液体、半固体至蜡状固体。较常用的型号为 188 型,本品能促进药物的吸收并可起到缓释与延效作用。

第三节　栓剂的制备

一、栓剂中药物的处理与加入方法

栓剂中一般药物所占比例小,而中药提取物等作为主药需要进行精制除杂,以利于栓剂成形。

1. 不溶性药物　一般应粉碎成细粉,再与基质混匀。

2. 油溶性药物　中药挥发油或冰片等油溶性药物可直接溶于熔化的油脂性基质中;若因药量大而导致基质的熔点降低或栓剂过软,可加入适量蜂蜡、鲸蜡进行调节,或加入适量乳化剂。

3. 水溶性药物　中药水提浓缩液,可直接与熔化的水溶性基质混匀;或用适量羊毛脂混合后,再与油脂性基质混匀;或将提取浓缩液制成干浸膏粉,直接与熔化的油脂性基质混匀。

二、栓剂的附加剂

除基质外,附加剂对栓剂的成形和药物释放也具有重要影响。常用附加剂有:

1. 吸收促进剂　常用氮酮、胆酸、聚山梨酯 80 等。

2. 吸收阻滞剂　如海藻酸、羟丙基甲基纤维素(HPMC)、硬脂酸和蜂蜡等。

3. 增塑剂　如聚山梨酯 80、甘油、脂肪酸甘油酯、蓖麻油等,可使基质具有弹性,降低脆性。

4. 抗氧剂　如没食子酸、鞣酸、维生素 C(抗坏血酸)等具有抗氧化作用的药物,可提高栓剂的稳定性。

5. 防腐剂　如苯甲酸钠、三氯叔丁醇等,可防止水溶性基质腐败变质。

6. 润滑剂　油脂性基质的栓剂可选用软肥皂、甘油各 1 份与 90% 乙醇 5 份制成的醇溶液作润滑剂;水溶性或亲水性基质的润滑剂可以选用液状石蜡、植物油等。

三、置　换　价

置换价系指药物的重量与同体积基质重量的比值。不同处方,用同一栓模制得的栓剂体积大小相等,但由于基质或药物的密度不同而具有不同的重量。在栓剂生产中,确切规格的栓模体积大小通常是固定的,引入置换价可以很方便地计算出栓剂基质的用量。根据置换价可以对药物置换基质的重量进行计算。

置换价的测定:取基质适量,用熔融法制成不含药物的栓剂若干粒,准确称定称取重量,求得每粒不含药的空白栓(纯基质栓),重量为 G,再精密称取适量药物与基质,用熔融法制备含药栓若干粒,并求得每粒含药栓重量为 M,每粒含药栓中的主药重量为 W,那么(M−W)即为含药栓中基质的重量,而 G−(M−W)即为纯基质栓与含药栓中基质重量之差,亦即为与药物同体积(被药物置换)的基质重量。则置换价(f)的计算公式可表达为:

$$f = \frac{W}{G-(M-W)} \qquad \text{式（17-1）}$$

制备每粒栓剂所需基质的理论用量（X）为：

$$X = G - \frac{W}{f} \qquad \text{式（17-2）}$$

常用药物的可可豆脂置换价见表17-2。

表17-2　常用药物的可可豆脂置换价

药物	置换价	药物	置换价
樟脑	2.0	盐酸可卡因	1.3
没食子酸	2.0	薄荷脑	0.7
硼酸	1.5	盐酸吗啡	1.6
鞣酸	1.6	苯酚	0.9
氨茶碱	1.1	苯巴比妥	1.2
巴比妥	1.2	水合氯醛	1.3

例　现制备鞣酸栓剂，已知每粒含鞣酸0.2g，用可可豆脂为基质，空白基质栓重2g，已知鞣酸对可可豆脂的置换价为1.6，求每粒栓剂需要基质多少克？每粒栓剂的实际重量有多少？

解：根据式（17-2），将数值代入，则每粒鞣酸栓剂所需可可豆脂的量为：

$$X = G - \frac{W}{f}$$

$$X = 2 - \frac{0.2}{1.6} = 1.875 \text{（g）}$$

每粒栓剂的实际重量 = 1.875 + 0.2 = 2.075g

答：每粒栓剂需要基质1.875g，每粒栓剂的实际重量为2.075g。

四、栓剂的制备方法

栓剂一般采用搓捏法、冷压法和热熔法制备。搓捏法适于脂肪型基质小量制备；冷压法适于大量生产脂肪性基质栓剂；热熔法适于脂肪性基质和水溶性基质栓剂的制备。

1. 搓捏法　取药物置乳钵中，加入等量的基质研匀后，分次递加剩余的基质，边加边研，使之形成均匀的可塑性团块。然后将团块置于瓷板上，搓揉，加压转动，使之成为圆柱体，再按规定量分割成若干等份，搓捏成适当的形状。此法适用于油脂性基质栓剂的少量制备。

2. 冷压法　取药物置适宜的容器内，加等量的基质混合均匀后，再分次递加剩余的基质混匀，制成团块，冷却后，再将其加工制成粉末或颗粒，装填于制栓机内，通过模型压成一定形状的栓剂。此法适用于油脂性基质栓剂的大量生产。

3. 热熔法　热熔法的制备栓剂工艺流程为：熔融基质→加入药物→注模→冷却→刮削→取出→质量检查→成品。

采用热熔法少量制备栓剂时，可使用栓模。栓模外形如图17-2所示。先将栓模洗净、擦干，用润滑剂少许涂布于栓模内部。将计算量的基质锉成粉末置于水浴上加热使之熔融，加

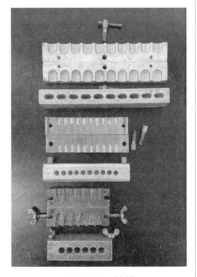

图17-2　栓模

入药物,混合均匀后趁热不间断地倾入栓模中至稍溢出模口,放至冷却,待完全凝固后,用刀切去溢出部分,开启栓模将栓剂取出,栓剂上多余的润滑剂可用滤纸吸去。用热熔法大量生产栓剂采用自动化制栓机。温度和生产效率可根据生产要求进行调整,一般生产效率为 3 500～3 600 粒 /h。

五、栓剂的包装与贮藏

栓剂的内包装应无毒,并且不得影响栓剂的处方组成;外包装多为塑料泡罩或铝箔。栓剂一般应在 30℃以下密闭保存,防止因季节或环境变化受热、受潮等而发生变形、发霉、变质等现象。油脂性基质的栓剂使用前最好存放于冰箱中(−2～2℃)。水溶性基质的栓剂应密闭、低温贮存。

六、生产过程中可能出现的问题与解决办法

1. 外形颜色不均一　主要原因:基质温度过低,会提前凝固,导致栓剂外观颜色不均一。可以在将药物加入熔融基质后迅速搅拌混合均匀,同时将温度控制在 40～50℃来解决。

2. 外形粗糙不完整　主要原因:灌装好的栓剂冷却时间太长,溢出部分不易刮去,且栓剂易断裂;时间太短,栓剂没有完全冷却,刮去溢出部分时,会使成品底部变得粗糙;刮去溢出部分后,栓剂应继续冷却 15～20 分钟,时间过短或过长都可能使栓剂不易脱模,外形不完整。

3. 含量不均匀　主要原因:注模前,基质温度过高会让冷却时间变长,药物下沉。因此,熔融或融化基质时温度不宜过高,加热待基质熔化至约 2/3 时停止加热,让余热使其全部熔化。

七、典型品种举例

例 1　治糜康栓(治糜灵栓)

【处方】　黄柏 500g　苦参 500g　儿茶 500g　枯矾 400g　冰片 100g

【制法】　以上五味,儿茶、枯矾粉碎成细粉;冰片研细;黄柏、苦参加水煎煮三次,第一次 2 小时,第二、三次各 1 小时,合并煎液;滤过,滤液浓缩至相对密度为 1.09～1.11(80℃±5℃)的清膏,加乙醇使含乙醇量为 75%,静置使沉淀,取上清液回收乙醇,浓缩至适量,喷雾干燥,与上述细粉混匀,过筛,加入用聚氧乙烯单硬脂酸酯 2 000～2 060g 及甘油 20ml 制成的基质中,混匀,灌注,注入栓剂模中,冷却,制成 1 000 粒,即得。

【功能与主治】　清热解毒,燥湿收敛。用于湿热下注所致带下病,症见带下量多、色黄质稠、有臭味,或有大便干燥;细菌性阴道病、滴虫性阴道炎、宫颈糜烂见上述证候者。

【用法与用量】　每次 1 粒,隔一日 1 次,睡前清洗外阴部,将栓剂推入阴道深部,10 日为一疗程。

例 2　野菊花栓

【处方】　野菊花 10 000g

【制法】　取野菊花加水煎煮三次,第一次 2 小时,第二次 1 小时,第三次 40 分钟,合并煎液,滤过,滤液浓缩至相对密度为 1.10(50～60℃)的清膏,加乙醇使含醇量为 60%,静置,取上清液,回收乙醇并浓缩至相对密度为 1.17(50℃)的清膏,再加乙醇使含醇量为 80%,静置,取上清液,回收乙醇,并浓缩成稠膏(约 800g)。取混合脂肪酸甘油酯 1 380g,加热使熔化,保温(40℃±2℃)备用。将 60% 乙醇 300g 加入野菊花稠膏中,搅拌均匀,再加入保温的基质中,搅匀,灌入栓剂模中;或取聚乙二醇 1 600g,加热使熔化,加入野菊花稠膏,随加随搅拌,搅匀,倾入涂有润滑剂的栓剂模中,制成 1 000 粒,即得。

【功能与主治】　抗菌消炎。用于前列腺炎及慢性盆腔炎等疾病。

【用法与用量】 肛门给药。每次1粒，一日1~2次或遵医嘱。

例3 蛇黄栓

【处方】 蛇床子（10号粉）1.0g 黄连（10号粉）0.5g 硼酸0.5g 葡萄糖0.5g 甘油适量 甘油明胶适量

【制法】 取蛇床子、黄连、硼酸、葡萄糖加适量甘油研成糊状，将甘油明胶置水浴上加热，待熔化后，再将上述蛇床子等糊状物加入，不断搅拌均匀，倾入已涂有润滑剂的阴道栓膜内，共制成10颗，冷却，削去多余栓块，启模，取出，包装即得。

【功能与主治】 消炎杀虫。用于治疗阴道滴虫。

【用法与用量】 纳入阴道内，一次1颗，一日1次。

实训十四 栓剂的制备及质量评定

（一）实训目的

1. 掌握栓剂的制备方法。

2. 熟悉各类栓剂基质的特点及适用范围。

3. 能对栓剂进行外观、重量差异、融变时限检查。

（二）实训条件

1. 场地 实验室或实训车间。

2. 材料 甘油、硬脂酸、碳酸钠等。

3. 仪器和设备 栓模、蒸发皿、研钵、水浴锅、电炉、分析天平、融变时限检查仪、刀片、烧杯、蒸馏水等。

（三）实训内容

甘油栓

【处方】 甘油16.0g 碳酸钠0.4g 硬脂酸1.6g 蒸馏水2.0g 制成肛门栓6枚

【功能与主治】 本品为缓下药，有缓和的通便作用。用于治疗便秘。

【用法与用量】 每次1枚，纳入肛门。

【制法】 取干燥碳酸钠与蒸馏水置蒸发皿内，搅拌溶解，加甘油混合后置水浴上加热，加热同时缓缓加入硬脂酸细粉并随加随搅拌，待泡沫停止、溶液澄明后，注入已涂有润滑剂（液状石蜡）的栓模中，冷却，削去溢出部分，脱模，即得。

【操作注意】

（1）本品系以硬脂酸与碳酸钠生成钠皂，由于肥皂的刺激性与甘油较高的渗透压而能增加肠蠕动，呈现泻下作用。其化学反应式为：

$$2C_{17}H_{35}COOH + Na_2CO_3 \rightarrow 2C_{17}H_{35}COONa + CO_2\uparrow + H_2O$$

甘油栓中含有大量甘油，甘油与钠皂混合使之硬化呈固体凝胶状，二者均具轻泻作用。

（2）制备甘油栓时，硬脂酸细粉应少量分次加入，与碳酸钠充分反应，直至泡沫停止、溶液澄明、皂化反应完全，才能停止加热。皂化反应产生的二氧化碳必须除尽，否则所制得的栓剂内含有气泡。注入栓模时务必除尽气泡，否则影响栓剂的剂量和外观。本品水分含量不宜过多，因肥皂在水中呈胶体，水分过多会使成品发生浑浊。故可采用硬脂酸钠与甘油，经加热、溶解、混合制成甘油栓，如此既可省去皂化反应步骤，又可提高甘油栓的质量，并使甘油栓无水分渗出。

（3）优良的甘油栓应透明而有适宜的硬度，所以皂化反应必须完全，否则留有未皂化的硬脂酸而影响成品的透明度和弹性。为使皂化反应完全，一是将皂化温度升高，控制在115℃左右可加速皂化反应的完成；二是处方中碱的用量须比理论值稍高。

（4）注模前应将栓模预热（80℃左右），使冷却缓慢进行，如冷却过快，成品的硬度、弹性、透明度均受影响。

【质量检查】

（1）外观性状：药物与基质要混合均匀，外形要完整光滑，具有适宜的坚韧度，以免在包装或贮存时变形、破碎。

（2）重量差异：照《中国药典》2020年版四部栓剂（通则0107）【重量差异】项下检查法检查，应符合规定。

（3）融变时限：照《中国药典》2020年版四部融变时限检查法（通则0922）检查，除另有规定外，脂肪性基质的栓剂均应在30分钟内全部融化、软化或触压时无硬心；水溶性基质的栓剂均应在60分钟内全部溶解。

（四）实训提示

1. 可模拟实际生产过程，以生产指令的方式下达工作任务，使学生了解药品生产企业生产管理过程，培养学生生产管理意识。

2. 应注意按处方要求正确称量，双人核对。

3. 制备甘油栓时，硬脂酸细粉应少量分次加入，与碳酸钠充分反应，直至泡沫停止、溶液澄明、皂化反应完全，才能停止加热。

4. 实训过程应注意进行半成品质量检查，以逐渐培养学生的质量意识。

5. 操作中应注意清洁卫生，操作完毕应对操作环境进行清场。

6. 可编制批生产记录表、清场记录表，要求学生实训后填写。

（五）实训结果与结论

品种	甘油栓
外观性状	
重量差异	
融变时限	
成品量	
结论	

（胡志华）

？ 　复习思考题

1. 栓剂的作用特点是什么？

2. 栓剂的质量检查包括哪些？

3. 理想的栓剂基质应具备哪些性质？

4. 简述栓剂生产过程中可能出现的问题与解决办法。

5. 栓剂中药物的处理与加入方法有哪些？

扫一扫，测一测

第十八章　气雾剂和喷雾剂

PPT 课件

知识导览

第一节　气　雾　剂

一、概　　述

（一）气雾剂的含义

气雾剂系指原料药物或原料药物和附加剂与适宜的抛射剂共同装封于具有特制阀门系统的耐压容器中，使用时借助抛射剂的压力将内容物呈雾状物喷至腔道黏膜或皮肤的制剂。

（二）气雾剂的分类

按给药途径可分为吸入气雾剂、非吸入气雾剂；按给药剂量可分为定量和非定量气雾剂；按处方组成可分为二相气雾剂（气相与液相）和三相气雾剂（气相、液相、液相/固相）；按分散系统分类可分为溶液型、乳剂型、混悬型气雾剂，混悬型气雾剂喷出时呈细雾状。

知识链接

吸入气雾剂的吸收

吸入气雾剂给药时，肺泡是主要吸收部位，可以达到速效的效果，不亚于静脉注射，如异丙肾上腺素气雾剂吸入后 1~2 分钟即可起平喘作用。肺部吸收迅速的原因主要是肺部吸收面积巨大，正常成人有肺泡 3 亿~4 亿个，总表面积达 $70~100m^2$，药物到达肺泡即可迅速吸收显效。与此同时，肺部毛细血管数量巨大，血流量丰富，且有高通透性的毛细血管分布在相邻肺泡的 2 层上皮细胞膜之间，使药物易通过肺泡表面快速吸收进入体循环，可以同时起到全身的治疗作用。

（三）气雾剂的主要特点

中药气雾剂近年来取得快速的发展，在临床上广泛应用，如抗菌消炎的双黄连气雾剂、治疗咽喉肿痛的舒咽清喷雾剂、治疗扭伤的云南白药气雾剂等。其优点主要体现在：

1. 气雾剂喷出物可直达吸收或作用部位，具有速效和定位作用，药物分布均匀，可减少剂量，降低副作用。

2. 药物严封于密闭容器，避免与外界接触，不易被微生物、空气中的氧或水分污染，提高了药物的稳定性。

3. 喷雾给药可减少局部涂药的疼痛与感染,无局部用药的机械刺激性。

4. 避免肝脏首过效应和胃肠道的破坏作用,生物利用度高。

5. 通过阀门控制剂量,喷出的雾粒微小且分布均匀,使用方便,用药剂量准确。

气雾剂也存在一定缺陷,如生产成本高;气雾剂有一定的内压,受热或遭撞击可能发生爆炸,故包装容器须坚固、耐压;有时可因抛射剂的渗漏而导致失效;抛射剂可引起不适感与刺激;若患者无法正确使用,会造成肺部剂量较低或不均一。

(四)气雾剂的组成

中药气雾剂是由抛射剂、药物与附加剂、耐压容器和阀门系统组成。

1. 抛射剂 抛射剂多是一些低沸点的液化气体,是气雾剂喷射药物的推动力,并可兼作药物的溶剂或稀释剂。抛射剂在常压下沸点低于室温,蒸气压力大于大气压,当阀门开放时,压力突然降低,抛射剂急剧气化,借抛射剂的压力将容器内的药物以雾状喷出。抛射剂性质与用量的变化,可直接影响雾滴干湿、粒径大小以及泡沫状态等。

(1)抛射剂的要求:①在常温下的蒸气压应大于大气压;②无毒、无致敏反应和刺激性;③无色、无臭、无味;④性质稳定,不易燃易爆,不与药物、容器发生相互作用;⑤廉价易得。

(2)抛射剂的种类:过去常用的抛射剂为氟氯碳化物(CFCs),因其可受紫外线影响而分解出高活性元素氯,与臭氧发生作用而破坏大气臭氧层,国际社会为保护臭氧层,于1987年制定了《关于消耗臭氧层物质的蒙特利尔协定书》。我国承诺2010年完全停止氟氯碳化物等产品(如氟利昂)的生产和使用。

1)烷烃类抛射剂:烷烃类抛射剂包括丙烷、正丁烷、异丁烷、正戊烷和异戊烷。它们的理化性质相似,为无毒,无色,无味或稍有气味的气体;微溶或不溶于水,溶于乙醚;易燃;有适宜的蒸气压和密度,化学性质稳定;表面张力低,易气化。目前,丙烷、丁烷已被广泛用作非吸入用气雾剂的抛射剂,而正戊烷、异戊烷因沸点较高,蒸气压较低而不单独作为抛射剂使用。异丁烷在国外已被广泛应用于外用气雾剂的抛射剂,且已载入《美国药典》。

2)氢氟烷烃类(HFA):HFA为饱和烷烃,极性小,无毒,在常温下是无色无臭的气体,具有较高蒸气压,不易燃易爆,一般条件下化学性质稳定,几乎不与任何物质产生化学反应,室温及正常压力下可以按任何比例与空气混合。HFA-134a(四氟乙烷)的蒸气-空气混合物在温度低于280℃时不具爆炸性。

3)二甲醚:二甲醚在常温常压下为无色、具有轻微醚香味的气体,常温下惰性,不易氧化,可长期储存而不分解或转化,无腐蚀性,无致癌性,表面张力和黏度较低,对极性和非极性物质均有高度溶解性。在大气层中被降解为二氧化碳和水。二甲醚作为抛射剂具有压力适宜,低毒性,可与水混溶,不污染环境,对臭氧无破坏等优点。

2. 药物与附加剂 根据药物的理化性质和临床治疗要求决定气雾剂的类型,进而决定湿润剂、潜溶剂等附加剂的使用。

供制备气雾剂用的药物有液体、半固体或固体粉末。中药饮片按品种规定的方法进行提取、纯化、浓缩,制成药液。为保证气雾剂的质量稳定,需根据药物的性质添加适宜的附加剂,从而制成稳定性良好的溶液型、乳剂型或混悬型气雾剂。常用的附加剂有潜溶剂、乳化剂、助悬剂、抗氧剂、矫味剂、防腐剂等。

3. 耐压容器 气雾剂的容器是贮存药物、抛射剂和附加剂的部件,要求性质稳定,不得与内容物发生理化作用,应安全地承受气雾剂所需的压力,且其尺寸精度与溶胀性必须符合要求。目前常用的耐压容器有以下几种:

(1)金属容器:有铝质、马口铁和不锈钢三种,其中马口铁最常用,其特点是耐压力高,有利于机械化生产。但马口铁化学稳定性较玻璃容器差,易被药液和抛射剂腐蚀而导致药液变质,故常在容器内壁涂上聚乙烯或环氧树脂层,以增强其耐腐蚀性能。目前多用铝质容器。

（2）玻璃容器：由中性硬质玻璃制成，具有化学稳定性好、耐腐蚀、抗泄漏性好、价廉等优点，但耐压性和耐撞击性差，故一般用于压力和容积都不大的气雾剂。使用玻璃容器时，常在容器的外壁搪上一层高分子树脂的搪塑防护层，以缓冲外界的撞击，即使瓶破，也能防止碎片伤人。

（3）塑料容器：塑料容器质地轻而耐压，抗撞击和耐腐蚀性较好。但因通透性、成本较高以及塑料添加剂可能存在的影响，应用尚不普遍。

4．阀门系统　　阀门是气雾剂的重要组成部分，其精密度直接影响产品的质量，基本功能是调节药物和抛射剂从容器中定量喷出。阀门系统应坚固、耐用和结构稳定，其材料必须对内容物为惰性，加工精密。目前使用最多的定量型吸入气雾剂阀门系统的结构与组成如图18-1所示。

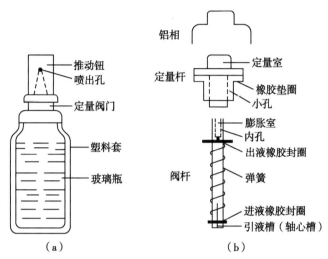

图 18-1　气雾剂定量阀门系统装置外形及部件图

(a)气雾剂外形图；(b)定量阀门部件图。

（1）阀门组成

1）封帽：封帽通常为铝制品，将阀门固封在容器上，必要时涂上环氧树脂等薄膜。

2）阀杆：阀杆常由尼龙或不锈钢制成。顶端与推动钮相接，其上端有内孔和膨胀室，其下端还有引液槽供药液进入定量室。

3）橡胶封圈：常由丁腈橡胶制成，分进液橡胶封圈和出液橡胶封圈两种。

4）弹簧：由不锈钢弹簧制成，套于阀杆，位于定量室内，提供推动钮上升的弹力。

5）定量室：定量室为塑料或金属制成，其容量一般为 0.05～0.2ml，由上、下封圈控制药液不外溢，使喷出准确的剂量。

6）浸入管：浸入管为塑料制成（图18-2），其作用是将容器内药液向上输送到阀门系统的通道，向上的动力是容器的内压。国产药用吸入气雾剂不用浸入管，故使用时需将容器倒置（图18-3），使药液通过阀杆的引液槽进入阀门系统的定量室。

7）推动钮：推动钮常用塑料制成，装在阀杆的顶端，推动阀杆以开启和关闭气雾剂阀门，上有喷嘴，控制药液喷出的方向。

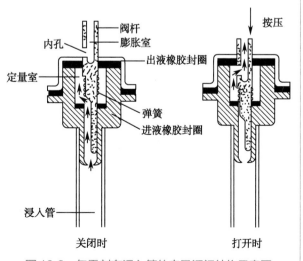

图 18-2　气雾剂有浸入管的定量阀门结构示意图

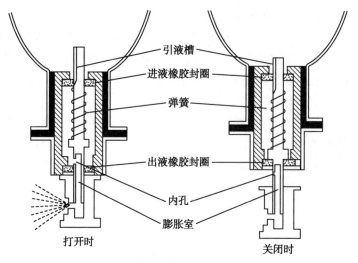

引液槽

进液橡胶封圈

弹簧

出液橡胶封圈

内孔

膨胀室

打开时　　　　　　　　　　　　关闭时

图 18-3　气雾剂无浸入管阀门启闭示意图

（2）工作原理：阀门关闭时，内孔伸出定量室之外，定量室内的药液不能进入膨胀室。当按住推动钮，阀门打开时，阀杆压向容器，内孔、引液槽随之伸出定量杯，进液橡胶封圈封住定量室，定量室与膨胀室沟通，与容器内药液的通路关闭，仅定量室内的药液能经内孔至膨胀室，部分气化后由外孔喷出。当松开推动钮，阀门再关闭时，阀杆弹回原位，内孔又伸出定量室之外，出液橡胶封圈封住定量室，引液槽又伸入定量室内，定量室与膨胀室通路关闭而与容器相通，药液经引液槽再流入定量室。如此往复，每揿按推动钮一次即可喷出定量的药液。

二、制 备 方 法

气雾剂应在通常不低于 D 级的洁净环境条件下制备，各种用具、容器等须用适宜的方法清洁、灭菌，在整个操作过程中应注意防止微生物的污染。对于采用易燃类抛射剂的生产处方，充填室内应设置强制通风，保持室内负压，防止易燃气体向充填室外扩散。

气雾剂制备一般工艺流程：容器与阀门系统的处理→药液的配制和分装→抛射剂的填充→质量检查→包装。

（一）容器与阀门系统的处理

1. 容器的处理　气雾剂的容器需洗涤洁净、烘干备用。玻璃瓶的处理如下：洗净烘干、预热至 120～130℃，趁热浸入搪塑液中，使瓶颈以下黏附一层浆液，倒置放入 150～170℃烘干约 15 分钟，备用。

2. 阀门各部件处理　气雾剂的喷雾阀门为Ⅰ类药包材，经微生物限度等检查合格后，可直接或用过滤空气吹洗后应用。橡胶零件（主要指垫圈）以纯化水洗净干燥后，在 95% 乙醇中浸泡 24 小时，干燥、灭菌保存备用。尼龙、塑料零件用温纯化水冲洗、烘干，在 95% 乙醇中浸泡至规定时间，取出烘干、干燥备用。不锈钢弹簧先用 1%～3% 碱液煮 10～30 分钟，再用热水、纯化水冲洗干净，直至无油腻为止，烘干，95% 乙醇浸泡消毒干燥后，无菌保存备用。

（二）药液的配制和分装

按处方组成及要求的气雾剂类型进行配制。溶液型气雾剂应制成澄明溶液；混悬型气雾剂应将微粉化药物和附加剂均匀混合，并严格控制药物微粉的含水量；乳剂型气雾剂应先将药物、抛射剂与乳化剂等制成稳定的乳剂。

以上各类型药液的配制均应无菌操作,抽样检查符合要求后定量分装在容器内,安装阀门,轧紧封帽。

(三)抛射剂的填充

1.压灌法　先将药液灌装于具有特制阀门装置的耐压容器中,轧紧封帽,再通过压力灌装机压入定量的抛射剂。压灌法设备简单,不需低温操作,抛射剂损失少。

2.冷灌法　低温下(-20℃左右)将冷却的药液灌入容器内,随后加入已冷却的抛射剂,立即装上阀门并轧紧,以减少抛射剂的损失。冷灌法生产速度快,且容器内的空气易于排出,成品压力较为稳定。但需制冷设备和低温操作,抛射剂耗损也较多,因是在抛射剂沸点以下进行,故含水制品不宜采用。

(四)气雾剂的质量要求及检查

气雾剂在生产与贮藏期间应符合下列有关规定。

1.根据需要可加入溶剂、助溶剂、抗氧剂、抑菌剂、表面活性剂等附加剂,气雾剂中所有附加剂均应对皮肤或黏膜无刺激性。

2.二相气雾剂应按处方制得澄清的溶液后,按规定量分装。三相气雾剂应将微粉化(或乳化)原料药物和附加剂充分混合制得混悬液或乳状液,如有必要,抽样检查,符合要求后分装。在制备过程中,必要时应严格控制水分,防止水分混入。

3.气雾剂常用的抛射剂为适宜的低沸点液体。根据气雾剂所需压力,可将两种或几种抛射剂以适宜比例混合使用。

4.气雾剂的容器应能耐受气雾剂所需的压力,各组成部件均不得与原料药物或附加剂发生理化作用,其尺寸精度与溶胀性必须符合要求。

5.定量气雾剂释出的主药含量应准确、均一,喷出的雾滴(粒)应均匀。

6.制成的气雾剂应进行泄漏检查,确保使用安全。

7.气雾剂应置凉暗处贮存,并避免曝晒、受热、敲打、撞击。

8.定量气雾剂应标明:①每罐总揿次;②每揿主药含量或递送剂量。

9.气雾剂用于烧伤治疗如为非无菌制剂的,应在标签上标明"非无菌制剂";产品说明书中应注明"本品为非无菌制剂",同时在适应证下应明确"用于程度较轻的烧伤(Ⅰ度或浅Ⅱ度)";注意事项下规定"应遵医嘱使用"。

除另有规定外,气雾剂应按照《中国药典》2020年版四部气雾剂(通则0113)项下有关规定。

(五)典型品种举例

例　麝香祛痛气雾剂

【处方】　人工麝香 0.33g　红花 1g　樟脑 30g　独活 1g　冰片 20g　龙血竭 0.33g　薄荷脑 10g　地黄 20g　三七 0.33g

【制法】　以上九味,取人工麝香、三七、红花,分别用 50% 乙醇 10ml 分三次浸渍,每次 7 天,合并浸渍液,滤过,滤液备用;地黄用 50% 乙醇 100ml 分三次浸渍,每次 7 天,合并浸渍液,滤过,滤液备用;龙血竭、独活分别用乙醇 10ml 分三次浸渍,每次 7 天,合并浸渍液,滤过,滤液备用;冰片、樟脑加乙醇 100ml,搅拌使溶解,再加入 50% 乙醇 700ml,混匀;加入上述各浸渍液,混匀;将薄荷脑用适量 50% 乙醇溶解,加入上述药液中,加 50% 乙醇至总量为 1 000ml,混匀,静置,滤过,灌装,封口,充入抛射剂适量,即得。

【功能与主治】　活血祛瘀,舒筋活络,消肿止痛。用于各种跌打损伤,瘀血肿痛,风湿瘀阻,关节疼痛。

【用法与用量】　外用。喷涂患处,按摩 5～10 分钟至患处发热,一日 2～3 次;软组织扭伤严重或有出血者,将药液喷湿的棉垫敷于患处。

第二节　喷　雾　剂

一、概　述

喷雾剂系指原料药物或与适宜辅料填充于特制的装置中,使用时借助手动泵的压力、高压气体、超声振动或其他方法将内容物呈雾状物释出,直接喷至腔道黏膜或皮肤等的制剂。

(一)喷雾剂特点

喷雾剂与气雾剂相比有以下特点:

1. 不含抛射剂,对大气无污染。

2. 采用惰性气体为动力,增加了药物的相容性、稳定性,减少了副作用与刺激性。

3. 简化了处方与生产设备,降低了成本,提高了生产安全性。

4. 随内容物的减少,器内压力随之下降,影响喷出雾滴大小以及喷射量的恒定。

5. 喷雾剂与外界隔绝性不如气雾剂。

6. 安全指数小、药效强的药物不宜制成喷雾剂。

(二)喷雾剂的质量要求及检查

喷雾剂在生产与贮藏期间应符合《中国药典》2020 年版四部喷雾剂(0112 通则)项下有关规定。

二、制　备　方　法

喷雾剂的制备较为简单,过程可分为:中药饮片的提取→药液的配制和分装→安装手动泵→质量检查→包装。整个制备应在避菌环境下配制,各种用具、容器等须用适宜的方法清洁、消毒,在整个操作过程中应注意防止微生物污染。烧伤、创伤用喷雾剂应在无菌环境下配制,各种用具、容器等须用适宜的方法清洁、灭菌。

(一)压缩气体的选择

在喷雾剂中常用压缩气体 CO_2、N_2O、N_2 作为抛射药液的动力,但在容器内并未液化。

当阀门打开时,压缩气体膨胀将药液压出,药液本身不气化,挤出的药液呈细滴或较大液滴。若内容物为半固体药剂则被呈条状挤出。

喷雾剂在制备时要施加较高的压力,一般在 $61.8\sim686.5kPa$ 表压的内压,以保证内容物能全部用完。容器的牢固性也要求较高,必须能抵抗较高的内压。

(二)原料药的准备

喷雾剂使用的饮片宜先选择适宜的溶剂进行提取、精制后,以有效成分为原料较为合适。

(三)附加剂

喷雾剂中常加入增溶剂、助溶剂、防腐剂及 pH 调节剂等附加剂。

(四)容器与阀门系统

1. 容器　喷雾制剂多以压缩气体为动力,一般选用金属容器。

2. 喷雾制剂的阀门系统　与气雾剂相同,但阀杆的内孔一般有 3 个,且比较大,以便于物质的流动。

3. 喷雾器　可使药物溶液或微粉粒状喷出,供吸入或局部治疗。

4. 喷雾剂的手动泵　采用手压触动器产生的压力使器内药液以雾滴、乳滴或凝胶等形式释放的装置。

（五）药液的配制与分装

中药提取物与附加剂加水配成所需的分散体系。溶液型喷雾剂应为澄清溶液；混悬液型喷雾剂应将药物微粉化，并严格防止药物微粉吸附水蒸气；乳剂型喷雾剂应制成稳定的乳剂。

配好检验合格后，定量分装在已处理好的容器内，安装阀门，轧紧封帽，压入压缩气体，即得。

（六）典型品种举例

例　复方丹参喷雾剂

【处方】　丹参 464g　三七 145.4g　冰片 8.25g

【制法】　以上三味，丹参加乙醇回流提取 1.5 小时，滤过，滤液回收乙醇并浓缩至适量，备用；药渣加 50% 乙醇回流提取 1.5 小时，滤过，滤液回收乙醇并浓缩至适量，备用；药渣加水煎煮 2 小时，煎液滤过，滤液合并，浓缩至适量，与上述各浓缩液合并，减压干燥，粉碎成细粉，备用。三七用 70% 乙醇回流提取三次，每次 1.5 小时，滤过，滤液合并，回收乙醇，减压干燥，粉碎成细粉，与丹参提取物细粉合并，用乙醇 625ml 分三次回流提取，每次 1.5 小时，提取液放冷后滤过，合并滤液，加入冰片使溶解，加乙醇至 650ml，加丙二醇 325ml、香蕉香精 6.25ml，加乙醇调整总量至 1 000ml，混匀，放置，滤过，分装，即得。

【功能与主治】　活血化瘀，理气止痛。用于气滞血瘀所致的胸痹，症见胸闷、心前区刺痛；冠心病心绞痛见上述证候者。

【用法与用量】　口腔喷射，吸入。一次喷 1～2 下，一日 3 次；或遵医嘱。

（臧婧蕾）

复习思考题

1. 气雾剂有哪些特点？
2. 根据处方，分析异丙托溴铵气雾剂处方中各组分的作用以及质量要求。

【处方】
异丙托溴铵	0.374g
HFA-134α	844.6g
柠檬酸	0.04g
无水乙醇	150g
蒸馏水	5.0g

3. 根据处方，按要求制备盐酸羟甲唑啉鼻腔喷雾剂，并请写出其制备工艺。

【处方】

成分	含量	作用
盐酸羟甲唑啉溶液	5ml	
盐酸苯佐卡因（1∶5 000）	1g	
羟丙基纤维素	适量	
磷酸钾	10g	
磷酸钠	10g	
氯化钠	5g	
硫柳汞	0.002%	
纯化水	适量	
共制成	100 瓶	

（1）分析处方中各组分的作用，并填于上表中。
（2）简述盐酸羟甲唑啉鼻腔喷雾剂的制备工艺。

ER-18-3

扫一扫，测一测

第十九章 其他剂型

学习目标

1. 掌握胶剂、鼻用制剂、膜剂、涂膜剂的含义、特点。
2. 熟悉胶剂、膜剂的制备方法。
3. 了解胶剂、鼻用制剂、膜剂、涂膜剂的分类、质量要求及其他常见传统剂型的制备方法。

第一节 胶 剂

一、概 述

（一）胶剂的含义

胶剂系指动物皮、骨、甲或角用水煎取胶质，浓缩成稠胶状，经干燥后制成的固体块状内服制剂。胶剂多具有滋补的功效，其主要成分为动物胶原蛋白及其水解产物和多种微量元素。胶剂一般为黄褐色至黑褐色半透明小方块或长方形块状固体，多供内服，具有补血、止血、祛风、调经、滋补强壮等作用，常用于治疗虚劳羸瘦、吐血、衄血、崩漏、腰酸腿软等症。

我国应用胶剂防治疾病，已有悠久历史。早在《神农本草经》中，即有"白胶"（鹿角胶）和"阿胶"（傅致胶）的记载，这些胶剂至今仍广泛应用，在国内外享有很高的声誉。

（二）胶剂的分类

胶剂按其原料来源的不同，分为以下几种：

1. 皮胶类 是指以动物的皮为原料经熬炼制成的胶剂。如用驴皮熬炼制成的胶剂称为阿胶，以牛皮熬炼制成的胶剂称为黄明胶，以猪皮熬炼制成的胶剂称为新阿胶。

2. 骨胶类 是指用骨骼粗壮、质地坚实、质润色黄的动物骨骼等熬炼制成的胶剂。如用狗骨熬制成的胶剂称为狗骨胶，以鱼骨熬制成的胶剂称为鱼骨胶等。

3. 甲胶类 是指用龟科动物乌龟的背甲及腹甲或鳖科动物鳖的背甲为原料，经提取浓缩制成的胶剂。如用龟甲熬炼制成的胶剂称为龟甲胶，以鳖甲熬炼制成的胶剂称为鳖甲胶。

4. 角胶类 主要是指鹿角胶，是用质重坚硬、具有光泽、已骨化的雄鹿角为原料，经熬炼制成的胶剂。鹿角熬胶后所剩的角渣称为鹿角霜。

5. 其他胶类 凡含蛋白质的动物药材，经水煎提取浓缩，一般均可制成胶剂。如以牛肉熬炼制成的胶剂称为霞天胶，以龟甲和鹿角为原料共同熬炼制成的胶剂称为龟鹿二仙胶等。

课堂互动

阿胶被誉为"血肉有情之品"，但是它的"有情"可是有时限的，你知道阿胶的保质期吗？

（三）胶剂的质量要求及检查

为保证制剂质量，胶剂在生产与贮藏期间应符合《中国药典》2020年版四部胶剂（通则0184）项下有关规定。

二、制备方法

胶剂的种类虽多，但制法大致相似。传统的制备时间以秋冬季为宜。夏季气候湿热，原料极易腐败，胶汁亦不易冷凝成胶，不利于胶剂的制备。

（一）胶剂原辅料的选择

1. 原料的选择 原料质量的优劣会直接影响胶剂成品的质量和产量，所以原料的选择对胶剂制备极为重要。无论皮、骨或是甲、角，均应取自健康强壮无病的动物，各原料按下述经验选用。

（1）皮类：驴皮是熬制阿胶的原料，以张大毛黑、质地肥厚、无病害者为优。尤以冬季宰杀者为佳，名为"冬板"；而张小、皮薄色杂的"春秋板"次之；夏季剥取的"伏板"，质量最差。

（2）骨类：以骨骼粗壮、质地坚实、质润色黄之新品为佳，陈久枯白者产胶量低。

（3）甲类：龟甲以板大质厚、颜色鲜明者为佳，称为"血板"。鳖甲以个大、质厚、未经水煮者为佳。

（4）角类：以质重、坚硬、有光泽、角尖对光照呈粉红色的砍角为佳。夏季鹿自脱之角称为"脱角"，表面灰白、质轻无光泽，质量次之。脱角长期在野外经风霜浸蚀，质白有裂纹者称为"霜脱角"，质最次，不宜选用。

2. 辅料的选择 制备胶剂时，常须加入一定量的糖、油、酒等辅料，既有矫臭矫味及辅助成形作用，又有一定的治疗作用，其质量的优劣也直接影响胶剂的质量。

（1）冰糖：色白洁净无杂质者为佳，冰糖可增加胶剂的透明度和硬度，并有矫味作用，也可用白糖代替。

（2）油类：可用花生油、豆油、麻油，以纯净无杂质的新制油为佳，酸败者禁用。油可降低胶块的黏度，便于切胶，且在浓缩收胶时，油可促进锅内气泡的逸散，起消泡的作用。

（3）酒类：一般用黄酒，以绍兴黄酒为佳，也可用白酒代替。浓缩收胶时喷入酒，可借酒的挥散之性促进在浓缩过程中蛋白质水解产生的大量胺类物质的挥散，起矫味、矫臭作用，同时利于气泡逸散。

（4）明矾：色白洁净者为佳，可沉淀胶液中的细小杂质，以保证胶剂纯洁澄明。

（5）阿胶：某些胶剂在熬制时常掺加少量的阿胶，以增加其黏度，使之易于凝固成形，并能协助发挥疗效。

（二）胶剂的制备

胶剂的一般工艺流程：原料前处理→提取胶汁→滤过澄清→浓缩收胶→凝胶与切胶→干燥与包装。

1. 原料前处理 胶剂原料上附有的毛、脂肪、筋、膜和血等杂质，必须处理除去，才能用于熬胶。一般可按下述方法处理。

（1）皮类：将皮切成20cm² 左右的小块，置洗皮机中洗去泥沙，再置蒸球中，加2%碳酸钠水溶液或2%皂角水，用量约为皮量的3倍，加热至皮膨胀卷缩，用水冲洗至中性后再行熬胶。

（2）骨角类：可用水浸洗（夏季20日，春秋30日，冬季45日），每日换水1次，除去腐肉筋膜，取出后用皂角水或碱水洗除油脂，再用水反复清洗干净。

2. 提取胶汁 多采用蒸球加压煎煮法。

蒸球加压提取工艺操作的关键是控制适宜的压力、时间和水量。压力一般以0.08MPa蒸气压力（表压）为佳，若压力过大，温度过高，胶原蛋白的水解产物氨基酸可部分发生分解反应，使臭味增加,挥发性盐基氮的含量增高;温度过高,水解时间短,胶原蛋白水解程度受到影响,使黏性增大,凝胶切块时发生粘刀现象;温度过高,使胶液中混有较多的大质点颗粒,胶的网状结构失去均衡性,干燥后易碎裂成不规则的小胶块。煎煮时间和加水量随胶剂原料的种类而定,一般加水量应浸没原料,煎煮 8～48 小时,反复 3～7 次,至煎出液中胶质甚少为止,最后一次可将原料残渣压榨,收集全部煎液。为了降低挥发性盐基氮的含量,生产中除应严格控制原料的质量、煎提蒸气压力和加水量外,还应定期减压排气。如用 0.08MPa 蒸气压力(表压)煎煮驴皮,每隔 60 分钟排气 1 次。

3. 滤过澄清　每次煎出的胶液应趁热用六号筛滤过,否则冷却后因凝胶黏度增大而滤过困难。胶汁必须经过滤并澄清后方能进行浓缩。由于胶汁黏度较大,其中所含杂质不易沉降,常须在胶汁中加入适量明矾水(每 100kg 原料加入明矾 60～90g,甚至 120g 或更多),经搅拌静置沉降。待细小杂质沉降后,分取上部澄清液,用细筛或丝绵滤过后,即可进行浓缩。

4. 浓缩收胶　将所得澄清胶液,先在薄膜蒸发器中加热除去大部分水分,再移至蒸气夹层锅中,继续浓缩。浓缩时应不断搅拌,随时除去上层浮沫。随着水分不断蒸发,胶液黏度愈来愈大,应防止胶液粘锅,至相对密度为 1.25 左右时,加入豆油,搅匀,再加入糖,搅拌使全部溶解,减弱火力,继续浓缩至"挂旗"时,在强力搅拌下加入黄酒,此时锅底产生大气泡,俗称"发锅",待胶液无水蒸气逸出时即可出锅。

各种胶剂的浓缩程度是不同的,如鹿角胶应防止过老,否则成品色泽不够光亮,且易碎裂;龟甲胶的浓缩稠度应大于驴皮胶、鹿角胶,否则不易凝结成胶块,同时注意防止浓缩时水分过多,成品胶块在干燥后出现四周高、中间低的"塌顶"现象。

在浓缩过程中,胶原蛋白继续水解,胶粒质点变小,分子量减小,疏水性成分与亲水性成分逐渐分离;随着水分不断蒸发,胶液中金属离子浓度不断增大,可中和疏水性胶粒的电性,使其聚结成疏松的粒子团,相对密度较小而上浮,通过浓缩时不断打沫而除去此类水不溶性杂质,以提高胶剂质量。

5. 凝胶与切胶　出锅的稠厚胶液趁热倾入已涂有少量麻油的凝胶盘内,调至室温 8～12℃,静置 12～24 小时,胶液即凝固成胶块,此过程称胶凝,所得到的固体胶称凝胶,俗称"胶坨"。切胶多用自动切胶机,将凝胶切成一定规格的小片,此过程俗称"开片"。

6. 干燥与包装　胶片切成后,置于有空调防尘设备的晾胶室内,摊放在晾胶床上。一般每隔 48 小时或 3～5 日翻面 1 次,使两面水分均匀散发。数日之后(一般 7～10 天),待胶片干燥至胶片表面干硬,装入盛有石灰的木箱内,密闭闷之。使内部水分向胶片表面扩散,称"闷胶",也称"伏胶"。2～3 天后,将胶片取出,再放到竹帘上晾。数日后,再将胶片置木箱中闷胶 2～3 天,如此反复操作 2～3 次至胶片充分干燥。

胶片充分干燥后,在紫外线灭菌车间包装。包装前,先用微湿的毛巾擦拭其表面,使之光泽,再用朱砂或金箔印上品名,装盒即可。

胶剂应密闭贮存于阴凉干燥处,防止受潮、受热、发霉、软化、黏结及变质等,但也不能过分干燥,以防胶片碎裂。

第二节　鼻用制剂

一、概　述

(一)鼻用制剂的含义

鼻用制剂系指直接用于鼻腔,发挥局部或全身治疗作用的制剂。

（二）鼻用制剂的分类

1.鼻用液体制剂　如滴鼻剂、洗鼻剂、鼻用喷雾剂等，此类制剂也可以固态形式进行包装，但需要在临用前用配套的专用溶剂进行配制。

（1）滴鼻剂：系指由原料药物与适宜辅料制成的澄明溶液、混悬液或乳状液，供滴入鼻腔用的鼻用液体制剂。

（2）洗鼻剂：系指由原料药物制成符合生理 pH 值范围的等渗水溶液，用于清洗鼻腔的鼻用液体制剂，用于伤口或手术前使用者应无菌。

（3）鼻用喷雾剂：系指由原料药物与适宜辅料制成的澄明溶液、混悬液或乳状液，供喷雾器雾化的鼻用液体制剂。

2.鼻用半固体制剂　如鼻用软膏剂、鼻用乳膏剂、鼻用凝胶剂等。

（1）鼻用软膏剂：系指由原料药物与适宜基质均匀混合，制成溶液型或混悬型膏状的鼻用半固体制剂。

（2）鼻用乳膏剂：系指由原料药物与适宜基质均匀混合，制成乳膏状的鼻用半固体制剂。

（3）鼻用凝胶剂：系指由原料药物与适宜辅料制成凝胶状的鼻用半固体制剂。

3.鼻用固体制剂　如鼻用散剂、鼻用粉雾剂、鼻用棒剂等。

（1）鼻用散剂：系指由原料药物与适宜辅料制成的粉末，用适当的工具吹入鼻腔的鼻用固体制剂。

（2）鼻用粉雾剂：系指由原料药物与适宜辅料制成的粉末，用适当的给药装置喷入鼻腔的鼻用固体制剂。

（3）鼻用棒剂：系指由原料药物与适宜基质制成棒状或类棒状，供插入鼻腔用的鼻用固体制剂。

（三）鼻用制剂的质量要求及检查

为保证制剂质量，鼻用制剂在生产与贮藏期间应符合《中国药典》2020 年版四部鼻用制剂（通则 0106）项下有关规定。

二、制备方法

鼻用制剂的制备参阅相关章节相关剂型的制备方法，其质量必须符合鼻用制剂的质量要求。

第三节　膜　　剂

一、概　　述

（一）膜剂的含义及分类

膜剂系指由原料药物与适宜的成膜材料经加工制成的膜状制剂，可口服或黏膜用。

膜剂按结构类型可分为单层、多层和夹心型膜剂；按给药途径可分为口服膜剂和黏膜用膜剂（口腔用膜剂、眼用膜剂、鼻用膜剂、阴道膜剂和皮肤外用膜剂）等。

（二）膜剂的特点

制备工艺简单，易工业化；剂量准确，药物稳定性好；使用方便，适合于多种用药途径；可制成不同释药速度的制剂；多层型膜剂可避免药物间的配伍禁忌和药物含量测定时相互干扰；生产成本低；便于携带、运输和贮存。由于膜剂厚度一般为 0.1～1mm，载药量小，不适于剂量较大的药物，应用受到限制。

（三）膜剂的质量要求及检查

1. 外观性状　膜剂应完整光洁，厚度均一，色泽均匀，无明显气泡。多剂量的膜剂，分格压痕应均匀清晰，并能按压痕撕开。

2. 重量差异　膜剂的重量差异限度，应符合《中国药典》2020 年版四部膜剂（通则 0125）项下有关规定。

除另有规定外，按下面检查法：取供试品 20 片，精密称定总重量，求得平均重量，再分别精密称定各片的重量。每片重量与平均重量相比较，按表 19-1 中的规定，超出重量差异限度的不得多于 2 片，并不得有 1 片超出限度的 1 倍。

表 19-1　膜剂重量差异限度

平均重量	重量差异限度
0.02g 及 0.02g 以下	±15%
0.02g 以上至 0.20g	±10%
0.20g 以上	±7.5%

3. 微生物限度　除另有规定外，按照《中国药典》2020 年版四部非无菌产品微生物限度检查：微生物计数法（通则 1105）和控制菌检查法（通则 1106）及非无菌药品微生物限度标准（通则 1107）检查，应符合规定。

二、制 备 方 法

（一）膜剂的成膜材料和附加剂

1. 膜剂的成膜材料　常用的成膜材料有两类。一类是天然高分子成分，如明胶、淀粉、糊精、琼脂、阿拉伯胶、海藻酸等，该类成分多可降解或溶解，但成膜性较差，常需与其他成膜材料合用；另一类是合成高分子成分，如聚乙烯醇（PVA）、乙烯 - 醋酸乙烯共聚物（EVA）、纤维素衍生物（如 HPMC、CMC-Na）、聚乙烯吡咯烷酮（PVP）、聚丙烯酸（PAA）及其钠盐等，这类成分成膜性好，成膜后强度与柔韧性也较好，现应用较多。成膜材料及其辅料应无毒、无刺激性、性质稳定、与药物不起作用。

2. 膜剂的附加剂　膜剂制备时可根据需要添加一些附加剂，主要有增塑剂（如甘油、丙二醇、山梨醇等）、着色剂（如色素）、遮光剂（如二氧化钛）、矫味剂（如蔗糖）、表面活性剂（如聚山梨酯 80、十二烷基硫酸钠等）、填充剂（如淀粉、二氧化硅等）等。

（二）膜剂的制备

膜剂的制备方法有涂布法、流注法、胶注法等，常用的制备方法为涂布法。

涂布法制备膜剂的工艺流程为：溶浆→加药、匀浆→涂膜→干燥、灭菌→分剂量、包装。

（1）溶浆：取成膜材料加水或其他适宜的溶剂溶解，必要时可采用水浴上加热溶解，滤过。

（2）加药、匀浆：水溶性药物与着色剂、增塑剂及表面活性剂等附加剂同时加入溶浆中，搅拌溶解；非水溶性药物研成极细粉或制成微晶，再与甘油或聚山梨酯 80 研匀，与浆液搅匀，静置，除去气泡。

（3）涂膜：将处理后的药物浆液置入涂膜机的流液嘴中，浆液经流液嘴流出，涂布在预先涂有少量液状石蜡的不锈钢循环带上，使成厚度和宽度一致的涂层。

（4）干燥、灭菌：涂层经热风（80～100℃）干燥，迅速成膜，到达主动轮后，药膜从循环带上剥落，进而被卷入卷膜盘上。

（5）分剂量、包装：干燥后的药膜经含量测定，计算单剂量的药膜面积。按单剂量面积分割、包装，即得。

（三）典型品种举例

例 硝酸甘油膜

【处方】

硝酸甘油乙醇溶液（10%）	100ml
PVA（17-88）	78g
聚山梨酯 80	5g
甘油	5g
二氧化钛	3g
纯化水	400ml

【制法】 将 PVA、聚山梨酯 80、甘油、纯化水水浴加热搅拌使溶解，加入二氧化钛研磨，过 80 目筛，放冷。搅拌下逐渐加入硝酸甘油乙醇溶液，放置过夜以消除气泡，80℃ 下制成厚 0.05mm、宽 10mm 的膜剂。

分析：①主药为硝酸甘油；成膜材料为 PVA；表面活性剂为聚山梨酯 80；增塑剂为甘油；着色剂为二氧化钛。② PVA 的溶解要经过溶胀过程，溶胀过程包括有限溶胀和无限溶胀，无限溶胀常需加以搅拌或加热才能完成。③由于 PVA 为高分子化合物，剧烈搅拌容易产生气泡，因此搅拌应缓慢，加入药物后应放置除气泡后，再涂膜。

第四节 涂 膜 剂

一、概   述

（一）涂膜剂的含义

涂膜剂系指原料药物溶解或分散于含成膜材料的溶剂中，涂搽患处后形成薄膜的外用液体制剂。涂膜剂用后形成的薄膜，既能保护创面，也能缓慢释放所含药物而发挥治疗作用。一般用于无渗出液的损害性皮肤病等。常用的成膜材料有聚乙烯醇、聚乙烯吡咯烷酮、乙基纤维素等，溶剂有乙醇等，增塑剂有甘油、丙二醇、三乙酸甘油酯等。制备时不用裱褙材料，无需特殊的机械设备，工艺简单，使用方便。

（二）涂膜剂的质量要求及检查

为保证制剂质量，涂膜剂在生产与贮藏期间应符合《中国药典》2020 年版四部涂膜剂（通则 0119）项下有关规定。

二、制 备 方 法

涂膜剂的一般制备方法：先将成膜材料溶解于乙醇或其他适宜溶剂中，如药物和附加剂也能溶于此溶剂中，可直接加入成膜材料溶液中溶解，混匀即得；如药物为中药饮片，应以适宜的方法提取制成乙醇提取液或提取物的乙醇 - 丙酮溶液，再加到成膜材料溶液中，混匀即可。涂膜剂因含有大量的挥发性有机溶剂，应密封贮存，并注意避热、防火。

第五节　其他常见传统剂型

一、锭　　剂

（一）概述

1．锭剂的含义　锭剂系指饮片细粉与适宜黏合剂（或利用饮片细粉本身的黏性）制成不同形状的固体制剂。常用黏合剂有蜂蜜、糯米粉或处方中本身具有黏性的饮片细粉。锭剂的形状有球形、长方形、纺锤形、圆柱形、圆锥形、圆片形等。应用时内服多是研细黄酒化服，外用多是研细用醋调敷。

2．锭剂的质量要求及检查　锭剂在生产与贮藏期间应符合《中国药典》2020 年版四部锭剂（通则 0182）项下有关规定。

（二）制备方法

锭剂的制法有模制法和捏搓法。取药物细粉，加入适宜黏合剂揉成团块，再按模制法或捏搓法成形并修整，阴干即得。锭剂应于密闭、阴凉干燥处贮存。

二、搽　　剂

（一）概述

1．搽剂的含义　搽剂系指原料药物用乙醇、油或适宜溶剂制成的液体制剂，供无破损皮肤揉擦用。其可以起镇痛、收敛、保护、消炎、杀菌等作用。

2．搽剂的分类　搽剂按分散系统分类主要有溶液型、混悬型和乳剂型。制备搽剂常用水、乙醇、液状石蜡、甘油或植物油等溶剂。起镇痛、抗刺激作用的搽剂，多选用乙醇溶剂，可增加药物的渗透性，如克伤痛搽剂；起保护作用的搽剂多用油、液状石蜡等溶剂，具有润滑作用且无刺激，如獾油搽剂。

3．搽剂的质量要求及检查　搽剂在生产与贮藏期间应符合《中国药典》2020 年版四部搽剂（通则 0117）项下有关规定。

（二）制备方法

搽剂的制备一般以适宜的溶剂提取中药材或溶解药物，再按其所属分散系统类型来制备。

搽剂一般为多剂量包装，应进行装量检查，并避光密封贮存。

三、茶　　剂

（一）概述

1．茶剂的含义　茶剂系指饮片或提取物（液）与茶叶或其他辅料混合制成的内服制剂。其具有制法简单、使用方便、利于贮藏、便于携带和能较多保留挥发性成分的特点。

2．茶剂的质量要求及检查　茶剂在生产与贮藏期间应符合《中国药典》2020 年版四部茶剂（通则 0188）项下有关规定。

（二）制备方法

茶剂根据其外观形态和使用方法的不同，可分为茶块、袋装茶（袋泡茶）、煎煮茶 3 种类型。其制备方法大同小异。

1．茶块　系指将处方中的中药饮片粉碎成粗末、碎片，以面粉糊作黏合剂；也可将部分中药饮片提取制成稠膏作黏合剂,与其余中药饮片的粗末混匀,制成适宜的软材或颗粒,以模具或压茶机压制成一定形状,低温干燥,即得。

2. 袋装茶 一般可分为全生药型和半生药型两种袋装茶。全生药型系将方中中药饮片(或含茶叶)粉碎成粗末,经干燥、灭菌后,分装入滤袋中即得。半生药型系将部分中药饮片粉碎成粗末,部分中药饮片(或含茶叶)煎汁,浓缩成浸膏后吸收到中药饮片的粗末中,经干燥、灭菌后,分装入滤袋中即得。

3. 煎煮茶 一般系将方中药材加工制成片、块、段、丝或粗末,分装入袋(包),供煎煮后取汁当茶饮。

茶剂应密闭贮存;含挥发性、易吸潮中药的茶剂应密封贮藏,防止发霉变质。

四、洗 剂

(一)概述

1. 洗剂的含义 洗剂系指用于清洗无破损皮肤或腔道的液体制剂,包括溶液型、乳状液型或混悬洗剂。用于冲洗开放性伤口或腔体的无菌溶液称为冲洗剂。

2. 洗剂的质量要求及检查 为保证制剂质量,洗剂在生产与贮藏期间应符合《中国药典》2020 年版四部洗剂(通则 0127)项下有关规定。

(二)制备方法

将中药饮片进行简单的处理后,取处方量的中药饮片,加入适量水或乙醇,加热提取一定时间,过滤,取滤液密封分装于无菌容器中即得。

（吴 杰）

? **复习思考题**

1. 简述胶剂制备的工艺流程。
2. 胶剂按原料的不同可分为哪些种类?
3. 简述涂布法制备膜剂的工艺流程。

ER-19-3

扫一扫,测一测

第二十章 中药新剂型与新技术简介

PPT课件

知识导览

> ## 学习目标
>
> 1. 掌握缓控释制剂、固体分散体、靶向制剂、环糊精包合技术、微型包囊技术和脂质体的含义、特点、类型。
>
> 2. 熟悉固体分散体的载体材料及制备方法、靶向制剂的制备方法、脂质体的制备、质量评价及环糊精包合物、微囊的制备方法。
>
> 3. 了解缓控释制剂的释药机制、靶向制剂的靶向原理、中药新剂型与新技术的发展。

自 20 世纪 90 年代起，药物新技术的迅速发展促进了新剂型种类的急剧增加，越来越多化学药新型给药系统广泛应用于临床。在促进中医药传承创新发展的今天，以中医药理论为指导，汲取传统中药制剂技术的精华，在传承的基础上引入新的药物制剂技术，借助现代化手段深入挖掘中医药的潜力，是中药制剂现代化发展的必然要求；同时对于满足中医临床用药需要，推进健康中国建设，提高人民健康水平及有效促进中药制剂国际竞争力的提升均具有重要的现实意义。伴随着科学技术的发展，目前已有许多药物制剂新技术、新辅料、新设备等在中药制剂中得到广泛应用。本章将选取几种应用频率较高的技术及剂型进行介绍。

第一节 长效制剂

长效制剂是指通过延长药物在体内的释放、吸收、分布、代谢和排泄过程，从而延长药物作用的一类制剂，分缓释制剂和控释制剂。

一、缓释制剂、控释制剂的含义与特点

（一）缓释制剂、控释制剂的含义

缓释制剂是指在规定释放介质中，按要求缓慢地非恒速地释放药物，与相应普通制剂相比，给药频率有所减少或减少一半，且能显著增加患者依从性的制剂。

控释制剂是指在规定释放介质中，按要求缓慢地恒速或接近恒速地释放药物，与相应普通制剂比较，给药频率有所减少或减少一半，血药浓度比缓释制剂更加平稳，且能显著增加患者依从性的制剂。

缓释制剂与控释制剂的差异主要在于释药速率：缓释制剂是随时间推移而先快后慢地非恒速释药，即以一级动力学或其他规律释放药物；控释制剂是按零级或接近零级的动力学规律释放药物，其释放速率不受时间影响。释药曲线示意图见图 20-1。

目前，国内外已有大量缓控释制剂品种上市，如双氯芬酸钠缓释胶囊、氨茶碱缓释片、复方盐酸伪麻黄碱缓释胶囊（新康泰克）、布洛芬缓释胶囊等。

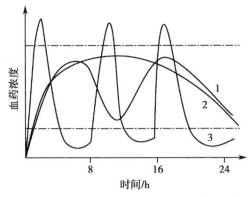

1- 缓控释制剂 1 次 /d; 2- 缓控释制剂 2 次 /d; 3- 普通制剂 3 次 /d。

图 20-1　缓控释制剂的释药曲线示意图

（二）缓释制剂、控释制剂的特点

1. 降低用药频率，提高依从性　缓控释制剂能在较长时间内保持有效血药浓度，对于半衰期短的药物或需要频繁给药的疾病，可以减少用药次数，提高患者服药的依从性，对需要长期服药的慢性病患者尤其适用。

2. 降低毒副作用，减少刺激性　缓控释制剂可以通过控制药物的释放速率，维持相对平稳的血药浓度，在一定程度上避免了普通制剂的"峰谷现象"，可减少由于血药浓度"峰谷现象"引起的毒副反应。缓释制剂药物释放较慢，可减少普通制剂使用后在胃肠道中因浓度突然增大而引起的强烈刺激作用。

3. 减少用药的总剂量　普通制剂血药浓度处于"波谷"时很可能不能满足治疗浓度，而缓控释制剂可以在一段时间内维持着稳态血药浓度，可用最小剂量达到最大疗效，减少用药总剂量。

4. 生产成本高，随机调节剂量受限　制备缓控释制剂的设备和工艺相对复杂，较常规制剂成本高。在临床应用中不能灵活调节药物的剂量。

二、缓释制剂、控释制剂的分类

目前常见的缓控释制剂有骨架型、膜控型、渗透泵型、胃滞留型、离子交换型等，在这里重点介绍前四类。

（一）骨架型

骨架型是指药物分散在骨架材料中，药物借助骨架片的性质等来释放药物的固体制剂，多以片剂、小丸、颗粒等形式存在。骨架呈多孔型或无孔型，多孔型骨架片药物通过微孔扩散而释放，无孔型骨架片的释药过程是外层表面的溶蚀 - 分散 - 溶出。

1. 不溶性骨架材料　常用的有乙基纤维素、聚甲基丙烯酸酯、乙烯 - 醋酸乙烯共聚物、硅橡胶等。不溶性骨架片在胃肠道中不崩解，消化液渗入骨架孔隙后，药物溶解并通过极细的通道向外扩散［图 20-2（a）］，药物释放后骨架材料以完整形式排出体外。

2. 溶蚀性骨架材料　是用蜂蜡、巴西棕榈蜡、氢化植物油、硬脂醇、单硬脂酸甘油酯等或脂肪类的生物材料制成的，它们在体内可被溶蚀水解。溶蚀性骨架材料通过孔道扩散与溶蚀共同来控制药物的释放［图 20-2（b）］。

3. 亲水凝胶骨架材料　常用的有羟丙基甲基纤维素（HPMC）、甲基纤维素（MC）、羧甲基纤维素钠（CMC-Na）、聚维酮（PVP）、卡波姆、海藻酸盐、壳聚糖等。该骨架材料遇水或消化液后均会膨胀，形成凝胶屏障而控制药物的释放，释放快慢由药物扩散速度及凝胶溶蚀速度来决定［图 20-2（c）］。

（二）膜控型

指通过包衣膜来控制和调节药物释放行为的一类制剂,可以是包衣片,亦可以是包衣小丸。常用的包衣材料有醋酸纤维素、乙基纤维素、聚丙烯酸树脂等。为增加包衣材料的通透性,往往会在包衣时加入一些致孔剂,如 PEG 类、PVP、PVA 或乳糖等易溶于水的物质。释药系统进入胃肠道后,包衣膜中的致孔剂被消化液溶解后形成孔道,消化液通过这些孔道进入释药系统的药芯,溶解药物,形成的溶液经膜孔由内而外渗透扩散而释放(图 20-3)。可通过控制包衣材料的种类、衣膜的厚度、微孔的孔径及弯曲角度等来调节药物释放速率。

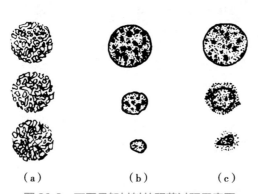

图 20-2　不同骨架材料的释药过程示意图

（a）不溶性骨架材料；（b）溶蚀性骨架材料；（c）亲水凝胶骨架材料。

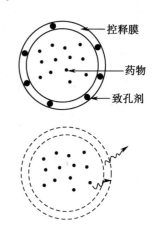

图 20-3　膜控型缓释制剂的释药过程示意图

（三）渗透泵型

指利用渗透压原理,将药物、半透膜材料、渗透压活性物质和推动剂等共同制成的能缓慢恒速释放药物的控释制剂。口服渗透泵片是最常用的渗透泵型制剂。由于半透膜不允许胃肠道中的离子通过,所以渗透泵片的释药不受 pH 值的影响。释药速度主要靠膜的厚度、孔径、片芯的处方及释药小孔的大小来决定。

（四）胃滞留型

指能滞留于胃液中,延长药物释放时间,改善药物吸收,利于提高生物利用度的剂型(片剂或胶囊)。胃滞留控释制剂根据流体动力学平衡原理分为漂浮型、膨胀型、生物黏附型、漂浮型和黏附型协同胃内滞留系统。

1. 漂浮型胃内滞留系统　是指口服后可以维持自身密度小于胃内容物密度,在胃液中呈漂浮状态的制剂。其通常由药物、赋形剂和一种或多种亲水胶体组成。当制剂(片剂或胶囊)与胃液接触时,亲水胶体开始产生水化作用,在制剂的表面形成水不透性胶体屏障并膨胀保持密度 <1(胃液的密度为 1.004～1.01),因而制剂在胃液中保持飘浮状态,直到所有的药物释放完为止。

2. 膨胀型胃内滞留系统　口服后在胃内膨胀,使体积大于幽门,因而可在胃内存留很长时间。

3. 生物黏附型胃内滞留系统　借助于某些高分子材料对生物黏膜产生的特殊黏合力而黏附于黏膜上皮部位,从而延长药物在重点部位的停留和释放时间,促进药物的吸收,提高生物利用度。

4. 漂浮型和黏附型协同胃内滞留系统　单纯漂浮型或生物黏附型胃内滞留系统均有不足之处,两者相互结合形成协调系统能达到较好的滞留效果。

 课堂互动

根据以前学习的知识,还有哪些剂型具有缓释特征?

三、缓释制剂、控释制剂的制备

（一）骨架型缓控释制剂

1. 骨架片

（1）不溶性骨架片：一般是将药物与不溶性骨架材料粉末混合均匀，然后直接压片，或将不溶性骨架材料（如乙基纤维素）用适量乙醇溶解后，湿法制粒压片即得。

（2）亲水性凝胶骨架片：可采用湿法制粒压片法、干法制粒压片法及粉末直接压片法制备。遇水后形成凝胶，最后完全溶解，药物方可全部释放。

（3）溶蚀性骨架片：①熔融法，将药物与辅料直接加入可溶蚀的蜡质材料中，熔融后铺开冷却、固化、再粉碎成颗粒，压片；或将熔融物倒入一旋转的盘中使成薄片，再研磨过筛制成颗粒，压片。②溶剂分散法，将药物用适宜的溶剂溶解后加入熔融的蜡质材料中，然后挥发除去溶剂，得到干燥的团块，再制成颗粒，压片。

2. 缓释、控释颗粒（微囊）压制片　该类制剂制备方法较多，包括：①将具有不同释药速率的多种颗粒混合后压片；②将药物制备成微囊，然后再压成片剂；③将药物制备成小丸，压片后包薄膜衣。

3. 骨架小丸　将骨架型材料与药物混匀，再加入适量附加剂或其他辅料，如乳糖、PEG 等，用旋转滚动制丸法（泛丸法）、挤压 - 滚圆制丸法或离心 - 流化制丸法等方法制成光滑圆整、硬度适当、大小均一的骨架小丸。

（二）膜控型缓控释制剂

1. 微孔膜包衣片　将醋酸纤维素、乙基纤维素等衣膜材料用乙醇等有机溶剂溶解，作为包衣膜包裹在普通片芯上，可加入适量的 PEG 类、PVA 等作为致孔剂，即得微孔膜包衣片。

2. 膜控释小片　将药物制粒后压制成直径 2～3mm 的小片，再用缓释膜包衣后装入硬胶囊使用。每粒胶囊可装入几片或 20 片不等的小片，可以通过在同一胶囊中的小片包上不同缓释作用的衣料或不同厚度的包衣来控制药物释放速率。

3. 膜控释小丸　先制得粒径小于 2.5mm 的圆球状丸芯，再包控释衣，亦可用蜡脂类物质如脂肪酸、脂肪醇及酯类、蜡类等包衣。制备方法主要有滚动成丸法、挤压 - 滚圆成丸法、离心 - 流化造丸法（流化床制粒）、喷雾冻凝法和喷雾制粒等。

4. 肠溶膜控释片　将药物和辅料制成片芯，外面包肠溶衣，再包上含药的糖衣层即可。含药糖衣层在胃液中将药物释放出来，肠溶衣在肠道中衣膜溶解，片芯中的药物释放出来，延长了药物的释放时间。

第二节　速　效　制　剂

一、固体分散体

（一）固体分散体的含义

固体分散体是指采用固体分散技术将药物高度分散在载体中制成的固体物质。固体分散技术系指将药物与载体混合形成具有高度分散性的固体分散体的技术。固体分散体通常不单独应用，常作为一种制剂的中间体，先将药物制备成固体分散体而后根据需要再制成适宜剂型，如胶囊剂、片剂、软膏剂、栓剂、滴丸剂、微丸剂等。

（二）固体分散体的特点

1. 提高生物利用度　难溶性药物以分子、胶体、无定形或微晶状态分散于载体中，可增加药物的溶出速率，从而提高生物利用度。如用固体分散技术将盐酸小檗碱制备成盐酸小檗碱 - 泊洛沙姆 188 固体分散体，主药的溶出速率能提高 1 倍左右。

2. 控制药物的释放　载体材料的不同会影响药物的释放速度。水溶性载体材料制备的固体分散体，药物的溶解度增大、溶出速率加快，可达到速释的目的；使用难溶性载体材料制得的固体分散体可产生缓控释作用；用肠溶性载体材料制备的固体分散体可在小肠定位释药。

3. 提高药物稳定性　将易挥发、易分解的不稳定药物制成固体分散体，利用载体的包蔽作用，可延缓药物的水解、氧化或挥发，增加制剂的稳定性。

4. 掩盖药物的不良气味和刺激性　固体分散体中的药物被载体包埋、吸附，可掩盖药物的不良气味及刺激性，减少药物的不良反应。如芸香油易引起胃肠道不适，采用固体分散技术处理，再制成滴丸，减少了恶心、呕吐等不良反应。

5. 液体药物固体化　固体分散体可以使液体药物固体化，便于携带与贮存。

6. 易出现老化现象　固体分散体在长期贮存的情况下，药物分子或微晶重聚，分散度降低，容易出现硬度变大、析出结晶、药物溶出度降低等，称老化现象，影响固体分散体的正常使用。

（三）固体分散体的载体材料

固体分散体中决定药物释放特点的是载体材料。常用于固体分散技术的载体材料一般有水溶性、水不溶性和肠溶性三大类。

1. 水溶性载体材料　水溶性载体材料可加快药物的溶出速率，多用于制备速释型固体分散体。常用的有高分子聚合物（PEG 类、聚乙烯聚吡咯烷酮等），表面活性剂（泊洛沙姆 188、磷脂等），有机酸类（柠檬酸、琥珀酸、酒石酸、胆酸等），糖类（右旋糖酐、半乳糖等）和醇类（甘露醇、山梨醇、木糖醇等）等。

2. 水不溶性载体材料　常用于缓控释型固体分散体的制备。常用的有乙基纤维素，含季铵基团的聚丙烯酸树脂类及脂质类（胆固醇、β- 谷甾醇、棕榈酸甘油酯、胆固醇硬脂酸酯、巴西棕榈蜡、蓖麻油蜡等）等。

3. 肠溶性载体材料　肠溶性载体材料有其特殊性，在强酸性胃酸作用下不溶解、不被破坏，而在肠液中可溶解，特别适用于在胃肠道不稳定而需要定位作用于肠道的药物。一般选用的有邻苯二甲酸醋酸纤维素（CAP）、羟丙基甲基纤维素酞酸酯（HPMCP）、聚丙烯酸树脂 II 号和聚丙烯酸树脂 III 号等。

使用单一载体有时候不能发挥其最佳优势，近年来研究者越来越青睐联合载体在固体分散体中的使用。

（四）固体分散体的制备

制备固体分散体的方法很多，一般有熔融法、溶剂法、溶剂 - 熔融法、研磨法、溶剂喷雾干燥法或冷冻干燥法，这些方法不能完全满足科学发展的要求。近年来，研究者们力求寻找到更高效、更环保的方法来制备性能更高的固体分散体，出现了超临界流体法、热熔挤出法等一系列的新方法。

1. 熔融法　是指将载体加热熔融后加入药物混合均匀，迅速冷却成固体，再在适宜温度下放置使之成为硬脆易碎的混合物。本法适用于对热稳定的药物和载体。

2. 溶剂法　是将药物与载体材料溶于有机溶剂中，再除去溶剂，使药物与载体材料一起被析出，干燥即可。该法适合于易挥发、易溶于有机溶剂的药物和载体材料，但是要消耗较多的有机溶剂，成本较高，不环保。

3. 溶剂 - 熔融法　先将药物溶于适量溶剂中，再将其与熔融的载体材料混合均匀，除去溶剂，冷却固化，干燥即得。

4. 研磨法　将药物与载体材料混合后强力持久地研磨，使药物粒度降低或两者以氢键形式结合而成固体分散体。

5. 溶剂喷雾干燥法或冷冻干燥法　将药物与载体共溶于溶剂中，然后喷雾干燥或冷冻干燥除尽溶剂，即得。冷冻干燥法特别适用于对热不稳定的药物。

6. 超临界流体法　将药物与载体混合均匀，在二氧化碳（CO_2）超临界的温度和压力作用下，反应一段时间即得。CO_2作为流体，价廉物美、环保卫生、易达到超临界条件，适用于对热不稳定或易氧化的药物等。

7. 热熔挤出法　将药物与载体等在熔融状态下混合，利用充分的混合与剪切作用使药物能高度分散其中，最后以一定的压力、速度和形状挤出形成产品的方法。该法不需加入溶剂，操作简单，但不适用于遇热不稳定、熔点较高的药物和载体材料。

二、微型灌肠剂

（一）微型灌肠剂的含义

微型灌肠剂是以中草药为原料制成的经肛门灌入直肠而起全身或局部治疗作用的小剂量（不超过 5ml）的液态制剂，是近年来发展起来的新剂型。随着现代用药剂型的发展，微型灌肠剂越来越受到医药领域的重视，因其具用量小、见效快、疗效显著、稳定性好、生产工艺简单、成本低等显著优势，易为患者广泛使用。

（二）微型灌肠剂的特点

1. 提高生物利用度　微型灌肠剂经肛门入直肠后直接发挥药效，避免了胃和小肠中消化液及消化酶对药物的破坏，使药效和生物利用度大幅度提高。此外，药物在灌入直肠后不经过肝脏而直接进入血液循环，可提高血药浓度。与其他直肠用药剂型相比，因微型灌肠剂中的药物是分子或微小粒子的形式，灌入直肠后接触面积较大，易被快速吸收；不需要熔融即释放于体液，利于药物吸收。有研究发现，复方安乃近微型灌肠剂在兔体内的生物利用度高于安乃近注射剂。

2. 制备工艺简单　微型灌肠剂的生产成本低，用简便的制备工艺即可配制成浓度高、疗效稳定的剂型，如溶液型、胶体型、乳浊液型、混悬型药液等。

3. 适宜小儿用药　中药通常因味苦量大等而不受小儿欢迎，微型灌肠剂可避免口服或注射用药给小儿带来的痛苦，解除小儿服药困难等问题，而且在发挥局部或全身治疗作用方面有其独到之处。如小儿清热解毒微型灌肠剂、小儿止泻微型灌肠剂、柴芩清热微型灌肠剂等发挥了较好疗效。

三、其他速效制剂

1. 自乳化口服释药系统　由药物、油相、非离子型表面活性剂和潜溶剂形成的均一透明的溶液，是在乳剂研究基础上发展起来的一种新型制剂。自乳化口服释药系统在体温下，由于表面活性剂的存在，于胃肠道自发乳化形成粒径在 5μm 左右的乳剂，快速分布于整个胃肠道中。细小油滴的巨大比表面积显著促进了水不溶性药物的溶出，提高了药物的生物利用度。

2. 速液化咀嚼片　药物与适宜辅料制成的，咀嚼后能迅速在口腔中液化释出药物的制剂。

3. 鼻腔给药制剂　鼻腔给药经鼻腔黏膜上皮直接进入血液循环，具有吸收完全、生物利用度高、起效迅速的特点。鼻腔给药剂型灵活多样，临床上应根据客观条件及病情灵活选择剂型。

随着新技术、新设备、新工艺、新辅料的运用及广大中医药工作者的深入研究，创制了一些适合中医治疗急症、发挥速效的新剂型和新的给药途径，中药速效制剂也在向速效、高效、稳效方向发展，剂型上涵盖了注射剂、气雾剂、速效滴丸、外用软膏等多种剂型，给药途径除了口服，还有静脉注射、黏膜给药、腔道给药等多种途径，以更好地适应中医临床急诊的用药需要。

第三节　靶向制剂

一、靶向制剂的含义与特点

（一）靶向制剂的含义

靶向制剂又称靶向给药系统（targeting drug delivery system，TDDS），是指利用载体将药物选择性地浓集定位于靶器官、靶组织、靶细胞或细胞内结构等的给药系统。

（二）靶向制剂的特点

与普通制剂相比，靶向制剂可将药物迅速定位到器官、组织或细胞等靶区，提高这些区域的药物浓度，避免广泛分布所引起的疗效下降，减少药物用量，避免全身分布所引起的对其他组织器官及全身的毒副作用。

二、靶向制剂的分类与制备

（一）靶向制剂的分类

靶向制剂按靶向机制，一般可分为被动靶向制剂、主动靶向制剂和物理化学靶向制剂。

1. 被动靶向制剂　又称自然靶向制剂，是以脂质、类脂质、蛋白质或生物降解高分子材料载体，将药物包裹或嵌到其中而制成的微粒给药系统。当载药微粒进入体内后，会被巨噬细胞当作外来异物摄取，并以正常的生理形式被运转到各器官。

被动靶向制剂经静脉给药后，在体内的分布情况由载药微粒的粒径大小决定：>7μm 的载药微粒多被肺的最小毛细血管床以机械滤过方式截留后，再被单核白细胞摄取进入肺组织或肺泡；<3μm 的载药微粒常被肝、脾中的巨噬细胞摄取；200～400nm 的载药微粒则在肝部被迅速清理；更小的则可沉积于骨髓。此外，荷电性、表面张力等微粒表面性质对其分布也有显著影响作用。

脂质体、乳剂、微囊和微球、纳米囊和纳米球等为常见的被动靶向制剂。

2. 主动靶向制剂　是指借助修饰的药物载体或靶向前体药物，作为药物"导弹"，将药物定向地输送到靶区，使药物浓集而发挥作用的制剂。

（1）修饰的药物载体：①微粒载体的表面处理，即制备载体时掺入特殊化学物质，经表面处理的微粒载体的疏水性、电学性质、空间位阻均发生变化，使吞噬细胞难以识别和摄取，有利于将药物运送到肝、脾以外的缺少单核 - 巨噬细胞系统的组织器官。②抗体介导的微粒载体系统，该系统利用高度特异性的抗原 - 抗体反应，使携带抗体的微粒在体内寻找和识别其抗原的病灶组织或细胞，从而达到主动靶向的目的。③受体介导的微粒载体系统，该系统利用某些器官和组织中具有的某些受体可与其特异性的配体发生专一性结合的特点，使微粒与配体结合，从而将微粒导向特定的靶组织。

（2）靶向前体药物：前体药物是药物经过改造而来的衍生物，在体外没有或只有很低的药理活性，当在体内特定靶区有了化学反应或酶反应激活，具有活性的母体药物重现后才能起效。

3. 物理化学靶向制剂　是指通过物理化学方法使药物在特定部位发挥药效的靶向给药系统。

（1）磁性靶向制剂：是将药物与铁磁性物质共包或分散于载体中，应用于机体后，利用体外磁场效应引导药物在体内定向移动和定位聚集的靶向给药制剂。所用的磁性材料尤以四氧化三铁（Fe_3O_4）磁流体应用居多。研究者们比较关注的有磁性微球和磁性微囊。

（2）热敏靶向制剂：利用对温度敏感的载体制成的制剂，当对靶区进行局部加热时，脂质体膜的通透性增强，药物就在靶区释放出来。主要包括热敏脂质体和热敏免疫脂质体。

（3）pH 敏感靶向制剂：采用对 pH 敏感的材料制成，利用肿瘤间质液的 pH 值明显比正常组织低的特点，使药物在低 pH 靶区内释放药物。

（4）栓塞靶向制剂：通过将栓塞物导入靶组织或靶器官等靶区，阻断靶区的血液供给和营养输送，使靶区的肿瘤细胞缺血坏死，同时释放药物，起到栓塞和靶向治疗的作用。这类靶向制剂通常有栓塞微球和复乳。

（二）靶向制剂的制备

靶向制剂的制备方法与其微粒载体的类型及所用载体材料有关，如被动靶向制剂载药微粒主要包括脂质体、乳剂、微球等，其制备方法详见相应章节。

第四节　中药药剂新技术

一、环糊精包合技术

（一）环糊精包合技术的含义

环糊精包合技术是指药物分子进入环糊精分子的空穴结构内，形成环糊精包合物的技术。具有包合作用的环糊精分子叫主分子（又称包合材料），被包合在主分子空穴中的药物分子叫客分子。主分子具有较大的空穴结构，可将客分子容纳其中而形成分子囊（图 20-4）。主分子与客分子之间没有化学反应，包合物的形成是一个物理过程。

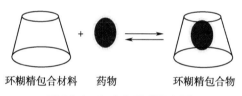

环糊精包合材料　　药物　　环糊精包合物

图 20-4　包合物形成示意图

（二）环糊精类包合材料

目前常用的包合材料是环糊精。环糊精是淀粉用嗜碱性芽孢杆菌经培养得到的环糊精葡萄糖转位酶作用后形成的产物，由 6～12 个 D- 葡萄糖分子以 1，4- 糖苷键连接的环状低聚糖化合物，为非还原性白色结晶状粉末。常见的有 α、β、γ 三型，其中 β 环糊精最为常用，收载于《中国药典》2020 年版四部药用辅料中。它是由 7 个葡萄糖分子构成，呈环状中空圆筒形结构，两端和外部为亲水性，内部呈疏水性（图 20-5）。

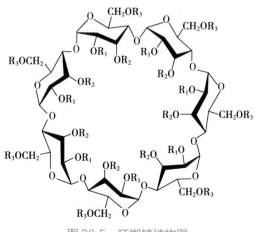

图 20-5　环糊精结构图

　　由于 β 环糊精在水中的溶解度较低(25℃时为 1.85%)，在一定程度上限制了其应用。近年来，通过化学改性的方法引入修饰基团，制成衍生物，来增加溶解度，扩大使用范围。常见的环糊精衍生物有羟丙基 -β 环糊精(HP-β-CD)和磺丁基 -β 环糊精(SEM-β-CD)，均具有溶解度大、肾毒性低、溶血性低、安全性高等特点，可用于注射给药。

(三)环糊精包合作用

　　药物被环糊精包合后，在溶解度、溶出速率或口服生物利用度等方面均可能发生变化。环糊精包合技术的作用有：

　　1. 提高易挥发药物的稳定性　许多中药材中都有挥发性成分，这些成分易挥发或升华，在热、湿、光、空气等条件下又极易氧化变质，从而降低疗效，甚至产生毒副作用。采用环糊精包合技术，能在很大程度上将药物与环境隔开，避免与光线、水分、氧气等的直接接触，从而提高药物的稳定性。如大蒜油被包合后的热稳定性和化学稳定性较未包合的大蒜油均得到显著提高。

　　2. 增加难溶性药物的溶解度，调节药物的释放速度　药物经环糊精包合后，溶解性主要取决于包合材料环糊精，因此对于难溶性药物，经环糊精包合后可增加溶解度，提高生物利用度。如穿心莲内酯，用 HP-β-CD 包合后，溶解度增加了 60 倍。难溶性药物用水溶性材料包合后，溶出速率加快。如穿心莲内酯 30 分钟时的溶出率为 52.5%，制成 HP-β-CD 包合物，30 分钟时溶出率可提高到 94.6%。

　　3. 降低药物的刺激性，掩盖不良气味或味道　很多中药具有特别的气味或味道，直接影响患者的顺应性，采用环糊精包合技术后，药物被包藏于环糊精筒状结构内，原有的气味或味道被掩盖。

　　4. 液体药物固体化，便于制剂成形　中药中挥发性成分等液体药物用环糊精包合，可粉末化，再制成颗粒剂、片剂、胶囊剂等剂型，这样便于生产，能使剂量准确，利于携带和保存。

(四)环糊精包合物的制备

　　1. 制备方法　包合物的制备方法主要有饱和水溶液法、研磨法、超声法，常用的干燥方法主要有喷雾干燥法和冷冻干燥法等。

　　(1)饱和水溶液法：又称重结晶法或共沉淀法。先将环糊精在加热的条件下配制成饱和水溶液，再加入药物，恒温持续搅拌直至形成包合物，然后冷却、抽滤、洗涤、干燥，即得。如包合物水溶性较强，可进行浓缩或加入有机溶剂，促使其沉淀，再经洗涤、干燥，即得。用超声代替该法的搅拌，就是超声法，所需时间短，操作简便，但能耗高。

　　(2)研磨法：先将环糊精与 2~5 倍量水研匀，然后加入药物(如果药物为水难溶性，先溶于少量有机溶剂)，研成糊状，低温干燥后用适量的有机溶剂洗涤，除去未包合的药物，干燥即得。此法操作简单，成本低，但包合率不易控制，常用胶体磨法代替，更适于工业化生产。

　　2. 包合物常用的干燥方法

　　(1)喷雾干燥法：所制得的包合物如果具有易溶于水，遇热性质又较稳定的特点，可选用喷雾干燥法干燥。其特点是干燥温度高，受热时间短，所得包合物产率高。减少了生产步骤，节省资源，适用于工业生产。

　　(2)冷冻干燥法：所制得包合物在冷冻过程中使其从溶液中析出，同时也利用低温冷冻的条件除去溶剂，得到干燥粉末状包合物。加热干燥易分解、变色的包合物可采用冷冻干燥的方法干燥。

　　(3)真空减压干燥：适用于加热条件下易分解、变色、变性的包合物。

　　3. 包合物的验证　环糊精包合物是否形成，可根据药物性质及包合物的状态选择不同的方法进行验证。如薄层色谱法、显微镜法、荧光光谱法、红外光谱法、核磁共振波谱法、X 射线衍射法、热分析法、圆二色谱法等。

（五）典型品种举例

1. 陈皮挥发油 -β 环糊精包合物

【制法】 称取 β 环糊精 6g,加适量蒸馏水使完全溶解,制成饱和溶液后与陈皮挥发油 1ml（配成 50% 乙醇溶液）混合,恒温搅拌一定时间后置冰箱冷藏过夜,抽滤,包合物用乙醚洗 2 次,至无陈皮香味,40℃真空干燥 4 小时,即得陈皮挥发油 -β 环糊精包合物。

2. 蟾酥 -β 环糊精包合物

【制法】 称取一定量 β 环糊精倒入球磨缸中,加 3 倍量蒸馏水,再加入适量蟾酥提取液,β 环糊精与蟾酥提取液的投料比为 5∶1,在 42r/min 的转速下球磨 60 分钟,低温真空干燥 24 小时,粉碎过 80 目筛,用乙酸乙酯洗涤 3 次,晾干,即得粉末状包合物。

二、微型包囊技术

（一）微型包囊技术的含义

微型包囊技术系指利用天然或合成的高分子材料（亦称囊材）作为囊膜,将固体或液体药物（亦称囊心物）包裹成粒径为 1～250μm 的微小胶囊的过程,简称微囊化。通过微囊化制得的即为微囊。

微型包囊技术起源于 20 世纪 50 年代,在 70 年代中期得到迅猛发展。药物形成微囊后,可进一步制成片剂、胶囊剂、注射剂、眼用制剂、贴剂、气雾剂等,应用于临床。

课堂互动

微囊化和包合技术都可将药物包于材料中,两者有何区别?

（二）微型包囊技术的特点

1. 提高药物的稳定性　药物被囊材包裹,挥发性成分不易挥发散失;光线、空气中的氧气、湿气等对药物的影响被消除,提高了药物的稳定性。

2. 掩盖药物的不良气味及口味　如大蒜素、小檗碱等药物。

3. 防止药物在胃肠道失活,减少药物对胃肠道的刺激。

4. 减少药物的配伍禁忌　对复方中相拮抗的药物,分别微囊化可隔离各组分,阻止活性成分之间的化学反应,减少其配伍变化。

5. 控制药物的释放速度　采用缓控释材料将药物微囊化后,可延缓药物的释放,延长药物的作用时间,达到长效目的。

6. 靶向作用　不同粒径的微囊可将药物浓集于不同的靶向组织或区域,提高疗效,降低药物对其他器官组织的毒副作用。一般小于 3μm 的微囊可被肝、脾中的巨噬细胞摄取,7～12μm 的微囊通常被肺的最小毛细血管床以机械滤过方式截留,被巨噬细胞摄取进入肺组织。

7. 液体药物固体化　使液体药物固体化,便于运输、贮存与使用。

（三）微囊的囊材

囊材一般分为天然高分子材料、半合成高分子材料和合成高分子材料 3 类。常用的天然高分子材料有明胶、阿拉伯胶、白蛋白、壳聚糖、海藻酸盐等。半合成高分子材料有甲基纤维素、乙基纤维素、羧甲基纤维素钠、羟丙基甲基纤维素、醋酸纤维素酞酸酯等。合成高分子材料中特别受关注的有聚乳酸、乙交酯丙交酯共聚物,它们有良好的生物相容性,生物可降解性和低毒性,《中国药典》2020 年版药用辅料收载了几种乙交酯丙交酯共聚物,主要供注射用。

（四）微囊的质量评价

1. 囊形 微囊的囊形通常呈圆整球形或椭圆形，有的表面光滑，有的表面粗糙。

2. 粒径与粒径分布 粒径及其分布的测定方法包括筛析法、电子显微镜法、光学显微镜法、超速离心法、沉降法、库尔特计数法、吸附法、空气透射法和激光衍射法等。这些方法测定的粒径范围各不相同，适用对象也不相同，可根据待测物的粒径大小选择方法。粒径分布数据常用各粒径范围内的粒子数或百分率表示，或用粒径累积分布图和粒径分布图表示；也可用跨距表示，跨距越小分布越窄，即粒子大小越均匀。粒径分布还常用多分散性指数（PDI）表示，PDI 一般在 0.1～0.5，越小表示粒子大小越均匀，在 0.1 以下则是非常均匀。PDI 可用激光粒度分析仪测得。以微囊为原料制成的各种剂型，均应符合《中国药典》2020 年版中对该剂型的有关规定。

3. 载药量与包封率 主要用来评价微囊制备工艺的优劣。

4. 药物释放速率 可按照《中国药典》2020 年版四部溶出度与释放度测定法（通则 0931）项下的第二法（桨法）来测定。

（五）微囊的制备方法

微囊化方法众多，大体上可分为物理化学法、化学法和物理机械法三大类。以下就物理化学法中的凝聚法展开。

凝聚法分单凝聚法和复凝聚法，是对水不溶性的固、液态药物进行微囊化最常用的方法。此法通常分四步完成：分散囊心物、加入囊材、沉积囊材与固化囊材（图 20-6）。

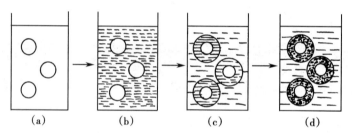

图 20-6 相分离微囊化步骤示意图
（a）分散囊心物；（b）加入囊材；（c）沉积囊材；（d）固化囊材。

1. 单凝聚法 是指将囊心物分散在高分子囊材的溶液中，加入凝聚剂降低高分子材料溶解度而凝聚成囊的方法。将药物分散在明胶（囊材）溶液中，如果加入强亲水性电解质硫酸钠溶液或强亲水性非电解质乙醇等作凝聚剂，由于凝聚剂与明胶分子水化膜结合，会导致明胶的水化膜受到破坏，明胶溶解度降低，而凝聚成囊由溶液中析出。

以明胶为囊材的单凝聚法工艺流程，如图 20-7 所示。

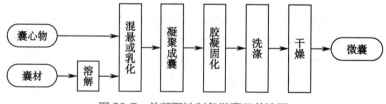

图 20-7 单凝聚法制备微囊工艺流程

形成凝聚囊的温度以 50℃ 以上为宜。稀释液为 15% 的硫酸钠溶液，用量为成囊体系的 3 倍，浓度过低可使微囊溶解，浓度过高可使微囊粘连。固化一般在 15℃ 以下进行。

2. 复凝聚法 是采用两种有相反电荷的高分子材料作囊材，将囊心物混悬或乳化在囊材水溶液中，在一定条件下，相反电荷的高分子互相交联后，溶解度降低，自溶液中凝聚析出而成囊的方法。

以明胶和阿拉伯胶作囊材，采用复凝聚法成囊的机制如下：明胶分子中的氨基酸在水溶液中可以离解形成$-NH_3^+$和$-COO^-$。pH 值较低时，$-NH_3^+$的数目多于$-COO^-$，相反则$-COO^-$数目多于$-NH_3^+$，当两种电荷相等时的 pH 值即为等电点。pH 值在等电点以上明胶分子带负电荷，反之带正电荷。在水溶液中阿拉伯胶分子仅解离形成$-COO^-$，带负电荷。将明胶溶液和阿拉伯胶溶液混合后，调节 pH 值至 4～4.5，带正电荷的明胶与负电荷的阿拉伯胶结合成不溶性复合物，凝聚形成微囊。

以明胶和阿拉伯胶为囊材的复凝聚法工艺流程，如图 20-8 所示。

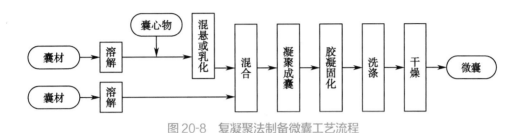

图 20-8　复凝聚法制备微囊工艺流程

三、脂质体的制备技术

（一）脂质体的含义

脂质体系指将药物包封在一层或多层类脂质双分子层内形成的微型囊泡。英国人 Rymen 等从 1971 年开始将脂质体用作药物载体，现已有紫杉醇脂质体、两性霉素 B 脂质体、布比卡因脂质体、盐酸伊立替康脂质体等品种上市。

（二）脂质体的组成与结构

脂质体的类脂质双分子层主要由磷脂和胆固醇组成。磷脂同时具有亲水基团（由 1 个磷酸基和 1 个季铵盐基组成）和疏水基团（由 2 个较长的烃链组成），是形成双分子层的主要物质；胆固醇能够调节膜流动性。

根据所含磷脂双分子层的层数，脂质体可分为单室脂质体和多室脂质体。单室脂质体只有一层类脂质双分子层结构，水溶性药物包封于脂质体内部的亲水性区域，脂溶性药物则分布于双分子层的夹层中（图 20-9）。多室脂质体是多层双分子脂质膜与水交替形成的多层结构的囊泡，水溶性药物被各层类脂质双分子层分隔包藏，脂溶性药物则分布在各层类脂质双分子层中（图 20-9）。小单室脂质体粒径一般在 20～80nm，大单室脂质体粒径一般在 0.1～1μm，多室脂质体的粒径一般在 1～5μm。

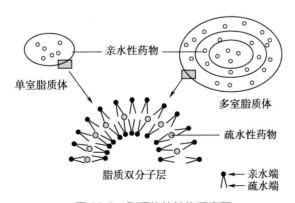

图 20-9　脂质体的结构示意图

脂质体和表面活性剂的胶束在结构上有何不同？

（三）脂质体的特点

1. 靶向性　脂质体进入体内后通常会被单核吞噬细胞系统的巨噬细胞作为异物捕获，集中在肝、脾及骨髓等处，对于肝、脾相关疾病的治疗更有针对性。如苦参碱被脂质体包裹后，在肝脏药时曲线下面积是脾的 2.7 倍，是肾的 6.6 倍，是心脏的 8.5 倍，制剂处理后的苦参碱脂质体比苦参碱溶液更具靶向性。

2. 缓释性　脂质体可使药物缓慢释放，从而延长作用时间。如阿魏酸脂质体，体外持续释放时间超过 48 小时，缓释作用明显。

3. 降低药物毒性　脂质体进入体内后在心脏、肾中的分布明显减少，因此，对心脏、肾产生毒性的药物或对正常细胞有毒的抗肿瘤药物制成脂质体后，其毒性明显降低，如两性霉素 B 脂质体能在很大程度上降低原药的心脏毒性。

4. 提高药物稳定性　脂质体的双分子层对药物有封闭作用，使药物的稳定性提高，如羟喜树碱作为抗肿瘤药，其内酯环在溶液中易被破坏失效，而制成脂质体后避免了开环，提高药物的稳定性，增强疗效。

脂质体在药剂中的应用

脂质体作为药物载体，可以提高药物治疗指数、降低药物毒性、减少副作用、具有靶向性、缓释长效以减少药物剂量、具有细胞亲和性和组织相容性等，在抗癌、抗菌、免疫调节、镇静方面及肝炎治疗中都有所应用。研究者在改良传统脂质体方面也取得了重大进步，逐渐研制出一系列新型脂质体，但由于中药有效成分的制约，制成脂质体不能达到预期的目的，至今中药脂质体在临床应用中还不广泛。大家熟知的有注射用紫杉醇脂质体，它是我国原国家食品药品监督管理局批准的第一个脂质体药物，于 2004 年上市，用于卵巢癌的一线化疗及以后卵巢转移性癌的治疗。

（四）脂质体的质量评价

1. 形态及粒径　形态应为封闭的囊状体。粒径大小应视具体剂型而定，可用扫描电镜、透射电镜、激光粒度分析仪等仪器测定，总体要求是分布均匀，PDI 小。各剂型应符合《中国药典》2020 年版中对该剂型的有关规定。

2. 包封率　包封率的测定一般是先采用凝胶柱色谱法、超速离心法、透析法等分离方法将介质中游离的药物和脂质体分离，再分别测定其药物量，计算式表达为：

$$包封率 = \frac{脂质体中的药量}{介质中的游离药量 + 脂质体中的药量} \times 100\%$$

通常脂质体的药物包封率应不小于 80%。

3. 载药量　临床用药剂量和载药量密切相关，为提高患者的顺应性，载药量越大越好。

$$载药量 = \frac{脂质体中的药量}{脂质体中的药量 + 载体总量} \times 100\%$$

4. 渗漏率　脂质体为封闭的囊状体，故渗漏率是评价其物理稳定性的重要指标，也就是脂质体在存放期间包封率的变化情况。其计算式表达为：

$$渗漏率 = \frac{贮存一段时间后渗透到介质中的药量}{贮存前包封的药量} \times 100\%$$

（五）脂质体的制备方法

脂质体的制备方法很多,根据药物装载机制的不同,可分为被动载药法和主动载药法。被动载药法有薄膜分散法、逆相蒸发法、溶剂注入法等,适合于包封强脂溶性($\lg P > 4.5$)或强水溶性($\lg P < -0.3$)的药物。主动载药法主要有 pH 梯度法、硫酸铵梯度法、醋酸钙梯度法,适合于包封 $\lg P$ 为 $-0.3 \sim 4.5$ 的药物。在此主要介绍被动载药法。

1. 薄膜分散法　将磷脂、胆固醇和脂溶性药物溶于有机溶剂中,在旋转蒸发作用下除去有机溶剂,同时在烧瓶内壁形成一层薄膜;将溶解好的水溶性药物加入烧瓶内搅拌使脂质分散,即得。该法制得的通常为多室脂质体,粒径较大,可通过超声或高压均质机处理来减小粒径。

2. 逆相蒸发法　将磷脂等溶于有机溶剂中,加入含药溶液,超声使成稳定的 W/O 型乳剂,减压蒸发除去有机溶剂,并在旋转器壁上形成凝胶,再加入缓冲液使凝胶脱落,制得水性混悬液,通过凝胶色谱法或超速离心法,除去游离药物,即得。该法中药物要和有机溶剂接触,不适于蛋白多肽类物质脂质体的制备。

3. 溶剂注入法　将磷脂、胆固醇和脂溶性药物溶于有机溶剂(常采用乙醚或乙醇)中,然后在搅拌条件下将此药液用注射器注入 50℃ 保温溶液中,除去有机溶剂。除去溶剂时需要较高温度,不适于遇热不稳定的药物。该法主要用于制备单室脂质体,少数为多室脂质体。

（燕雪花）

？　复习思考题

1. 缓控释制剂有哪些特点?不同类型缓控释制剂的释药机制是什么?
2. 固体分散技术的载体材料有哪几类?试举例说明。
3. 简述环糊精包合技术在中药制剂中的应用。
4. 药物微囊化后有何特点?单凝聚法和复凝聚法制备微囊有何不同?

ER-20-3

扫一扫,测一测

第二十一章 中药制剂的稳定性

> **学习目标**
>
> 1. 掌握中药制剂稳定性的考察方法及有效期的求解。
> 2. 熟悉影响中药制剂稳定性的主要因素及常用的稳定化措施。
> 3. 了解研究中药制剂稳定性的意义；包装材料与药剂稳定性的关系。

第一节 中药制剂稳定性研究认知

中药制剂的稳定性是指中药制剂从生产到使用期间质量发生变化的速度和程度。中药制剂稳定性的问题已经引起广泛重视，通过对某些中药制剂理化指标对照测定的研究，认识到中药制剂同样存在有效期问题，是评价中药制剂质量的重要指标之一。

一、研究中药制剂稳定性的意义

安全性、有效性和稳定性是对药物制剂的基本要求，而稳定性又是保证药物有效性和安全性的基础。药品的稳定性系指原料药及其制剂保持其物理、化学及生物学的性质。

中药制剂若发生分解、变质，可导致药效降低，甚至产生或增加毒副作用，危及患者的健康和生命安全。通过对中药制剂在不同条件下（如温度、湿度、光线等）稳定性的研究，掌握其质量随时间变化的规律，不仅可以为中药制剂的生产、包装、贮存、运输条件和有效期的确定提供科学依据，而且对于保障其临床应用的有效和安全也是非常重要的。我国药品监督管理部门规定，新药申请注册必须呈报有关稳定性试验资料。

二、研究中药制剂稳定性的任务

中药制剂的稳定性变化通常包括化学、物理学和生物学3方面。

1. 化学稳定性变化 主要指中药制剂由于温度、湿度、光线、pH值等的影响，成分发生水解、氧化等化学降解反应，导致含量（或效价）降低、产生有毒或副作用的降解产物、色泽产生变化等。

2. 物理稳定性变化 主要指由于温度、湿度等的影响，制剂的物理性状发生变化，如挥发性成分的逸散；混悬液中药物粒子的粗化、沉淀和结块；乳剂的分层和破裂；溶液剂出现浑浊、沉淀；固体制剂的吸湿；片剂崩解度、溶出度的改变等，不仅影响中药制剂的外观质量，有的甚至会影响疗效和安全。

3. 生物学稳定性变化 一般是指制剂由于受微生物或昆虫的污染或滋生，而导致的发霉、腐败、变质；中药制剂中的一些活性酶也能使有效成分酶解。

通过对中药制剂稳定性的研究，揭示稳定性变化的实质，探讨其影响因素，并采取相关措施避免或延缓中药制剂质量变化的规律,为确定中药制剂的生产、贮存条件,制定有效期提供依据,这是中药制剂稳定性研究的基本任务。

三、中药制剂稳定性的研究现状

用化学动力学原理评价中药制剂的稳定性,国内最早报道的是 1981 年对威灵仙注射液中原白头翁素稳定性的研究。1985 年国家施行的《新药审批办法》把中药制剂的稳定性试验作为新药申报资料项目之一,这对中药制剂稳定性研究起到了极大的促进作用。近年来,有关中药制剂稳定性的研究报道很多,内容既有中药制剂稳定性单项影响因素考察,也有有效期综合影响因素研究。从液体制剂到固体制剂、从单方制剂到复方制剂、从常规制剂到新剂型,所测定的稳定性指标以活性成分数十种,与制剂疗效是吻合的,采用的方法有影响因素试验、长期试验、加速试验等。

中药制剂成分复杂,在制备工艺过程中因受多种因素影响,可发生一些物理、化学变化,从而导致有效成分的降解或损失。近年来,国内一些学者对一些复方制剂中的有效成分在制剂工艺过程中的动态变化开展了一些研究,揭示了其中有效成分发生的一些物理和化学变化机制。深入研究中药制剂工艺过程中影响有效成分稳定性的因素和降解反应机制,对于提高中药制剂工艺设计水平,解决中药制剂生产中的疑难问题,提高中药制剂的稳定性等均有重要意义。

第二节　影响中药制剂稳定性的因素及稳定化措施

一、影响中药制剂稳定性的因素

影响中药制剂稳定性的因素主要包括处方因素和外界因素。处方因素主要包括 pH 值、溶剂、离子强度和辅料等;外界因素主要指水分、温度、光线和空气,即中药制剂在提取精制、制备和贮存过程中接触的湿、热、光和氧。

(一)处方因素

1. pH 值的影响　中药制剂中酯类、苷类、酰胺类等有效成分的化学降解反应,往往受 H^+ 和 OH^- 的催化,这种催化作用称为专属酸碱催化(specific acid-base catalysis)或特殊酸碱催化。其水解速度主要由 pH 值决定,pH 值低时,主要是酸催化;pH 值高时,主要是碱催化;当 pH 值适宜时,水解速度最低,此时的 pH 值制剂是最稳定的。在制备中药制剂时,要将其 pH 值调整到最适宜 pH 值,以延缓制剂成分水解。

2. 广义酸碱催化　根据 Brønsted-Lowry 酸碱理论,给出质子的物质称为广义的酸,接受质子的物质称为广义的碱。有些药物的降解不仅受 H^+ 和 OH^- 的专属酸碱催化,也可被广义的酸碱催化,这种催化作用称为广义酸碱催化(general acid-base catalysis)。如青霉素 G、氨苄西林、可待因、螺内酯和可卡因等的降解可被磷酸盐缓冲液催化;氯霉素的水解可被磷酸盐、醋酸盐缓冲液催化。为了维持体系稳定的 pH 值,在许多中药液体制剂处方中往往需要加入缓冲液,常用的缓冲液有醋酸盐(醋酸,醋酸钠)、磷酸盐(磷酸氢二钾,磷酸二氢钾)、柠檬酸盐(柠檬酸,柠檬酸钠)和酒石酸盐(酒石酸,酒石酸钠)。

3. 溶剂　在水中不稳定的成分,可采用非水溶剂延缓水解。为了增加药物的溶解度、调整体系黏度或抑制药物水解,液体制剂中可能加入甘油、乙醇或丙二醇等替代水,或者与水组成混合溶剂。但是,大部分混合溶剂在抑制药物水解作用方面,对于有些体系有效,而对另外一些体系则可能会增加水解速率。

4. 离子强度　为了调节体系渗透压、pH 值等，液体制剂中可能会加入电解质使溶液的离子强度增加。离子强度会影响药物的降解速度。

5. 表面活性剂　在液体制剂中加入表面活性剂可起到增溶、润湿和防腐等作用。表面活性剂所形成的胶束对药物水解的影响比较复杂，因此在液体制剂处方研究过程中，可通过实验选择合适的表面活性剂。

（二）外界因素

1. 温度　温度是外界环境中影响中药制剂稳定性的最主要因素之一。一般而言，温度升高时大多数化学反应速度加快。根据范托夫定律（Van't Hoff law），温度每升高 10℃，化学反应速度增加 2～4 倍。温度还能促进微生物的生长、繁殖。

在中药制剂的制备过程如提取、浓缩、干燥、灭菌工艺过程以及贮存过程中，都必须考虑温度对药物稳定性的影响。特别是某些热敏性的药物，应依其性质设计处方及生产工艺，如使用冷冻干燥、无菌操作、产品低温贮存等，以确保其安全、有效。如青蒿素等应避免加热，通常在低温环境中制备、贮藏。

2. 光线　光线可以提供反应分子所需的活化能，引发化学反应导致中药制剂成分发生变化。氧化、分解、聚合反应等常可因光线照射而发生。药物对光线是否敏感，主要与其化学结构有关，如具有酚类结构或具有不饱和双键的化合物等在光照下易被分解。很多药物如挥发油的自氧化反应可由光照而引发。如牛黄中胆红素的颜色变化、莪术油静脉注射液浓度的降低等，一些染料的褪色也属于光化降解。

3. 空气　中药制剂受到溶解在水中或者存在于容器上部空间中氧的影响，发生缓慢氧化反应而影响制剂的稳定性。氧化过程一般都比较复杂，药物氧化过程中，可伴随光化分解和水解反应等，并且光、热、氧气与金属离子均可加速氧化反应的进行。氧化降解的结果往往使药物颜色加深或变色，或形成沉淀，或产生不良气味，甚至生成有害物质严重影响制剂质量。空气中的氧气是制剂成分自氧化反应的根本原因。

4. 金属离子　制剂中微量金属离子既可来自处方本身如原辅料、溶剂等，又易从包装容器以及操作过程中接触的金属工具及设备中掺入。金属离子对药物的氧化、光降解有明显的催化作用，如 0.000 2mol/L 的铜离子就能使维生素 C 的氧化速度增加 10 000 倍，此外，金属离子也可与药物形成复合物，使其降解。

5. 包装材料　中药制剂在运输、贮存过程中，其稳定性可能受到外界环境中湿、热、光和氧的影响。常用的包装容器材料有玻璃、塑料、橡胶及一些金属。针对中药有效成分自身和剂型的特点，选择合适的包装材料可以在一定程度上排除外界因素对中药制剂稳定性的干扰，如棕色玻璃能阻挡波长小于 470nm 的光线透过，可用于光敏感药物的储存。但同时也要考虑包装材料与药物制剂的相互作用，如水蒸气和氧气可以透过塑料进入包装内部，内部的水分和挥发性药物也可能透出。鉴于包装材料与药物制剂稳定性的重要作用，在制剂研制过程中，应对原国家药品监督管理局颁布的《药品包装材料与药物相容性试验指导原则》进行研究，为正确选择包装材料提供依据。

6. 微生物　微生物广泛存在于自然界，药物原料本身和药物制剂生产、储存过程都极易引入微生物（如细菌、霉菌、酵母菌和放线菌等），在适宜条件下微生物生长繁殖会影响药物质量，甚至失去药效，若微生物代谢产生有毒物质则会引起不良反应，危及患者生命。为了保证制剂不受致病菌及大量微生物的影响，提高中药制剂的稳定性，应做到严格控制原辅料质量，加强制剂的生产过程管理，进行微生物学检查，合理添加防腐剂等。

溶剂极性对药物稳定性的影响

溶剂的极性不同,对溶液中药物降解反应速度的影响也不同。不同极性的溶剂可通过影响离子间的引力影响药物的降解速度。非极性溶剂介电常数小,与溶质的作用力弱,可对易水解药物起稳定化作用。在水中很不稳定的药物,可采用乙醇、丙二醇、甘油等极性较小,即介电常数较低的溶剂,或在水溶液中加入适量的非水溶剂可延缓药物的水解。如牛磺胆酸钠在人工胃液中的半衰期为 11.37 天,在 25% 乙醇中的半衰期为 60.57 天。又如穿心莲内酯在水中易发生水解、氧化和聚合等降解反应,以 95% 乙醇从穿心莲中提取穿心莲内酯,可得到的穿心莲内酯为水提法的 6 倍。

二、中药制剂稳定化的措施

中药制剂的化学不稳定性主要是指制剂成分与成分之间,制剂成分与溶剂、辅料、容器、设备以及外界物质(空气、水分、光线等)之间发生水解、氧化等降解反应,从而使制剂成分发生分解、变质等变化,影响制剂稳定。

（一）延缓制剂水解的措施

1. 调节 pH 值　药物水解可受到 H^+ 和 OH^- 的显著影响,通过测定不同 pH 值条件下药物降解反应的速率常数,寻找制剂处方最稳定 pH 值,从而延缓制剂的水解。

2. 降低温度　一般而言,制剂成分的水解,与其他化学反应一样,温度升高,药物的降解和氧化速度加快,而在中药制剂制备过程中,往往需要提取、浓缩、干燥、灭菌等高温下的操作,这时应注意温度对有效成分稳定性的影响。含有对热敏感成分的药物应避免高温下的前处理。其成品需灭菌者,在保证灭菌完全的情况下可缩短灭菌时间或降低灭菌温度,也可根据实际情况选用不经高温过程的前处理和灭菌工艺,如超临界 CO_2 萃取技术和辐射灭菌法。因此,要针对具体药物,设计适宜剂型,制订合理工艺,同时成品要低温贮藏以保证质量。

3. 改变溶剂　溶剂对药物起溶解和分散作用,其本身质量直接影响制剂的制备和稳定性,因此选择合适的溶剂增加药物溶解度,改善制剂澄明度,提高稳定性尤为重要。溶剂选择应依据"相似相溶"原理,同时溶剂应具有较好的溶解性和分散性、化学性质稳定、不影响药效和含量测定、毒性小等特点。对在水中很不稳定的药物,可采用乙醇、丙二醇、甘油等极性小且介电常数低的溶剂,或在溶液中加入适量非水溶剂以延缓药物的水解。此外可用适宜的增溶剂、助溶剂、潜溶剂等改善药物溶解性。

4. 制成干燥固体制剂　在水溶液中不稳定,无法制成液体制剂的药物,一般可制成固体制剂,如供注射用的制剂可制成注射用无菌粉末;供口服用的制剂可制成片剂、胶囊剂、颗粒剂等,但应注意固体化过程(中药提取液的浓缩,干燥)中对有效成分的影响,尽量采用低温或快速干燥法。

（二）防止制剂氧化的措施

1. 降低温度　降低温度可以减缓成分氧化的速度,在整个生产与贮存过程中,尽可能采用低温工艺。

2. 避免光线　光反应可伴随氧化,氧化可由光照引发。对光敏感的中药制剂,制备过程中要避光操作。胶囊剂的囊材和片剂的包衣材料中加入遮光剂可减少药物的光化降解。另外采用棕色玻璃瓶包装或在容器内衬垫黑纸、避光保存等也是很重要的保护措施。

3. 驱逐氧气　溶解在水中的氧和存在于药物容器空间的氧是药物制剂接触氧的两个主要途

径,各种药物制剂几乎都有与氧接触的机会,所以驱逐空气是防止氧化的根本措施。将蒸馏水煮沸 5 分钟可完全去除水中溶解的氧,但冷却后空气仍可进入,应立即使用或储存在密闭容器中,一般生产上在溶液和容器中通入惰性气体如二氧化碳、氮气。由于二氧化碳的密度和在水中的溶解度均大于氮气,所以驱氧效果好于氮气,但二氧化碳溶解在水中可降低药液的 pH 值,并可使某些钙盐沉淀,故应注意选择使用。固体制剂可采用真空包装以避免氧的影响。

4. 添加抗氧剂　采用添加抗氧剂、协同剂等方法来降低或消除氧气对药物的影响。抗氧剂按作用分为两种,一种是属于强还原剂的抗氧化剂,它能首先被氧化来保护主药不被氧化,在此过程中抗氧剂不断被消耗(如亚硫酸盐类),另外一种抗氧剂是链反应的阻化剂,它能与游离基结合使链反应中断,在此过程抗氧剂不被消耗(如油性抗氧化剂)。此外还有一些可以显著增强抗氧剂的效果,通常称为协同剂,如酒石酸、柠檬酸。使用抗氧剂还应注意抗氧剂与制剂成分之间可能的相互作用,如穿心莲内酯部分与亚硫酸氢钠发生加成反应生成无色物质,所以选择抗氧剂要经试验筛选。

5. 控制微量金属离子　微量的金属离子对自氧化反应有显著催化作用,要避免金属离子的影响,应选用纯度较高的原辅料,在操作过程中避免与金属器具的接触,同时还可加入螯合剂,如依地酸盐、柠檬酸、酒石酸、磷酸、二巯乙基甘氨酸等,有时螯合剂与亚硫酸盐类抗氧剂联合应用,效果更佳。

6. 调节 pH 值　对于中药制剂中易氧化分解的有效成分,可以用适当的酸碱或缓冲溶液调节,使成分保持在最稳定的 pH 值范围内。

(三) 其他稳定化措施

1. 改进制备工艺　中药液体制剂的制备过程(包括提取、分离、浓缩、成形等阶段)中会涉及水、醇和高温的处理,故均有可能发生一些物理、化学和生物学变化,导致制剂有效成分的降解和损失,影响制剂稳定性。因此,采取适宜的制剂工艺和采用新技术、新方法有助于改善和提高中药溶液剂的稳定性。如双黄连口服液采用传统水醇法制得后,放置 1 年出现浑浊并有少量沉淀,而采用超滤法制得后放置 1 年仍澄清,无浑浊出现。丹参采用超临界二氧化碳萃取技术可一定程度避免有效成分降解。

2. 制成包合物或微粒给药系统　许多药物都可做成包合物或制备成微囊、微球、纳米粒、脂质体等微粒给药系统以改善其溶解度,提高其稳定性,如黄芩苷脂质体、莪术油微囊等。

3. 制成稳定的衍生物　对于在水溶液中不稳定的药物,可将其制备为稳定的衍生物,如制成难溶性盐、酯类、酰胺类。将有效成分制成前体药物也是提高其稳定性的一种方法,可改变药物体内过程,降低毒副作用与刺激性。如鱼腥草素(癸酰乙醛)具有抗菌活性,但化学性质不稳定,易发生双分子聚合。为提高制剂稳定性,可通过加成反应将鱼腥草素制成鱼腥草素加成物(癸酰乙醛亚硫酸氢钠)。癸酰乙醛亚硫酸氢钠不会发生聚合,进入体内经生物转化释放出鱼腥草素,发挥其原有药效。

第三节　中药制剂稳定性的考察

各类中药制剂在生产和贮存过程中都会发生一些质量上的变化。中药制剂稳定性试验的目的是考察影响中药制剂稳定性的因素,探讨中药制剂在生产和贮存过程中的质量变化规律,为选择剂型及拟定制剂处方、制备工艺、包装及贮存条件等提供科学依据,同时通过考察确定中药制剂的有效期。

一、化学动力学简介

中药制剂稳定性考察方法通常有留样观察法和加速试验法。而加速试验法的理论依据是化学动力学。

（一）反应速率常数

中药制剂有效成分降解的化学反应速率，与有效成分的含量浓度有关。根据质量作用定律，化学反应速率与反应物浓度之间有下列关系：

$$-\frac{\mathrm{d}C}{\mathrm{d}t}=KC^{n} \qquad\qquad 式（21\text{-}1）$$

式（21-1）中，C 为有效成分浓度，t 为降解反应时间，$-\dfrac{\mathrm{d}C}{\mathrm{d}t}$ 为降解反应瞬时速率，由于有效成分降解速率随着有效成分浓度的减少而降低，故前面以负号表示，K 为降解速率常数，n 为反应级数。

（二）化学反应级数

药物的化学反应级数有零级、一级、二级等多种。多数中药制剂的降解可按零级、一级和伪一级反应处理。

零级、一级反应速率方程的积分式分别为：

$$C=-Kt+C_0 \quad（零级反应） \qquad\qquad 式（21\text{-}2）$$

$$\lg C=-\frac{Kt}{2.303}+\lg C_0 \quad（一级反应） \qquad\qquad 式（21\text{-}3）$$

式（21-2）和式（21-3）中，C_0 为起始浓度，t 为时间，C 为经过 t 时间后反应物的浓度，K 为反应速率常数。

反应级数可通过试验确定。试验开始时应了解被研究的药物在溶液中可能发生什么反应，并且选择能区别药物和分解产物含量的测定方法。中药制剂中有效成分的降解反应速率通常都比较缓慢，室温条件下难以测得其分解速度。因此必须提高温度以加速分解。加速试验通常选择在不同的较高温度条件下进行，反应时间到达后，立即取出样品，冷却，测定反应物的浓度。每隔一定时间取样，测定。然后作图解析，若以反应物浓度的对数（$\lg C$）对反应时间 t 作图，如为直线则该反应为一级反应。若以 C 对 t 作图得一直线，则为零级反应。

（三）药物的半衰期与有效期

在中药制剂稳定性研究中，常用药物浓度降低 10% 所需的时间（即 $t_{0.9}$）为有效期，药物浓度降低 50% 所需的时间（即 $t_{1/2}$）为半衰期。

1. 零级反应的特征

（1）零级反应的半衰期（$t_{1/2}$）：起始浓度 C_0 越大，则半衰期越长。

$$t_{1/2}=\frac{C_0}{2K} \qquad\qquad 式（21\text{-}4）$$

（2）零级反应的有效期（$t_{0.9}$）

$$t_{0.9}=\frac{0.1C_0}{K} \qquad\qquad 式（21\text{-}5）$$

例1　某药物制剂降解为零级反应，已知其 $K_0=0.015\text{mg}/(\text{ml·h})$，药物配制浓度为 90mg/ml，问其半衰期和有效期各是多少？

解：半衰期为

$$t_{1/2}=\frac{C_0}{2K}=\frac{90}{2\times0.015}=3\,000（小时）$$

$$3\,000/24=125（天）$$

有效期为 $t_{0.9}=\dfrac{0.1C_0}{K}=\dfrac{0.1\times90}{0.015}=600$（小时）

$$600/24=25（天）$$

答：该药物制剂的半衰期为 125 天，有效期为 25 天。

2. 一级反应的特征 一级反应速率和反应物浓度成正比，其速率方程是：

$$-\frac{\mathrm{d}C}{\mathrm{d}t}=KC \qquad\qquad 式（21-6）$$

积分后得：

$$\lg C=-\frac{Kt}{2.303}+\lg C_0 \qquad\qquad 式（21-3）$$

式中，K 为一级速率常数（1/ 时间）。以 $\lg C$ 对 t 作图呈直线，斜率为 $-K/2.303$，截距为 $\lg C_0$。

（1）一级反应的有效期（$t_{0.9}$）

$$t_{0.9}=\frac{0.105\,4}{K} \qquad\qquad 式（21-7）$$

（2）一级反应的半衰期（$t_{1/2}$）

$$t_{1/2}=\frac{0.693}{K} \qquad\qquad 式（21-8）$$

恒温时，一级反应的 $t_{1/2}$ 和 $t_{0.9}$ 与反应物浓度无关。

例 2 某药物制剂降解为一级反应，药物配制浓度为 400U/ml，将其放置 30 天后测得药物含量为 300U/ml，问其半衰期和有效期各是多少？

解：由 $\lg C=-\dfrac{Kt}{2.303}+\lg C_0$，得

$$K=\frac{2.303}{t}\times\lg\frac{C_0}{C}=\frac{2.303}{30}\times\lg\frac{400}{300}=0.009\,6（/ 天）$$

半衰期为 $t_{1/2}=\dfrac{0.693}{K}=\dfrac{0.693}{0.009\,6}=72.2$（天）

有效期为 $t_{0.9}=\dfrac{0.105\,4}{K}=\dfrac{0.105\,4}{0.009\,6}=11$（天）

答：该药物制剂的半衰期为 72.2 天，有效期为 11 天。

二、中药制剂稳定性的考察项目

中药制剂的稳定性是其质量的重要评价指标之一，是确定其有效期的主要依据。稳定性试验的目的是考察原料药和制剂在温度、湿度、光线的影响下随时间变化的规律，为药品的生产、包装、贮藏、运输条件提供科学依据，同时建立药品的有效期。

中药新制剂初步稳定性试验应在临床试验用包装条件，于正常室温条件下进行考察，除当月考察 1 次外，要求每个月考核 1 次，不得少于 3 个月（也可于 37~40℃ 和相对湿度 75% 保存，每个月考核 1 次，连续 3 个月），如稳定，可以进入临床研究。最终须以室温稳定性试验数据为准。稳定性试验应将药品在模拟市售包装条件下，置室温中，继初步稳定性考核后，即放置 3 个月再考核 1 次，然后每半年 1 次。按各种剂型的不同考核时间进行考核。

申报生产时，应继续稳定性考察。标准转正时，据此确定有效期。

各种中药制剂根据规定均应进行稳定性考察，其重点考察项目见表 21-1。

表21-1　中药材及中药制剂稳定性重点考察项目表

剂型	稳定性考察项目	考察时间
药材	形状、鉴别、浸出物、含量测定、霉变、虫蛀	2年
合剂、口服液	性状、鉴别、澄明度、相对密度、pH值、含量测定、微生物限度检查	1.5年
糖浆剂	性状、鉴别、相对密度、pH值、含量测定、微生物限度检查	1.5年
酒剂、酊剂	性状、鉴别、乙醇含量、总固体、含量测定、微生物限度检查	1.5年
煎膏剂	性状（返砂、分层）、鉴别、相对密度、溶化性、pH值、含量测定、微生物限度检查	1.5年
流浸膏剂	性状、鉴别、pH值、乙醇含量、总固体、含量测定、微生物限度检查	1.5年
浸膏剂	性状、鉴别、含量测定、微生物限度检查	1.5年
混悬剂	性状、鉴别、含量测定、微生物限度检查	1年
乳剂	性状、鉴别、含量测定、微生物限度检查	1年
注射剂	性状、鉴别、澄明度、pH值、无菌、热原、溶血、刺激性、含量测定	1.5年
散剂	性状、鉴别、均匀度、水分、粉末粒度、含量测定、微生物限度检查	1.5年
颗粒剂	性状（吸潮、软化）、鉴别、水分、粒度、含量测定、微生物限度检查	1年
胶囊剂、滴丸剂	性状、鉴别、水分、溶散时限、含量测定、微生物限度检查	1.5年
片剂	性状、鉴别、硬度、脆碎度、崩解时限、含量测定、微生物限度检查	2年
丸剂	性状、鉴别、水分、溶散时限、含量测定、微生物限度检查	1.5年
软膏剂	性状、鉴别、含量测定、微生物限度检查、皮肤刺激性试验	1.5年
糊剂	性状、均匀性、含量、粒度、含量测定、微生物限度检查	
膏药	性状、鉴别、软化点、含量测定、皮肤刺激性试验	1年
贴膏剂	性状、鉴别、附着力、含膏量、释放度、皮肤刺激性试验、耐寒及耐热性试验	1年
栓剂	性状、鉴别、融变时限、pH值、含量测定、微生物限度检查	1.5年
气雾剂	性状、鉴别、喷射效能、异臭、刺激性、泄漏率、每瓶主药含量、每瓶总揿次、每揿主药含量、雾滴分布、含量测定、微生物限度检查	1年
粉雾剂	性状、鉴别、含量测定、排空率、每瓶总吸次、每吸主药含量、雾粒分布	1年
喷雾剂	性状、鉴别、含量测定、每瓶总吸次、每吸喷量、每吸主药含量、雾滴分布	1年
胶剂	性状、鉴别、水分、含量测定、微生物限度检查	2年
膜剂	性状、鉴别、刺激性、pH值、含量测定、微生物限度检查	1年
眼用制剂	如为溶液，应考察性状、澄明度、含量、pH值、有关物质；如为混悬液，还应考察粒度、再分散性；洗眼剂还应考察无菌度	1年
搽剂、涂剂、涂膜剂	性状、含量、有关物质、分层现象（乳状型）、分散性（混悬型）；涂膜剂还应考察成膜性	1年
鼻用制剂	性状、pH值、含量、有关物质；鼻用散剂、喷雾剂与半固体制剂分别按相关剂型要求检查	1年

三、中药制剂稳定性的考察方法

中药制剂稳定性的考察方法，主要有长期试验法和加速试验法。一般在制剂处方筛选和制剂工艺研究中多用比较试验法，而对成品则采用长期试验法和加速试验法考察。

（一）长期试验法

长期试验是在接近药品的实际贮存条件下进行，其目的是为制定药品的有效期提供依据。供试品3批，市售包装在温度25℃±2℃、相对湿度60%±10%的条件下放置12个月，或在温度30℃±2℃、相对湿度65%±5%的条件下放置12个月。每3个月取样一次，分别于0个月、3个月、6个月、9个月、12个月取样，按稳定性重点考察项目进行检测。12个月以后仍需继续考察，分别于18个月、24个月、36个月取样进行检测。将结果与0个月比较以确定药品的有效期。

对温度特别敏感的药品，长期试验可在温度6℃±2℃的条件下放置12个月，按上述时间要求进行检测，12个月以后，仍需按规定继续考察，制定在低温贮存条件下的有效期。对于包装在半透性容器中的药物制剂，则应在温度25℃±2℃、相对湿度40%±5%，或30℃±2℃、相对湿度35%±5%的条件进行试验。

长期试验法的试验条件与实际贮存条件一致，其结果真实无误，能反映实际贮存情况，但由于所需时间较长，不能及时掌握制剂质量变化的速度与规律，也不利于及时了解与纠正影响制剂稳定性的不良因素。所以这种方法可在药厂采用，将观察的结果详细记录下来，进行总结分析，对中药制剂产品的生产及贮存具有重要的指导意义。

（二）加速试验法

加速试验法是根据化学动力学的原理，在高温、高湿或强光下进行加速试验，预测制剂在室温条件下稳定性的方法。但加速试验法测得的有效期为暂时有效期，应与长期试验法得出的结果进行对照，才能确定制剂的实际有效期。

1. 温度加速试验　通常将一定数量的3批制剂于37~40℃，相对湿度75%的条件下放置3个月，每个月考察1次。如稳定，相当于样品保存2年。加速试验6个月，若质量符合要求，则认为于室温下保存3年有效期相当。

2. 吸湿加速试验　吸湿是中药固体制剂经常发生的现象。为探讨固体制剂的吸湿性，可在各种湿度条件下测定其吸湿速度和平衡吸湿量，进一步获得供试品的临界相对湿度（CRH）。

（1）带包装样品的湿度加速试验：取带包装的样品置于相对湿度90%或100%的密闭容器中，在25℃条件下放置3个月，观察包装的变化情况。

（2）去包装样品的湿度加速试验：将制剂包装除去，取一定量置于开口的玻璃器皿内，准确称量，置高于药物的临界相对湿度（CRH）条件下，温度为25℃，放置一定时间，精密称重，并观察外观的变化情况，考察制剂对湿度的敏感性。

（3）平衡吸湿量的测定：平衡吸湿量是样品于一定相对湿度下，达到平衡状态以后的吸湿量。经不同时间连续测定，样品吸湿量如不再变化，即达吸湿平衡。在一定温度下，变更不同的相对湿度，测定各湿度下的平衡吸湿量。以平衡吸湿量对相对湿度作图，即为吸湿平衡图。从吸湿平衡图上可求得药物的CRH值。不同的药物各有其相应的CRH值，可用CRH值作为吸湿性大小的指标，即CRH值越大，越不易吸湿，CRH值越小，越易吸湿。

知识链接

临界相对湿度（CRH）

水溶性药物在相对湿度较低的环境下几乎不吸湿，而当相对湿度增加到一定数值时，吸湿性急剧增加，一般把这个吸湿量开始急剧增加的相对湿度称为临界相对湿度（CRH）。CRH是水溶性药物的固有特征，是药物吸湿性大小的衡量指标。CRH值越大，越不易吸湿，CRH值越小，越易吸湿。

中药固体制剂的防湿措施：①减少制剂原料特别是中药干浸膏中水溶性的杂质，如黏液质、蛋白质、淀粉等；②加入适宜辅料或制成颗粒，以减小表面积；③采用防湿包衣和防湿包装。

3.光照加速试验　光照加速试验通常在人工强光源下进行。供试品开口放置在光橱中或其他适宜的光照装置内,于照度 4 500lx±500lx 的条件下放置 10 天,于第 5 天和第 10 天取样,按稳定性试验重点考察项目进行检测,特别要注意供试品的外观变化。

对光敏感的制剂,应选用适宜的遮光容器包装,使其免受光线照射。无色玻璃无遮光性能,而棕色玻璃对于波长 290~450nm 的光线具有良好的遮光性能,并且随着玻璃厚度的增加,透光率降低。橙色和褐色软胶囊也有较好的遮光性能,可增加对光敏感药物的稳定性。

（吴　杰）

? 复习思考题

1. 影响中药制剂稳定性的因素有哪些?
2. 延缓中药制剂水解的措施有哪些?
3. 防止中药制剂氧化的措施有哪些?
4. 什么是中药制剂的有效期和半衰期?如某中药制剂有效成分降解的化学反应属于一级反应,写出其有效期和半衰期计算公式。

ER-21-3

扫一扫,测一测

第二十二章 药物制剂生物有效性

> **学习目标**
>
> 1. 掌握药物的吸收、分布、代谢与排泄。
> 2. 熟悉影响药物体内过程的因素。
> 3. 了解生物利用度、溶出度的含义及两者相关性。

药物发挥治疗作用的好坏不仅与药物化学结构有关,而且与剂型因素、生物因素等环节密切相关。深入研究影响药物制剂药效的各种因素、药物在体内的各种变化过程,才能为指导合理用药、制剂处方和工艺设计、质量控制等提供依据。因此生物药剂学与药动学两门新的药剂学分支学科迅速地发展起来。

第一节 生物药剂学与药动学简介

一、生物药剂学

1. 含义 生物药剂学(biopharmaceutics)是研究药物及其剂型在体内的吸收、分布、代谢与排泄过程,阐明药物的剂型因素、机体生物因素和药物疗效之间相互关系的科学。研究生物药剂学的目的是正确评价药剂质量,设计合理的剂型、处方及生产工艺,为临床合理用药提供科学依据,使药物发挥最佳的治疗作用。

2. 研究内容

(1) 生物因素与药物疗效之间的关系:生物药剂学中的生物因素主要有 6 个。①种属因素,如各种不同的实验动物与人的差异;②种族差异,如肤色、人种的不同;③性别差异;④年龄差异;⑤生理和病理条件的差异;⑥遗传因素。

(2) 剂型因素与药物疗效之间的关系:生物药剂学研究的剂型因素不仅是指注射剂、片剂、胶囊剂、丸剂、软膏剂和溶液剂等药剂学中的剂型概念,而且广义地包括与剂型有关的各种因素。它主要包括:①药物的某些化学性质;②药物的某些物理性质;③药物的剂型及用药方法;④制剂处方中所用的辅料的性质与用量;⑤处方中药物的配伍及相互作用;⑥制剂的工艺过程、操作条件及贮存条件等。

(3) 体内过程机制与药物疗效之间的关系:研究药物在体内的吸收、分布、代谢和排泄的机制对药物疗效的影响,以保证药物制剂有良好的生物利用度和安全有效。

二、药 动 学

1. 含义 药动学(pharmacokinetics)系指应用动力学的原理与数学方法,定量地描述药物通过各种途径进入机体内的吸收、分布、代谢和排泄(即 ADME)过程的"量时"变化或"血药浓度经时"变化动态规律的一门科学。应用药动学的原理和方法可以定量地探讨药物结构与体内过程之间的关系，从而指导药物的结构改造，能动地设计新药；通过药动学特征的研究，根据药物治疗所需的有效血药浓度，选择最佳剂量、给药时间间隔，制订最佳的给药方案。

　　2．研究内容　药动学主要研究药物在体内的经时变化过程，并提出这种变化过程的数学模型。主要研究内容包括：①建立药动学模型并求出模型。选用恰当的数学方法，解析处理实验数据，找出药物量（或浓度）的时间函数，测算动力学参数。②研究制剂的生物利用度，定量解释和比较制剂的内在质量。③应用药动学参数设计给药方案。确定给药剂量、给药间隔及个体化给药方案等，达到最有效的治疗作用，为临床药学工作提供科学依据。④研究药物体外动力学特征（如溶出速度等）与体内动力学特征的关系。寻找比较便捷的体外测定方法，以合理地反映药物制剂的体内特征。⑤指导与评估药物制剂的设计与生产。为药物剂型的选择、制剂处方的组成和制剂工艺的确定等提供理论依据。⑥探讨药物化学结构与药动学特征之间的关系，指导药物化学结构改造，定向寻找高效、低毒的新药。

三、生物药剂学与药动学之间的关系

　　生物药剂学是药动学与药剂学结合的产物。生物药剂学要阐明药物的剂型因素、生物因素与药效之间的关系，就必须借助于药动学的手段来了解药物在体内的动态变化规律，为正确评价药物制剂的质量，设计合理的剂型、制剂处方与工艺，临床合理应用等提供科学依据。

　　药动学和生物药剂学作为药剂学的分支学科，从产生以来就互为依存，共同发展。生物药剂学为药动学开辟了广泛的应用领域，而药动学则为生物药剂学的深入研究和发展提供了可靠的理论依据与科学的研究手段。

第二节　影响药物制剂有效性的因素

　　药物的体内过程包括吸收、分布、代谢和排泄等过程。药物吸收后在体内所发生的过程称药物的配置；代谢和排泄过程又称药物的消除。机体的生物因素或药物的剂型因素影响药物体内的任一过程均会影响药效。

一、药物的吸收

　　吸收是指药物从用药部位进入体循环的过程。除血管内给药外，药物应用后都要经过吸收才能进入体内。不同给药途径与方法可能有不同的体内过程。口服药物的吸收部位主要是胃肠道；非口服给药的药物吸收部位包括肌肉组织、口腔、皮肤、直肠、肺、鼻腔和眼部等。在各种给药途径中，口服给药占绝大多数。因此，本节重点讨论消化道吸收。

　　药物通过生物膜（或细胞膜）的现象称膜转运。膜转运在药物的吸收、分布以及代谢过程中十分重要，是不可缺少的重要生命现象之一。药物的吸收过程也就是一个膜转运过程。因为吸收过程中药物必须先进入细胞，再于另一侧从细胞中释放出来，进入附近的血管或淋巴管，从而输送到身体的其他部位。

　　（一）吸收机制
　　药物的膜转运途径可分为两种：一种是穿过细胞膜的经细胞转运通道，一种是穿过侧细胞间隙的细胞旁路通道。经细胞转运是药物主要的转运途径。在经细胞转运中分为几种不同的方式。
　　1．被动扩散　大多数药物都是以简单的被动扩散方式通过细胞膜。

被动扩散的特点是：顺浓度梯度转运，即从高浓度向低浓度转运；不需要载体，膜对通过的物质无特殊选择性，不受共存的类似物的影响，无饱和现象和竞争抑制现象，一般也无部位特异性；扩散过程与细胞代谢无关，故不消耗能量，不受细胞代谢抑制剂的影响，也不会因温度影响代谢水平而发生改变。被动扩散有两条途径。

（1）溶解扩散：由于生物膜为类脂双分子层，非解离型的脂溶性药物可以溶于液态脂膜中，因此更容易穿过细胞膜。显然对于弱酸或弱碱性药物，这个过程是 pH 值依赖性的。

（2）限制扩散（微孔途径）：细胞上有许多含水的蛋白质和细孔，孔径 0.4～1nm，孔壁带负电荷，只有水溶性的小分子物质（最好不带负电）和水可由此扩散通过。

2. 主动转运　一些生命必需物质（如 K^+、Na^+、I^-、单糖、氨基酸、水溶性维生素）和有机酸碱等弱电解质的离子型药物等，均是以主动转运方式通过细胞膜。

主动转运的特点是：逆浓度梯度转运；需消耗能量；可被代谢抑制剂阻断，温度下降使代谢受抑制可使转运减少；需要载体参与，对转运物质有结构特异性要求，结构类似物可产生竞争抑制，有饱和现象，也有部位专属性（即某些药物只在某一部位吸收）。主动转运初期透过量可用米氏动力学方程描述。主动转运可有两种方式：原发性主动转运、继发性主动转运。

3. 促进扩散　促进扩散与主动转运一样，属于载体转运，需要载体参与。具有载体转运的各种特征：对于转运物质有专属要求，可被结构类似物竞争性抑制，也有饱和现象，转运初期的透过量也符合米氏动力学方程，载体转运的速率大大超过被动扩散。不同之处在于：促进扩散不依赖于细胞代谢产生的能量，而且顺浓度梯度转运。单糖类和氨基酸的转运为促进扩散，D- 葡萄糖、D- 木糖和季铵盐类药物的转运也属此类。

4. 膜动转运　由于生物膜具有一定的流动性，因此细胞膜可以主动变形而将某些物质摄入细胞内或从细胞内释放到细胞外，这个过程称膜动转运，其中向内摄入为入胞作用，向外释放为出胞作用。转运的药物为溶解物或液体称为胞饮，转运的物质为大分子或颗粒状物称为吞噬。某些高分子物质，如蛋白质、多肽类、脂溶性维生素和重金属等，可通过胞饮和吞噬作用吸收。膜动转运对蛋白质和多肽吸收非常重要，并且有一定的部位特异性（如蛋白质在小肠下段的吸收最为明显），但对一般药物的吸收不是十分重要。

（二）口服吸收的影响因素

1. 生理因素

（1）胃肠液的成分和性质：弱酸、弱碱性药物的吸收与胃肠液的 pH 值有关，pH 值决定弱酸弱碱性药物的解离状态，而分子型药物比离子型药物易于吸收。空腹时胃液的 pH 值约 1.0，有利于弱酸性药物的吸收。小肠部位肠液的 pH 值通常为 5～7，有利于弱碱性药物的吸收，大肠黏膜部位肠液的 pH 值通常为 8.3～8.4。此外，胃肠液中含有的胆盐、酶类及蛋白质等物质的吸收，如胆盐具有表面活性，能增加难溶性药物的溶解度，有利于药物吸收，但有时也可能与某些药物形成难溶性盐而影响吸收。

（2）胃排空速率：胃排空速率慢，有利于弱酸性药物在胃中的吸收。由于小肠是大多数药物吸收的主要部位，胃排空速率快，有利于大多数药物的吸收。影响胃排空速率的主要因素有胃内容物体积、食物类型、体位及药物性质等。

（3）其他：消化道吸收部位血液或淋巴循环的途径及其流量大小、胃肠本身的运动及食物等。

2. 药物因素

（1）药物的脂溶性和解离度：通常脂溶性大的药物易于透过细胞膜，未解离的分子型药物比离子型药物易于透过细胞膜。因此，消化道内药物的吸收速度常会受未解离型药物的比例及其脂溶性大小的影响，而未解离型药物的比例取决于吸收部位的 pH 值。

消化道吸收部位的药物分子型比例是由吸收部位的 pH 值和药物本身的 pK_a 值决定的。通常弱酸性药物在胃液中，弱碱性药物在小肠中未解离型药物量增加，吸收也增加，反之则减少。

（2）药物的溶出速度：通常固体制剂中药物须经过崩解、释放、溶解后方可通过生物膜被吸收。对于难溶性固体药物，药物的溶出速度可能是吸收的限速过程。因此，减小药物粒径，采用药物的亚稳定性晶型、制成盐类或固体分散体等方法，加快药物的溶出，可促进药物的吸收。

3.剂型因素

（1）固体制剂的崩解与溶出：固体制剂崩解成碎片粒后，药物溶出，进而被吸收。因此，固体制剂的崩解是药物溶出和吸收的前提。但药物的溶出速度也将影响药物的吸收。

（2）剂型：剂型不同，其给药途径也不同。通常不同给药途径的药物吸收显效快慢的顺序为：静脉 > 吸入 > 肌内 > 皮下 > 舌下或直肠 > 口服 > 皮肤；口服制剂药物吸收速度快慢的顺序是：溶液剂 > 混悬剂 > 胶囊剂 > 片剂 > 包衣片。

（3）制剂处方及其制备工艺：制剂的处方因素主要包括主药和辅料的理化性质及其相互作用等。即使是同一药物制备同种剂型，由于所用辅料或制备工艺不同，也可能会因吸收不同而产生不同的疗效。

二、药物的分布、代谢与排泄

（一）药物的分布及影响因素

药物分布系指药物吸收后，由循环系统运送至体内各脏器组织的过程。影响药物分布的因素主要有以下方面：

1.药物与血浆蛋白结合的能力 血液中的药物可分为血浆蛋白结合型与游离型两种，与血浆蛋白结合的药物不能透过血管壁，游离型药物则能自由向组织器官转运。药物与血浆蛋白结合是一可逆过程，具有饱和现象，血浆中药物的游离型与结合型保持动态平衡，使血浆及作用部位在一定时间内保持一定的血药浓度。因此，药物与血浆蛋白结合的能力可影响其分布；合并用药时，药物与血浆蛋白竞争结合可导致药物分布的改变，影响药物的作用强度和作用时间，甚至出现用药安全性问题。

2.血液循环和血管透过性 通常药物的分布是通过血液循环进行的。药物分布主要取决于组织器官血流量，其次是毛细血管通透性。血流量大、血管通透性好的组织器官，则药物分布速度快。

3.药物与组织亲和力 通常药物的分布主要取决于生物膜的转运特性，其次是药物与不同组织亲和力的不同。若药物进入组织器官的速度大于从组织器官脱离返回血液循环的速度，连续给药时，药物将发生蓄积。药物若蓄积在靶组织或靶器官，则可达到满意的疗效；若蓄积在脂肪等组织，则起储存作用，可延长药物的作用时间；若蓄积的药物毒性较大，则可对机体造成伤害。

4.血-脑屏障与胎盘屏障 脑和脊髓毛细血管的内皮细胞连接紧密，且被一层富有脑磷脂的神经细胞包被，形成脂质屏障。通常水溶性药物很难透入脑脊髓，而脂溶性药物却能迅速向脑脊髓转运。病理状态，如脑脊髓炎症时，血-脑通透性增加。

在母体循环与胎儿体循环之间存在着胎盘屏障。胎盘屏障的作用过程与血-脑屏障类似。多数药物靠被动转运通过胎盘。随着胎儿的长大，药物的通透性增加；孕妇严重感染、中毒或其他疾病时，胎盘屏障作用降低。

（二）药物的代谢及影响因素

药物的代谢系指药物在体内发生化学结构改变的过程。通常药物代谢后极性增加，有利于药物的排泄。多数药物经过代谢活性降低或失去活性，也有药物经过代谢后比母体药物的活性增强或毒性增加。药物代谢的主要部位在肝脏，但代谢也发生在血浆、胃肠道、肠黏膜、肺、皮肤、肾、脑和其他部位。药物代谢反应的主要类型有氧化、还原、水解、结合等反应。影响药物代谢的因素主要有以下方面：

1.给药途径 给药途径不同所引起的代谢差异通常与首过效应有关。某些经胃肠道吸收的药物,经肝门静脉入肝后,在肝药酶作用下药物可产生生物转化,使进入体循环的原型药物减少。药物进入体循环前的降解或"失活"称为"首过效应"。

2.给药剂量与体内酶的作用　药物的代谢是在酶的参与下完成的,当体内药量超过酶的代谢反应能力时,代谢反应往往出现饱和现象。合并用药所产生的酶诱导作用或酶抑制作用能够影响药物的代谢。

3.生理因素　影响药物代谢的生理因素有性别、年龄、个体差异、饮食及疾病状态等。

(三)药物的排泄及影响因素

排泄系指体内的药物及其代谢产物从各种途径排出体外的过程。药物及其代谢产物主要经肾排泄,其次是胆汁排泄。其他也可由乳汁、唾液、汗腺等途径排泄。药物不同排泄途径的影响因素主要有以下方面:

1.肾排泄　包括肾小球滤过、肾小管重吸收和肾小管分泌。其影响因素主要有以下方面:①药物的血浆蛋白结合率:药物的血浆蛋白结合率,以及药物与血浆蛋白的竞争性结合等可影响药物的肾排泄,与血浆蛋白结合的药物不被肾小球滤过。②肾小管的重吸收:主要与药物的脂溶性、pK_a 值、尿液的 pH 值和尿量密切相关,通常脂溶性非解离型药物的重吸收多,尿量增加可降低尿液中药物浓度,重吸收减少,排泄增加。③肾小管分泌:肾小管分泌可使药物的肾排泄增加,这一过程是主动转运,有载体参与。由于载体缺乏高度特异性,一些阳离子药物之间或阴离子药物之间与载体发生的竞争抑制作用可影响药物的肾小管分泌,从而延长药物在体内的作用时间。血浆蛋白结合率不影响药物的肾小管分泌。

2.胆汁排泄　胆汁排泄是肾外排泄中最主要的途径。对于那些极性太强而不能在肠内重吸收的有机阴离子和阳离子来说,胆汁排泄是其重要的消除机制。有些经胆汁排泄的药物或药物代谢物,可在小肠中被重新吸收进入肝门静脉,这种现象称肠肝循环;药物的代谢以结合型经胆汁排泄,若在肠道中水解为原型,脂溶性增加,易被重吸收;具有肠肝循环的药物作用时间长。使用抑制肠道菌群的抗生素可能使肠肝循环减少。

3.其他排泄途径　药物的其他排泄途径包括从乳汁、唾液、肺、汗液等排泄。药物的乳汁排泄可能影响乳儿的安全,应予关注;药物的唾液和汗腺排泄临床意义不大,可以研究唾液/血药浓度的比值,用唾液中药物浓度替代血药浓度测算药动学参数。

第三节　药物制剂生物等效性

一、药物制剂生物利用度评价指标

药物制剂的生物有效性通常可以用生物利用度和其体外-体内相关性试验等表示。体外-体内相关性是指药物制剂的溶出度与生物利用度之间的相关关系。

1.生物利用度的含义　生物利用度是指药物吸收进入血液循环的程度与速度。生物利用度包括两方面内容,即生物利用程度与生物利用速度。

(1)生物利用程度(EBA):即药物进入循环的多少。可通过血药浓度-时间曲线下的面积(AUC)表示。试验制剂与参比制剂的血药浓度-时间曲线下面积的比值称为相对生物利用度。当参比制剂是静脉注射剂时,则得到的比值为绝对生物利用度。

$$相对生物利用度\ F = \frac{AUC_T}{AUC_R} \times 100\%$$

$$绝对生物利用度\ F = \frac{AUC_T}{AUC_{IV}} \times 100\%$$

式中,脚注 T 与 R 分别代表试验制剂与参比制剂,IV 代表静脉注射剂。

（2）生物利用速度（RBA）:即药物进入体循环的快慢。生物利用度研究中,常用血药浓度达到峰浓度（C_{max}）的时间（t_{max}）比较制剂中药物吸收的快慢。

2. 生物利用度的评价指标　制剂的生物利用度应该用 C_{max}、t_{max} 和 AUC 3 个指标全面评价。血药浓度 - 时间曲线上的峰浓度（C_{max}）是与治疗效果及毒性水平有关的重要参数。也与药物吸收的数量有关,若 C_{max} 低于有效治疗浓度,则治疗无效;若 C_{max} 超过最小中毒浓度,则能导致中毒。

二、药物制剂人体生物利用度和生物等效性试验

（一）生物利用度和生物等效性试验

1. 受试者的选择　受试者一般情况下选择健康男性（特殊情况应说明原因,如妇科用药;儿童用药应在成人中进行）,年龄 18～40 岁,同一批受试者年龄不宜相差 10 岁或以上;体重则标准体重相差 ±10%,同一批试验受试者体重应相近;身体健康,无心、肝、肾、消化道、神经系统疾病及代谢异常等病史,并经健康检查,应无异常;特殊药物还需要检查相应的其他指标,如降血糖药物应检查血糖水平;无过敏史,无直立性低血压病史。2 周前至试验期间不服用任何药物,试验期间禁烟、酒和含咖啡饮料;试验单位应与志愿受试者签署知情同意书。人数一般为 18～24 例。

2. 参比制剂与受试制剂　参比制剂的安全性、有效性应合格,进行绝对生物利用度研究时选用上市的静脉注射剂;进行相对生物利用度或生物等效性研究时,应选择国内外同类上市主导产品。试验制剂应符合临床应用质量标准的放大试验产品。

3. 试验设计　当 1 种受试制剂与 1 种标准参比制剂进行生物利用度试验时,通常采用双周期的交叉试验设计。试验时将受试者随机分为 2 组:一组先用受试制剂,后用标准参比制剂;另一组则先用标准参比制剂,后用受试制剂。2 个试验周期之间的时间间隔称洗净期,应不小于药物的 10 个半衰期,通常为 1 周或 2 周。如果有 2 种受试制剂与 1 种标准参比制剂比较,宜采用 3 制剂、3 周期两重 3×3 拉丁方式设计试验。每个周期之间的洗净期,通常为 1 周或 2 周。

服药前取空白血样。一个完整的血药浓度 - 时间曲线应包括吸收相、分布相和消除相,总采样（不包括空白）不少于 12 个点。取样一般持续到 3～5 个半衰期或血药浓度 C_{max} 的 1/10～1/20。在不能进行血药浓度测定时,可采用其他生物样品进行测定,如尿液,但试验药品与试验方案应符合生物利用度测定要求。

受试者禁食过夜（10 小时以上）,于次日早晨空腹服用受试制剂或参比制剂,用 250ml 水送服。服药 2 小时后方可饮水,4 小时后统一进食标准餐。受试者服药后避免剧烈运动,取血样在临床监护室中进行。如受试者有不良反应时应采取急救措施,必要时应停止试验。

4. 药动学分析　列出原始数据,计算平均值与标准差,求出主要药动学参数生物半衰期（$t_{1/2}$）、峰浓度（C_{max}）、达峰时间（t_{max}）和血药浓度 - 时间曲线下面积（$AUC_{0\rightarrow\infty}$）。C_{max}、t_{max} 应用实测值表示。AUC 可由梯形面积计算,其计算公式为:

$$AUC_{0\rightarrow\infty} = AUC_{0\rightarrow t} + \frac{C_n}{K} \qquad 式（22-1）$$

式（22-1）中,C_n 是最后一点的血药浓度,K 为消除速度常数。

$$AUC_{0\rightarrow t} = \sum_{i=1}^{n} \frac{(C_{i-1}+C_i)}{2}(t_i - t_{i-1}) \qquad 式（22-2）$$

生物利用度应用各受试者的 $AUC_{0\rightarrow t_n}$ 和 $AUC_{0\rightarrow\infty}$ 分别计算,并求其平均值和标准差。对于人体生物等效性,要求从零时间至最终采血点（$AUC_{0\rightarrow t_n}/AUC_{0\rightarrow\infty}$）×100% ＞80%。

多次给药试验,经等间隔（τ）给药至稳态后,在某一给药间隔内多次采集样品,分析药物浓度。计算在稳态剂量间隔从 0→τ 时间的血药浓度 - 时间曲线下面积（AUC_{SS}）。当受试制剂与参

比制剂剂量相等时,即可用式(22-3)求得相对生物利用度(F)。

$$F = \frac{AUC\dfrac{ss}{\tau}}{AUC\dfrac{ss}{R}} \times 100\%$$

式(22-3)

式(22-3)中,$AUC\dfrac{ss}{\tau}$和$AUC\dfrac{ss}{R}$分别代表受试制剂与参比制剂稳态条件下的AUC。

应对药动学主要参数(如AUC、C_{max})进行统计分析,做出生物等效性评价。统计分析时,先将AUC和C_{max}数据进行对数转换,然后进行方差分析与双侧t检验处理,受试制剂和参比制剂AUC几何均值比的90%置信区间在80%~125%,且C_{max}几何均值比的90%置信区间在80%~125%,则判定受试制剂与参比制剂生物等效。

(二)溶出度

1. 溶出度的含义　溶出度系指活性药物从片剂、胶囊剂或颗粒剂等制剂在规定条件下溶出的速率和程度。凡检查溶出度的制剂,不再进行崩解时限检查。

2. 需测定溶出度的药物　一些难溶性药物,其吸收是溶出速度限制过程,溶出速度的快慢将直接影响药物的生物利用度。通常需要测定溶出度的药物有:在消化液中难溶的药物,与其他成分容易发生相互作用的药物,久贮后溶解度降低的药物,剂量小、药效强、副作用大的药物。

3. 溶出度的测定方法　《中国药典》2020年版四部中溶出度与释放度测定法(通则0931)中有七种测定方法:第一法(篮法)、第二法(桨法)、第三法(小杯法)、第四法(桨碟法)、第五法(转筒法)、第六法(流池法)、第七法(往复筒法)。

 课堂互动

运用桨法测定溶出度时,搅拌桨转动速度对测定结果是否有影响?

---

4. 溶出度的常用参数　①累积溶出量最大量Y_m为溶出操作经历相当长时间后,药物累积溶出的最大量,通常为100%或接近100%;②出现累积溶出最大量的时间t_{max};③溶出50%时间$t_{0.5}$或$t_{50\%}$;④溶出某百分比的时间t_m,如t_d表示溶出63.2%的时间;⑤累积溶出百分比-时间曲线下的面积(AUC)等。

(三)溶出度与生物利用度的相关性

在实际工作中,为了避免频繁进行复杂的人体生物利用度试验,可从相对较为简单的溶出度试验数据中寻找出一些特征参数,确定这些特征参数与药动学特征参数间的相关性后,在生产或药品检验中就可以采用溶出度试验所得的特征参数来说明产品的质量,以保证制剂的有效性与安全性。

比较溶出度与生物利用度的相关参数,判断其是否相关。例如:①药物溶出50%的时间($t_{0.5}$)与峰浓度(C_{max})、达峰时间(t_{max})、血药浓度-时间曲线下的面积(AUC)之间相关性;将$t_{0.5}-C_{max}$、$t_{0.5}-t_{max}$、$t_{0.5}-AUC$分别进行成对数据回归分析,分别求得相关系数,判断有无相关性;②药物溶出百分数与药物吸收百分数的相关性。

（蒋媛媛）

？ **复习思考题**

1. 简述生物药剂学与药动学的含义及其相互关系。
2. 简述药物口服吸收的影响因素。
3. 如何评价药物制剂的生物有效性?

主要参考书目

[1] 胡志方，易生富. 中药药剂学 [M]. 4 版. 北京：人民卫生出版社, 2018.

[2] 汪小根，刘德军. 中药制剂技术 [M]. 3 版. 北京：人民卫生出版社, 2018.

[3] 张炳盛，刘丽宁. 中药制剂技术 [M]. 北京：中国中医药出版社, 2018.

[4] 杨明. 中药药剂学 [M]. 5 版. 北京：中国中医药出版社, 2021.

[5] 张兆旺. 中药药剂学 [M]. 2 版. 北京：中国医药科技出版社, 2012.

复习思考题答案要点

模拟试卷

《中药药剂学》教学大纲